U0321476

肩关节置换
外科手术学
Shoulder Arthroplasty

（第2版）

Second Edition

编著　[美] **T. Bradley Edwards**

　　　[美] **Brent J. Morris**

主译　王金武　赵金忠

主审　戴尅戎

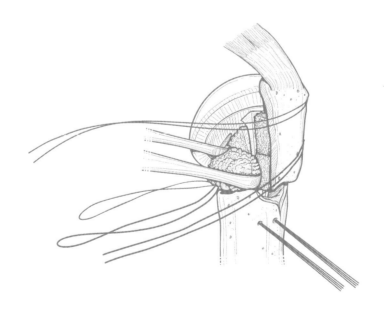

山东科学技术出版社

图书在版编目（CIP）数据

肩关节置换外科手术学：第 2 版 /（美）T. 布拉德利
爱德华兹（T. Bradley Edwards），（美）布伦特 J. 莫
里斯（Brent J. Morris）编著；王金武，赵金忠主译 .
—济南：山东科学技术出版社，2021.1
　　ISBN 978-7-5723-0766-9

　　Ⅰ . ①肩… Ⅱ . ① T… ②布… ③王… ④赵… Ⅲ .
①肩关节 – 人工关节 – 移植术（医学）Ⅳ . ① R687.4

　　中国版本图书馆 CIP 数据核字 (2020) 第 254261 号

肩关节置换外科手术学（第 2 版）

JIANGUANJIE ZHIHUAN WAIKE SHOUSHUXUE

（DI 2 BAN）

责任编辑：崔丽君
装帧设计：孙小杰

主管单位：山东出版传媒股份有限公司
出 版 者：山东科学技术出版社
　　　　　　地址：济南市市中区英雄山路 189 号
　　　　　　邮编：250002　电话：（0531）82098088
　　　　　　网址：www.lkj.com.cn
　　　　　　电子邮件：sdkj@sdcbcm.com
发 行 者：山东科学技术出版社
　　　　　　地址：济南市市中区英雄山路 189 号
　　　　　　邮编：250002　电话：（0531）82098071
印 刷 者：济南新先锋彩印有限公司
　　　　　　地址：济南市工业北路 188-6 号
　　　　　　邮编：250101　电话：（0531）88615699

规格：16 开（210mm×285mm）
印张：29.75　　字数：720 千
版次：2021 年 1 月第 1 版　　2021 年 1 月第 1 次印刷
定价：320.00 元

T. Bradley Edwards, MD

Attending Shoulder Surgeon

Fondren Orthopedic Group

Texas Orthopedic Hospital

Houston, Texas

Brent J. Morris, MD

Attending Shoulder and Elbow Surgeon

Fondren Orthopedic Group

Texas Orthopedic Hospital

Houston, Texas

我要把第 2 版《肩关节置换外科手术学》献给我的导师和朋友 Gilles Walch。在 20 年前 Gilles 向从未离开过北美的我——一个年轻的骨科住院医生提供了在法国里昂学习的机会，这改变了我的职业生涯。Gilles，我的朋友，你不仅教会了我如何做肩部手术，还教会了我如何生活。

—— TBE

感谢 Brad Edwards 的指导，并给了我共同撰写本书第 2 版的机会。特别感谢我的父母 Lonnie 和 Cathy，是他们的爱指引我一路走来。最重要的是，我的妻子 Corrie 以及孩子 Miriam 和 Ben 给我的无尽的爱和支持使这一切成为可能。我是如此幸运，你们给我的生命带来了欢乐。

—— BJM

前　言

《肩关节置换外科手术学》是 T. Bradley Edwards 和 Gary Gartsman 博士的一次成功尝试。自从首版出版以来，肩关节置换术有了许多令人兴奋的新进展，Gilles Walch 博士等在 Charles Neer 博士和 Paul Grammont 博士的基础上进行了许多开创性的工作。

在撰写首版时，反式肩关节置换术在美国还是一项相当新的外科技术。当时，反式肩关节置换术的适应证还是相当有限的，而现在其适应证发生迅速演变。第 2 版《肩关节置换外科手术学》侧重于反式肩关节置换术的新应用，并根据我们在美国进行的反式肩关节置换术的临床经验提供了关于长期疗效的研究进展。

肩关节置换术领域还有许多其他的重要进展。以前，在反式肩关节置换术甚至一些解剖型全肩关节置换术中使用的都是骨水泥黏合的长肱骨干假体，而现在使用的多是压配插入式假体，而且柄通常更短甚至是无柄的。此外，肱骨干是可转换的，可以更容易地从解剖型假体转换为反式假体。此外，新的术前规划工具能帮助我们更好地理解三维病理情况，并进行虚拟手术。

随着这些技术的不断发展，外科医生要学会合理地使用这些强大的工具。目前，全球肩关节置换术的数量在增长，外科医生也需要更多地学习肩关节置换术相关内容。

第 2 版《肩关节置换外科手术学》向我们详细展示了如何在实践中实施肩关节置换。我们的目标是将这些想法转化为一种简单、对用户友好的模式，以便肩关节外科医生能够实际应用。

T. Bradley Edwards

Brent J. Morris

目 录

第一篇 基础

第 1 章 肩关节置换术的发展　　2

第 2 章 成为一名肩关节置换外科医师　　11

第 3 章 手术室设置　　17

第 4 章 麻醉、患者体位和准备　　31

第 5 章 肱二头肌长头肌腱　　37

第二篇 慢性肩关节疾病的非限制性肩关节置换

第 6 章 适应证与禁忌证　　44

第 7 章 术前计划与影像学检查　　60

第 8 章 手术入路　　74

第 9 章 肩胛下肌　　80

第 10 章 关节盂的暴露　　89

第 11 章 肱骨部分　　92

第 12 章 关节盂部分　　108

第 13 章 软组织平衡　　120

第 14 章 肩胛下肌和肩袖间隙修复　　125

第 15 章 伤口闭合和术后矫形器的佩戴　　130

第 16 章 手术结果与并发症　　134

第三篇 反式肩关节置换术

第 17 章 适应证与禁忌证　　148

第 18 章 术前计划与影像学检查　　162

第 19 章 手术入路　　170

第 20 章 关节盂的暴露　　176

第 21 章 肱骨部分　　179

第 22 章 肩盂部分　　190

第 23 章 复位和三角肌张力调试　　209

第 24 章 伤口闭合和术后矫形器佩戴　　219

第 25 章 手术结果和并发症　　223

第四篇 骨折的肩关节置换术

第 26 章 适应证与禁忌证　　238

第 27 章 术前计划与影像学检查　　243

第 28 章 手术入路及大结节的处理　　250

第 29 章 肱骨假体放置　　255

第 30 章 结节复位与固定　　269

第 31 章 伤口闭合与术后矫形器的佩戴　　281

第 32 章 手术结果与并发症　　284

第五篇　传统肩关节置换术的替代选择

第33章　无柄肩关节置换术　292

第34章　肩关节置换术的生物替代选择　306

第六篇　肩关节置换术的翻修

第35章　适应证与禁忌证　322

第36章　术前计划、影像学检查与特殊检查　336

第37章　手术入路　344

第38章　肱骨干假体取出及关节盂的暴露　355

第39章　肱骨假体　374

第40章　肩盂部分　405

第41章　伤口闭合与术后矫形器的佩戴　438

第42章　手术结果与并发症　440

第七篇　术后康复

第43章　肩关节置换术后康复　454

第八篇　展望

第44章　未来肩关节置换的发展方向　460

第一篇

基础

I

第 *1* 章　肩关节置换术的发展

第一例肩关节置换

　　尽管 Jules Emile Péan 被认为是第一位行肩关节置换术的医生，但首次提出假体置换可作为肩部疾患潜在治疗选择观点的可能是 Themistocles Gluck[1]。Gluck 是 19 世纪下半叶在德国学习的罗马尼亚人，他率先倡导关节置换用于治疗肩关节结核感染。Gluck 报道了他设计的象牙肩关节假体，但从未在人类活体受试者中使用。

　　第一次有记录的肩关节置换术是 1893 年由巴黎外科医生 Péan 进行的，他对一例患有结核性肩关节炎但拒绝截肢的患者进行了肩关节置换术[2]。Péan 植入了由巴黎牙医 J. Porter Michaels 设计和制造的肩关节假体，假体由一个经石蜡煮沸硬化的橡胶肱骨头组成，通过金属线连接到铂金杆上，并使用第二根金属线将植入物连接在关节盂上。患者手术后最初"状况良好"，最终在 2 年后因反复感染移除了假体。

第一代肩关节置换术

　　1950 年，Frederick Krueger 首次采用解剖学设计的假体进行肩关节置换术[3]。Krueger 使用了钴 - 铬 - 钼合金植入物，该植入物通过仿真制作从尸体上获得的近端肱骨而制成。他成功地将该假体植入了一名年轻的肱骨头坏死患者体内。然而，现代肩关节置换术由 Charles Neer 博士开创。Neer 从 1953 年始开展半肩关节置换术用以治疗复杂肱骨近端骨折[4]。将近 20 年后，他报道了使用肩关节置换术治疗盂肱关节炎[5]。Neer 最初使用一体式植入物，但是由于患者的肱骨头大小不同，故引入了允许在肩关节置换术中使用不同的肱骨头直径的模块化概念。现在，一体式假体植入术通常被称为第一代肩关节置换术。

第二代肩关节置换术

　　可变直径模块化肱骨头置换术的引入是第二代肩关节置换术的标志。尽管这些设计似乎是对早期整体式设计的一种改进，但它们似乎并不能最佳地适合所有患者。此外，Neer 的报道中并非所有患者在行第一代和第二代设计的肩关节置换术后均取得良好的临床疗效。

第三代肩关节置换术

　　在 19 世纪 80 年代后期，Boileau 和 Walch 提出解剖结构的变异妨碍了当前的第一代和第二代肩关节假体柄在肱骨近端获得最佳匹配[6]。他们对肱骨近端进行了解剖学研究，得出了一些重要的结论。他们发现，可以使用球体和圆柱体来模拟肱骨近端。球体的一部分代表肱骨近端的关节表面。肱骨头关节面直径和肱骨头的厚度被认为是高度可变的，厚度和直径具有固定的关系并且彼此呈线性相关。他们进一步发现，肱骨解剖颈相对于肱骨干的倾斜度是高度可变的。肱骨后倾的定义为肱骨解剖颈与肘关节髁上轴线的关系，其变化幅度超过 50°。最后发现球体（肱骨头）通常相对于圆柱体（肱骨干）向后和向内偏移。这些关系总结在表 1.1 中。

　　Boileau 和 Walch 根据其解剖学研究引入了第三代肩关节置换假体：解剖（可适应）假体。

表 1.1	肱骨近端解剖变化	
参数	平均值	范围
肱骨头直径	46.2 mm	37.1~56.9 mm
关节面直径	43.3 mm	36.5~51.7 mm
关节面厚度	15.2 mm	12.1~18.2 mm
颈部倾斜角	129.6°	123.2°~135.8°
肱骨后倾	17.9°	−6.7°~47.5°
后方偏移	2.6 mm	−0.8~6.1 mm
内侧偏移	6.9 mm	2.9~10.8 mm

引自 Boileau P, Walch G: Anatomical study of the proximal humerus: surgical technique consideration and prosthetic design rationale. In Walch G, Boileau P, editors: Shoulder arthroplasty, Berlin, 1999, Springer, pp 69–82.

第三代植入物背后的观念是使假体适应个体患者的解剖结构，而不是迫使患者的解剖结构去适应假体。解剖型肩关节置换假体的柄依靠解剖颈部横截面形态来复制患者正常的肱骨后倾。多种肱骨头直径可供选择。假体柄的颈轴（倾斜）角可变，可以将肱骨头放置在不同程度的后内偏移位置，从而可以完美地复制患者的自然解剖结构。

多项实验室研究已经证明第三代肱骨植入物在设计上取得进展的临床意义。Harryman 等证明，放置太大的肱骨组件会对盂肱关节运动产生不利影响[7]，而 Jobe 和 Iannotti 发现，当植入的肱骨头假体太小时，盂肱关节的活动弧线会减少[8]。在一个严谨的计算机模型中，Pearl 和 Kurutz 证明了改变肱骨头的直径、肱骨头的偏移以及肱骨假体颈部的倾斜角度以模拟患者自然解剖结构的必要性（图 1.1）[9]。

短柄或无柄的肩关节置换术

尽管最初在欧洲推出的第三代植入物专为使用骨水泥植入而设计，但随着髋关节置换术的发展，北美市场要求无须使用骨水泥即可固定的植入物。随着压配式肱骨柄的使用和经验积累，许多外科医生注意到，最初的固定发生在植入物的近端或干骺端部分。这一观察结果，加上可能由于近端应力遮挡导致内侧骨距丢失的担忧（图 1.2），促使了采用近端干骺端固定技术的肱骨短柄植入物的设计开发（图 1.3）。这些短柄植入物保留了第三代植入物在解剖学上的所有

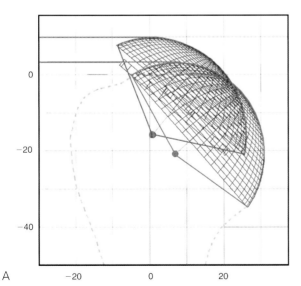
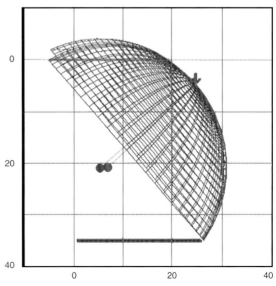

图 1.1　A. 无法使用具有固定倾角的假体来复制自然解剖结构。最接近的假体拟合用红色表示。B. 将可变倾斜度引入假体系统后，自然解剖结构几乎被完美复制（引自 Pearl ML, Kurutz S: Geometric analysis of commonly used prosthetic systems for proximal humeral replacement, J Bone Joint Surg Am 81:660–671, 1999.）

优势，而无须将肱骨柄插入至骨干。在成功实施了短柄肱骨假体植入术后，欧洲和北美先后引入了无柄解剖型肩关节假体置换技术。这些无柄假体技术采用装入肱骨近端干骺端部分的固定方式（图1.4）。解剖型无柄假体的应用经验相对有限，但早期结果令人备受鼓舞[10]。

关节盂表面置换

Neer 于 1974 年首先报道在非限制性肩关节置换术中使用关节盂假体治疗盂肱关节炎[5]。Neer 最初使用的植入物是龙骨状骨水泥矩形假体（前后上下直径相同），其曲率半径与肱骨头假体相匹配。关节盂表面置换技术随着假体设计和植入技术的发展取得了进展。常用的不同假体设计包括骨水泥聚乙烯龙骨凸面支撑设计、骨水泥聚乙烯龙骨平底支撑设计、骨水泥聚乙烯钉状凸面支撑设计、金属支撑设计以及最近使用的钉状设计（包括最少骨水泥和非骨水泥中央钉状设计）。实验证明，凸面支撑设计比平面支撑设计具有更好的抵抗剪切力的能力，临床上表现为 X 线下关节盂周围的透亮线更少[11~13]。关于使用龙骨状还是钉状假体存在着很大的争议。实验室研究表明，钉状植入物的微动较少[14]。然而，临床研究报道了钉状和龙骨状假体的优越性[15, 16]。由于很难对这两种类型的植入物进行射线照相比较，尽管北美的趋势明确地倾向于固定式设计，但这一争论目前仍未解决。最初的金属支撑设计假体由螺旋形固定原理的金属底托和模块化聚乙烯衬垫

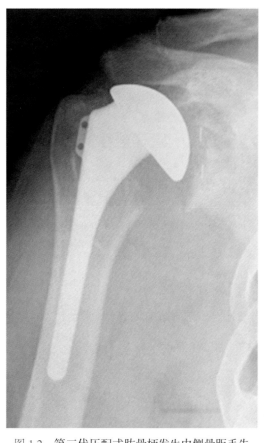

图 1.2 第三代压配式肱骨柄发生内侧骨距丢失

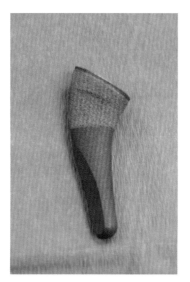

图 1.3 干骺端压配式固定的短柄肱骨假体

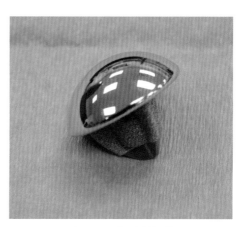

图 1.4 无柄肱骨假体

组成。金属的厚度通常要求聚乙烯衬垫非常薄，以避免在盂肱关节周围软组织产生过大的张力。这种衬垫过薄导致聚乙烯的耐磨特性差，而导致植入失败[17]。许多早期的金属支撑设计假体已被摒弃，然而，非骨水泥关节盂假体仍然很受欢迎，特别是在可能涉及关节盂骨缺损的翻修手术中。新型金属支撑关节盂假体设计研究正在进行中。

关节盂假体设计的一项重要进展是认识到盂肱关节假体不匹配的重要性。不匹配定义为肱骨头与关节盂假体之间的曲率半径差异。良好的关节匹配（不匹配 =0）可实现最佳的表面接触，最大程度降低关节盂假体表面磨损风险，并有助于提高关节稳定性。然而，尽管具有这些优点，但同时带来了被动移动（通常在肩部活动时发生的关节面之间平移，可通过关节软骨和盂唇的弹性变形吸收）的缺失。缺乏被动移动可能会导致植入物固定部位产生应力增加而导致关节盂假体松动。相反，非匹配的关节（关节盂比肱骨头曲率半径大）允许在肱骨头和关节盂之间产生被动移动，从而潜在地减少了在关节盂植入物固定部位观察到的应力。在不匹配的关节中，关节盂假体的磨损和关节稳定性仍然是需要解决的问题。实验研究已经对肩关节置换术中的假体适当失配产生了一些观点，包括一些研究表明，4 mm 失配对于最佳地复制正常的肩关节活动性是必要的。其他研究表明，失配超过 10 mm 可能会增加聚乙烯假体的断裂风险[18, 19]。然而，这些实验室研究的临床相关性尚不清楚，直到 Walch 等报道了盂肱关节假体失配对关节盂假体周围放射透亮线的影响[20]。这项研究发现，全肩关节置换术中存在至少 6 mm 的径向失配时，至少 2 年随访中出现的放射透亮线更少。然而，允许失配的最大限度仍未明确，这促使了合适盂肱关节假体失配研究的进行。

关节盂表面置换的另一方面进展是关节盂假体的植入技术。Neer 最初建议准备带刮匙的龙骨槽以去除大量的骨头，形成一个大骨水泥覆盖[5]。Gazielly 等还介绍了骨压实技术，用于植入龙骨关节盂假体[21]。在许多情况下，术后最初的 X 线片上出现关节盂假体周围的放射透亮线归结于技术缺陷[22]。骨准备的压实技术以 3 种方式解决了放射透亮线。首先，与通过刮除术去除骨相比，在关节盂中压实松质骨技术为关节盂假体提供了更稳定的基础。其次，与假体龙骨尺寸相同的压实骨槽可进行初始的"压配植入"固定，这将有助于防止骨水泥聚合时假体的微动。第三，压实技术使用较少量的水泥，这可能会减少邻近关节盂骨的热坏死。临床上与刮除术相比压实技术可以最大限度地减少术后即刻及术后 2 年 X 线片上的放射透亮线[23]。

最近，在关节盂准备过程中软骨下骨的保留已被证明对于避免关节盂假体失败很重要[24]。因此，学者已经开发了新一代的关节盂植入物以便在准备过程中最大限度地减少关节盂骨的去除。这些适应性关节盂植入物可以使组件与自然关节盂的现有曲率半径相匹配（图 1.5）。

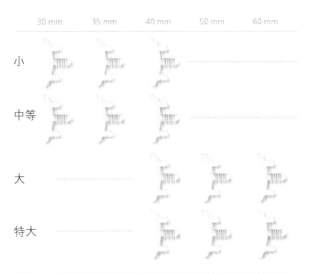

图 1.5 具有可变背面曲率半径的适应性关节盂植入物

骨折的关节置换术

Neer 对于肱骨近端复杂性骨折使用关节置换术的适应证选择仍然是最困难的。肩关节置换术治疗骨折充满潜在的并发症，并常常导致令人失望的结果。这些不良结果中的大多数与关节置换术后大小结节的骨不愈合或畸形愈合有关。Boileau 等已经确定了肩关节置换术治疗骨折后结节部并发症的 4 个潜在原因[25]。首先，假体放置不当可能会使得肩袖承受不适当的应力而导致结节部不愈合，特别是在假体植入得过高或过度后倾的情况下（图 1.6）。其次，该患者人群中结节部的骨质疏松使得结节部的愈合难以实现。第三，难以在假体周围将结节部固定，并且经常导致结节移位[26]。第四，常规肱骨头置换术中近端大量金属的使用可能会阻碍结节部的愈合。

治疗骨折的关节置换术因专门针对解决这些结节部的并发症问题而得到发展。首先，开发了辅助仪器以在确定的骨水泥固定之前对肱骨植入物进行更可靠的放置和测试（图 1.7）。这些不可靠的早期仪器最终让位于更方便的技术，简化了自然解剖结构的模拟[27]。其次，大结节和小结节之间的界面以及结节与自然肱骨干之间的界面现在通常从肱骨骨折的肱骨头中取自体骨移植。第三，可再生、生物力学稳定的结节固定技术已经得到发展。第四，现在可以在骨折病例中使用具有特定骨折特点的植入物，这些植入物具有较小的近端金属体积和干骺端开窗植骨以促进结节愈合（图 1.8）。Boileau 等报道了用于治疗肱骨近端骨折设计关节置换系统的临床意义，发现结节并发症发生率从使用传统半肩置换术的 49% 降低至使用针对骨折设计半肩置换术的 25%[25]。

尽管治疗骨折的非限制性肩关节置换术在植入物、器械和手术技术方面取得了进步，但与一些存在慢性疾病尤其是在骨质较差的老年患者中的非限制性置换术相比，其结果可能仍然令人失望。很大程度上由于这些欠佳的结果，现在，针对这些治疗困难病例，受限制的（反向）肩关节置换术被广泛用作主要治疗方法，而对于骨质量良好且无法重建的年轻患者采用非限制的置换术。

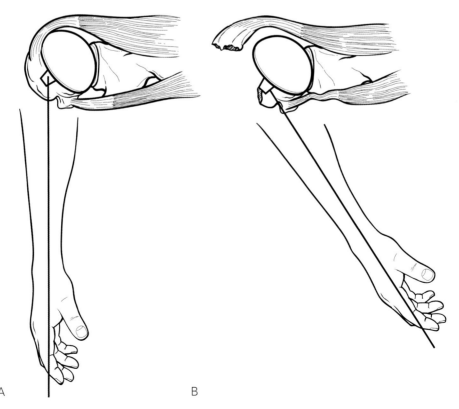

A   B

图 1.6 肱骨后倾过度会导致结节部移位

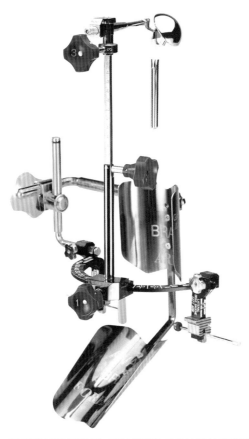

图 1.7　早期的辅助仪器用于近似模拟正确的假体高度和型号

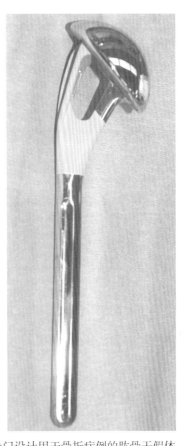

图 1.8　专门设计用于骨折病例的肱骨干假体。注意近端较低的剖面和开窗以允许植骨并促进结节部愈合

限制性及半限制性肩关节置换术

限制性和半限制性肩关节置换术最初于 20 世纪 60 年代引入，用于治疗盂肱关节炎和巨大肩袖撕裂患者。这些假体的本义是解决肱骨头的向上移位，从而恢复正常的三角肌力矩，并允许由三角肌提供动力使得手臂主动抬高。过去为了实现这一目标，人们采用了反向设计，将球体固定在关节盂上，并将球杯固定在肱骨近端。这些早期设计的问题是三角肌力作用于盂肱关节旋转中心产生侧向移位而导致关节盂过早松动（图 1.9）。这种失败最终导致学者们放弃了这些早期的假体设计。

1987 年，Paul Grammont 推出了一种新的反向设计假体，以解决早期设计失败的问题。这种新的假体使用固定在肩胛颈上的"球囊"组件，

将盂肱关节旋转中心放置在关节盂内而不是其外侧（图 1.10）[28]。目前，学者针对该假体在欧洲已进行了 30 年的随访，其关节盂侧失败率未超过针对肩袖有功能者使用非限制全肩关节假体的失败率[29, 30]。此外，尽管疼痛缓解效果与肱骨头置换的效果相当，但术后肩关节主动抬高活动幅度远远超过了半肩置换术后可以预期的抬高活动幅度。

在 2004 年获得美国食品药品监督管理局的批准后，反向肩关节假体的植入数呈指数增长。目前反向肩关节置换术的适应证是多种多样的，并且已成为许多先前诊断为需行非限制性肩关节置换术（例如老年肱骨近端粉碎性骨折）患者的首选治疗方法。此外，现在大多数翻修肩关节置换术都是使用半限制性假体进行的。

随着反向肩关节置换术适应证的扩大，这些

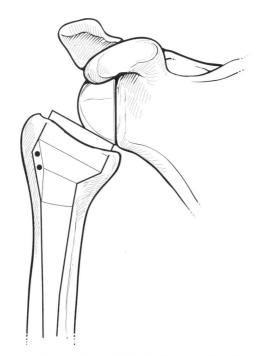

图 1.9 早期反向设计假体的侧向旋转中心导致早期松动

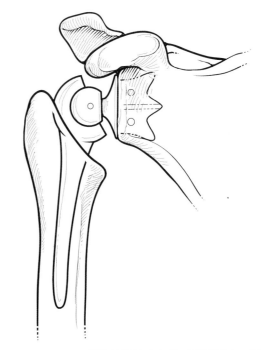

图 1.10 Grammont 假体的旋转中心位于肩胛骨内，因此理论上减小了松动的可能性

植入物的设计也在不断发展。较新的反向肩关节置换术设计在肱骨和（或）关节盂假体中采用了不同的侧向偏移量。肱骨切骨深度和倾斜角度在植入系统之间有所不同。这些设计变化的早期结果令人鼓舞，但尚未找到一种"最佳"设计。

可转换式肩关节置换术

随着肩关节置换术病例数的持续增加，需要接受翻修手术的病例数也随之增加。通常，取出先前放置的肱骨干假体在技术上较为困难，因为许多这类假体固定良好。非限制性肩关节置换术的翻修通常是使用反向关节置换术进行的。由于这类因素，学者已经开发出可转换的肩关节植入物，以在将非限制性肩关节置换术翻修为半限制性关节置换术时保留肱骨假体。此外，这些可转换假体系统允许将单个平台组件用于初始肩关节置换术，无论是解剖的还是反向的（图 1.11）。

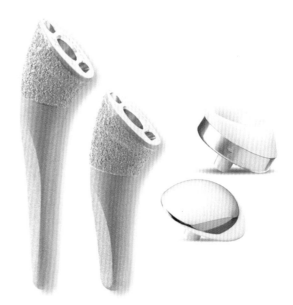

图 1.11 可转换肩关节植入系统允许在非限制性肩关节置换术翻修为半限制性关节置换术时不需要取出肱骨假体

（王金武　曾一鸣　译）

参考文献

1. Gluck T: Referat über die Durch das moderne chirurgishe Experiment gewonnenen positiven Resultate betreffend die Nacht und den Ersatz von defecten hoherer Gewebe sowie über die Verwertung resorbirbarer und lebendiger Tamons in der Chirurgie, Arch Klin Chir 41: 187–239, 1891.

2. Lugli T: Artificial shoulder joint by Péan(1893). The facts of an exceptional intervention and the prosthetic method, Clin Orthop 133: 215–218, 1978.

3. Krueger FJ: A Vitallium replica arthroplasty on the shoulder: a case report of aseptic necrosis of the proximal end of the humerus, Surgery 30: 1005–1011, 1951.

4. Neer CS: Articular replacement for the humeral head, J Bone Joint Surg Am 37: 215–228, 1955.

5. Neer CS: Replacement arthroplasty for glenohumeral osteoarthritis, J Bone Joint Surg Am 56: 1–13, 1974.

6. Boileau P, Walch G: Anatomical study of the proximal humerus: surgical technique consideration and prosthetic design rationale. In Walch G, Boileau P, editors: Shoulder arthroplasty, Berlin, 1999, Springer, pp 69–82.

7. Harryman DT, Sidles JA, Harris SL, et al: The effect of articular conformity and the size of the humeral head component on laxity and motion after glenohumeral arthroplasty: a study in cadavera, J Bone Joint Surg Am 77: 555–563, 1995.

8. Jobe CM, Iannotti JP: Limits imposed on glenohumeral motion by joint geometry, J Shoulder Elbow Surg 4: 281–285, 1995.

9. Pearl ML, Kurutz S: Geometric analysis of commonly used prosthetic systems for proximal humeral replacement, J Bone Joint Surg Am 81: 660–671, 1999.

10. Churchill RS, Chuinard C, Wiater JM, et al: Clinical and radiographic outcomes of the Simpliciti canal-sparing shoulder arthroplasty system: a prospective two-year multicenter study, J Bone Joint Surg Am 98: 552–560, 2016.

11. Anglin C, Wyss UP, Pichora DR: Mechanical testing of shoulder prostheses and recommendations for glenoid design, J Shoulder Elbow Surg 9: 323–331, 2000.

12. Lacaze F, Kempf JF, Bonnomet F, et al: Primary fixation of glenoid implants: an in vitro study. In Walch G, Boileau P, editors: Shoulder arthroplasty, Berlin, 1999, Springer, pp 141–146.

13. Szabo I, Buscayret F, Walch G, et al: Radiographic comparison of flat back and convex back polyethylene glenoid components in total shoulder arthroplasty. Paper presented at the 16th Annual Meeting of the Société Européenne de Chirurgie de l' Epaule et du Coude, September 2002, Budapest.

14. Anglin C, Wyss UP, Nyffeler RW, et al: Loosening performance of cemented glenoid prosthesis design pairs, Clin Biomech(Bristol, Avon) 16: 144–150, 2001.

15. Gartsman GM, Elkousy HA, Warnock KM, et al: Radiographic comparison of pegged and keeled glenoid components, J Shoulder Elbow Surg 14: 252–257, 2005.

16. Gazielly D, El-Abiad R: Comparative results of three types of polyethylene cemented glenoid components. In Walch G, Boileau P, Molé D, editors: 2000 Prosthèses d' Epaule...Recul de 2 à 10 Ans, Paris, 2001, Sauramps Medical, pp 483–488.

17. Boileau P, Avidor C, Krishnan SG, et al: Cemented polyethylene versus uncemented metal-backed glenoid components in total shoulder arthroplasty: a prospective, double-blind, randomized study, J Shoulder Elbow Surg 11: 351–359, 2002.

18. Karduna AR, Williams GR, Williams JL, et al: Joint stability after total shoulder arthroplasty in a cadaver model, J Shoulder Elbow Surg 6: 506–511, 1997.

19. Friedman RJ, An YH, Draughn RA: Glenohumeral congruence in total shoulder arthroplasty, Orthop Trans 21: 17, 1997.

20. Walch G, Edwards TB, Boulahia A, et al: The influence of glenohumeral prosthetic mismatch on glenoid radiolucent lines: results of a multicentric study, J Bone Joint Surg Am 84: 2186–2191, 2002.

21. Gazielly DF, Allende C, Pamelin E: Results of cancellous compaction technique for glenoid resurfacing. Paper presented at the 9th International Congress on Surgery of the Shoulder, May 2004, Washington, DC.

22. Brems J: The glenoid component in total shoulder arthroplasty, J Shoulder Elbow Surg 2: 47–54, 1993.

23. Szabo I, Buscayret F, Edwards TB, et al: Radiographic comparison of two different glenoid preparation techniques in total shoulder arthroplasty, Clin Orthop Relat Res 431: 104–110, 2005.

24. Walch G, Young AA, Boileau P, et al: Patterns of loosening of polyethylene keeled glenoid components after shoulder arthroplasty for primary osteoarthritis: results of a multicenter study with more than five years of follow-up, J Bone Joint Surg Am 94: 145–150,2012.

25. Boileau P, Coste JS, Ahrens PM, et al: Prosthetic shoulder replacement for fracture: Results of the multicentre study. In Walch G, Boileau P, Molé D, editors: 2000 Prosthèses d' Epaule…Recul de 2 à 10 Ans, Paris, 2001, Sauramps Medical, pp 561–578.

26. Gerber C, Wahlström P, Nyffeler R: Suture failure caused by suboptimal prosthetic design may cause secondary tuberosity displacement. Paper presented at the 8th International Congress on Surgery of the Shoulder, April 2001, Cape Town, South Africa.

27. Krishnan SG, Bennion PW, Reineck JR, et al: Hemiarthroplasty for proximal humeral fracture: restoration of the Gothic arch, Orthop Clin North Am 39: 441–450, 2008.

28. Grammont PM, Baulot E: Delta shoulder prosthesis for rotator cuff rupture, Orthopedics 16: 65–68, 1993.

29. Favard L, Nové-Josserand L, Levigne C, et al: Anatomical arthroplasty versus reverse arthroplasty in treatment of cuff tear arthropathy. Paper presented at the 14th Annual Meeting of the Société Européenne de Chirurgie de l' Epaule et du Coude, September 2000, Lisbon, Portugal.

30. Bouttens D, Nérot C: Cuff tear arthropathy: Mid term results with the delta prosthesis. Paper presented at the 14th Annual Meeting of the Société Européenne de Chirurgie de l' Epaule et du Coude, September 2000, Lisbon, Portugal.

第2章 成为一名肩关节置换外科医师

肩关节置换术只占全美住院关节置换手术总量的 7.5%[1]，远少于髋、膝关节置换。这主要是因为肩关节炎发病率远远低于髋、膝关节炎；此外，由于肩关节炎症状不影响行走，患者往往更能忍受痛苦。因此，忙碌的普通骨科医师一年内能够完成 100 多例髋、膝置换术，而见到的适合肩关节置换的病例却少于 5 例。同样，住院医师接触最多的也是下肢关节炎病例。对于肩外科进修医师来说，他们在 4 年的实习期中碰到的全肩置换术更是少于 5 例。

肩关节外科领域近 30 年的发展促使肩关节置换手术的意愿和需求逐步增加。肩关节镜手术从单一检查手段已发展成可以干预几乎每一例以往需开放手术处理肩关节疾病患者的治疗手段之一。许多经过技术培训的骨科医师能够在关节镜下熟练地进行包括但不限于肩袖和盂唇修复等操作。在不断的临床实践中，骨科医师难免会碰到一些不适合关节镜手术的患者，特别是需要肩关节置换的患者。人口老龄化带来的寿命延长和活动要求增强也是肩关节置换手术量逐年增加的主要因素。单就美国而言，2015 年全美开展了将近 105 700 例肩关节置换术，较前一年增长了 6.2%[1]。本章节将介绍一些成为肩关节置换外科医师所必须掌握的基本原则。

解 剖

熟悉肩关节开放解剖对实施肩关节置换术至关重要，由于篇幅有限，本书不进行详细的肩关节解剖回顾。因大部分肩关节置换术是通过胸大肌三角肌间隙入路进行的，本节将重点介绍该入路的重要解剖特征。

体表标志

喙突体表突起是胸大肌三角肌间隙入路切口的近端标志。消瘦患者的胸大肌三角肌间隙比较明显，有助于确定手术切口（图 2.1）。对于翻修病例，皮肤切口可沿肱二头肌外侧缘向远端延长，该突起也能被很好地触摸出（图 2.2）。

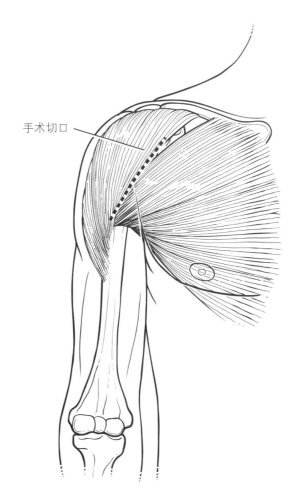

图 2.1　肩关节胸大肌三角肌间隙入路的皮肤切口

皮下组织

胸大肌三角肌间隙有头静脉通过，头静脉的许多小属支进入三角肌（图2.3）。三角肌起自肩峰，止点附着于肱骨三角肌粗隆（图2.4）。胸大肌起止于锁骨、胸骨和肱骨，与肱二头肌长头腱毗邻。

喙突 / 联合腱

三角肌和胸大肌深层是由喙肱肌和肱二头肌短头组成的联合腱（图2.5）。该结构穿过喙突尖（近端止点），行至肱骨干前方。喙突尖外侧附着有喙肩韧带，内侧附着有胸小肌腱（图2.6）。

神经血管结构

将联合腱向内侧牵拉，可显露沿肩胛下肌下缘走行的旋肱前血管（图2.7），上臂前屈、轻度内旋时，即可看到腋神经位于旋肱前血管下方走行（图2.8）。肌皮神经进入并支配喙肱肌和肱二头肌短头，肩关节置换术时常规不显露该神经（图2.9）。

肩胛下肌、肩袖间隙、肱二头肌

肩胛下肌位于联合腱深面，止点位于肱骨小结节（图2.10）。肩胛下肌上方为肩袖间隙，该间隙为初次肩关节置换术切入点（图2.11）。肱二头肌长头起始于盂上唇和盂上结节，横穿肩袖间隙，经过结节间沟穿出关节囊。

盂肱韧带和关节囊

切断肩胛下肌后可显露盂肱上、中、下韧带和下关节囊（图2.12）。切除肱骨头后能够清楚看到后关节囊（图2.13）。

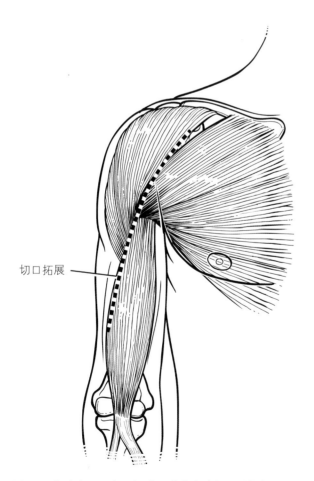

图2.2 将胸大肌三角肌间隙入路的皮肤切口进行拓展可作为肱骨干的前外侧入路

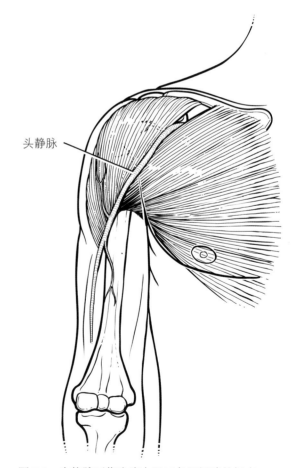

图2.3 头静脉可作为胸大肌三角肌间隙的标志

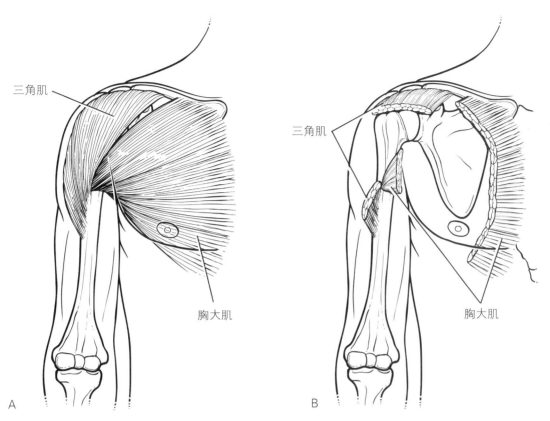

图 2.4　三角肌与胸大肌的解剖结构

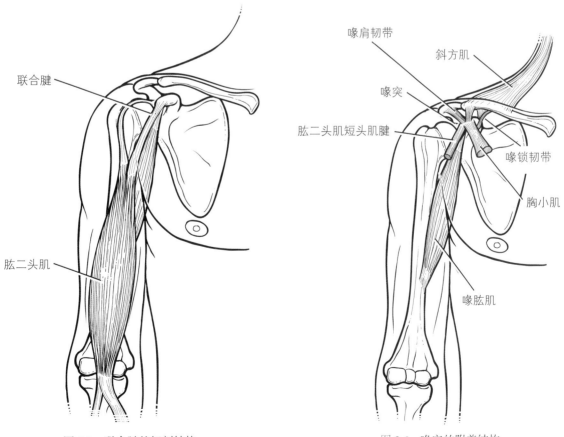

图 2.5　联合腱的解剖结构　　　　　　　　图 2.6　喙突的附着结构

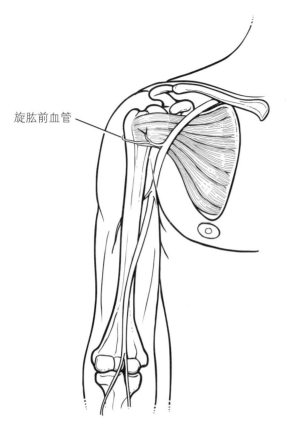

图 2.7　旋肱前血管从肩胛下肌的下侧经过

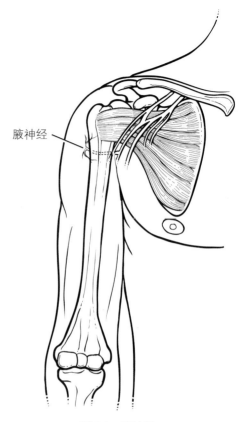

图 2.8　腋神经

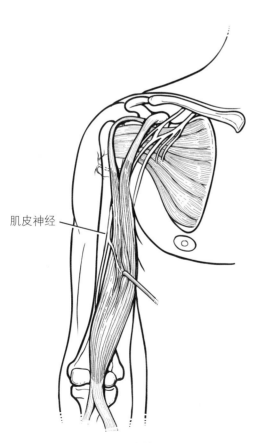

图 2.9　肌皮神经

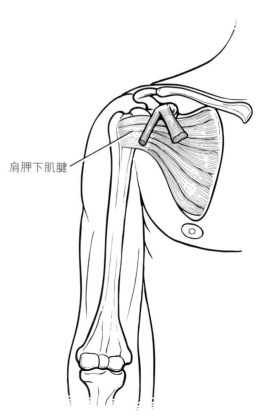

图 2.10　肩胛下肌腱

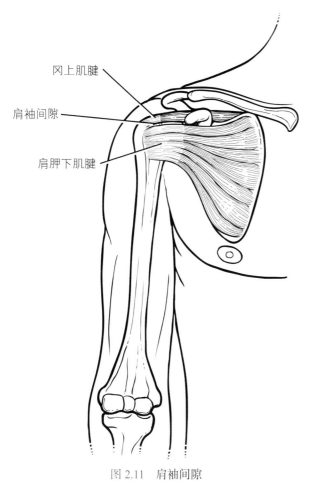

图 2.11　肩袖间隙

（图中标注）
冈上肌腱
肩袖间隙
肩胛下肌腱

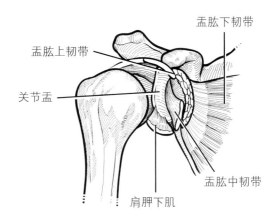

（图中标注）
盂肱上韧带
关节盂
盂肱下韧带
盂肱中韧带
肩胛下肌

图 2.12　胸大肌三角肌间隙入路下的盂肱韧带与关节囊结构

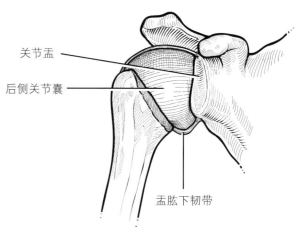

（图中标注）
关节盂
后侧关节囊
盂肱下韧带

图 2.13　切除肱骨头后暴露的后侧关节囊

肩　袖

肱骨头脱位后，肩袖的后上关节面部分能够清楚显露。肱骨头裸露区标志着冈下肌腱止点，而冈上肌腱止点位于裸露区的前上方。小圆肌于冈下肌下方伴行，二者相互移行难以区分单独肌腱（图 2.14）。

骨性结构

肩关节相关的骨性结构包括肱骨近端和关节盂。关节炎或骨折会改变这些骨性结构的原始解剖关系（图 2.15）。

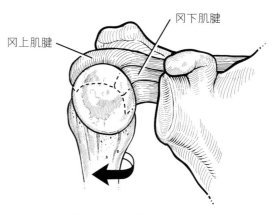

（图中标注）
冈上肌腱
冈下肌腱

图 2.14　肩袖的后上部

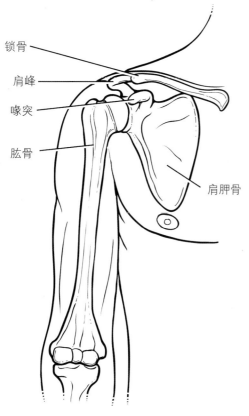

锁骨

肩峰

喙突

肱骨

肩胛骨

图 2.15 肩胛带的骨性解剖结构

植入物和技术

"肩关节不等同于髋关节"，明白这一点在肩关节置换术中非常重要。肩关节在活动时承受巨大的作用力，但不作为负重关节，所以，尽管存在与髋关节置换术相关的植入物研究和开发可借鉴用于肩关节置换术，但绝大多数并不适合。同样，髋关节置换术中重要的技术要点并不适用于肩关节置换术。

在全髋关节置换术中，股骨柄松动是一难题，植入物和柄置入技术的改良减少了这些问题的出现。而在肩关节置换术中，无论是使用骨水泥型柄还是压力适应柄，肱骨柄松动均很少发生。在假体松动方面，没有哪种假体类型在固定或最终效果方面被证明优于其他类型。此外，尽管现代骨水泥技术可有效解决髋关节置换假体松动问题，而在肩关节置换术中，相比使用压力增加装置，"手指加压"骨水泥填充技术并不增加肱骨

柄松动发生率。

与髋关节置换术相反，"插入点"往往是肩关节置换术中失败与否的关键点。金属衬垫髋臼组件在髋关节置换术中是一优势，但在非限制性肩关节置换术中，大部分金属衬垫肩臼组件使用效果欠理想。

综上，肩关节置换外科医师要认识到肩关节的特殊性，关节置换术相关的技术和植入物应该铆合肩关节特点，而不是一味地从下肢关节置换术中照搬而来。

成为肩关节置换外科医师的学习资源

许多可寻求的资源有助于学习肩关节置换术，包括进修课程、视频教学材料、教科书和网络资源。美国骨科医师协会（AAOS）和美国肩肘外科医师协会（ASES）经常提供肩关节置换术相关的多样性或特定的培训课程。此外，植入物厂家会定期开展产品使用宣讲会。这些培训通过座谈会或实验课程形式进行手术指导。一些培训课程还可为外科医师提供在尸体标本或人工骨标本上进行手术操作练习的机会。

每年的 AAOS 年会上会推出大量介绍各种肩关节置换技术的教学视频，这些视频均可通过 AAOS 购买获得。

大量教科书如多卷目通用骨科教材、肩关节外科教材和肩关节置换专业教材均包含肩关节置换内容章节。本书在 Gartsman 的 *Shoulder Arthroscopy* 一书的基础上结合肩关节置换教学现实需要编著而成。本书删减了一些指导术中和术后护理方面的理论探讨内容。

（王金武 陈广军 译）

参考文献

1. Mendenhall Associates, Inc: A 2016 extremity update. Orthopedic News Network 27:1, 2016.

第*3*章 手术室设置

本章概述肩关节置换术手术室布局。手术室布局包括设备、人员和手术灯的正确位置。此外，手术所需设备均可供使用。

手术室布局

由于较大的手术室可完全容纳放置内植物的移动式货架来减少进出手术室，故肩关节置换时尽可能选择较大手术室。手术间设有 2 个门，主门连通走道可供患者出入，另外一个门通往清洁区。影像学图片放置在观片灯上，术中需要时可快速地查看到（图 3.1）。此外，有一台电脑用于手术中电子图片查看（图 3.2）。

手术室布局概览如图 3.3 所示。手术床置于手术灯下，不要倾斜。麻醉剂置于手术床头端。电刀机器置于移动小车上放在手术床尾端。梅奥架自非手术侧放置于患者下肢上方。两背桌置于非手术侧。电刀手持件和吸引器头自手术床尾端引出。装有全套内植物的移动货架靠手术室墙放置。

人员站位

图 3.3 表示手术团队每个成员站位。术者面对患者术侧腋窝站立。一助相对术者在术侧肩近端站立。条件允许情况下二助在相对术者的手术台另外一侧站立。二助如此站位的目的有 2 个，一是拉钩时不至于拥挤而影响术者，二是不遮挡现场观摩者视野。手术技术员在非手术侧背桌和手术台之间站立。术中无二助情况下，必要时技术员可一只手持拉钩。

灯 光

肩关节置换时灯光非常重要。尽管有些术者在开放肩关节手术时使用辅助照明（如头灯），我们发现合理摆放手术照明灯可使我们无须借助上述辅助照明装置。肩关节置换时合适的照明灯摆放如图 3.4 所示。主要照明灯放在右手为优势手术者左肩上方，以保证术者操作手不遮挡光线。次要照明灯放在术者右侧较主要照明灯更靠近头顶处。如果术者左手为优势手，上述照明灯位置摆放相反。

手术器械

肩关节置换术时梅奥架上所置器械如图 3.5 所示。背桌上器械放置如图 3.6、图 3.7 所示。肩关节置换术中所需全部器械及术中用途见表 3.1。术中可用的缝线和一次性物品见表 3.2。术中使用的特定产品见表 3.3。

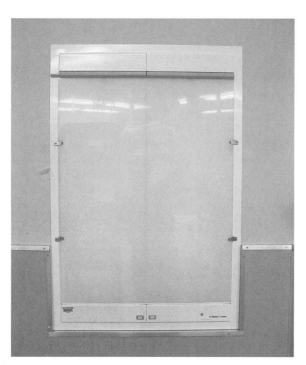

图 3.1 手术室内标准观片灯

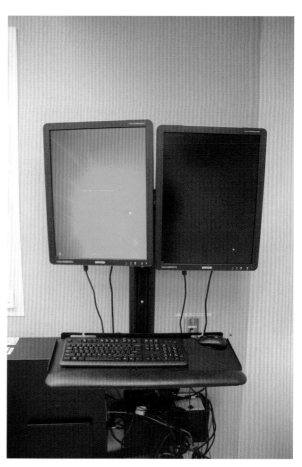

图 3.2 手术室内电脑用于次要图片查看

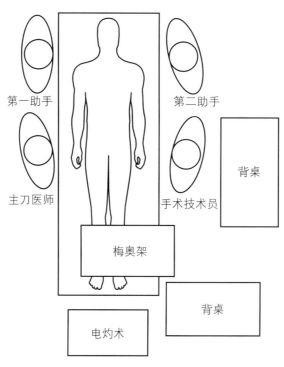

图 3.3 手术室布局概览图

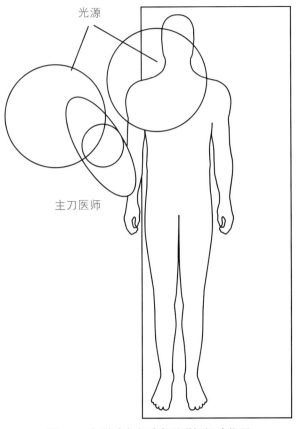

光源

主刀医师

图 3.4　右利手术者手术照明灯摆放位置

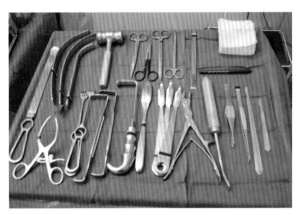

图 3.5　梅奥架上术中器械摆放

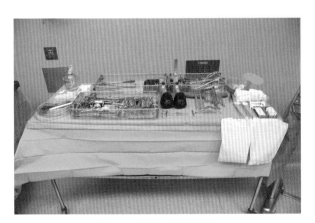

图 3.6　背桌上器械摆放

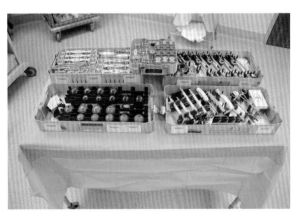

图 3.7　另一背桌上器械摆放

表 3.1	肩关节置换术中所需器械		
器械	**数量**	**用途**	**图示**
医用镊			
血管镊	2	组织分离暴露	图 3.8
弗里斯 – 史密斯医用镊	2	组织分离暴露	图 3.9
爱德生有齿镊	1	缝皮	图 3.10
剪刀			
梅岑鲍姆长弯剪	1	组织分离暴露，分离肩胛下肌	图 3.11
梅奥长弯剪	1	组织分离暴露	图 3.12
梅奥直剪	1	剪线	图 3.13
绷带剪	1	剪开铺巾	图 3.14
牵开器			
中号皮肤耙钩	2	牵开皮肤	图 3.15
双头甲状腺牵开器	2	牵开肌皮瓣	图 3.16
小脑牵开器	2	牵开肌皮瓣	图 3.17
霍夫曼牵开器	4	显露肱骨头、关节盂	图 3.18
理查森牵开器（窄）	1	牵开肌腱	图 3.19
小关节盂唇牵开器	1	显露关节盂前缘	图 3.20B
特里拉肱骨头牵开器	1	关节盂显露时牵开肱骨头	图 3.21
福田肱骨头牵开器	1	关节盂显露时牵开肱骨头	图 3.22
长达拉氏肱骨头牵开器	1	关节盂显露时牵开肱骨头	图 3.23
大关节盂唇牵开器	1	关节盂显露时牵开肱骨头	图 3.20A
特制霍夫曼牵开器	1	下内侧方向牵开肱骨头以制备肱骨头	图 3.24
双尖头霍夫曼牵开器	1	向下牵开关节盂	图 3.25
钳			
科氏止血钳	2	移除纱布等	图 3.26A
凯利止血钳	2	夹持缝线	图 3.26B
标准止血钳	6	夹持缝线	图 3.26C
蚊氏止血钳	2	夹持缝线	图 3.26D
雷希夹钳（竖纹路钳）	1	骨折病例术中结块清理	图 3.27
布巾钳	2	小结节骨隧道制备	图 3.28

（续表）

器械	数量	用途	图示
动力设备			
摆锯	1	肱骨头截骨及翻修中肱骨干截骨	图 3.29
电钻	1	关节盂制备	图 3.30
其他			
3 号长刀柄	2	切片、肩胛下肌、二头肌离断	图 3.31
8 英寸梅奥持针器	2	缝合	图 3.32
骨剥离子	1	骨膜、关节囊剥离松解	图 3.33
半英寸宽直骨刀	1	去除肱骨骨赘	图 3.34
槌	1	去除肱骨骨赘，内植物装入	图 3.35
1 英寸宽直骨刀	1	翻修术中取髂骨骨块	图 3.36
弗里尔剥离子	1	去除多余骨水泥	图 3.37
0.75 英寸弯骨刀	1	翻修术中取髂骨骨块	图 3.38
小号骨填塞器	1	压紧移植骨块	图 3.39 上
大号骨填塞器	1	压紧移植骨块	图 3.39 下
骨钩	1	肱骨近端脱位	图 3.40
拉米娜撑开器（横撑）	1	牵拉肱骨头和关节盂便于后方关节囊显露	图 3.41
大号咬骨钳	1	去除骨赘	图 3.42A
小号咬骨钳	1	去除骨赘	图 3.42B
大号持针器	1	缝线穿过小结节骨隧道	图 3.43
大力钳和打锤	1	翻修术中假体拆除	图 3.44
大号骨剥离子	1	翻修术中假体拆除	图 3.45

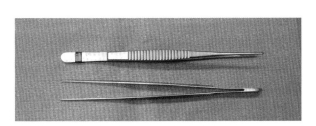

图 3.8　血管镊

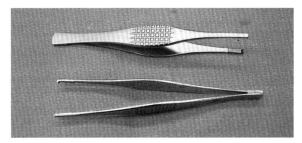

图 3.9　弗里斯 - 史密斯医用镊

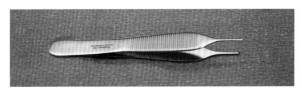

图 3.10　爱德生有齿镊

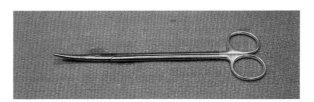

图 3.11　梅岑鲍姆长弯剪

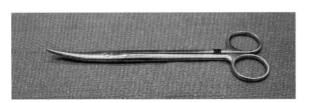

图 3.12　梅奥长弯剪

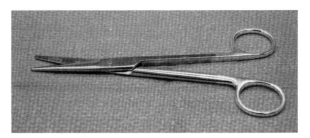

图 3.13　梅奥直剪

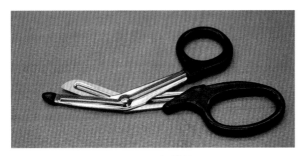

图 3.14　绷带剪

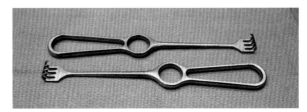

图 3.15　中号皮肤耙钩

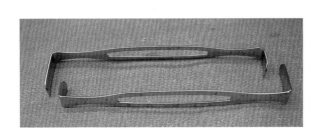

图 3.16　双头甲状腺牵开器

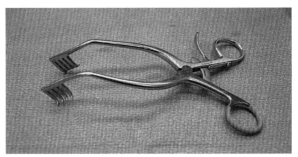

图 3.17　小脑牵开器

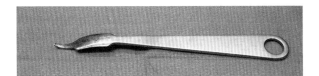

图 3.18　霍夫曼牵开器

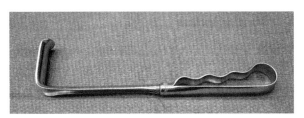

图 3.19　理查森牵开器（窄）

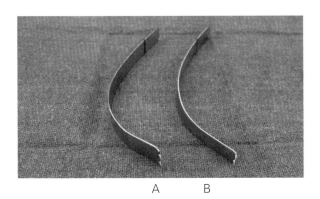

图 3.20　大关节盂唇牵开器（A）和小关节盂唇牵开器（B）

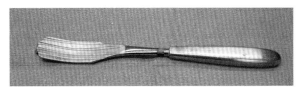

图 3.21　特里拉肱骨头牵开器

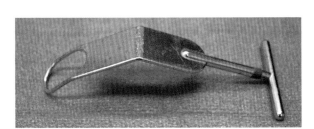

图 3.22　福田肱骨头牵开器

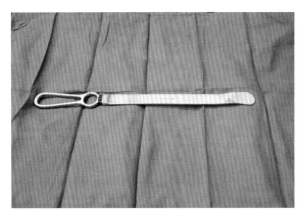

图 3.23　长达拉氏肱骨头牵开器

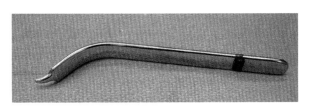

图 3.24　特制霍夫曼牵开器

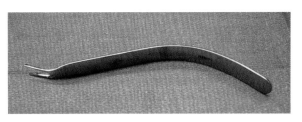

图 3.25　双尖头霍夫曼牵开器

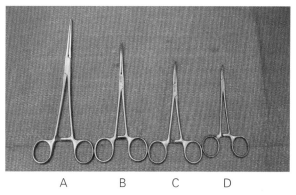

图 3.26　A. 科氏止血钳。B. 凯利止血钳。C. 标准止血钳。D. 蚊氏止血钳

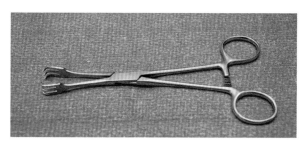

图 3.27　雷希夹钳（竖纹路钳）

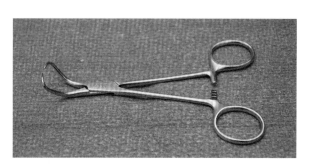

图 3.28　布巾钳

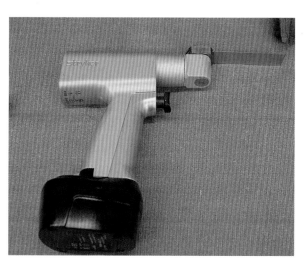

图 3.29　摆锯

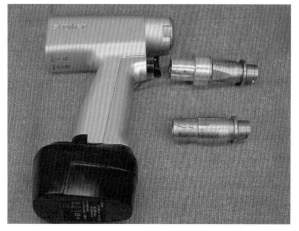

图 3.30　电钻

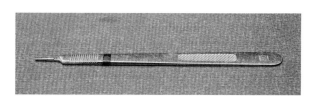

图 3.31　3号长刀柄

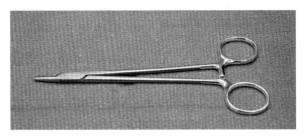

图 3.32　8 英寸梅奥持针器

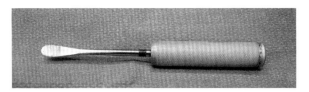

图 3.33　骨剥离子

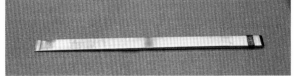

图 3.34　半英寸宽直骨刀

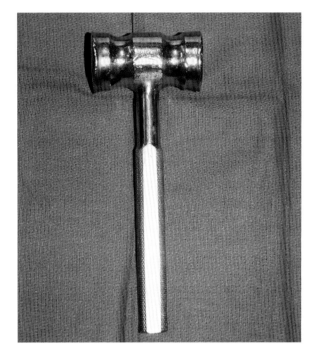

图 3.35　槌

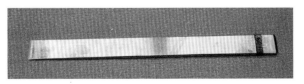

图 3.36　1 英寸宽直骨刀

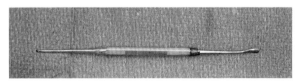

图 3.37　弗里尔剥离子

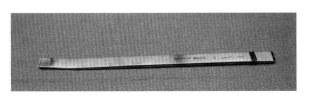

图 3.38　0.75 英寸弯骨刀

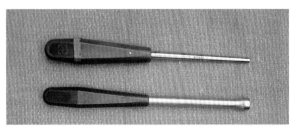

图 3.39　小号骨填塞器（上）和大号骨填塞器（下）

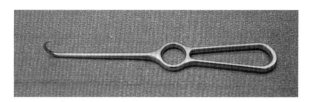

图 3.40　骨钩

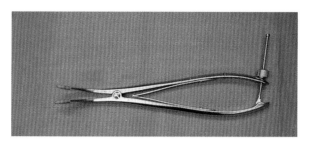

图 3.41　拉米娜撑开器（横撑）

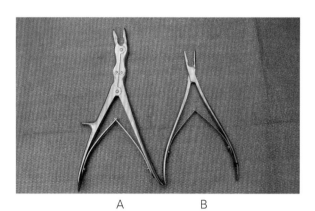

A　　　　　　B

图 3.42　大号咬骨钳（A）和小号咬骨钳（B）

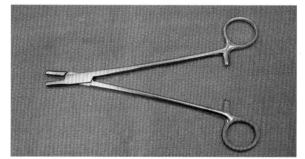

图 3.43　大号持针器

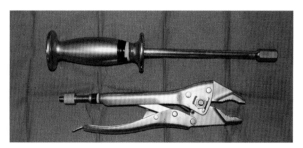

图 3.44　大力钳和打锤

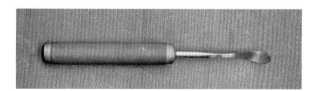

图 3.45　大号骨剥离子

表 3.2 肩关节置换术中一次性用品和缝线

器械	数量	用途	图示
缝线			
0 号薇乔（圆针）	3	止血，切口缝合	图 3.46
2 号爱惜邦（圆针）	1	肩胛下肌临时固定，关节盂固定	图 3.46
2 号非吸收性外科缝线（圆针）	3	肩胛下肌缝合，结节固定	图 3.46
1 号薇乔（圆针）	1	肩胛下肌缝合，后方关节囊缝合	图 3.46
2-0 薇乔	1	切口缝合	图 3.46
3-0 PDS 缝线	1	切口缝合	图 3.46
皮肤吻合器	1	翻修术缝皮	图 3.47
其他			
锯片	1	肱骨头截骨	图 3.48
电刀	1	止血、组织切开	图 3.49
吸引器	1	保持术野清晰	图 3.50
冲洗球	1	冲洗	图 3.51
60 mL 尖头注射器	1	灌注骨水泥	图 3.52

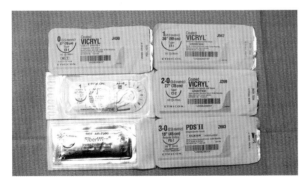

图 3.46 缝线包

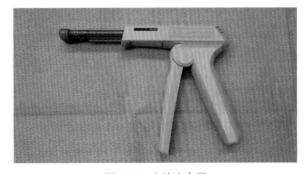

图 3.47 皮肤吻合器

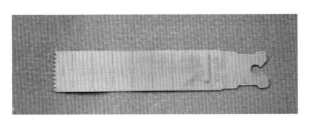

图 3.48 锯片

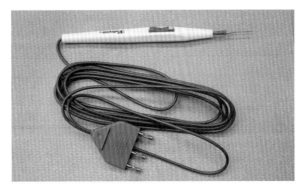

图 3.49 电刀

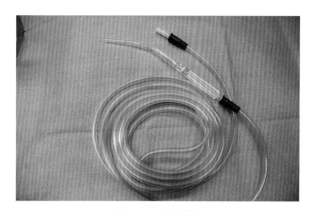

图 3.50　吸引器

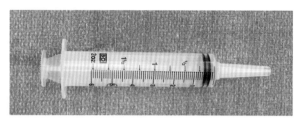

图 3.52　60 mL 尖头注射器

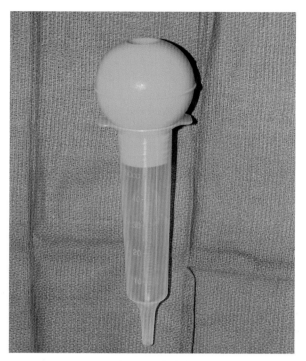

图 3.51　冲洗球

表 3.3　肩关节置换术中特制器械

器械	生产厂家	用途	图示
压配式可转换肱骨头假体装置	尼尔	非限制/翻修肱骨头假体置换	图 3.53
平底关节盂假体	尼尔	非限制关节盂假体置换	图 3.54
关节盂翻修装置	尼尔	半限制肩关节置换术	图 3.55
骨折后关节置换装置	尼尔	骨折后非限制肩关节置换术	图 3.56
长杆骨折后关节置换装置	尼尔	非限制肩关节置换翻修术	图 3.57
长杆肩关节翻修假体装置	尼尔	使用骨水泥的半限制肩关节置换翻修术	图 3.58
可调压配式肩关节翻修假体装置	尼尔	半限制无骨水泥的肩关节置换翻修术	图 3.59
线缆环扎装置	克莱美	翻修术中肱骨截骨块固定	图 3.60
4 mm 空心螺钉装置	辛迪思	关节盂缺损时移植骨块固定	图 3.61
可吸收螺钉装置（SmartPIN）	林弗泰克	关节盂缺损时移植骨块固定	图 3.62

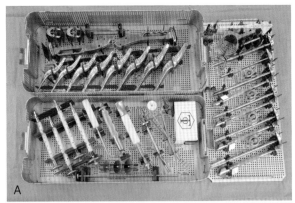

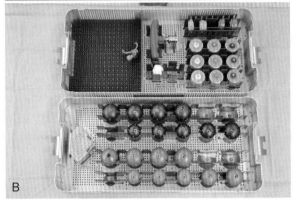

图 3.53　非限制 / 翻修肱骨头假体装置

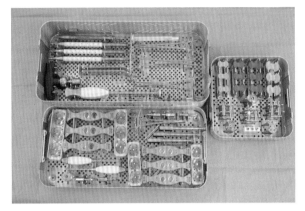

图 3.54　非限制关节盂假体装置

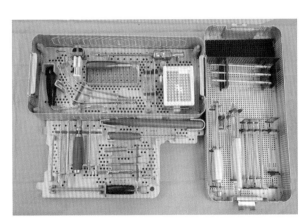

图 3.55　关节盂翻修装置

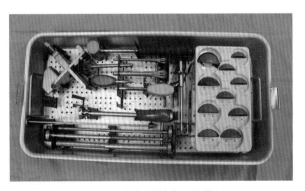

图 3.56　骨折后关节置换装置

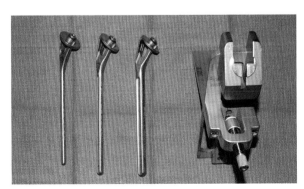

图 3.57　长杆骨折后关节置换装置

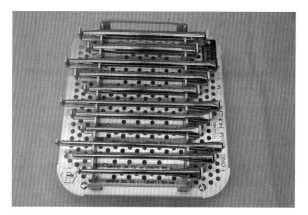

图 3.58　长杆肩关节翻修假体装置

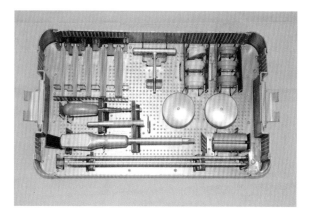

图 3.59　可调压配式肩关节翻修假体装置

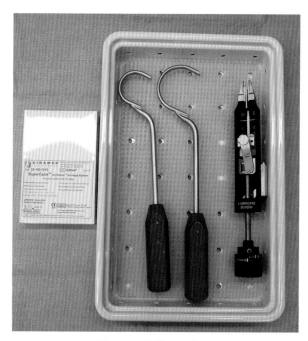

图 3.60　线缆环扎装置

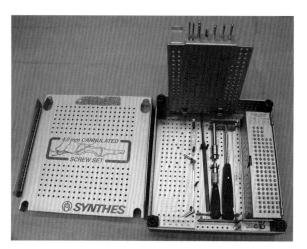

图 3.61　4 mm 空心螺钉装置

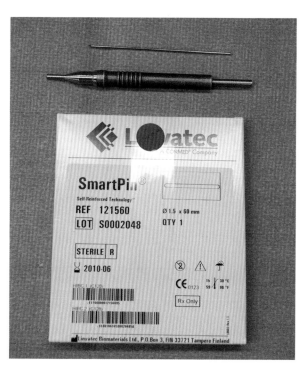

图 3.62　可吸收螺钉装置（SmartPIN）

（王金武　马振江　译）

第4章 麻醉、患者体位和准备

本章节讲述肩关节置换术的麻醉、患者体位、手术准备和铺巾。

麻醉

若无手术禁忌，所有肩关节置换患者在待术区接受麻醉医生实施的斜角肌间神经阻滞麻醉。该神经阻滞有2个目的：一是减少全麻术中用药量；二是有利于术后疼痛管理。麻醉医生在超声引导下行斜角肌间沟神经阻滞单次给药，药效持续12~18小时。所有患者均予全麻和神经肌肉松弛剂。肌肉松弛利于关节盂侧准备，可在假体关节盂部分植入后停止肌肉松弛。

患者体位

恰当的患者体位对于关节置换术十分重要。我们尽可能将患者置于标准手术台一侧以保证患肢可完全伸展（图4.1）。两肩胛骨间放置卷起的布单使肩膀稍抬离床面，便于肩关节后侧区域手术准备（图4.2）。对于肩关节置换特定类型手术床，其后侧无支撑肩胛骨的部分，无法限制肩胛骨而使肩关节盂暴露困难，因此并不鼓励使用该手术床。

患者采取改良沙滩椅位。先将手术台折叠(图4.3)，屈曲患者膝关节来实现该体位（图4.4）。保持患者处于轻度头低脚高位(特伦德伦伯卧位)以防止身体在手术台上下滑（图4.5）。最后手术台背板与地面成45°~60°角（图4.6）。确保患者头颈处于中立位，有时可通过屈曲手术床头面板来消除颈部过伸。头颈位置满意后用2.5 cm宽丝制胶带固定前额和下颌，如图4.7所示。对于皮肤易破损患者，胶带下垫干纱布垫，以减少其与皮肤接触从而防止皮肤破裂。用衬垫保护骨突部位及肘关节（尺侧）、膝关节（腓骨侧）皮下表浅有神经走行部位。皮肤消毒前患者最后体位如图4.8所示。

手术准备和铺巾

术前一天进行备皮。我们建议患者剃掉可影响手术的肩胛带和腋窝的体毛，无须剃掉肘关节以下前臂的体毛。提前一天手术区域备皮以使剃毛引起的皮肤刺激得以消退。同时建议患者手术当天早晨使用抗菌皂液淋浴清洗。患者进入手术室后，用异丙醇清洗手术侧上肢及腋窝皮肤，然后用聚维酮碘（必妥碘）擦洗。毛巾擦干手术区域，用必妥碘消毒（图4.9）。对于聚维酮碘过敏的患者，使用4%葡萄糖酸氯己定（贝塔塞特）溶液进行手术部位消毒（图4.10）。消毒剂用无菌水清洗后涂以异丙醇。消毒范围内侧达身体中线，远端至乳头水平，近端至下颌水平，同时消毒手在内的整个上肢（图4.11）。

助手用"袖套"包裹患者手后开始铺巾（图4.12）。自手术区域下方至躯干和下肢放置一加强的纸质铺巾来避免铺巾过程中来自手术团队其他人员的污染。向近端铺展"袖套"，绝大多数情况过肘关节，一次性弹力带覆盖固定"袖套"（图4.13）。对于需要延长手术切口的情况，如翻修手术，袖套仅包裹手和前臂即可。毛巾擦干环肩关节周围皮肤以使"U"形铺巾可粘贴至皮肤上（图4.14）。自下向上放置一次性不透水"U"

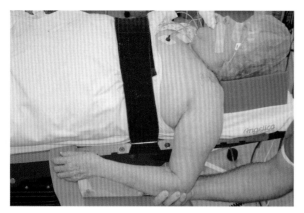

图 4.1 充分靠手术台一侧放置患者以保证患肢可以完全伸展

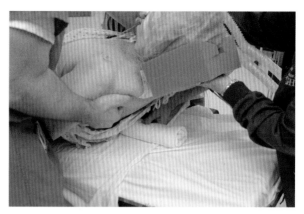

图 4.2 布单卷成圆筒置于两肩胛骨之间

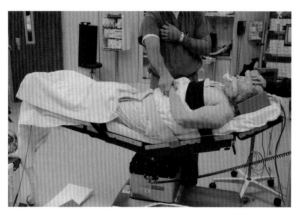

图 4.3 首先使手术床折叠

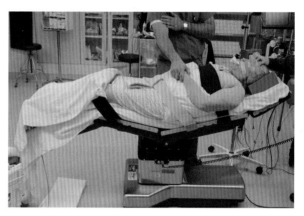

图 4.4 屈曲患者膝关节

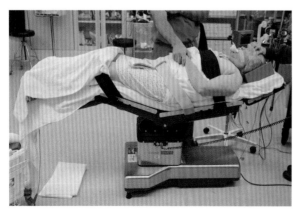

图 4.5 保持患者处于轻度头低脚高位（特伦德伦伯卧位）以防止身体在手术台上下滑

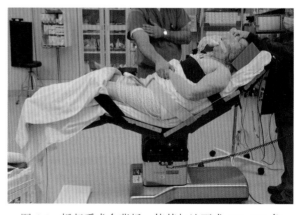

图 4.6 折起手术台背板，使其与地面成 45°~60° 角

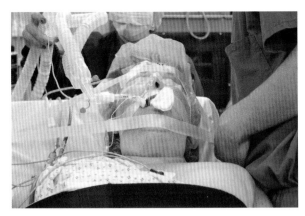

图 4.7 前额和下颌用 2.5 cm 宽丝制胶带固定

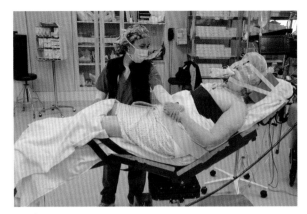

图 4.8 皮肤消毒前患者体位

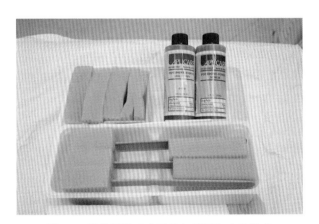

图 4.9 聚维酮碘（必妥碘）擦拭和皮肤准备

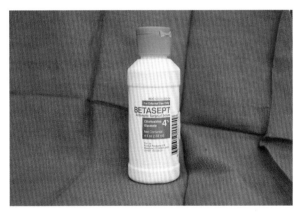

图 4.10 对于聚维酮碘过敏的患者，使用葡萄糖酸氯己定（葡萄糖酸氯己定和异丙醇溶液，贝塔塞特）溶液进行手术部位消毒

形洞巾，使"U"形洞巾的 2 条分支上端处黏合（图 4.15）。自下向上放置一较大的一次性加固版纸质"U"型洞巾（图 4.16）。自上向下铺一较小的一次性纸质"U"型洞巾（图 4.17）。剩余外露皮肤，包括腋窝，用毛巾擦干。对于曾有手术切口者，用标记笔标示出皮肤瘢痕（图 4.18）。使用手术贴膜覆盖肩部以有效地将腋窝和手术区域隔离。我们更倾向于使用含碘手术贴膜，但对于碘过敏患者，我们使用同类型不含碘手术贴膜。

使用手术贴膜时，先贴至肩关节背侧面，外旋上臂贴至肩关节前侧，然后环绕上臂以覆盖腋窝（图 4.19）。患者最终体位和铺巾如图 4.20 所示。

致 谢

感谢休斯敦麻醉中心的 Gurunath Sigireddi 博士、Steve T. Boozalis 博士以及得克萨斯骨科医院麻醉科对此章节麻醉部分的支持帮助。

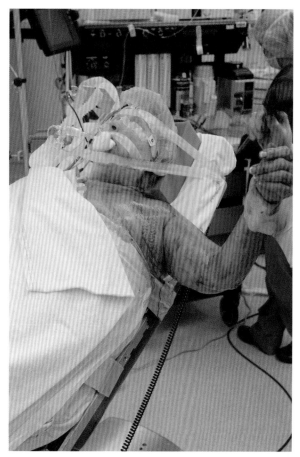

图 4.11　皮肤消毒范围近端达下颌骨水平，远端至乳头水平，内侧达身体中线，外侧包含整个上肢

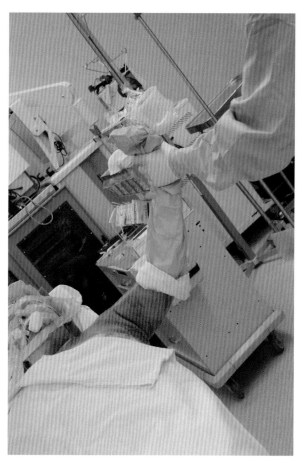

图 4.12　不透水"袖套"的使用

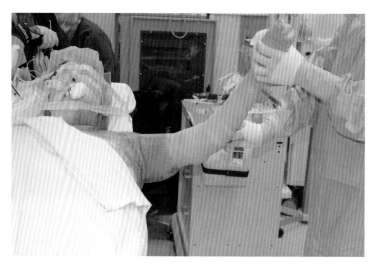

图 4.13　"袖套"用一次性弹力带包扎固定

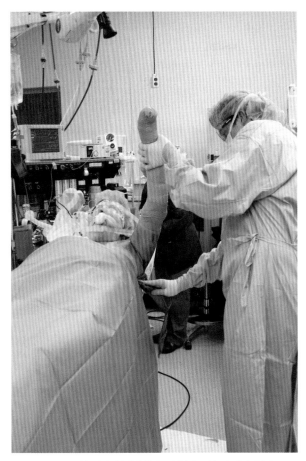

图 4.14　擦干肩关节周围区域便于粘贴手术洞巾

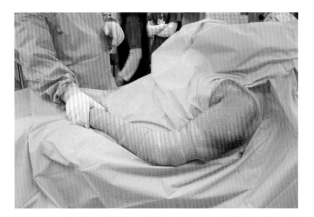

图 4.15　自下向上放置一次性不透水"U"形洞巾,使"U"形洞巾的 2 条分支上端处黏合

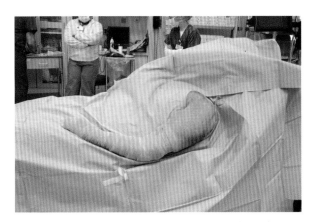

图 4.16　自下向上放置一较大的一次性加固版纸质"U"型洞巾

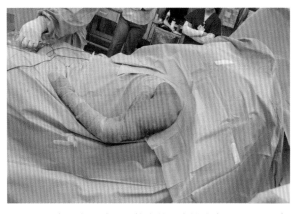

图 4.17　自上向下放置一较小的一次性防水"U"型洞巾

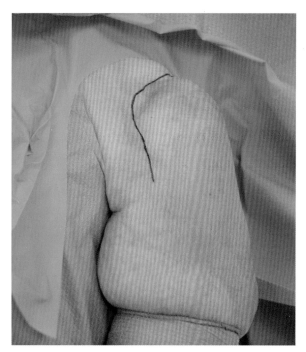

图 4.18　无菌马克笔标记之前的手术切口

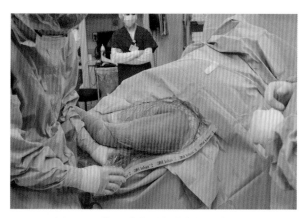

图 4.19　使用贴膜隔离腋窝与手术区域

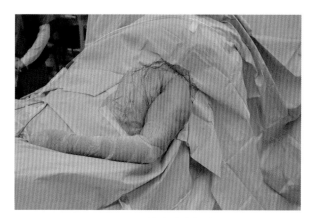

图 4.20　铺巾贴膜结束

（王金武　马振江　译）

第 5 章　肱二头肌长头肌腱

过去，肱二头肌长头肌腱的功能一直存在争议。有学者认为肱二头肌长头肌腱为一种限制肱骨头上移的主要结构，也有学者认为其为肩关节内几乎没有任何功能性作用的退化结构。最近，肱二头肌长头肌腱已经被认为是肩袖撕裂患者疼痛的来源以及肱骨近端骨折患者关节置换后持续疼痛的原因[1, 2]。

在我们收治的肩关节置换术患者中，肱二头肌长头明显异常者占 60%。表 5.1 通过术中诊断详细列出了在肩关节置换术中观察到的肱二头肌长头畸形。

肩关节置换术中肱二头肌长头的处理方式较多，从系统性保留到无论何种情况均进行切断或固定。在针对原发性骨关节炎进行的一组 688 例肩关节置换术中，同时行肱二头肌腱切断或固定可显著改善预后。在这组病例中，在不考虑肱二头肌长头的状况下，121 例患者行肱二头肌腱膜切断术或固定，与未进行肱二头肌干预的患者相比，这些患者的术后平均活动评分、平均活动度评分、平均 Constant 总评分、平均主动前举、平均主动外旋活动及主观疗效更好[3]。据报道，经肱二头肌腱切断术或腱固定术的肩关节盂假体周围的放射线透照率较低。重要的是，切断肱二头肌长头不会影响并发症的发生率。

根据上述研究的发现，我们系统性地在所有肩关节置换术中常规去除关节内的肱二头肌腱部分。我们认为，肱二头肌长头对于肩关节置换术后的正常肩关节功能无关紧要。在肩关节置换术

表 5.1　2003—2014 年于 Texas Orthopedic Hospital 行肩关节置换术患者的肱二头肌长头肌腱情况

诊断	肱二头肌长头肌腱情况			
	正常	破裂	部分撕裂 / 滑膜炎	自发的肌腱固定
原发性骨关节炎	455	267	39	5
急性骨折	53	42	9	0
肩袖撕裂	17	87	166	7
无损伤骨坏死	28	7	5	4
关节不稳定	38	29	12	2
风湿性关节炎	6	13	27	2
创伤后关节病变	32	27	34	13
翻修手术	19	23	111	10
其他诊断	6	6	10	5
总计	654	501	413	48

中切掉肱二头肌类似于普外科医生在腹部手术中进行阑尾切除。即使结构看起来正常，它也不会发挥关键作用，最终还可能会引起问题，因此予以切除。

在我们的实践中，对肱二头肌长头进行腱固定术还是腱切除术取决于患者的年龄、体质和美容方面的考虑。我们还发现，对患者进行腱固定术和腱切除二者术后疼痛缓解或肩关节功能没有差异。对于较年轻、瘦弱以及关心手臂外观的患者，我们选择肱二头肌腱固定术；对于不符合这些标准的患者，肱二头肌腱切除术就足够了，并且手术时间更短。

处理肱二头肌长头的手术技术

在关节置换术中只要见到肱二头肌长头即可进行处理。在大多数情况下，在肱骨侧完成后即

将进行关节盂处理前我们可以去除肱二头肌的关节内部分，因为在此过程中较容易看到此结构。另外，在某些情况下，肱二头肌长头可能回缩或缺乏正常的解剖结构，这可能会妨碍关节盂暴露，因此关节盂侧准备之前就予以切除。但是，在通过半肩关节置换术治疗的骨折病例中，肱二头肌长头需保持完整作为解剖参考，直到结节部固定完成。

在肱骨头切除及肱骨近端准备完毕后，将大弧形梅奥剪刀放置在肱二头肌长头的后上方，此时可清楚地看到肌腱进入肱二头肌沟（图5.1）。用手术刀在肱二头肌沟的入口处横切肌腱（图5.2）。如果要进行肌腱固定术，则将肌腱从肱二头肌沟下方拉出，用1号不可吸收编织线8字缝合至胸大肌肌腱上（图5.3）。锐性切除残余腱，以完成肌腱固定（图5.4）。当肱骨头向后缩回以进行关节盂暴露时，用梅奥剪刀将肱二头肌长

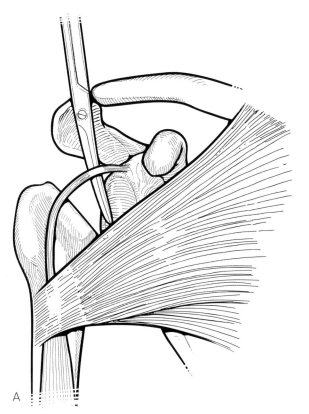
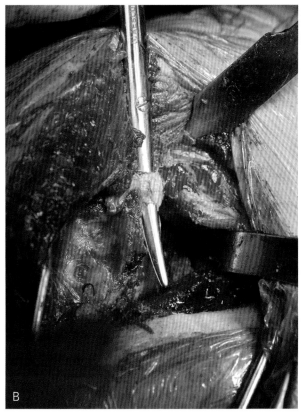

图5.1 将大弧形梅奥剪刀放置在肱二头肌长头的上后方，以使肌腱进入二头沟时可以看到

头的剩余关节内残端切除（图 5.5）。在肱二头肌腱鞘炎明显的情况下，任何残留的肱二头肌鞘都要同样切除。

骨折病例中，结节固定之前，用弯曲的梅奥剪刀将肱二头肌长头在盂上结节止点处切断。然后，如果肱二头肌适用的话，通过如前所述相同的技术进行腱固定。

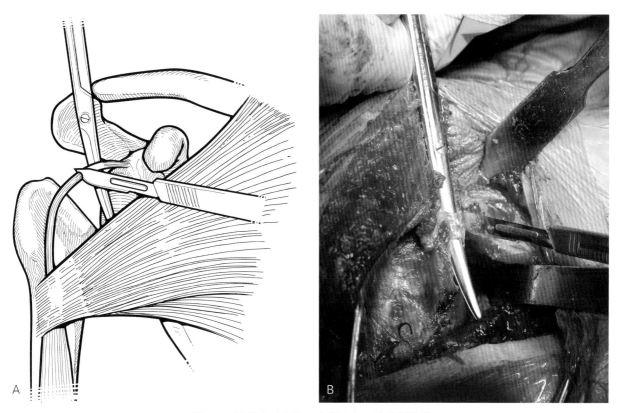

图 5.2　用手术刀在肱二头肌沟入口处横断肌腱

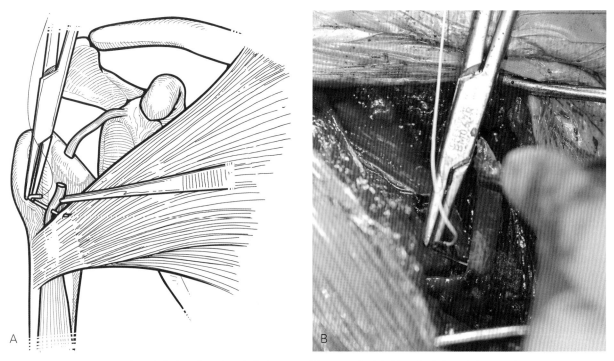

图 5.3　将肌腱从肱二头肌沟下方拉出，用 1 号不可吸收编织线 8 字缝合至胸大肌肌腱上

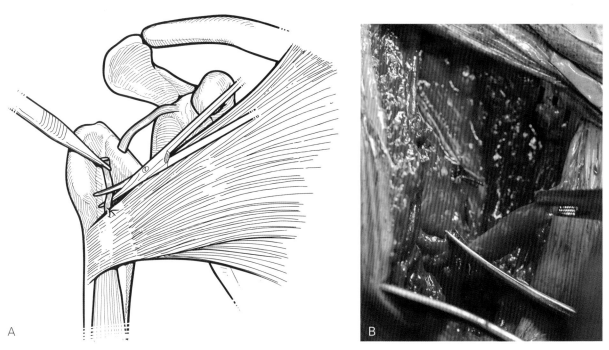

图 5.4　残留的肌腱被锐性切除以完成肌腱固定

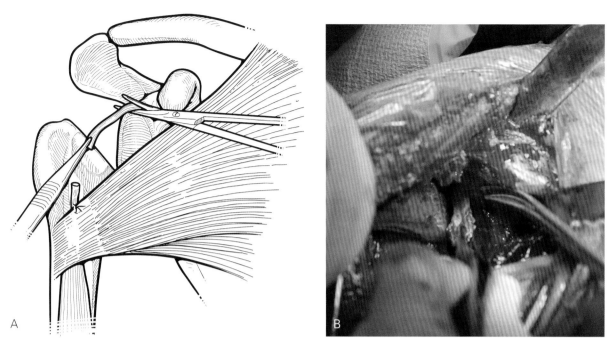

图 5.5　肱骨头向后缩回以暴露关节盂，用梅奥剪刀将肱二头肌长头的剩余关节内残端剪除

（王金武　曾一鸣　译）

参考文献

1. Walch G, Edwards TB, Nové-Josserand L, et al: Arthroscopic tenotomy of the long head of the biceps in the treatment of rotator cuff tears: clinical and radiographic results of 307 cases, J Shoulder Elbow Surg 14:238–246, 2005.

2. Dines D, Hersch J: Long head of the biceps lesions after shoulder arthroplasty. Paper presented at the 8th International Congress on Surgery of the Shoulder, April 2001, Cape Town, South Africa.

3. Fama G, Edwards TB, Boulahia A, et al: The role of concomitant biceps tenodesis in shoulder arthroplasty for primary osteoarthritis: results of a multicentric study, Orthopedics 27:401–405, 2004.

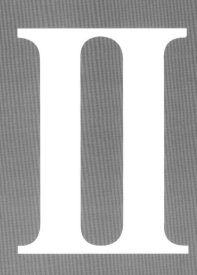

第二篇

慢性肩关节疾病的非限制性肩关节置换

II

第 *6* 章　适应证与禁忌证

非限制性肩关节置换术的适应证包括急性骨折和慢性肩部疾病。本章主要介绍慢性肩关节疾病患者行非限制性肩关节置换术的适应证。急性骨折行非限制性肩关节置换的手术适应证将在第 26 章介绍。

非限制性肩关节置换术的适应证包括多种慢性疾病，包括但不限于以下疾病：原发性骨关节炎、炎性关节病、肱骨头坏死、不稳定性关节病、创伤后关节炎、固定型盂肱关节脱位、肩袖撕裂性关节病（盂肱关节炎伴有巨大的肩袖撕裂）、感染后关节病、盂肱软骨溶解、肱骨近端骨折骨不连、与神经病理学有关的盂肱关节炎、与放射治疗有关的盂肱关节炎、与骨骼发育不良有关的盂肱关节炎及肿瘤。本章重点关注每一种适应证的特点和需要特别考虑的部分。此外，本章还讨论全肩置换术与半肩置换术的适应证以及非限制性肩关节置换术详细的禁忌证。

半肩置换术与全肩置换术：关节盂置换的适应证

在非限制性肩关节置换术中，关节盂是否置换是目前讨论的一个热点。目前我们更倾向于全肩置换，因为它的临床结果要优于半肩置换，而并发症的发生率与半肩置换相同甚至更低。我们将在下列部分中，基于不同的疾病，详细介绍何时行关节盂置换。

在非限制性肩关节置换术中，行关节盂置换的两个必要条件包括：关节盂有足够的骨量支持假体（通过术前影像学研究判断，详见第 7 章）；前后部肩袖具有功能（通过术前临床查体及影像

学判断，详见第 7 章）[1]。如果不具备这两条中的任何一条，将是关节盂置换的绝对禁忌证。关节盂置换的一个相对禁忌证是年轻的患者。聚乙烯关节盂假体移植的安全年龄目前尚无定论。年轻患者因为有较长的预期寿命，因此更加关注假体磨损。

原发性骨关节炎

原发性骨关节炎最早由 Neer 提出，是肩关节置换术中最常见的原因[2]。一项大的多中心研究显示，半数初次肩关节置换术患者的病因是原发性骨关节炎[3]。

临床表现

原发性骨关节炎的临床表现主要包括盂肱关节的摩擦音和僵硬。肩袖试验可能正常或由于疼痛导致结果不准确。

影像表现

X 线显示盂肱关节的关节间隙消失。肱骨头上常常会出现骨赘，而且可能较大（图 6.1）。X 线同时会显示出游离体，好发于肩胛下隐窝（图 6.2）。

更进一步的影像学检查（CT 和 MRI）显示，在 20% 的病例中出现典型的后关节盂溶解并伴有双凹（图 6.3）[3]。大约一半的原发性骨关节炎患者的肱骨头位于盂内，另外有大约 25% 的患者出现肱骨头向后方半脱位，但不伴有骨溶解（图 6.4）[3]。少于 5% 的原发性骨关节炎患者会伴有发育异常的关节盂形态（图 6.5）[3]。

7% 的原发性骨关节炎患者伴有冈上肌的全层肩袖损伤，另外有 7% 的患者出现肩袖部分损伤[4]。此外，大约 20% 的患者出现冈下肌或者肩胛下肌（或者二者都有）的中度或者重度脂肪浸润[4]。

特别注意事项

对于原发性骨关节炎，我们基本上选择全肩关节置换术，与半肩关节置换术相比，临床结果更好，而且并发症和翻修率无明显增加[5, 6]。我们只对关节盂骨量不足的患者选择半肩关节置换术。对于肩袖前后部功能不全的患者，我们选择反肩置换术（见第三篇）。

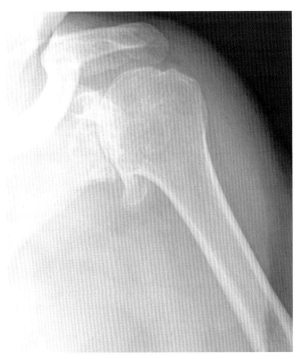

图 6.1　X 线显示原发性骨关节炎典型的盂肱关节间隙消失和大量骨赘形成

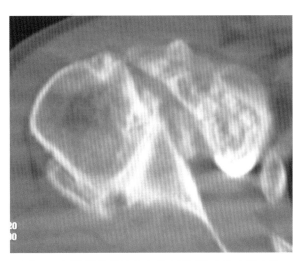

图 6.2　原发性骨关节炎患者肩胛下隐窝的大游离体

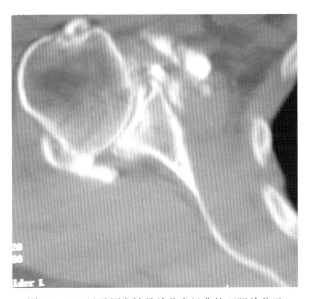

图 6.3　CT 显示原发性骨关节炎经典的双凹关节盂

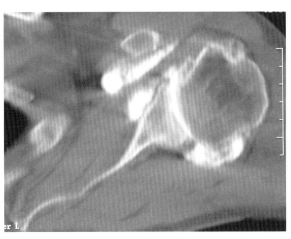

图 6.4　CT 显示原发性骨关节炎中不伴有关节盂溶解的肱骨头后方半脱位

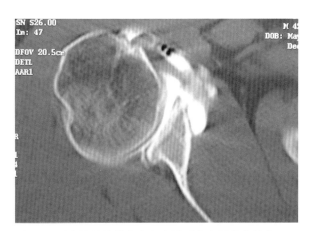

图 6.5　原发性骨关节炎中很少见到发育异常的关节盂，注意过度后倾的关节盂和相对居中的肱骨头

类风湿关节炎

类风湿关节炎是最常见的炎性关节疾病。随着疾病的发展，60%~90%的患者出现肩部症状。一项大的多中心研究显示，在初次肩关节置换术患者的病因中，类风湿关节炎大约占 12%[7]。

临床表现

类风湿关节炎的临床表现主要包括盂肱关节的摩擦音和僵硬。肩袖试验可能正常或由于疼痛和肩袖撕裂导致结果不准确。与原发性骨关节炎相比，类风湿关节炎患者的肩袖撕裂更常见。

影像表现

X 线显示盂肱关节的关节间隙消失。肱骨头的骨赘比较少见（图 6.6）。取决于肩袖的不同情况，肱骨头可能位于关节盂的中央或者有静态迁移。

更进一步的影像学检查（CT 和 MRI）显示关节盂出现前突型改变（图 6.7）。8% 的类风湿关节炎患者伴有冈上肌的全层肩袖损伤，另有 9% 的患者出现冈上肌部分损伤[8]。12% 的类风湿关节炎患者有包括冈上肌腱、冈下肌腱的大范围肩袖损伤[8]。此外，约 45% 的类风湿关节炎患者出现冈下肌或者肩胛下肌（或者二者都有）的中度或者重度脂肪浸润[8]。

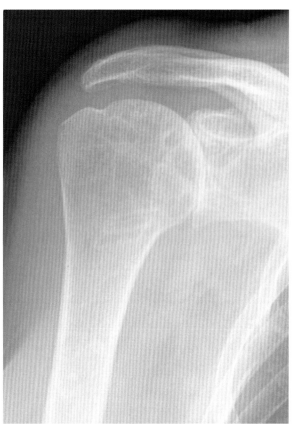

图 6.6　X 线显示类风湿关节炎狭窄的关节间隙，而且肱骨头很少有骨赘

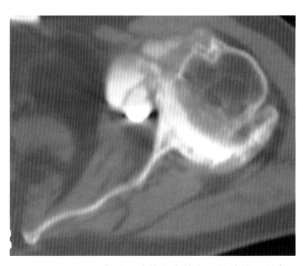

图 6.7　CT 显示类风湿关节炎中前突型的关节盂形态

特别注意事项

对于类风湿关节炎，我们基本上选择全肩关节置换术，与半肩关节置换术相比，临床效果更好[9]。我们只对关节盂骨量不足的患者选择半肩关节置换术。对于肩袖前后部功能不全的患者，我们选择反肩置换术（见第三篇）。

罕见的类风湿关节炎亚型患者很少需要行肩关节置换术，但需要特别考虑的是幼年发病型类风湿关节炎。在我们有限的临床经验中，此类患者往往有严重的肩关节僵硬，与正常肩关节相比，需要进行更多的松解，包括松解整个胸大肌。此外，由于肱骨头和关节盂特别小，因此可能需要个性化定制的假体。

其他炎性关节病

其他能够影响盂肱关节并需要行肩关节置换术的炎性关节病少见，包括佩吉特病（Paget 病）、强直性脊柱炎、银屑病关节炎、系统性红斑狼疮、硬皮病和风湿性肌痛。不幸的是，由于病例有限，我们很难总结出这些疾病的特别注意事项。当上述疾病进展至关节软骨完全丢失、保守治疗无效时，应考虑肩关节置换术。如果肩袖完整，关节盂骨量足够，我们会优先选择关节盂置换术。

肱骨头骨坏死

尽管肱骨头坏死很罕见，但它是非创伤性疾病中行半肩关节置换术的最常见原因。在一项大的多中心研究中，肱骨头坏死占初始肩关节置换术病因的 5%[10]。有许多因素可以导致非创伤性肱骨头坏死，包括使用皮质类固醇、滥用酒精和血液疾病。尽管有这些因素影响，但是大多数肱骨头坏死是特发性的。

临床表现

非创伤性的肱骨头坏死患者会出现一系列临床表现，包括主观疼痛，以及与原发性骨关节炎

很相似的盂肱关节摩擦音和僵硬等。肩袖试验可能正常，也可能由于疼痛导致结果不准确，尤其在晚期阶段。

影像表现

肱骨头坏死的影像学分级从针对股骨头的描述发展而来[11, 12]。I 期主要是指无放射性改变，主要靠 MRI 或闪烁显像检测来发现；II 期的特征是骨质疏松区域周边有骨密度相对增加的区域，并保留了肱骨头的形态（图 6.8）；III 期的特点是肱骨头的形态完整，但有软骨下骨折（新月征）（图 6.9）；IV 期的特点是由于坏死区域的塌陷导致肱骨头失去正常的形态（图 6.10）；V 期的特点是关节盂软骨丢失，出现继发性骨性关节炎（图 6.11）；VI 期肱骨头出现塌陷，并出现肱骨相对于关节盂内移（图 6.12）。

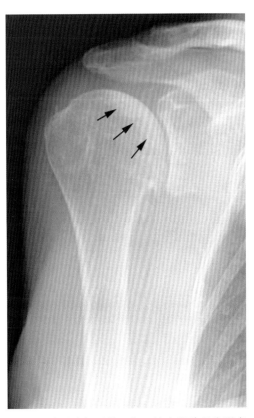

图 6.8　肱骨头坏死的 II 期，特点是肱骨头形态完好，骨质减少区周围包绕着相对增生的硬化骨（箭头）

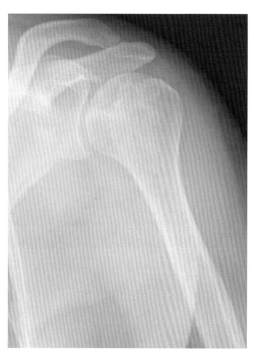

图 6.9　肱骨头坏死的 Ⅲ 期，特点是肱骨头形态完好，出现软骨下骨折（新月征）

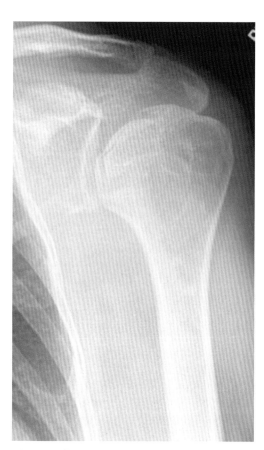

图 6.10　肱骨头坏死的 Ⅳ 期，特点是肱骨头因为坏死塌陷导致的失去正常形态

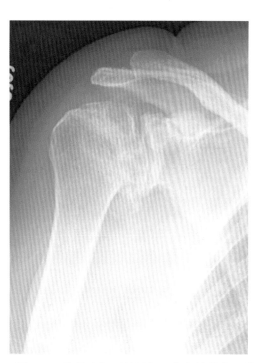

图 6.11　肱骨头坏死的 Ⅴ 期，特点是关节盂关节软骨缺失，出现继发性骨关节炎

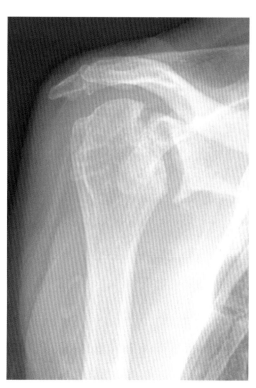

图 6.12　肱骨头坏死的 Ⅵ 期，特点是肱骨头塌陷，伴有肱骨相对于关节盂的内移

MRI 对于除了骨坏死最早期（在髋关节中被称为 0 期，以骨内压力增高为特征，无影像学异常）以外的其他分期均有较高的敏感性（图 6.13）。更进一步的影像学研究（CT 或 MRI）多显示同心盂。

非创伤性肱骨头坏死患者肩袖撕裂的发生率与原发性骨关节炎相似。而冈下肌或者肩胛下肌（或者二者都有）的中度或者重度脂肪浸润的发生率要低于原发性骨关节炎[10]。

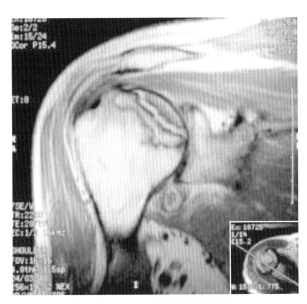

图 6.13　MRI 显示肱骨头坏死区域

特别注意事项

对于 I ~ Ⅳ 期肱骨头坏死的患者，我们行半肩关节置换术，因为其临床效果与全肩关节置换术基本相同[12]。对于 Ⅴ 期和 Ⅵ 期患者，如果没有关节盂置换的禁忌证，我们选择全肩关节置换术。

不稳定性关节病

需要行肩关节置换术的不稳定性关节病非常罕见，在我们所施行的非限制性初始肩关节置换术中占比少于 5%。有手术或非手术治疗肩关节脱位病史的患者都属于这个类别。患者的初次脱位年龄，主要集中在两个年龄段。一部分患者在年轻的时候发生肩关节脱位，并随着年龄的增长关节病逐渐加重。另一部分患者为老年（>60 岁）发生初次肩关节脱位，并在初始脱位数月内发生盂肱关节炎，导致软骨剥脱。目前为止，我们还无法区别"关节囊紧缩型关节病"和"不稳定性关节病"，因此我们将此类患者统一定义为"不稳定性关节病"[13]。

临床表现

不稳定性关节病的临床表现主要包括盂肱关节的摩擦音和僵硬。肩袖试验可能正常或由于疼痛或肩袖撕裂导致结果不准确。

影像表现

X 线显示盂肱关节的关节间隙消失。对于缓慢进展性关节病，其放射学改变与原发性骨关节炎相似，肱骨头有骨赘外形增生，伴或不伴游离体（图 6.14）。对于快速出现不稳定性关节病的老年患者，很少出现骨赘（图 6.15）。

更进一步的影像学检查（CT 和 MRI）显示，20% 的病例有后半脱位，伴或不伴关节盂溶解及双凹征，无论是否行过肩关节修复手术，患者均可能出现上述表现[13]。20% 的不稳定性关节病患者出现全层肩袖撕裂，并主要集中在冈上肌[13]。

特别注意事项

对于不稳定性关节病，我们基本上都选择全肩关节置换术，与半肩关节置换术相比，临床效果更好，而且并发症发生率和翻修率不增加[13]。我们只对关节盂骨量不足的患者选择半肩关节置换术。对于肩袖前后部功能不全的患者，我们选择反肩置换术（见第三篇）。

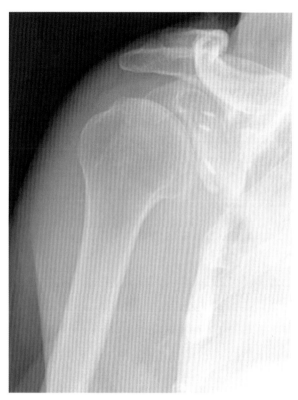

图 6.14　缓慢进展的不稳定性关节病

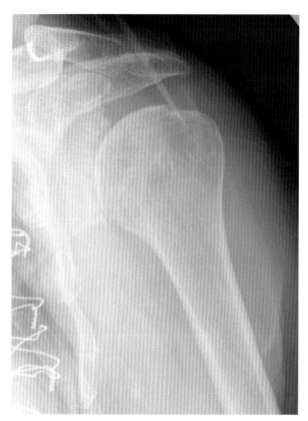

图 6.15　老年患者中快速进展的不稳定性关节病

创伤后关节炎

　　创伤后盂肱关节炎的病因很多，包括钝挫伤继发的软骨损伤以及骨折后近端肱骨畸形愈合和不愈合。如果仅有少量的盂肱骨性畸形，那么该病的治疗并不复杂（图 6.16），但是对于肱骨近端严重畸形愈合的患者，治疗将会十分复杂（图 6.17）。对患者进行肩关节置换术时，肩袖的完整性和结节的位置非常重要。如果肩袖基本完整且结节位置可以使肩袖功能接近正常，我们可以选择非限制性肩关节置换术。在肩袖或结节受损严重（不愈合、严重畸形）且需要大结节截骨的情况下，我们选择反肩置换术（见第三篇）。

　　在很少的病例中，关节盂骨折后出现创伤后关节炎（图 6.18），在这些病例中，要确认骨性关节盂是否足以放置假体（图 6.19），我们更喜欢用 CT 关节显影而不是 MRI 进行评估。

临床表现

　　创伤后关节炎患者的临床表现多种多样。肱骨近端解剖结果良好的患者其临床表现包括肩关节摩擦音和僵硬，这与原发性骨关节炎相似。在畸形愈合导致的肱骨近端解剖结构异常的患者中，除原发性骨关节炎中常见的肱盂关节不协调和关节囊挛缩外，肩关节僵硬将变得异常严重，导致的病因包括机械撞击、三角肌下的挛缩和肩峰下的挛缩。肩袖试验可能正常或由于疼痛或肩袖撕裂导致结果不准确。

影像表现

　　X 线显示盂肱关节的关节间隙消失。创伤后关节炎病因不同（软骨损伤、畸形愈合等），其放射性表现也不同。

　　更进一步的影像学检查（CT 和 MRI）也和 X 线一样，表现各异。我们倾向于用 CT 关节显影而不是 MRI 进行骨性评估。

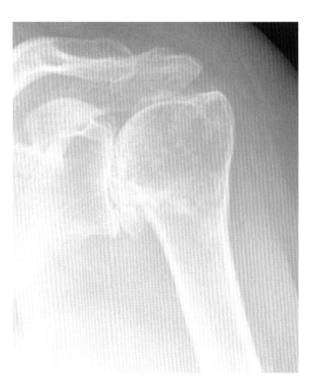

图 6.16 伴有轻度肱骨近端畸形的创伤后关节炎

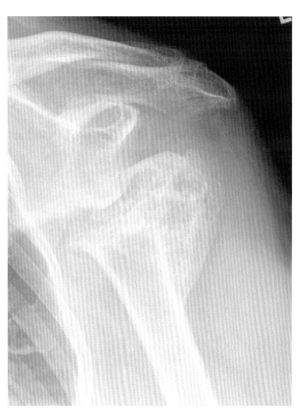

图 6.17 伴有严重肱骨近端畸形的创伤后关节炎

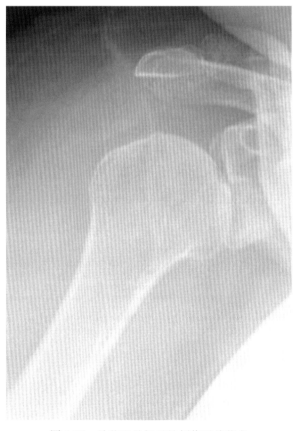

图 6.18 关节盂骨折后的创伤后关节炎

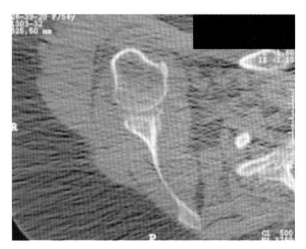

图 6.19 CT 显示关节盂骨折后的创伤后关节炎

特别注意事项

对于创伤后关节炎，我们基本上选择全肩关节置换术，与半肩关节置换术相比，临床结果更好，而且并发症发生率和翻修率无增加[14]。如果关节盂骨量不足，我们也会选择半肩关节置换术。对于肩袖前后部功能不全的患者或者需要行大结节截骨关节置换的患者，我们选择反肩置换术，而不是全肩关节置换术或者半肩关节置换术（见第三篇）。

固定型盂肱关节脱位

盂肱关节不稳定患者中有一部分是固定型（慢性）肩关节脱位的患者（图 6.20）。这些脱位可以是前脱位或者后脱位。长期的肩关节脱位会导致严重的肱盂关节炎，合并近端肱骨关节软骨的缺失，这在老年患者中尤为明显。我们的研究显示对于这一类型的患者，应用非限制性肩关节置换术，治疗效果不佳[15]，我们目前选用反肩关节置换术（见第三篇）。

肩袖撕裂性关节病（盂肱骨关节炎伴有巨大的肩袖撕裂）

历史上，半肩关节置换术曾被用来治疗骨关节炎合并巨大的不可修补的肩袖撕裂（图6.21）。对于非限制性全肩关节置换术则是禁忌证，因为关节盂假体会因为偏心应力而出现松动[1]。但是半肩关节置换术对于该型患者的治疗结果令人失望，因为大多数的患者术后功能只有轻微改善[16]。

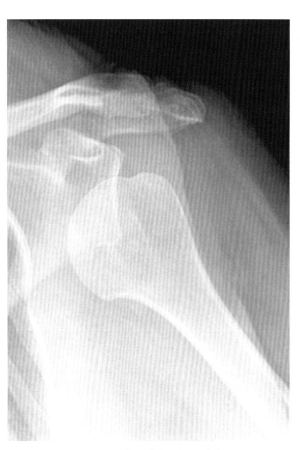

图 6.20　肱盂关节的慢性脱位

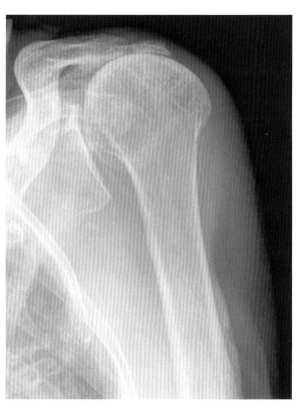

图 6.21　肱盂关节炎合并巨大肩袖撕裂

自从反肩置换被引入美国，由于其优秀的临床结果，我们现在对于几乎所有骨关节炎伴有巨大不可修复的肩袖损伤的患者采用反肩关节置换术[16]。在关节盂骨储备不足以支持反向假体关节盂假体组件的患者和严重骨质减少的老年患者中，植入反向设计的假体似乎会增加关节盂衰竭的风险，但我们仍然考虑使用非限制性半肩关节置换术（图6.22）。

感染后关节病

感染后关节病很少见，有些情况下施行肩关节置换术甚至是有争议的。此类患者成功行肩关节置换术的关键是术前彻底去除感染。在术前，我们对于这些患者采取系统的评估（见第7章）。我们先回顾以前的病历，明确感染的类型（血源性感染或是术后感染以及感染的病原菌）。我们同样要确认感染得到合理和充足的治疗。感染病学专家会在整个术前和关节置换过程中给予帮助和建议。不幸的是，感染后关节病往往伴有肩袖损伤，因此需要反肩假体行关节置换。对于极为罕见的感染后关节病伴有完整肩袖的患者，可以行非限制性全肩关节置换术。

临床表现

感染后关节病患者的临床表现多种多样。大多数患者伴有严重的关节摩擦音和僵硬。肩袖试验可能是正常的，但往往不准确，因为这些病例中的许多是由试图修复肩袖而引起的术后感染。

影像表现

X线显示几乎所有的该型患者都会出现盂肱关节间隙的消失（图6.23）。如果病程较长且进展多年，那么肱骨头会出现骨赘。如果出现巨大的肩袖撕裂，肱骨头可能出现向上或者向前上的静态半脱位（图6.24）。

更进一步的影像学检查（CT和MRI）有多种表现，有骨髓炎病史的患者可能由于感染和清

创导致骨量丢失，但是肱骨头和关节盂通常得到较好的保存。在感染后关节病中，肩袖的状况各不相同，以前尝试过肩袖修复的患者更有可能表现出肩袖受损。

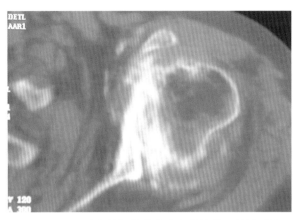

图6.22　CT显示肩袖损伤关节病合并关节盂骨量不足，选用反肩置换

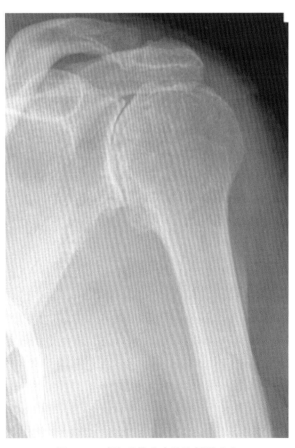

图6.23　感染后关节病的放射学改变

特别注意事项

对于所有感染后关节病患者，我们都按照我们发布的方法排除持续存在感染的情况[7]。从血清学检测开始，包括有异常的全血细胞计数、沉降率和 C 反应蛋白。在患者停用所有抗生素至少 2 周（甚至用于其他情况，例如呼吸道感染的抗生素）后，进行透视引导的盂肱关节液抽检术。将关节液培养 21 天，以检测需氧菌、厌氧菌、分枝杆菌和真菌。痤疮丙酸杆菌和表皮葡萄球菌培养周期较长，因此需要培养 21 天[17]。关节液也用 α–防御素检测。在透视引导下抽取关节液时，患者应进行 CT 或 MRI 检查（如果他们对射线照相的对比材料过敏）。

如果抽取的关节液培养呈阳性，认为患者处于感染活动期，则无限期延迟关节置换术。如果抽吸物显示中等到大量白细胞，或者血清检测高度提示感染（白细胞增加、C 反应蛋白增加），即使没有培养阳性，也认为可能存在感染。我们认为单一的血沉增高，并不能作为可靠的诊断指标。

对于所有感染后关节病和关节液培养阴性的患者，在关节置换术之前进行关节镜滑膜活检。在进行围手术期抗生素给药之前，需使用关节镜从关节内多个部位获取至少 10 个滑膜标本（图 6.25）。获取滑膜标本后，围手术期立即按照标准使用抗生素。这些标本由病理学家送去进行显微镜分析，并进行需氧菌、厌氧菌、分枝杆菌和真菌培养，培养周期为 21 天。如果这些标本培养呈阳性或冰冻切片的发现表明存在感染（在连续 5 个视野中，每个高倍镜视野超过 5 个多形核白细胞），则认为患者处于感染活动期，无限期延迟关节置换术[18]。如果此感染检查为阴性，则患者应进行全肩关节置换术。按照这些标准，我们的感染率并不比原发性骨关节炎行关节置换术要高。

对于感染后关节病患者，如果肩袖完整，我们基本上选用全肩关节置换术。对于关节盂骨量不足的感染后关节病患者，我们则选用半肩关节置换术。对于肩袖前后部功能不全的患者，我们选用反肩置换（见第三篇）。

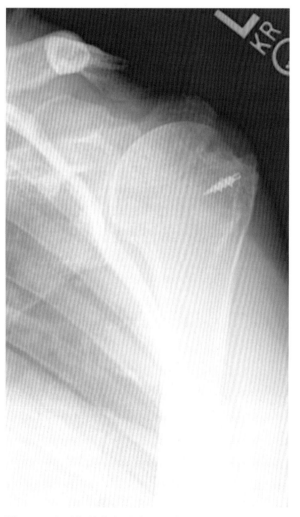

图 6.24 肩袖损伤修复手术后的感染后关节病患者，肱骨头出现静态向上移位

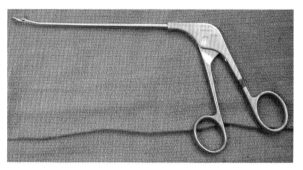

图 6.25 有关节感染病史的患者术后用于取材关节滑膜标本的关节镜枪钳

盂肱软骨溶解

盂肱软骨溶解是一种罕见且令人困惑的疾病，但是其发病率却在一直增长[19]。我们已经在 30 岁的患者中观察到了该疾病。几乎所有患者都有使用或不使用热能进行关节镜下肩关节稳定手术的历史[19]。我们甚至观察到一例 21 岁患者在单次脱位后未进行手术的情况下出现盂肱软骨溶解。软骨溶解是弥漫性的，会影响肱骨头和关节盂。

临床表现

盂肱软骨溶解患者的临床表现是盂肱关节的摩擦音和僵硬。肩袖试验可能正常或由于疼痛导致结果不准确。

影像表现

X 线显示几乎所有的该型患者都会出现盂肱关节间隙的消失。无肱骨头骨赘（图 6.26）。

进一步影像研究显示盂肱关节软骨同心丧失。肩袖通常完好无损，骨性磨损很小，且朝向中心。

特别注意事项

处理盂肱软骨溶解的一个主要挑战是患者年龄小。由于该疾病同时发生在肱骨头和关节盂上，因此我们不得不解决关节盂病变，而不仅仅是进行半肩关节置换术。这些患者行生物翻修和半肩关节置换术的结果令人失望。尽管患者年轻，我们还是选择进行非限制性全肩关节置换术。我们在这一人群中进行关节固定术，但结果令人失望，因此我们几乎在所有情况下都避免使用这种方法。

与神经病理学有关的盂肱关节炎

我们很少会遇到盂肱关节炎合并系统性神经系统疾病的患者。盂肱关节炎患者最常合并的神经系统疾病是帕金森病[20]。临床上，这些患者

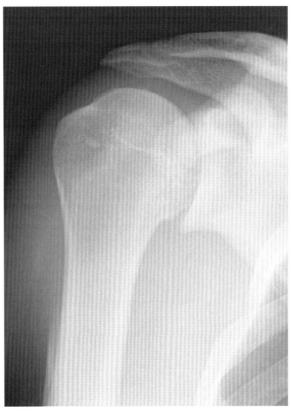

图 6.26　一例 20 岁不稳定性关节病患者，行关节镜手术后，出现肱盂关节软骨溶解

的功能要比原发性骨关节炎患者更差。放射学和进一步的影像学表现类似于原发性骨关节炎（图 6.27）。

与放疗有关的盂肱关节炎

放疗后盂肱关节炎行关节置换者比较少见（图 6.28）[21]，这类患者往往是乳腺癌或者淋巴瘤行放疗后。在影像学上，一些病例类似于无菌性骨坏死，其他病例类似于炎症性关节病。随着放射技术的提高和剂量毒性的降低，放疗有关的盂肱关节炎发生率越来越低。

与骨骼发育不良有关的盂肱关节炎

非限制性肩关节置换术的一个极为罕见的手术指征是与骨骼发育不良有关的盂肱关节炎。对

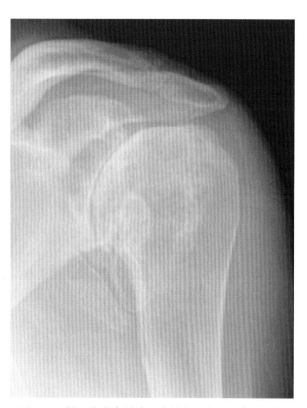

图 6.27　帕金森病合并肱盂关节炎患者的影像学表现

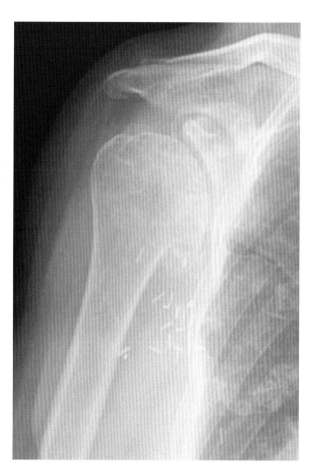

图 6.28　放疗史合并肱盂关节炎患者的影像学表现

于这类患者我们了解较少。我们有限的经验使我们按照原发性骨关节炎的治疗方法来治疗这类疾病（行全肩关节置换术），前提是肩袖前后部完整，关节盂有足够的骨量。这些患者中的许多人因其体型小和骨骼变异而需要定制的植入物（图 6.29）。

肿　瘤

肩带周围肿瘤需要行非限制性肩关节置换术的情况非常少见。在我们的工作中，我们很少协助骨肿瘤医师在切除骨肿瘤后行关节功能重建。

如果切除肿瘤并保留了完整的肩袖和结节，则可以考虑使用非限制性假体，通常选用半肩关节置换术。然而在肩部肿瘤手术中，常常为了完全切除肿瘤，而不得不牺牲部分肩袖，因此我们常常选用反肩假体（见第三篇）。

非限制性肩关节置换的禁忌证

非限制性肩关节置换的禁忌证见表 6.1。禁忌证分为绝对禁忌证和相对禁忌证。此外，某些是非限制性假体行关节盂翻修的禁忌证，但不是非限制性半肩关节置换术的禁忌证。

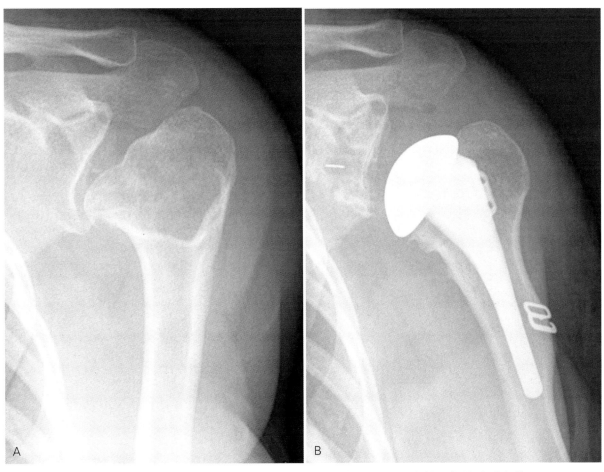

图 6.29　A.肱盂关节炎合并软骨发育不良患者的影像学表现。B.定制的肱骨短柄的假体

表 6.1	非限制性肩关节置换术的禁忌证	
禁忌证	**绝对或相对禁忌证**	**注释**
全身健康状况不佳	相对禁忌证	必要的围手术期医学治疗
感染活动期	绝对禁忌证	
腋神经麻痹	相对禁忌证	可能更适合于关节成形术或关节融合术
肩胛上神经麻痹	相对禁忌证	关节盂假体使用的禁忌证；适合反肩置换
巨大的肩袖撕裂	相对禁忌证	关节盂假体使用的禁忌证；适合反肩置换
肱骨骨量不足	绝对禁忌证	
关节盂骨量不足	相对禁忌证	关节盂假体使用的禁忌证；适合半肩置换
僵硬肩	绝对禁忌证	
肩关节融合病史	绝对禁忌证	
上运动神经元病变	相对禁忌证	如果患者无法控制肩部痉挛，则绝对禁忌
患者手术意愿差	绝对禁忌证	

（尹宗生　陈广军　译）

参考文献

1. Franklin JL, Barrett WP, Jackins SE, et al: Glenoid loosening in total shoulder arthroplasty: association with rotator cuff deficiency, J Arthroplasty 3: 39–46, 1988.

2. Neer CS, 2nd: Replacement arthroplasty for glenohumeral osteoarthritis, J Bone Joint Surg Am 56: 1–13, 1974.

3. Edwards TB: Primary glenohumeral osteoarthritis: epidemiological, clinical, and radiographic findings in patients undergoing shoulder arthroplasty. In Walch G, Boileau P, Molé D, editors: 2000 Prosthèses d' Epaule… Recul de 2 à 10 Ans, Paris, 2001, Sauramps Medical, pp 65–72.

4. Edwards TB, Boulahia A, Kempf JF, et al: The influence of the rotator cuff on the results of shoulder arthroplasty for primary osteoarthritis: results of a multicenter study, J Bone Joint Surg Am 84: 2240–2248, 2002.

5. Edwards TB, Kadakia NR, Boulahia A, et al: A comparison of hemiarthroplasty and total shoulder arthroplasty in the treatment of primary glenohumeral osteoarthritis: results of a multicenter study, J Shoulder Elbow Surg 12: 207–213, 2003.

6. Gartsman GM, Roddey TS, Hammerman SM: Shoulder arthroplasty with or without resurfacing of the glenoid in patients who have osteoarthritis, J Bone Joint Surg Am 82: 26–34, 2000.

7. Aswad R, Franceschi JP, Levigne C: Rheumatoid arthritis: epidemiology and preoperative radiographic assessment. In Walch G, Boileau P, Molé D, editors: 2000 Prosthèses d' Epaule… Recul de 2 à 10 Ans, Paris, 2001, Sauramps Medical, pp 159–162.

8. Vandermaren C, Docquier P: Shoulder arthroplasty in rheumatoid arthritis: influence of the rotator cuff on the results. In Walch G, Boileau P, Molé D, editors: 2000 Prosthèses d' Epaule… Recul de 2 à 10 Ans, Paris, 2001, Sauramps Medical, pp 177–182.

9. Loehr J, Levigne C: Shoulder arthroplasty in rheumatoid arthritis: Influence of the glenoid on the results. In Walch G, Boileau P, Molé D, editors: 2000 Prosthèses d' Epaule… Recul de 2 à 10 Ans, Paris, 2001, Sauramps Medical, pp 171–176.

10. Willems WJ: Atraumatic avascular osteonecrosis of the humeral head: Epidemiology and radiology. In Walch G, Boileau P, Molé D, editors: 2000 Prosthèses d' Epaule… Recul de 2 à 10 Ans, Paris, 2001, Sauramps Medical, pp 121–126.

11. Cruess RL: Steroid-induced avascular necrosis of the head of the humerus, J Bone Joint Surg Br 58: 313–317, 1976.

12. Nové-Josserand L, Basso M: Prosthèses d' épaule sur ostéonécroses avasculaires: Facteurs pronostiques. In Walch G, Boileau P, Molé D, editors: 2000 Prosthèses d' Epaule… Recul de 2 à 10 Ans, Paris, 2001, Sauramps Medical, pp 135–142.

13. Matsoukis J, Tabib W, Guiffault P, et al: Shoulder arthroplasty in patients with a prior anterior shoulder dislocation: results of a multicenter study, J Bone Joint Surg Am 85: 1417–1424, 2003.

14. Duparc F, Trojani C, Boileau P: Results of shoulder arthroplasty in cephalic collapse or necrosis following proximal humerus fractures(type 1 fracture sequelae). In Walch G, Boileau P, Molé D, editors: 2000 Prosthèses d' Epaule… Recul de 2 à 10 Ans, Paris, 2001, Sauramps Medical, pp 279–289.

15. Matsoukis J, Tabib W, Guiffault P, et al: Primary unconstrained shoulder arthroplasty in patients with a fixed anterior glenohumeral dislocation: results of a multicenter study, J Bone Joint Surg Am 88: 547–552, 2006.

16. Favard L, Lautmann S, Sirveaux F, et al: Hemiarthroplasty versus reverse shoulder arthroplasty in the treatment of osteoarthritis with massive rotator cuff tear. In Walch G, Boileau P, Molé D, editors: 2000 Prosthèses d' Epaule… Recul de 2 à 10 Ans, Paris, 2001, Sauramps Medical, pp 261–268.

17. Morris BJ, Waggenspack WN, Laughlin MS, et al: Reverse shoulder arthroplasty for management of postinfectious arthropathy with rotator cuff deficiency, Orthopedics 38(8): e701–e707, 2015.

18. Feldman DS, Lonner JH, Desai P, et al: The role of intraoperative frozen sections in revision total joint arthroplasty, J Bone Joint Surg Am 77: 1807–1813, 1995.

19. Larsen MW, Higgins LD, Basamania CJ: Severe glenohumeral chondrolysis following shoulder arthroscopy: A series of 6 cases treated with hemiarthroplasty. Paper presented at the 22nd Open Meeting of the American Shoulder and Elbow Surgeons, March 2006, Chicago.

20. Garreau de Loubresse C: Prothèse d' épaule et affections neurologiques. In Walch G, Boileau P, Molé D, editors: 2000 Prosthèses d' Epaule... Recul de 2 à 10 Ans, Paris, 2001, Sauramps Medical, pp 195–203.

21. Godenèche A: Shoulder arthroplasty and previous radiotherapy. In Walch G, Boileau P, Molé D, editors: 2000 Prosthèses d' Epaule... Recul de 2 à 10 Ans, Paris, 2001, Sauramps Medical, pp 143–148.

第 **7** 章　术前计划与影像学检查

尽管大多数肩关节置换均可常规采用非限制性假体完成，但仍然有一些特殊病例需要我们特殊考虑。术前准备能够帮助我们发现需要准备特殊假体的病例，所以术前计划应该在手术前进行详细的准备而不是在手术当天早晨匆忙制定。手术医生应该对患者的病史、体格检查和影像学检查进行综合分析判断。本章节将介绍我们进行非限制性肩关节置换术的术前计划流程。

病史与体格检查

尽管详细的病史和肩关节体格检查的描述超出了本书的范围，但在非限制性肩关节置换术的术前计划中，病史和体格检查的某些方面是很重要的。我们需要了解患者肩部的症状，如症状的类型（疼痛、僵硬、无力）、持续的时间（周、月、年）和既往的治疗情况（运动方式的改变、非甾体类镇痛消炎药物注射史、糖皮质激素注射史、增黏剂注射史、既往手术史）。详细的病史询问有助于我们判断患者是否适合肩关节置换手术。尽管 X 线表现为终末期盂肱关节骨性关节炎，但是如果肩关节仅有轻微疼痛、轻度无力或者轻度僵硬，这样的患者不适合行关节置换手术。与此类似，一位突然出现短期症状的患者可能是在既往已经长期存在的慢性盂肱关节炎的基础上出现了一过性的急性肩袖肌腱炎，这种情况通常只需要进行非手术治疗。一些会增加手术难度的因素需要特别注意，如长期使用非甾体抗炎药可导致手术失血过多，因此此类药物应在手术前 1 周停用。

肩关节既往手术史非常重要，手术类型是术前关注的重点内容。关节镜手术对肩关节置换的影响较小，但是之前的开放手术对手术带来的影响较大。需要特别关注的是，肩关节不稳定手术的修复会造成外旋肌群的粘连，过多的瘢痕会对手术入路造成困难。任何既往的肩部手术史要尽可能了解清楚。一些改变肩部解剖关系的手术，如肌腱转移（肩胛下转移，即 Magnuson Stack 手术或 Putti Platt 手术）和喙突转移（Latarjet 或 Bristow 手术）等需要在手术入路的选择上加以重视，既往有肩袖修复手术史的患者需要注意肩袖的完整性。

若患者术前肩关节有感染症状（如全身发热、肩部发热或红肿等）或者既往有肩部手术或者注射病史，需进行行术前感染的筛查程序。包括血液学评估，完整的血细胞计数和鉴别、沉降率和 C 反应蛋白。根据血液学的指标还可以进一步行超声引导下的关节穿刺，穿刺获取的关节液需要送检细菌学培养，包括需氧菌、厌氧菌、真菌和分枝杆菌培养，关节液需要培养 21 天，以便检测痤疮丙酸杆菌和表皮葡萄球菌。另外，关节液可以送检 α - 防御素，这是一种新型的检测感染的指标。如果检查结果提示疑似或者确诊感染，肩关节置换手术需要延迟或者取消，待感染科会诊治疗后再行手术治疗。对于有肩关节感染病史且术前关节液培养阴性的患者，术前需要再次行关节镜下滑膜活检术进行滑膜组织的细菌培养以排除感染（表 7.1）。

药物服用史和其他并存的疾病（如糖尿病、心脏病等）在术前需要详细询问。尽管这些因素可能不会影响实际的手术过程，但在患者的术后护理中，一些特殊的疾病和用药可能需要特别关

表 7.1	肩关节置换术前感染筛查流程
检查项目	阳性意义
白细胞计数和分类	升高则高度怀疑感染，考虑行关节镜下活检
血沉	与白细胞计数或者 C 反应蛋白一起升高则高度怀疑感染，考虑行关节镜下活检
C 反应蛋白	升高则高度怀疑感染，考虑行关节镜下活检
超声引导下关节穿刺	阳性结果表示关节存在活动性感染，需要进行相应治疗，不需要进行关节镜下活检
关节镜下活检	阳性结果表示关节存在活动性感染，需要进行相应治疗

注。在手术前，对于如何处理一些并存的疾病需要提前咨询内科医生。

所有患者均需要接受详细的肩部体格检查，其中肩关节活动度和肩袖力量是检查的重点。所有的主动和被动活动度都需要进行检查。关节活动度的检查包括如下几个方向的活动度：肩胛骨平面的上举活动度（图 7.1），外展活动度（图 7.2），肩关节内收 0° 位的外旋活动度（图 7.3），肩关节外展 90° 位时的外旋活动度（图 7.4），内旋活动度（图 7.5）。任何活动过程中的捻发音以及主、被动活动范围的不一致均代表了肱盂关节的不协调。

肩袖检查要尽可能对每条肩袖的肌腱进行检查。Job 试验用于检测冈上肌腱的完整性（图 7.6）[1]。ERLS 外旋减弱征以及外旋肌肉力量的评估用于检查冈下肌的完整性（图 7.7，7.8）[2]。Horn blower 征用于检查小圆肌的功能（图 7.9）[3]。肩胛下肌功能用 Belly 压腹试验进行检查，如果活动度允许，抬离试验也可以用于检测（图 7.10，7.11）[4]。

临床病史和体格检查的结果记录在患者的病历中，作为术前计划的一部分，在手术前进行回顾。

影像学检查

所有接受肩关节置换的患者均需要进行影像学检查，肱盂关节前后位片（上臂中立位，图 7.12）、腋窝位片（图 7.13）以及肩胛骨出口位片（图 7.14）是常规的 X 线片检查内容。前后位片可以观察肱盂关节间隙、肱骨和关节盂的骨赘、肱骨髓腔的大小（图 7.15）、关节腔内是否有游离体（图 7.16）以及肱骨髓腔是否有畸形（图 7.17），这些均是肩关节置换术前需要观察的内容。腋窝位片用于观察肱盂关节间隙，肱骨头是否向前或者后方半脱位，骨性关节盂是否有磨损或者发育不良（图 7.18）。肩胛骨出口位片用于评估肱骨头的前或者后方半脱位（图 7.19）、肩胛下隐窝是否有游离体，以及肱骨干是否有畸形。

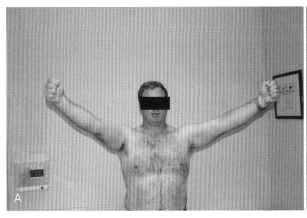
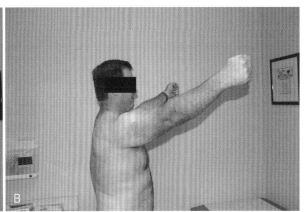

图 7.1　在肩胛骨平面的上举

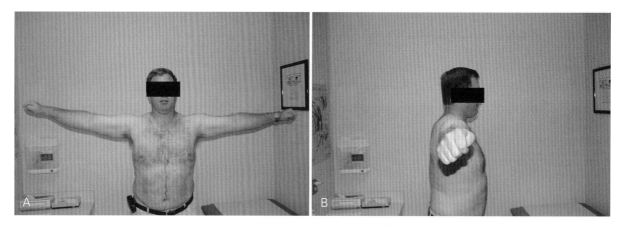

图 7.2　外展。双上肢在冠状平面外展

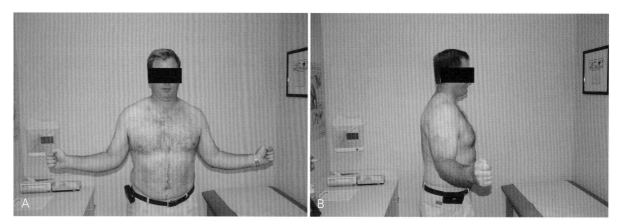

图 7.3　肩关节内收 0° 位的外旋活动度

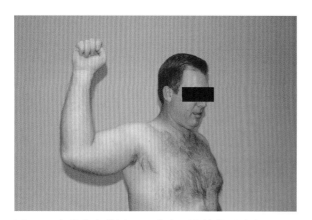

图 7.4　肩关节在外展 90° 状态下的外旋活动度。这种
检查方法在肩关节严重活动受限的病例中不适用

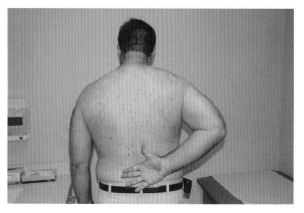

图 7.5　肩关节内旋检查的方法是通过患者受试侧拇指外
展以触摸到背部的高度反映肩关节内旋的程度

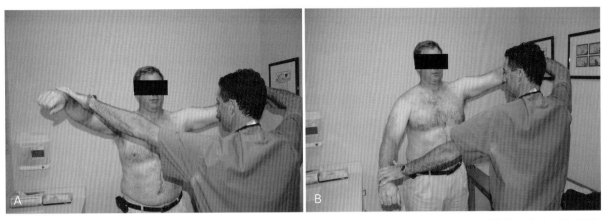

图 7.6　Jobe 试验用于检查冈上肌腱的完整性。受试者前臂内旋在肩胛骨平面上举肩关节同时对抗检查者向下的力量

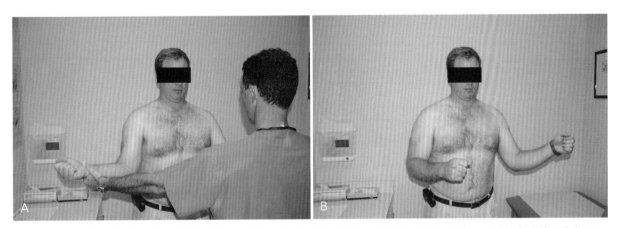

图 7.7　ERLS 外旋减弱征用于检查冈下肌的完整性。检查者将受试者的上臂尽可能地外旋并让受试者维持这个位置。如果受试者无法维持，则说明冈下肌腱功能不全

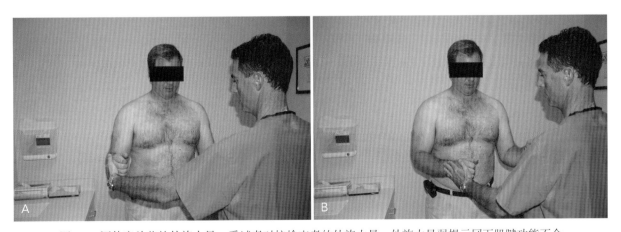

图 7.8　评估肩关节的外旋力量。受试者对抗检查者的外旋力量。外旋力量弱提示冈下肌腱功能不全

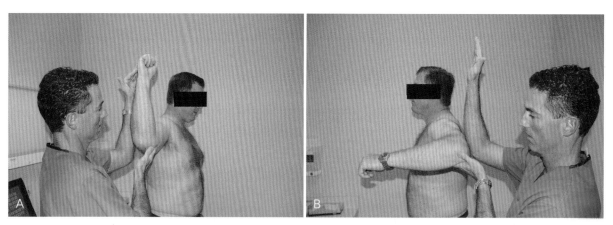

图 7.9　Horn blower 征用于评估小圆肌功能。受试者在肩关节外展 90° 位置下外旋肩关节。无法完成此动作提示小圆肌功能不全

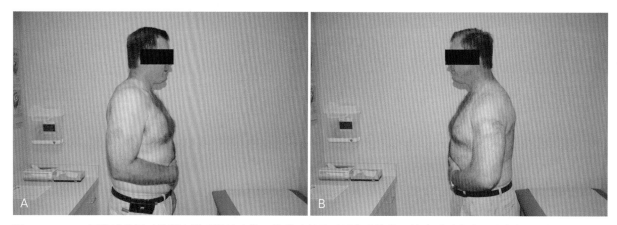

图 7.10　Belly 压腹试验用于检测肩胛下肌的功能。若受试者需要屈曲腕关节和伸直肘关节来对腹部加压则视作阳性。A. 阳性。B. 阴性

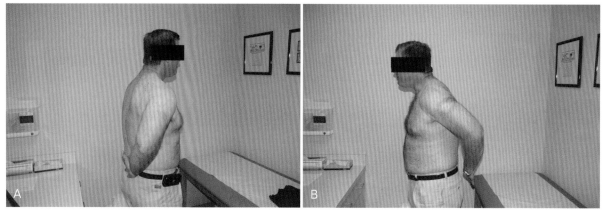

图 7.11　抬离试验用于检查肩胛下肌肉功能。如果受试者不能将手在背后抬起来则为阳性表现。A. 阳性。B. 阴性

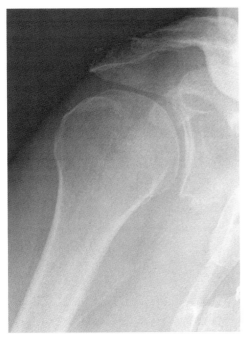

图 7.12　上臂中立位状态下的肱盂关节前后位片

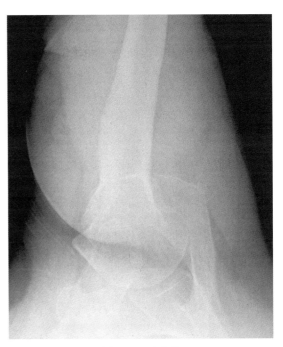

图 7.13　腋窝位

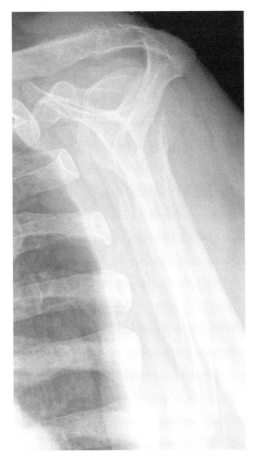

图 7.14　肩胛骨出口位片

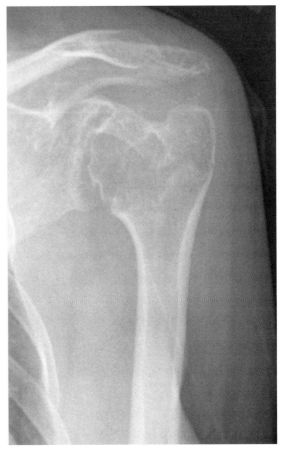

图 7.15　幼年类风湿关节炎患儿的肩关节前后位片，提示肱骨髓腔狭窄，普通假体直径过大难以植入，需要采用定制假体

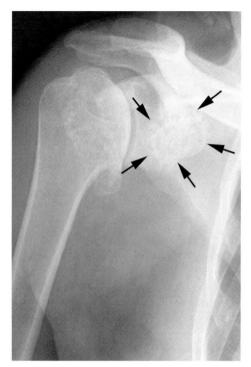

图 7.16　肩关节前后位片发现在肩胛下隐窝处有游离体，在关节置换时需要摘除

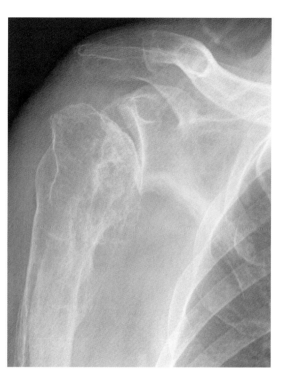

图 7.17　肱盂关节骨性关节炎合并肱骨近端畸形愈合

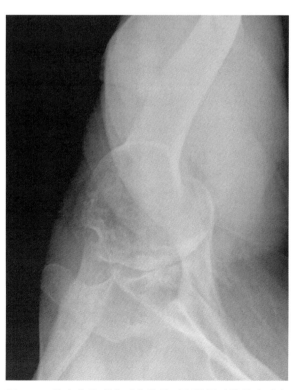

图 7.18　腋窝位片观察后方关节盂磨损同时肱骨头后方半脱位

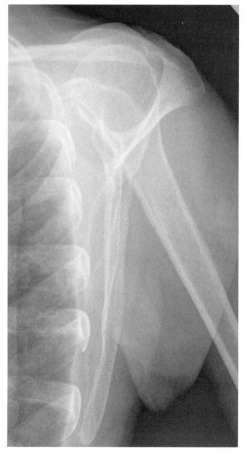

图 7.19　肩胛骨出口 X 线片显示肱骨头前上半脱位伴喙肱骨撞击

这些影像学上的发现可以帮助医生判断是否需要小号假体或者定制假体（对于肱骨干有畸形的病例）、是否需要进行肩胛下隐窝内游离体的摘除以及帮助我们提高对于关节盂特别难以处理的病例的关注度。

理想状态下，将这些 X 线片在透视控制下放大，以便准确评估肱盂关节间隙以及肩肱间隔，它们是肩袖功能不全导致的静态肱骨头半脱位的重要预测因素。有些患者到我们诊所时，会带着转诊医生拍的 X 线片。如果这些 X 线片被认为质量足够、在 6 个月之内，并且没有异常的情况（例如肱骨髓内管过小），则不需要重复 X 线摄片。

大多数肩关节置换修复系统有可以应用的术前测量模板（图 7.20）。然而，大多数肩关节置换系统正在从手工的影像模板过渡到数字格式，同时也提供了患者个体化器械的选择。此外，在大多数情况下，现代适应性解剖修复系统的使用减少了对影像模板的需求，因为肱骨柄大小、肱骨头大小和位置、关节盂大小将在术中确定。一些特殊病例，如肱骨近端严重畸形（图 7.21）或者肱骨管腔直径较小，术前应用模板是十分必要的。我们应用模板来确定现有假体的型号是否可以满足手术需要或者是否需要定制假体。

二次影像学检查

所有患者术前均需要进行二次影像学检查，重点评估肩袖和关节盂的形态。我们首选的方式是进行 CT 扫描。我们发现它可以提供清晰的骨骼以及肩袖肌腱和肌肉组织的成像。有些患者带着 MRI 结果来就诊，如果其能够对骨性结构和肩袖进行清晰的成像并且在 6 个月以内，我们将不再进行 CT 检查。

Walch 等根据 CT 影像（或者 MRI）将关节盂的形态进行了分类（图 7.22）[5, 6]。A 型或者称为同心圆型，肱骨头的压力在关节盂内均匀分布。关节盂的骨性磨损较少者称为 A1 型，较多者称为 A2 型。B 型又称为非同心圆型，肱骨头呈后方半脱位状态，其在关节盂内的压力非均匀分布。B1 型的特点为后方关节间隙狭窄，软骨下骨硬化以及骨赘形成。B2 型因为后方关节盂的磨损而形成关节面双凹型的形态。C 型又称关节盂发育不良型，关节盂的后倾角度大于 25°，肱骨头处于关节盂中心或者轻度半脱位。CT 三维重建可以测量关节盂的后倾角度并计算半脱位的百分率，从而更好地对关节盂进行分型。Walch 等新发现的 B3 型关节盂的特点为单凹面

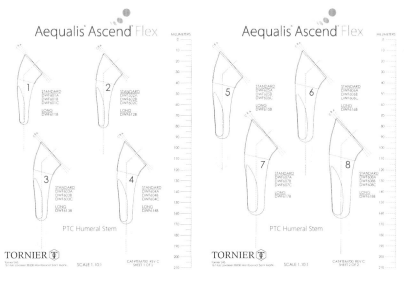

图 7.20 肩关节置换术前影像学测量模板

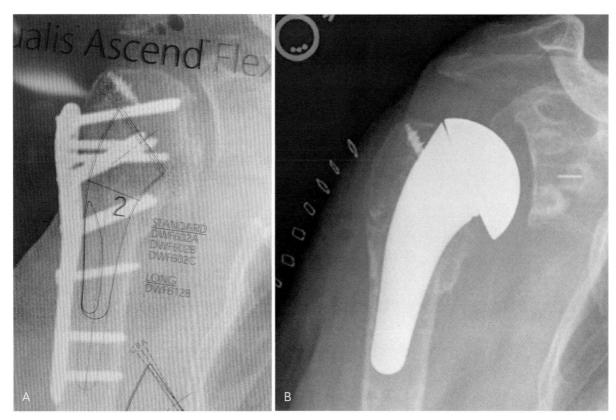

图 7.21　A. 肱骨近端畸形愈合患者术前应用模板进行测量。B. 这例患者应用短柄肩关节假体成功植入

型（而不是双凹面型），后方骨质磨损和病理性后倾（至少大于 15°）或者肱骨头半脱位（至少大于 70%）。进行非限制性肩关节置换时，关节盂的形态观察十分重要，它体现在如下两个方面。首先，当患者关节盂严重磨损（A2、B2、B3 型）或者发育不良（C 型）时，关节盂有限的骨量不足以承载标准的关节盂假体（图 7.23）。对于这种情况，医生可能选择半肩关节置换术，更改关节盂的假体（缩短龙骨和楔子），考虑后方垫块的关节盂假体，在一些特殊情况下，考虑使用反式肩关节假体。其次，对于肱骨头后方半脱位，关节盂双凹面形态（B2 型）的病例，置换时后方的关节囊需要加强重建。通过二次影像学检查发现上述特殊病例后，术中需要应用假体试模去测试假体的稳定性（见第 13 章）。

肩袖是二次影像学检查中另一个观察的重点项目，其内容包括评估肌腱的完整程度和肌肉的质量（脂肪浸润程度）。另外，肱二头肌腱的长头腱也需要特别关注，手术中可以留心观察它的位置（中间、半脱位、脱位或者断裂）。尽管全层肩袖撕裂，但是若有完整的冈上肌腱作为限制，手术方案则通常不会改变。但是冈上肌腱撕裂合并冈下或者肩胛下肌腱撕裂是关节盂表面置换的禁忌证，这时最好使用反式肩关节假体（图 7.24）[7]。文献显示，冈上和冈下肌腱的脂肪浸润程度是影响肩关节置换术后效果的重要因素[7]。虽然我们不会因为脂肪浸润率的高低而改变手术计划，但我们会应用 Goutallier 分类法对这些肌肉的脂肪浸润程度做出评判，帮助判断患者的预后[8]。CT 平扫的软组织窗和磁共振 T1 加权像的横断面是评判肌肉脂肪浸润程度的常用检查方式（图 7.25）。

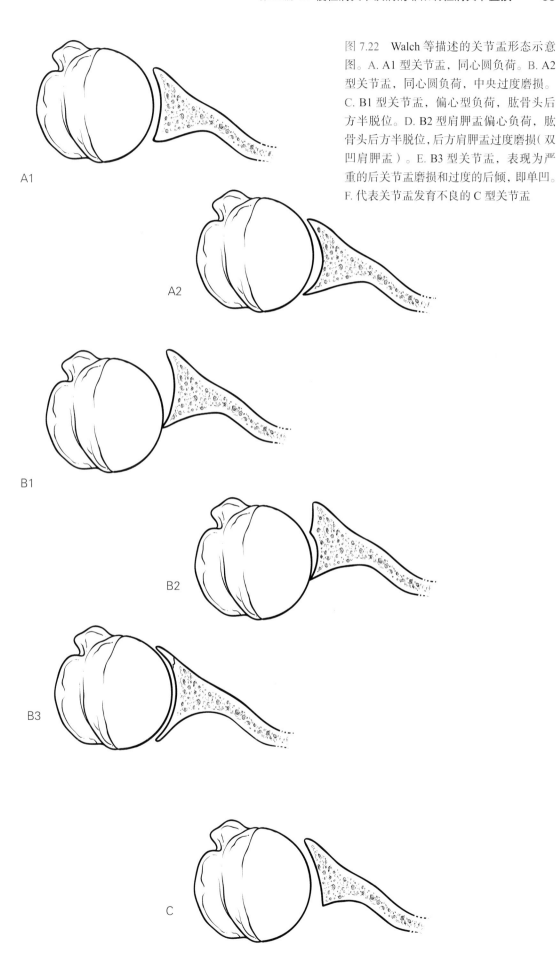

图 7.22　Walch 等描述的关节盂形态示意图。A. A1 型关节盂，同心圆负荷。B. A2 型关节盂，同心圆负荷，中央过度磨损。C. B1 型关节盂，偏心型负荷，肱骨头后方半脱位。D. B2 型肩胛盂偏心负荷，肱骨头后方半脱位，后方肩胛盂过度磨损（双凹肩胛盂）。E. B3 型关节盂，表现为严重的后关节盂磨损和过度的后倾，即单凹。F. 代表关节盂发育不良的 C 型关节盂

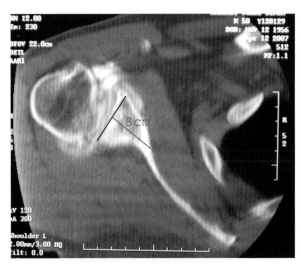

图 7.23　术前利用 CT 测量关节盂的深度，以确认标准的肩胛盂假体是否合适

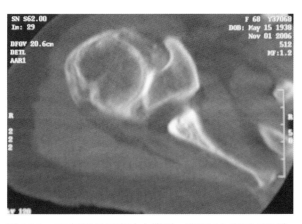

图 7.24　CT 扫描显示肩袖大撕裂，累及冈上和冈下肌腱，这种情况下使用非限制性假体是禁忌证。半限制性反式肩关节假体和半肩关节假体是另一种选择

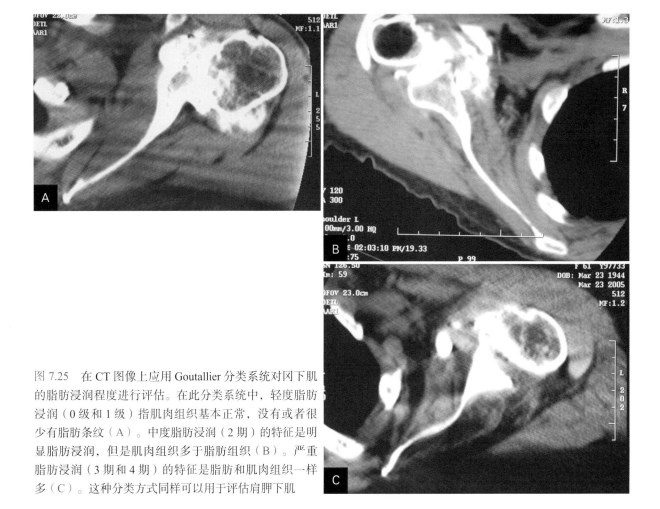

图 7.25　在 CT 图像上应用 Goutallier 分类系统对冈下肌的脂肪浸润程度进行评估。在此分类系统中，轻度脂肪浸润（0 级和 1 级）指肌肉组织基本正常，没有或者很少有脂肪条纹（A）。中度脂肪浸润（2 期）的特征是明显脂肪浸润，但是肌肉组织多于脂肪组织（B）。严重脂肪浸润（3 期和 4 期）的特征是脂肪和肌肉组织一样多（C）。这种分类方式同样可以用于评估肩胛下肌

术前计划软件与个体化工具

术前计划软件的引入使外科医生能够模拟手术的步骤，包括肱骨和关节盂假体的植入。大多数肩关节置换器械公司都有用于术前计划的软件工具，该软件通常采用非正统格式计算机断层扫描创建三维重建，允许评估肩胛骨形态，包括后倾角度和肱骨头半脱位百分比（图7.26）。目前，如果要选择使用这些术前计划系统中的一个，我们必须按照软件公司提供的方案去获取肩关节的CT扫描（无关节内对比度）。外科医生可以模拟假体的植入过程，由此可以判断合适的假体大小、背面曲率半径和理想的位置，以确保术中合适的型号、底座和磨挫的深度，以尽量降低肩胛骨穿孔概率（图7.27，7.28A）。三维平面图可以与患者个体化导板一起应用（图7.28）。患者个体化导板的使用是为了提高用于关节盂内固定的导针位置的可重复性。多个术前计划软件程序和患者个体化导板已经被证明可以提高肩胛盂器械导针放置的可重复性[9~11]。迄今为止，临床数据尚未显示患者个体化导板在假体存活率和患者术后效果方面的任何优势。

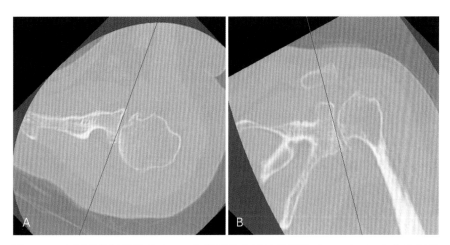

图7.26　应用术前计划软件在CT上测量关节盂的后倾角（18°）（A）和头倾角（12°）（B）

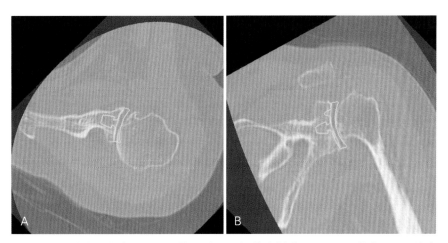

图7.27　术前应用软件在CT上模拟关节盂假体在轴位（A）和冠状位（B）的放置情况。绿色的关节盂假体提示肩胛骨没有穿孔，而红色提示关节盂假体的基座部分存在穿孔的可能性

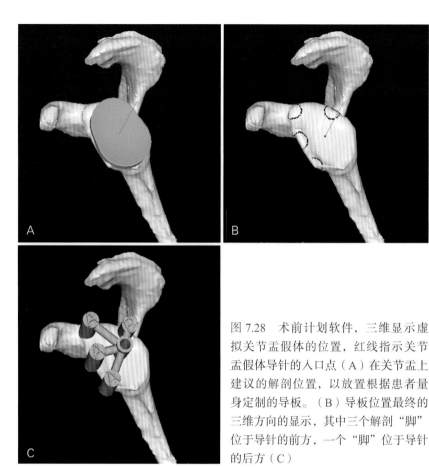

图 7.28　术前计划软件，三维显示虚拟关节盂假体的位置，红线指示关节盂假体导针的入口点（A）在关节盂上建议的解剖位置，以放置根据患者量身定制的导板。（B）导板位置最终的三维方向的显示，其中三个解剖"脚"位于导针的前方，一个"脚"位于导针的后方（C）

（尹宗生　陆鸣　译）

参考文献

1. Jobe FW, Jobe C: Painful athletic injuries of the shoulder, Clin Orthop Relat Res 173: 117–124, 1983.

2. Hertel R, Ballmer FT, Lambert SM, et al: Lag signs in the diagnosis of rotator cuff rupture, J Shoulder Elbow Surg 5: 307–313, 1996.

3. Gerber C, Vinh TS, Hertel R, et al: Latissimus dorsi transfer for the treatment of massive tears of the rotator cuff: a preliminary report, Clin Orthop Relat Res 232: 51–61, 1988.

4. Gerber C, Krushell RJ: Isolated rupture of the tendon of the subscapularis muscle: clinical features in 16 cases, J Bone Joint Surg Br 73: 389–394, 1991.

5. Walch G, Badet R, Boulahia A, et al: Morphologic study of the glenoid in primary glenohumeral osteoarthritis, J Arthroplasty 14: 756–760, 1999.

6. Bercik MJ, Kruse K, 2nd, Yalizis M, et al: A modification to the Walch classification of the glenoid in primary glenohumeral osteoarthritis using three-dimensional imaging, J Shoulder Elbow Surg 25(10): 1601–1606, 2016, doi:10.1016/j.jse.2016.03.010. [Epub 2016 Jun 6].

7. Edwards TB, Boulahia A, Kempf JF, et al: The influence of the rotator cuff on the results of shoulder arthroplasty for primary osteoarthritis: results of a multicenter study, J Bone Joint Surg Am 84: 2240–2248, 2002.

8. Goutallier D, Postel JM, Bernageau J, et al: Fatty muscle degeneration in cuff rupture, Clin Orthop Relat Res 304: 78–83, 1994.

9. Hendel MD, Bryan JA, Barsoum WK, et al: Comparison of patient-specific instruments with standard surgical instruments in determining glenoid component position: a randomized prospective clinical trial, J Bone Joint Surg

Am 94: 2167–2175, 2012.

10. Throckmorton TW, Gulotta LV, Bonnarens FO, et al: Patient-specific targeting guides compared with traditional instrumentation for glenoid component placement in shoulder arthroplasty:a multi-surgeon study in 70 arthritic cadaver specimens, J Shoulder Elbow Surg 24(6): 965–971, 2015, doi:10.1016/j.jse.2014.10.013. [Epub 2014 Dec 19].

11. Walch G, Vezeridis PS, Boileau P, et al: Three-dimensional planning and use of patient-specific guides improve glenoid component position: an in vitro study, J Shoulder Elbow Surg 24: 302–309, 2015.

第 8 章　手术入路

三角肌胸大肌间隙入路是常用的肩关节置换术手术入路。本章节将详细介绍该手术入路。

手术开始前要在体表确认关键解剖标志（图8.1）。除了肥胖患者和接受过涉及喙突的外科手术的患者外，其他人都很容易在体表触及喙突。对于较瘦的患者，体表更加容易发现三角肌胸大肌间隙，我们可以以此确认切口的方向。我们用10号刀片切开皮肤，切口的近端起自喙突，沿着肌间隙向外、向远端走行，根据患者的体态决定切口的大小，一般为10~15 cm（图8.2）。为了减少出血，我们用针状电刀进行皮下解剖分离以及整个手术过程中的大部分深层解剖。头静脉是常用的辨认三角肌胸大肌间隙的解剖标志。通常可以在头静脉表面看到附着一层脂肪组织，而这通常可以帮助我们寻找头静脉（图8.3）。如果定位头静脉困难（先天性发育小或者阙如），我们应该向近端解剖寻找三角肌和胸大肌近端部分之间缺少肌组织的小三角形区域，以此来确认肌间隙的近端（图8.4）。肌间隙一旦定位成功，将头静脉与胸大肌进行分离并牵拉向外侧，我们习惯于这样分离是因为头静脉的大多数分支在三角肌内，如果将头静脉和胸大肌牵拉向内侧可能会因此破坏这些分支并造成不必要的出血。

当三角肌胸大肌间隙被确认并分离以后，我们用Army-Navy拉钩撑开间隙。寻找胸大肌在肱骨近端的止点，在其近端几厘米的分离增加了肩胛下肌下方、旋肱前动脉和腋神经的显露（图8.5）。我们用一枚小型自动拉钩维持已经暴露的间隙，然后寻找联合肌腱以及它们的止点——喙突。我们用一把弯度较大的梅奥剪刀在喙突近端的间隙里进行钝性分离，该间隙有利于放置

Hohmann拉钩以增加近端的显露（图8.6）。

我们将患肢处于外展外旋位，这时喙肩韧带和联合肌腱以及喙突形成的顶点将变得非常清楚（图8.7）。然后用电刀在顶点松解胸锁筋膜，以及联合肌腱的外侧。并且屈曲肩关节和肘关节以放松联合肌腱，用一枚窄的Richardson拉钩将该肌腱牵拉向内侧，以此利于下方肩胛下肌和旋肱前动脉的显露（图8.8）。我们习惯应用Richardson拉钩而不是自动拉钩，是因为这样可以最大限度地降低长时间压迫和损伤肌皮神经的可能性。

将上臂外旋，用0号可吸收线将旋肱前动脉在肩胛下肌的下缘进行缝合并结扎。正确的结扎部位应该接近肱骨解剖颈，所以我们应在解剖颈的两侧结扎血管，在结扎的中间切开长度为15 mm左右，这与结扎线结相结合，使得在随后的肩胛下肌腱切开术中更容易识别结扎部位（图8.9）。

如果需要的话，术中可以解剖腋神经。我们虽然不常规显露腋神经，但必须对它的解剖位置十分熟悉，这对于保护腋神经十分重要（图8.10）。在初次置换手术中，腋神经多在正常的位置，但在翻修手术中，则会出现很多变异。当外科医生必须在翻修手术的瘢痕组织中寻找腋神经时，在初次手术或尸体实验室解剖中解剖神经所获得的经验会提供很大帮助。为了暴露腋神经，我们将Richardson拉钩沿着联合肌腱稍微向下移动，放置在旋肱前动脉的下方。上臂在中立位稍前曲，用剪刀在腋下脂肪和深部旋肱血管上进行钝性解剖。表8.1列出了三角肌胸大肌间隙入路的操作步骤，以便于参考。

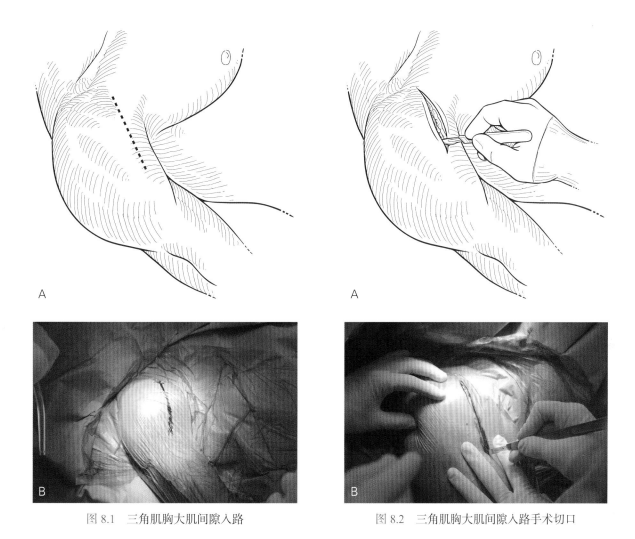

图 8.1 三角肌胸大肌间隙入路

图 8.2 三角肌胸大肌间隙入路手术切口

被脂肪组织覆盖的头静脉

三角肌

胸大肌

图 8.3 脂肪组织帮助我们寻找头静脉以及三角肌胸大肌间隙

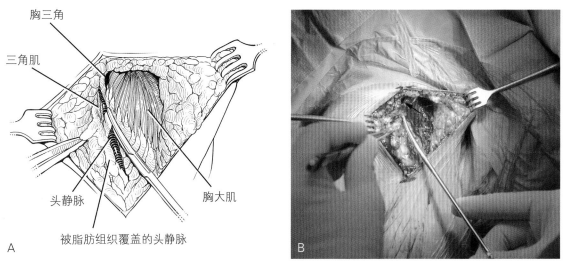

胸三角

三角肌

头静脉

胸大肌

被脂肪组织覆盖的头静脉

A

B

图 8.4　近端三角肌胸大肌间隙。图 B 中的箭头所指的是近端没有肌肉组织的三角形间隙，有助于寻找肌间隙

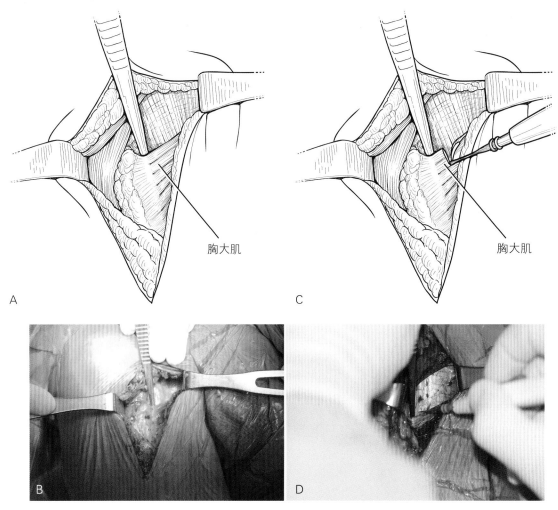

胸大肌

胸大肌

A

C

B

D

图 8.5　辨认并松解胸大肌的浅层

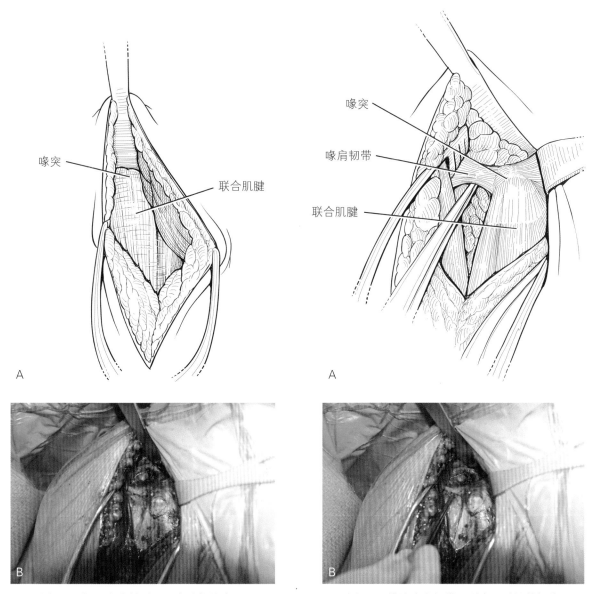

喙突

联合肌腱

A

B

喙突

喙肩韧带

联合肌腱

A

B

图 8.6　切口完成暴露后用自动拉钩牵开

图 8.7　辨认喙肩韧带和联合肌腱的外侧缘

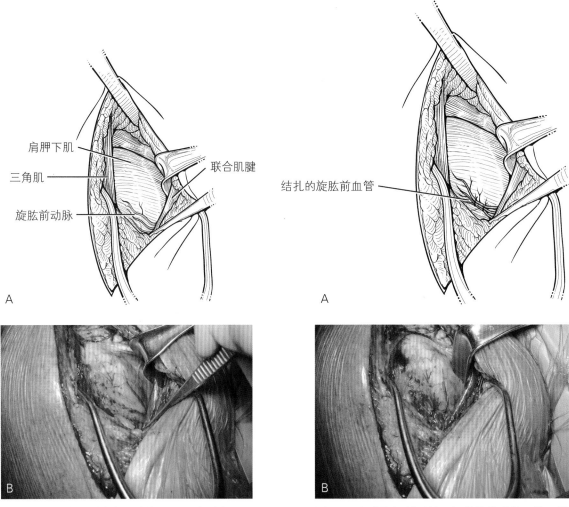

图 8.8 将联合肌腱牵拉至内侧可以观察到肩胛下肌和旋肱前血管

图 8.9 在肱骨解剖颈的两侧结扎旋肱前血管。缝线是有颜色的并且线结留得稍长，在随后的肩胛下肌腱切开术中便于识别

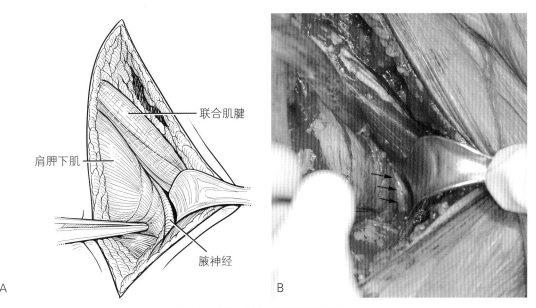

图 8.10 图 B 箭头所指的是腋神经

表 8.1 手术关键步骤

步骤	手术关键点
1	寻找喙突
2	以喙突为起点，沿肌间隙方向做长度为 15 cm 的切口
3	皮下游离
4	寻找头静脉，并将其与三角肌牵拉向外侧
5	寻找胸大肌的肱骨止点并向浅层游离 1 cm
6	在切口内放置自动拉钩
7	寻找联合肌腱并向近端寻找喙突
8	在喙突近端放置 1 枚 Hohmann 拉钩
9	外展并外旋上臂
10	辨认联合肌腱的外缘
11	松解联合肌腱的外缘
12	用 Richardson 拉钩将联合肌腱牵拉向内侧
13	显露肩胛下肌和旋肱前血管
14	用 0 号线缝合并结扎旋肱前血管
15	沿联合肌腱向远端稍移动 Richardson 拉钩
16	在上臂中立位稍前屈肩关节
17	如果需要，在旋肱前血管深层的脂肪组织内寻找腋神经

（尹宗生 陆鸣 译）

第 *9* 章　　肩胛下肌

在经三角肌手术入路完成后，进行非限制性人工肩关节置换的下一步是肩胛下肌腱的处理。在肩关节置换术中，已经描述了肩关节前路暴露的各种技术，包括完整和部分肩胛下肌腱切断术、小结节截骨术，以及通过肩袖间隙进入盂肱关节。在许多进行肩关节置换术的患者中，因肩胛下肌缺乏正常的滑动，从而导致术后肩关节外旋功能的丧失。这种情况的出现，要求手术过程中必须解决这种软组织挛缩，以达到术后肩关节充分的外旋，并将术后肩胛下肌断裂的发生率降到最低。本章将从如何进入盂肱关节以及怎样处理肩胛下肌挛缩导致的外旋障碍两个方面详细介绍肩胛下肌的处理技术。

肩胛下肌的处理技术

用窄的 Richardson 牵开器将联合肌腱向内侧牵开后，很容易显露肩胛下肌。在某些情况下，可能存在肥厚性肩胛下囊，为了使肩胛下肌腱充分显露，必须进行囊切除术。为了最大限度地减少出血，我们使用针尖电灼法进行囊切除术。肩胛下肌腱充分显露后，用 2 条不可吸收 1 号线，分别在肌腱的上半部分和下半部分距肌腱外侧缘连接处约 15 mm 双重穿过肌腱（图 9.1）。患侧手臂的内收和外旋可以改善肩胛下肌腱的视野，以正确放置缝合线。

最初通过肩袖间隙打开盂肱关节。将大的弯曲 Mayo 剪刀的尖端横向通过肩袖间隙，刚好在肩胛下肌腱的上方，用来刺穿间隙组织进入盂肱关节。一旦进入关节，将剪刀张开以扩大关节腔（图 9.2）。通常，在 Mayo 剪刀张开后，滑液会从关节腔流出。

下一步是将肩胛下肌从肱骨连接处分离，以便进一步进入盂肱关节。我们更倾向于进行完整的肩胛下肌腱切开术，因为它可以无障碍地进入盂肱关节，并充分松解挛缩的肩胛下肌。此外，肌腱切开术不会像小结节截骨术那样有破坏现有肱骨近端骨解剖结构的危险。肌腱切开的位置对于假体植入完成后的修复至关重要。我们沿着肱骨解剖颈进行肌腱切开术，同时在小结节上留下一小部分肌腱，用于以后的肩胛下肌缝合。在这部分操作过程中，肩部被置于中立位或轻度外旋位。为了确定肱骨解剖颈位置，用长柄 10 号手术刀沿肩胛下肌腱的上缘向外侧延伸，进一步切开起始部位的肩袖间隙打开关节（图 9.3）。一旦通过观察关节面外侧的范围确定了肱骨解剖颈，用手术刀沿着肱骨解剖颈向下切开肩胛下肌腱的上 2/3（图 9.4A、B）。在肩胛下肌的下 1/3 处，我们通过电刀灼烧完成肌腱切开术。电刀穿过并灼烧先前结扎的旋肱前血管结构（图 9.4C、D）。当肩胛下肌腱切开术完成后，肩部逐渐向外旋转，盂肱关节下方关节囊清晰可见。用电刀紧贴肱骨切除关节囊（图 9.5）。肱骨侧关节囊松解是极其重要的，松解可以改善肱骨侧的活动度，最终显露关节盂。

在盂肱关节内放置肱骨头牵开器（我们更喜欢改良的 Trillat 型牵开器），将肱骨头拉向后外方。肩关节最初外旋，便于牵开器的插入，当牵开器插入至肱骨头和关节盂之间时再内旋。随着将肱骨头拉向后外方以及肩胛下肌腱缝合线持续向内施加牵引力，将很容易显露盂肱韧带（图 9.6）。为了增加肩胛下肌的滑动性，需

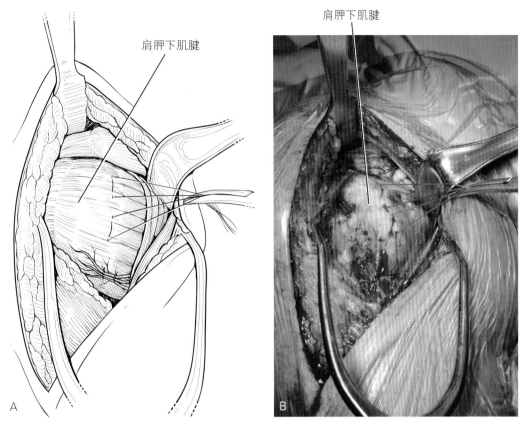

图 9.1 肩胛下肌腱切开前肩胛下肌腱缝合线的放置

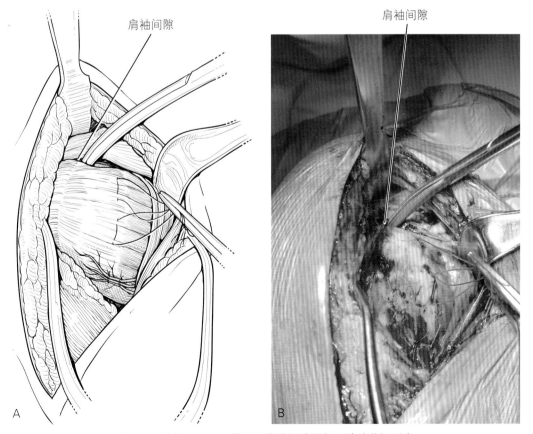

图 9.2 采用大 Mayo 剪刀经肩袖间隙进行盂肱关节切开术

要进行肩胛下肌腱的环形松解。首先用 Mayo 剪刀沿着肩胛下肌腱的上缘松解上盂肱韧带（图9.7）。中盂肱韧带在 1/3 的患者中可能缺失，可用 Mayo 剪刀平行于关节盂前缘松解（图9.8）。用 Mayo 剪刀识别和确定盂唇韧带复合体和肩胛下肌下部肌肉之间的盂肱韧带的下部。一旦确定了这个平面，用 Mayo 剪刀分离下盂肱韧带。因为肩胛下肌的肌肉部分可将腋神经与剪刀的路径隔离，所以可以避免损伤腋神经的风险（图9.9）。

在盂肱韧带松解后，肩胛下隐窝将很容易在关节中被定位。应该常规检查该隐窝是否有游离体，我们应去除所有游离体（图9.10）。在大多数情况下，这些游离体是骨性的，可以通过术前影像学检查发现。最后，使用 Cobb 剥离器进行钝性剥离，松解肩胛下肌前方的粘连（图9.11）。肩胛下肌松解后，可有效延长收缩肌腱，增加滑动的可能性。用一个小的盂唇牵开器牵开盂唇，在纱布包裹下将肩胛下肌塞入肩胛下窝（图9.12）。

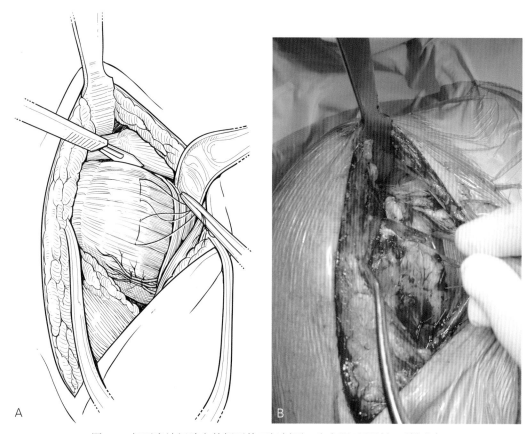

图 9.3 切开肩袖间隙向外侧延伸至解剖颈，为肩胛下肌腱切开做准备

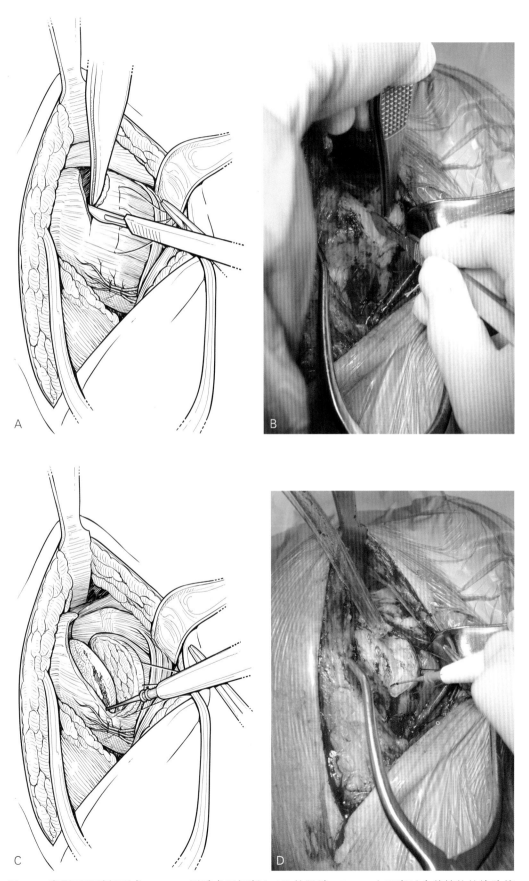

图 9.4 肩胛下肌腱切开术。A、B. 用手术刀切断上 2/3 的肌腱。C、D. 电刀穿过先前结扎的旋肱前血管结构并切断肌腱的下 1/3

肩胛下肌腱（切口）

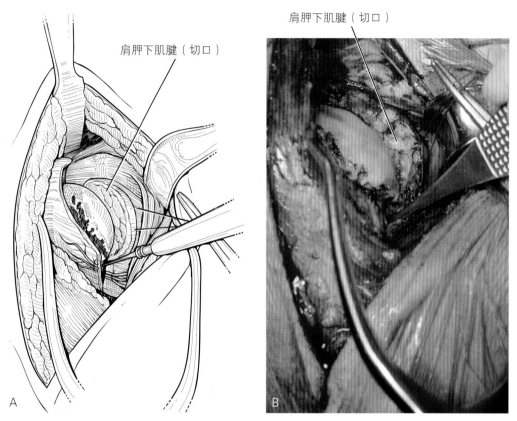

图 9.5　电刀松解肱骨内侧关节囊

肩胛下肌腱（切口）

盂肱上韧带

盂肱上韧带

盂肱下韧带

盂肱中韧带

盂肱中韧带

肩胛下肌腱（切口）

盂肱下韧带

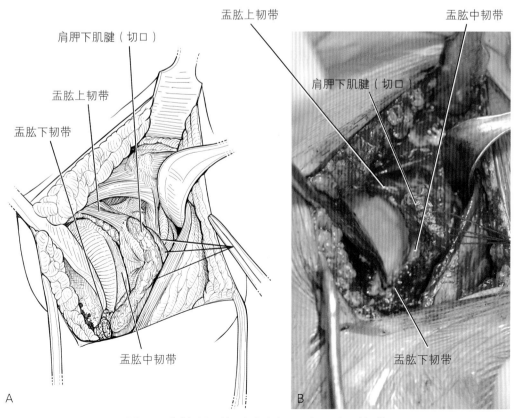

图 9.6　肩胛下肌腱切开后可见上、中、下盂肱韧带

盂肱上韧带

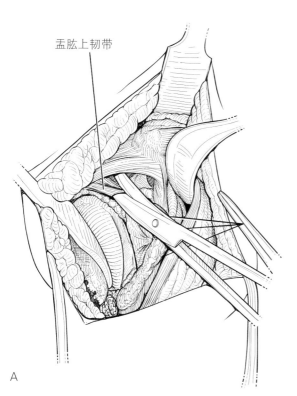

盂肱上韧带

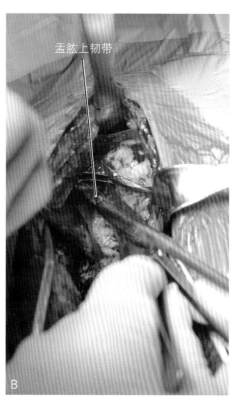

A

B

图 9.7　肩胛下肌腱松解，上盂肱韧带横断

盂肱中韧带

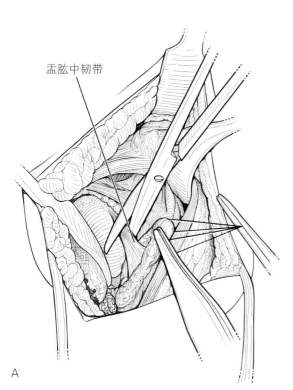

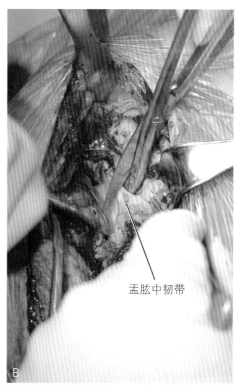

盂肱中韧带

A

B

图 9.8　肩胛下肌腱松解，中盂肱韧带横断

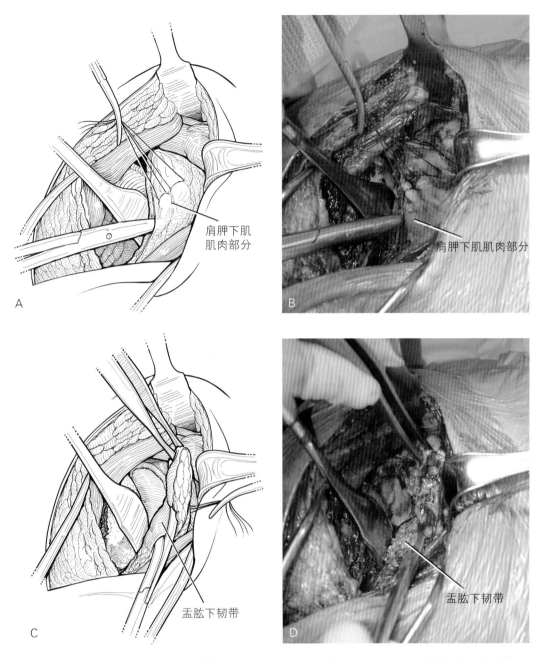

图 9.9　肩胛下肌腱松解，下盂肱韧带横断。在松解过程中肩胛下肌下方的肌肉部分能够保护腋神经

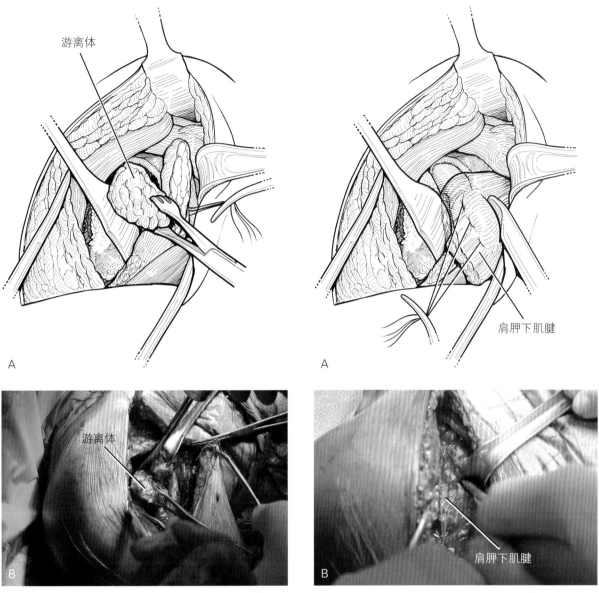

图 9.10　盂肱韧带松解后肩胛下隐窝内见游离体　　　　　图 9.11　使用 Cobb 剥离器松解肩胛下肌前方的粘连

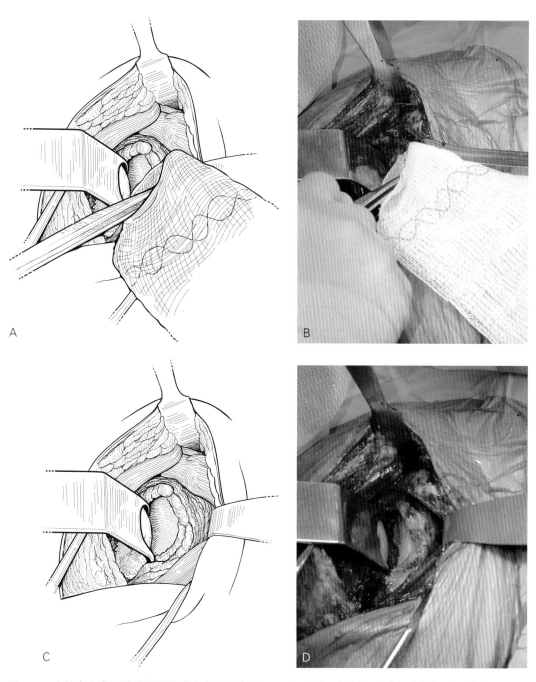

图 9.12 在纱布包裹下将肩胛下肌塞入肩胛下窝（A、B），用一个小的盂唇牵开器牵开盂唇（C、D）

（尹宗生　张辉　译）

第 *10* 章　关节盂的暴露

对于常规选择半肩置换处理诸如原发性骨关节炎等疾病的外科医生，每当我们询问为什么不选择全肩置换去重建关节盂时，普遍的回答是：他们在关节盂的显露中遇到了困难。当进一步询问时，很明显大多数此类外科医生仅仅是缺乏正确可靠的显露骨性关节盂的方法。关节盂的显露可以通过一系列手术技术简化。本章概述了我们进行关节囊松解的系统化技术，该技术可为关节盂重建提供满意的显露。

关节盂显露技术

前方松解

在纱布的保护下用小的关节盂拉钩将肩胛下肌拉向内侧后开始显露关节盂。用电刀自喙突底部开始向下至 5 点位置（右肩，左肩至 7 点位置）切除所有残留的盂唇，这样就显露出了关节盂的骨性前缘（图 10.1）。

下方松解

几乎在所有病例中植入关节盂假体都需要松解下方关节囊以获得充分的显露。用电刀直接沿关节盂骨性边缘松解下方关节囊（图 10.2）。为避免损伤腋神经，电刀应紧贴关节盂的骨性边缘，向内并指向肩胛骨的腋缘充分松解，直至完全松解关节囊并露出止于盂下粗隆的肱三头肌长头的肌纤维。看到肱三头肌的肌纤维或肩胛骨的腋缘，说明关节囊的松解是充分的。

后方松解

术前影像（CT、MRI）显示的肩关节后方半脱位程度决定了后方松解的程度。如果没有后方半脱位，继续向后方松解至 8 点位置（右肩，左肩至 4 点位置）。如果存在后方半脱位，无论是否伴有后方的关节盂磨损，仅松解至 6 点位置。因为此类患者的后方关节囊一般松弛，除非必要，否则不再进一步松解，以免过度破坏后方结构。在磨挫关节盂时，如果仅松解至 6 点位置不能充分暴露，可以扩大松解范围。Cobb 剥离器可用于检查松解是否彻底（图 10.3）。图 10.4 为松解彻底。

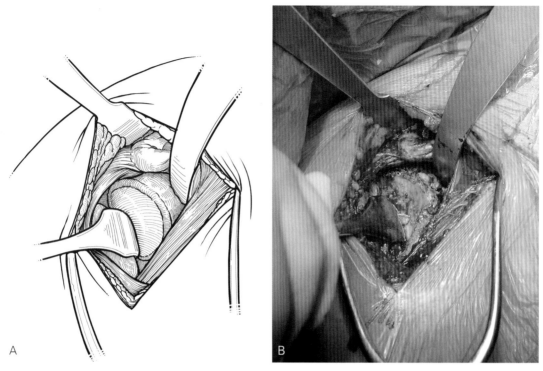

图 10.1　前方盂唇切除后显露的关节盂的骨性前缘

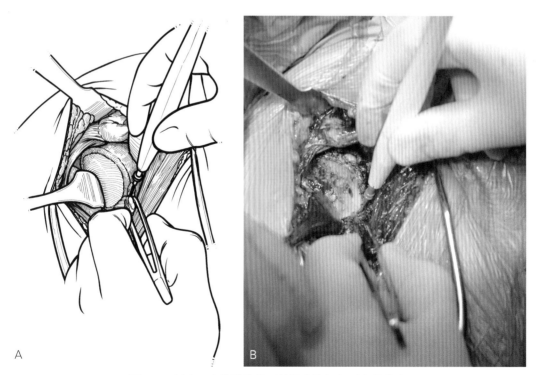

图 10.2　用电刀直接沿关节盂骨性边缘松解下方关节囊

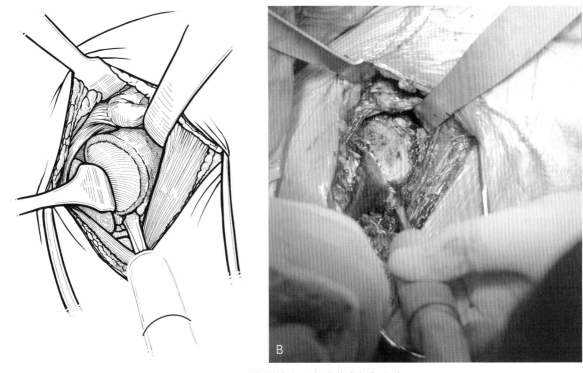

图 10.3 Cobb 剥离器检查下方关节囊松解程度

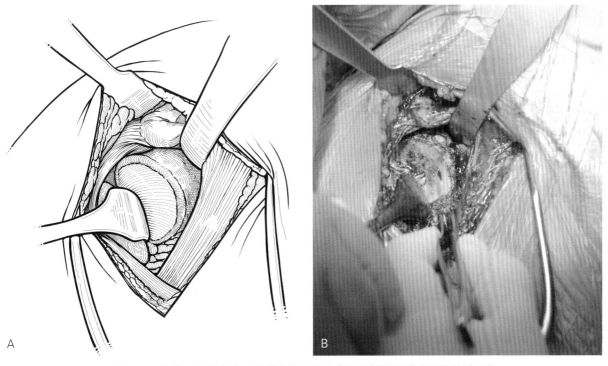

图 10.4 关节盂显露完全。注意在肱骨头未截骨的情况下关节盂的显露程度

（尹宗生 张辉 译）

第11章　肱骨部分

非限制性肩关节置换术可以使用骨水泥和非骨水泥肱骨柄部件（图11.1，11.2）。骨水泥肱骨柄无菌性松动的发生率低于2%[1]。非骨水泥肱骨柄表面有纹理，无菌性松动的发生率同样也可以忽略不计。植入不含骨水泥的光滑、抛光的肱骨部件会导致55%的肱骨松动发生率，应予避免[2]。在大多数非限制性肩关节置换术中，对于骨水泥或非骨水泥肱骨柄的选择取决于术者的偏好。在我们的实践中，大多数情况下，我们更喜欢使用非骨水泥肱骨柄。使用非骨水泥肱骨柄可节省骨水泥制备和插入所需的时间。我们使用骨水泥肱骨柄的适应证是肱骨近端已存在畸形或严重的肱骨近端骨质减少，这妨碍了非骨水泥肱骨柄的初步固定。许多不同的假体系统可用于非限制性肩关节置换术，对于使用每种系统的特定技术不在本书的描述范围内。本章介绍了我们在教材编写时使用的假体系统修复肱骨近端的技术，大多数步骤可适用于所有假体系统。

非骨水泥肱骨部件插入技术

如第10章所述，将下囊从肩关节盂颈部释放后，开始准备肱骨。移除肱骨头牵开器，并通过外旋和外展上肢使肱骨头脱位（图11.3）。将位置高于喙突的Hohmann牵开器移至肱骨头关节面裸露区域的边缘（冈上肌和冈下肌的交界处），并将改良的Hohmann牵开器（请参阅第3章）置于肱骨外科颈的下内侧。从而完成肱骨近端的暴露（图11.4）。肱骨头骨赘的存在与否和严重程度与基础诊断有关。诸如原发性骨关节炎之类的疾病通常包括大型骨赘，而类风湿关节炎之类的其他疾病则缺乏骨赘。前后位X线片有助于确定肱骨骨赘的存在和程度。为了显露真正的肱骨解剖颈，用半英寸（1.27 cm）的直骨刀去除骨赘（图11.5）。通常，在骨赘和天然肱骨之间存在一层脂肪组织，有助于识别肱骨头关节面的正常边缘（图11.6），在肱骨的后方插入肩关节的冈下肌腱很容易识别（图11.7）。为防止在肱骨头切除术中对后肩袖造成损害，充分显露冈下肌是至关重要的。另外，在使用具有解剖学设计的假体时，后肩袖（冈下肌）的位置决定了肱骨的类型（从前倾7°到后倾48°不等），也决定了肱骨头切开的形式[3]。根据插入冈下肌位置，在肱骨解剖颈用摆锯将肱骨头切除（图11.8）。我们更喜欢徒手解剖、移除肱骨头，但如果需要，可以使用各种植入物特有的髓内或髓外切割引导器。无论采用何种肱骨头切除术，关键是应避免对后肩袖造成损害。我们认为，保留肱骨头的裸露区域是可以接受的，因为这样可以在肱骨头切除术中为保护后肩袖提供一定的误差范围。在解剖颈合理行肱骨头切除术有助于使肱骨假体更好地复制肱骨近端形态。图11.9展示了肱骨型与肩袖插入之间的关系。

为了重建每位患者的正常解剖结构，我们使用Aequalis Ascend Flex公司的可转换解剖假体系统。该系统可以指定肱骨干直径、肱骨头直径、解剖颈倾斜度、肱骨头偏移量以及反式全肩关节置换术的可转换性。肱骨干假体主要实现与肱骨干骺端的压入配合。该系统中，可以用钻头识别并进入肱骨管。因为肱骨头相对于肱骨干向后内侧偏移，切入点通常位于切面的前外侧（图11.10）。插入一系列肱骨测量器以确定肱骨干

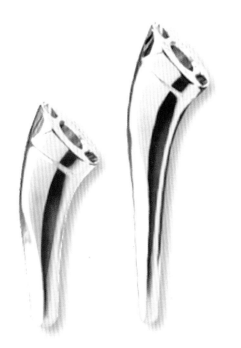

图 11.1 骨水泥固定肱骨柄。注意光滑、抛光的柄部设计

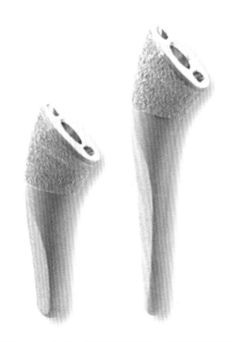

图 11.2 非骨水泥固定肱骨柄。注意近端纹理

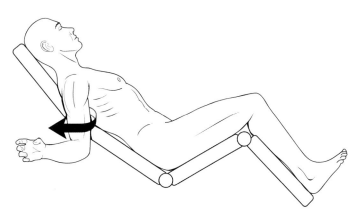

图 11.3 肱骨头脱位的操作（外旋和外展）

尺寸（图 11.11），测量器的尺寸和形状与肱骨部件的尺寸和形状相匹配，每个测量器对应两种尺寸，具体取决于测量器向肱骨远端推进的距离。确定测量器的适当尺寸后，将测量器留在髓腔中并连接相应的打孔模板（图 11.12），用钻孔器从内侧去除一小部分骨，为肱骨压实器的放置做准备后移除钻孔器和测量器。接下来依次放置一系列肱骨压实器（图 11.13）。测量器和肱骨压实器旨在压紧骨头，而不是切割或去除骨头，而钻孔或扩孔常用于去除骨头。我们通常从压实器

开始，压实器的尺寸至少要比最终测量器的尺寸小 3 个单位，以防止肱骨骨折。例如，如果测量器是 5 号，那么我们将从 3 号肱骨压实器开始，一直到 5 号压实器。依次插入肱骨压实器并对其施压，直到限深器接触到肱骨切除面边缘为止（图 11.14）。肱骨压实器具有可变的倾斜角度，一旦最终压实器就位，并且限深器与切除的边缘齐平，就用螺丝刀锁定固定枢轴颈（图 11.15）。在肱骨近端解剖结构有变异的情况下，必要时肱骨压实器的手柄还可以用连接杆来确定肱骨部件

的后屈程度（图 11.16），从连接杆相对于前臂的角度选择所需型号。可以使用扭转试验来测试测试部件的尺寸和压合是否合适。扭转试验是扭转冲击器手柄以确定测试部件的压合程度（图 11.17）。确定测试性肱骨压实器的尺寸和倾斜的角度后，将冲击器手柄移开（图 11.18）。如果需要，可以使用骨刨器或锯将肱骨切面与压实面相匹配（图 11.19）。

选择肱骨头测试假体以匹配切除的肱骨头的大小（图 11.20）。大多数肱骨头略呈椭圆形。如果是这种情况，则选择较小直径的肱骨头。此外，如果切除的肱骨头在假体系统中可用的尺寸范围之间，则首先选择较小的尺寸，以避免"过度填充"盂肱关节。然后将测试头放在测试压实器柄上。我们使用的系统结合了可变的肱骨头内侧和后侧偏移，使外科医生可以将头部定位在适

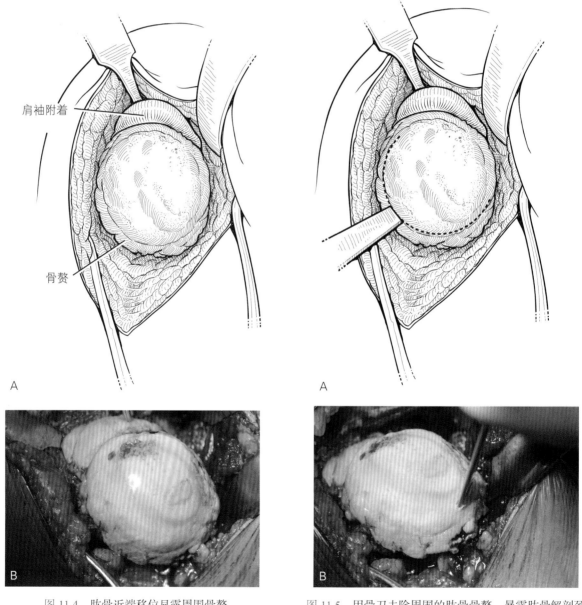

图 11.4　肱骨近端移位显露周围骨赘　　　　图 11.5　用骨刀去除周围的肱骨骨赘，暴露肱骨解剖颈

当的分度位置。此外，每个肱骨头直径都有 2 个不同的偏移量（高和低）（图 11.21）。肱骨头假体的旋转提供了几乎无限的偏移选项，通过将头上的标记与肱骨干的侧面对齐，肱骨头测试假体上的刻度标记可以将选定的偏移位置复制到最终植入物上，选择提供最佳的肱骨切面覆盖的位置（图 11.22）。注意避免肱骨头假体的向前、上和后突出，以防止碰伤肩袖。向下突出虽然不理想，但可以接受。如果在任何方向都观察到大

量的突出，可能是所选的假体太大。在假体头部不能完全覆盖肱骨切面的区域中，可以使用咬骨钳修剪切面以形成更好的贴合度。如果要插入关节盂部件，则将测试头移开，并用肱骨切面保护器覆盖肱骨切面表面，以防止在关节盂准备和植入过程中肱骨切面变形（图 11.23）。在拆卸测试肱骨部件之前，注意记录肱骨头偏移指数，以便可以正确组装最终的肱骨植入物。

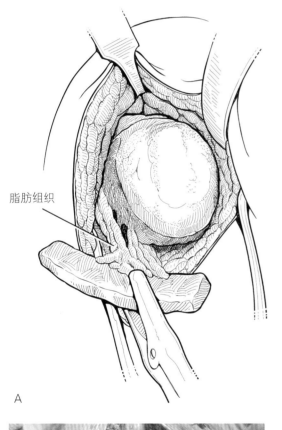

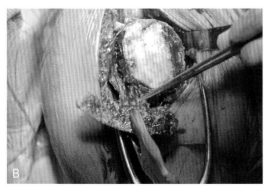

图 11.6　介于骨赘和天然肱骨之间的一层脂肪组织

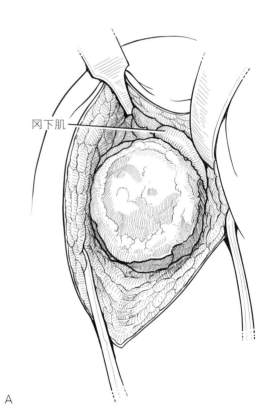

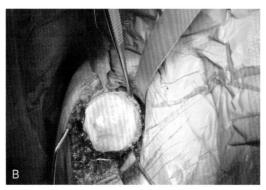

图 11.7　识别肱骨后方大结节处插入的冈下肌

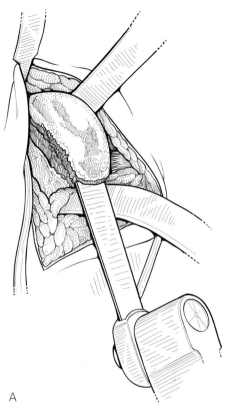

A

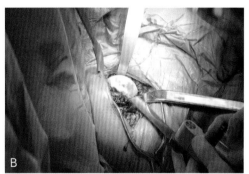

B

图 11.8　用摆锯切除肱骨头

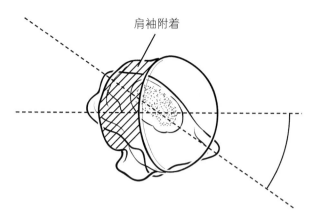

肩袖附着

图 11.9　后肩袖（冈下肌）的插入与肱骨型之间的关系

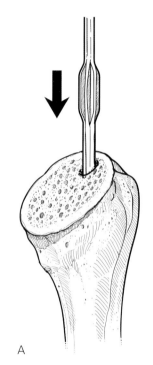

A

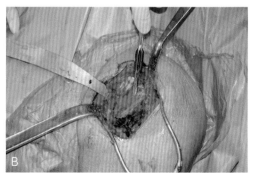

B

图 11.10　使用钻头定位并打开肱骨管。因为肱骨头相对于肱骨干向后内侧偏移，切入点通常位于切面的前外侧

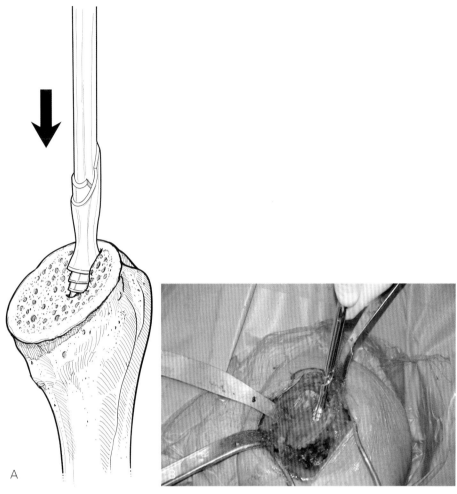

图 11.11　肱骨近端尺寸的测量

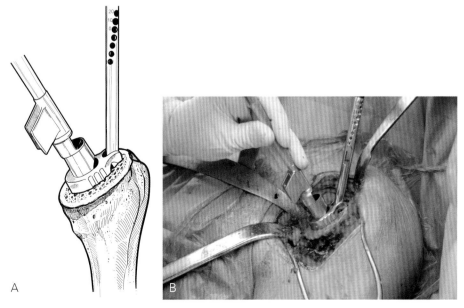

图 11.12　用钻孔器去除少量的干骺端骨，以便进行稳定钻孔

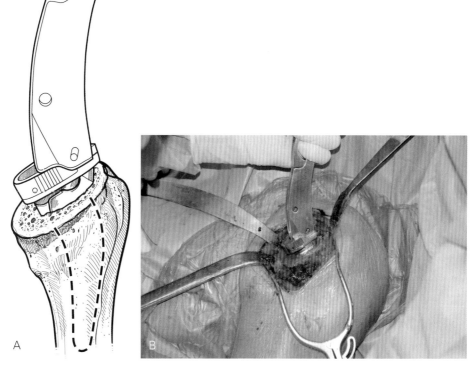

图 11.13　渐进式干骺端钻孔

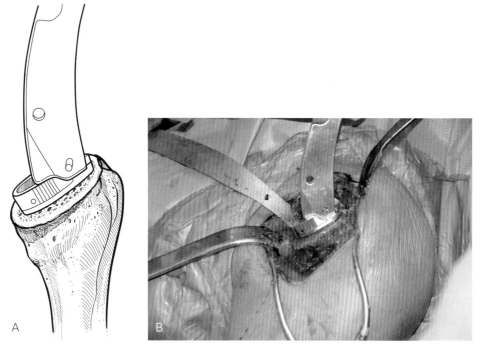

图 11.14　依次插入肱骨压实器并对其施加冲击，直到限深器接触到切除的边缘为止

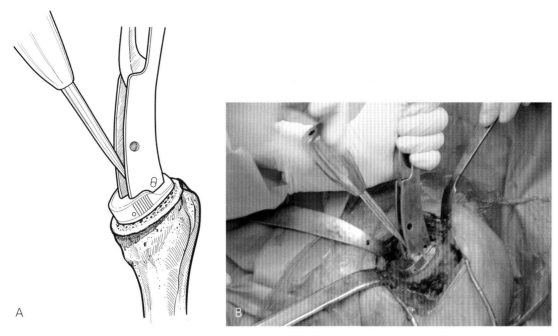

图 11.15 一旦最终压实器就位，并且限深器与切除的边缘齐平，即用螺丝刀锁定就位枢轴颈

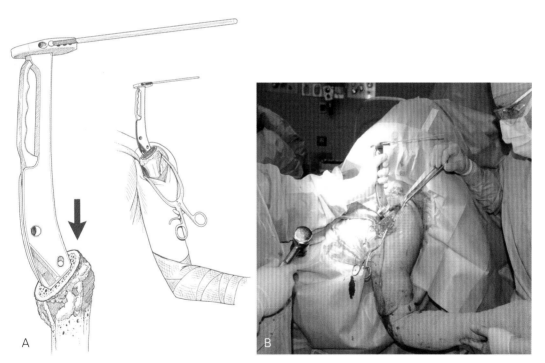

图 11.16 连接向导器，与前臂平行对齐，可在压实器手柄上使用。仅在肱骨解剖结构改变（如旋转畸形）等影响测试柄倒退的情况下才需使用

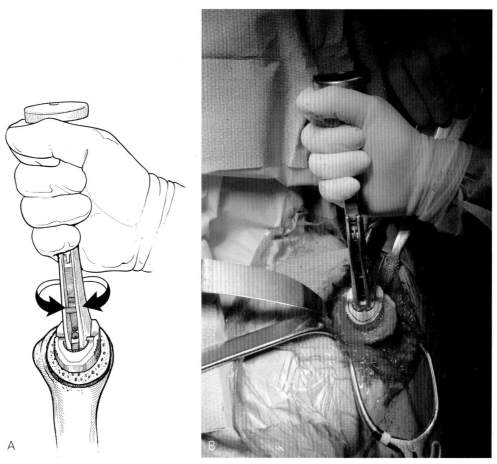

图 11.17　扭转试验用于评估非骨水泥固定肱骨部件的旋转稳定性。如果施加到压实器手柄上的扭转应力在旋转前臂的同时不产生总体运动，则说明肱骨部件具有足够的旋转稳定性

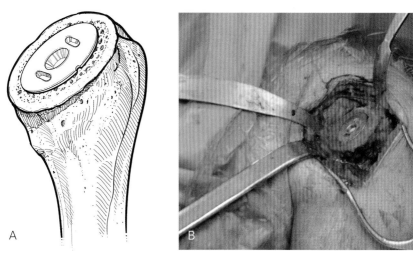

图 11.18　测试柄（压实器）放置好后，切开肱骨表面

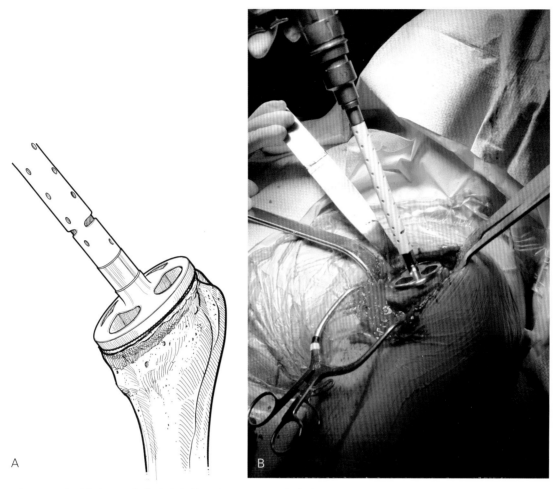

图 11.19 如果切割后的倾斜度与假体系统可用的预设倾斜角略有不同，则可以使用骨刨器稍微校正倾斜度

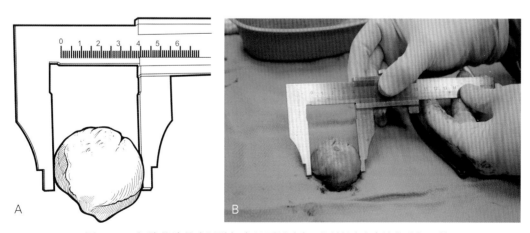

图 11.20 切除的肱骨头用游标卡尺测量或与可用的测试肱骨头进行比较

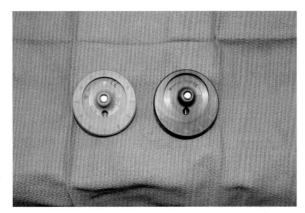

图 11.21 可用的高偏移和低偏移肱骨头。低偏移头与中心的偏移量为 1.5 mm，高偏移头与中心的偏移量为 3.5~4.0 mm，具体取决于所选的大小

在全肩关节置换术中，插入切面保护器后，对肱二头肌腱行肌腱切开术或固定术（如第 5 章所述），对关节盂进行定位（如第 12 章所述），完成软组织平衡（如第 13 章所述），取下肱骨测试部件（压实器），并确认适当的倾斜度（图 11.24），最终的肱骨植入物由助手在后方无菌台上组装（图 11.25）。在插入最后的肱骨植入物之前，必须先插入 3 条 2 号不可吸收编织缝线穿过肩胛下肌腱的肱骨残端，进入小结节，并穿过肱骨的髓内管，以用于以后重新固定肩胛下肌（图 11.26）。用 3 种不同类型的止血钳标记这些缝合线，以识别上、中和下（上部缝线使用弯曲的凯利止血钳，中部缝合线采用蚊式止血钳，而下部使用常规止血钳）。然后将肱骨植入物压紧到位，同时确保在插入过程中避免部件的意外旋转（图 11.27）。

骨水泥肱骨部件插入技术

用于插入骨水泥固定肱骨柄的技术与用于插入非骨水泥固定肱骨柄的技术相似。肱骨暴露、截骨和肱骨侧面准备的方法与非骨水泥肱骨干相同。插入测试性肱骨柄和选择测试肱骨头及其后内侧偏移指数与非骨水泥肱骨干相同，拔除测试肱骨头并插入切口保护器也是如此。关节盂的准

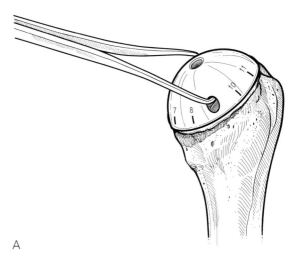

A

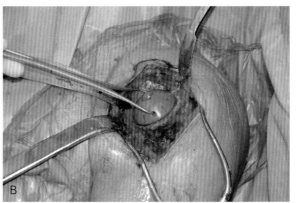

B

图 11.22 测试肱骨头的放置位置。旋转测试头，直到找到可提供肱骨切面最佳覆盖的分度位置

备和软组织平衡如第 12 章和第 13 章所述进行。

在插入肱骨柄之前，使用插入装置将骨水泥限制器放置在距肱骨柄最远端 1 cm 远的位置（图 11.28）。如前所述，放置用于重新固定肩胛下肌的缝合线。肱骨管用无菌盐水冲洗、吸净，并用纱布擦干。通过导管式接头注射器注入骨水泥（我们更喜欢使用 DePuy 公司的 CMW 2 型骨水泥，因为它的固化时间短于 8 分钟，图 11.29）。用骨水泥填满肱骨管，插入组装好的肱骨干，然后用冲击器固定（图 11.30），不必对水泥加压，用 Freer 剥离器去除多余的水泥。除非肱骨干骺端受损（粗隆骨折），否则不必在还原盂肱关节之前使骨水泥固化；在肱骨干骺端受损的情况下，应在还原盂肱关节之前使水泥固化。

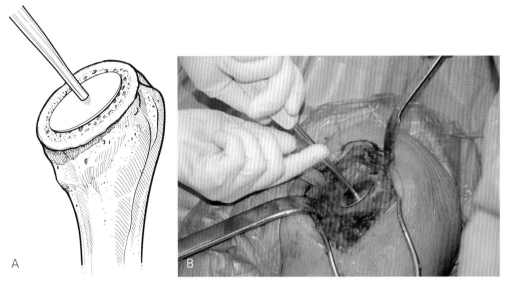

图 11.23　移除测试肱骨部件之后、准备关节盂之前放置肱骨切面保护器

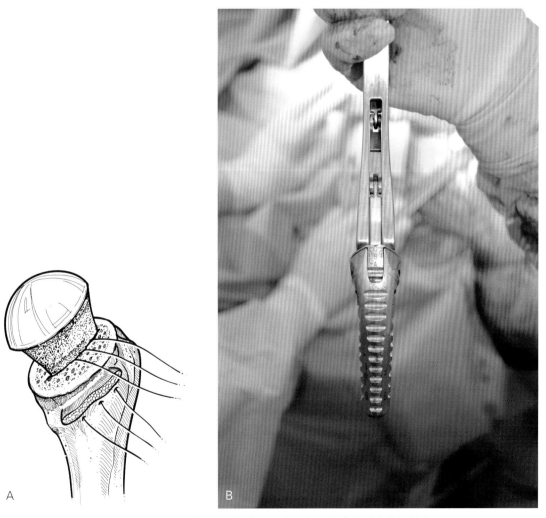

图 11.24　取下肱骨测试部件（压实器），并确认适当的倾斜度

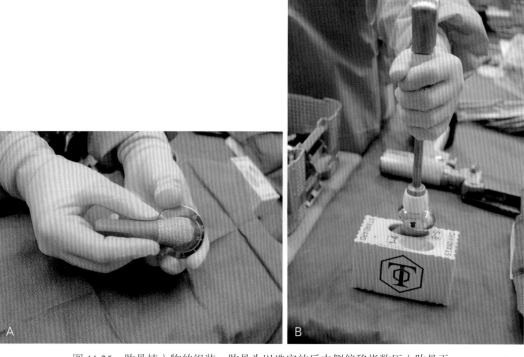

图 11.25　肱骨植入物的组装。肱骨头以选定的后内侧偏移指数压入肱骨干

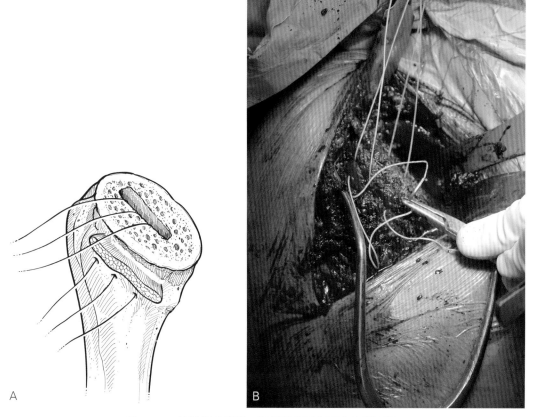

图 11.26　放置经骨缝线，以便以后重新固定肩胛下肌

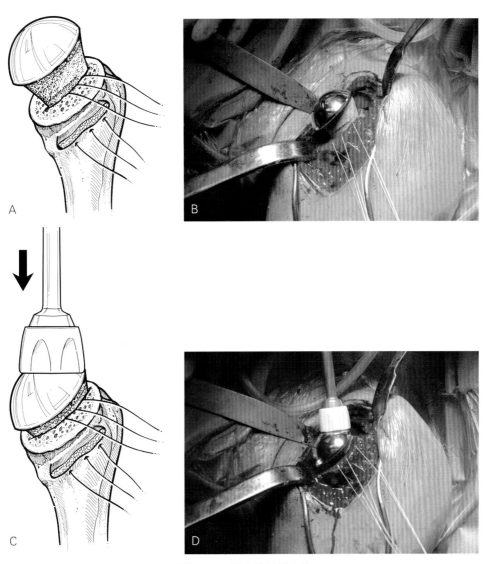

图 11.27　插入肱骨植入物

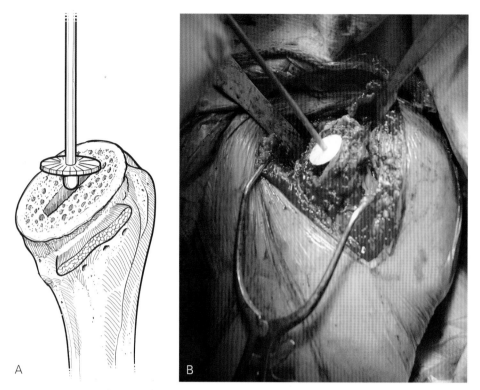

图 11.28　放入后限制器后，注入骨水泥时，骨水泥与肱骨柄尖端有 1 cm 空隙

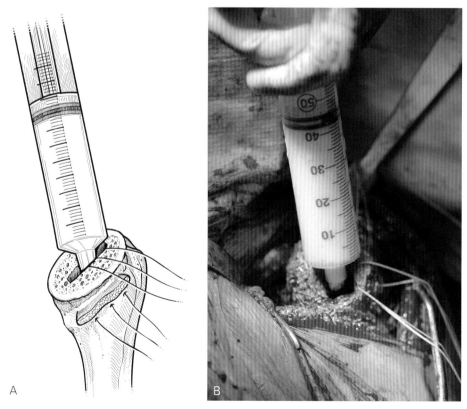

图 11.29　用导管式接头注射器将骨水泥注入肱骨管中

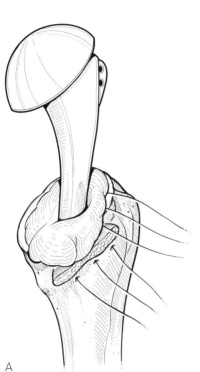
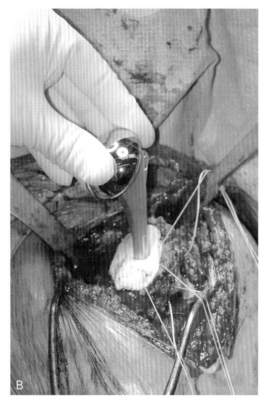

图 11.30 插入骨水泥固定肱骨柄

（孙贵新 杨晨松 译）

参考文献

1. Trojani C, Boileau P, Coste JS, et al: Aseptic loosening in Aequalis shoulder arthroplasty. In Walch G, Boileau P, Molé D, editors: 2000 Prosthèses d' Epaule…Recul de 2 à 10 Ans, Paris, 2001, Sauramps Medical, pp 437–441.

2. Matsen FA, III, Iannotti JP, Rockwood CA, Jr: Humeral fixation by press-fitting of a tapered metaphyseal stem: a prospective radiographic study, J Bone Joint Surg Am 85: 304–308, 2003.

3. Boileau P, Walch G: Anatomical study of the proximal humerus: surgical technique consideration and prosthetic design rationale. In Walch G, Boileau P, editors: Shoulder arthroplasty, Berlin, 1999, Springer, pp 69–82.

第 *12* 章　关节盂部分

过去，关节盂部件一直是肩关节置换的"薄弱环节"。除了是手术过程中最困难的部分外，关节盂部件也是最有可能失效的假体部分，因此许多外科医生在手术中避免关节盂重建。幸运的是，关节盂部件的材料和设计都有了很大的改进，其植入技术也有了很大的进步。关节盂部件的相关问题变的很少见，这也许会让更多的外科医生考虑在更多的病例中进行关节盂重建。正如第 6 章所述，我们倾向于在大多数非骨折的非限制性肩关节置换术适应证中植入关节盂部件，因为在大多数分析中其结果优于半肩关节置换术。针对肩袖功能完好的患者行关节盂重建的主要禁忌证是关节盂的骨量不足以支持关节盂部件的植入。这些情况很容易通过术前影像学检查确定（图 12.1）。

植入关节盂部件的步骤包括：暴露关节盂（参阅第 10 章）、打磨关节盂表面、选择合适尺寸的待植入部件、选择待植入组件的类型、关节盂准备和最终植入关节盂部件。本章将详细介绍这一过程的各个方面。

关节盂表面打磨

打磨关节盂表面有两个目的：一是通过去除残留软骨，使骨组织表面光滑，使其与植入物附着面相匹配；二是矫正术前影像显示的由骨磨损引起的畸形（图 12.2）。如果没有畸形，则进行"轻微"打磨；如果患者有关节盂后方的磨损，应先在关节盂前部打磨以矫正畸形。Walch 等最近的研究表明，保存关节盂软骨下骨对抵抗压力和偏心力都很重要，对保持关节盂部件的使用寿命也很重要[1]。一些新的关节盂部件可以将关节盂部件和关节盂铰刀的背面曲率半径与原关节盂曲率半径匹配，以保护软骨下骨。

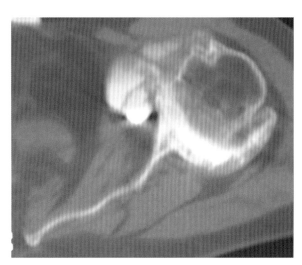

图 12.1　关节盂骨量不足仍能植入关节盂部件的情况

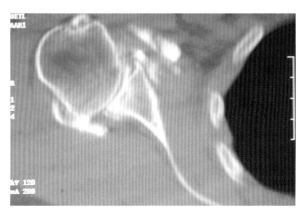

图 12.2　术前影像学检查发现双凹关节盂畸形。双凹畸形在术中应用偏心铰刀纠正

在肱骨准备、插入肱骨切面保护器后（详见第 11 章），换上肱骨头牵开器，向后牵开肱骨近端并暴露关节盂（图 12.3），可用电灼法标记关节盂中心点进行辅助。同样重要的是当关节盂严重畸形或关节盂表面呈双凹形时，在关节盂前部打磨后，中心点会改变（在"打磨"部分关节盂前部后，新中心点位于原中心点的后方），这也需要在确定中心点时予以注意。我们通常使用的假体系统中的关节盂部件，其背面曲率半径可变，以匹配自然的关节盂解剖结构。使用曲率半径测量器测量关节盂的自然曲率半径

（图 12.4）。当在关节盂中心点钻定位孔时，可以使用带止动器的导向孔（图 12.5），将适当关节盂尺寸的铰刀（见下一节）插入导向孔（图12.6）。铰刀的置入通常是关节盂重建中最困难的部分。当在异常僵硬的肩部进行这部分操作时，有一些技巧是有帮助的。我们首先与麻醉师确认患者麻醉后已充分放松，然后判断通过哪一个牵开器可取得最佳暴露：首先尝试大号 Darrach 分离器或者改良 Trillat 肱骨头牵开器，如果暴露不充分，可以选择 Fukuada 肱骨头牵开器、大号关节盂边缘牵开器、一个或多个 Hohmann 牵开器

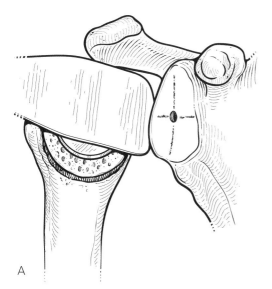
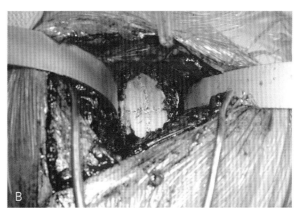

图 12.3　暴露关节盂。电灼法标记关节盂中心点

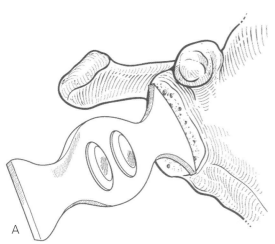
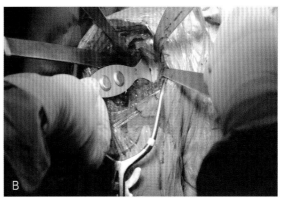

图 12.4　测量自然关节盂的曲率半径

（这些牵开器在第 3 章中有介绍）。许多时候需要助手用肱骨头牵开器牵开肱骨头以便插入铰刀。这个过程首先要用力向后牵开肱骨头，然后放松牵开器，为铰刀的后侧留出空间。在实际打磨过程中，可将牵开器置于放松的位置，如图 12.7 所示。尽管使用了这些方法来暴露关节盂和插入铰刀，但在极少数情况下，可能依然无法将铰刀尖端插入导向孔。在这种情况下，我们完全移除肱骨头牵开器，并在关节盂和肱骨之间插入一个椎板撑开器。椎板撑开器的一侧位于关节盂骨面最上侧，另一侧位于肱骨近端截除面，以撑开盂肱关节并使肱骨向外侧移。该方法通过消除后侧的肱骨头牵开器对铰刀的阻碍以插入关节盂铰刀（图 12.8）。使用这些方法，我们可以克服暴露不足、无法重新显露关节盂等困难，进而完成肩关节成形术。

将铰刀尖端插入导向孔后，在开始铰孔时，铰刀的切割面距关节盂表面有一定距离，以防铰刀突然接触关节盂上的突出骨脊，从而避免关节盂骨折。铰刀的钻头更多的功能是"打磨"，

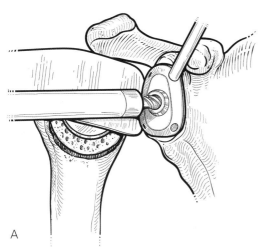
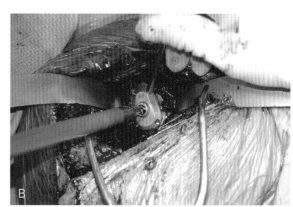

图 12.5　在关节盂上钻中央定位孔

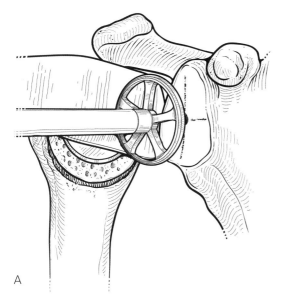
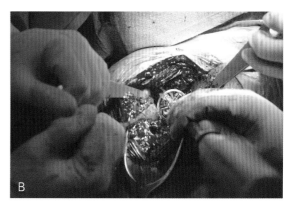

图 12.6　将铰刀尖端插入中央定位孔

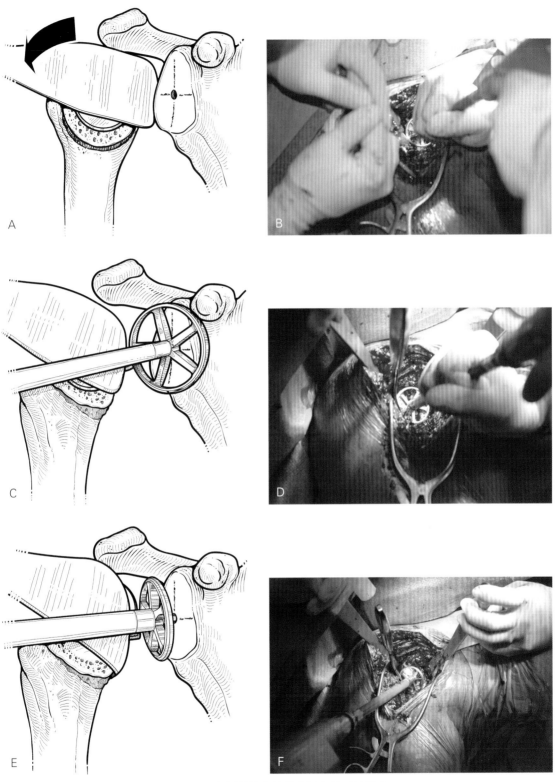

图 12.7　在僵硬的肩关节中插入铰刀的策略

而不是"钻"，这也有助于避免关节盂骨折。之后逐渐推进铰刀，直至与关节盂骨质贴合（图12.9）。对于同轴关节盂患者（术前 CT 或 MRI 确定，详见第 7 章），只有在关节盂表面与铰刀曲率半径（与关节盂部件背面曲率半径相同）匹配时，才停止铰孔。所有剩余的关节盂软骨应该被移除，但没有必要打磨至软骨下骨乃至松质骨。

非对称的关节盂磨损是一个具有挑战性的问题。非对称的关节盂磨损在原发性骨关节炎中多见于后部，造成双凹关节盂、肱骨头与后凹相连或形成"新关节盂"（图 12.10）。在术中直视下，

双凹关节盂可能不是非常明显，因此需要充分的术前影像学检查（参阅第 7 章）。在这种情况下，打磨除了为关节盂部件提供同轴表面外，另外的目标是消除双凹关节盂的形态以恢复正常单凹关节盂形态（后倾 2°~8°）。术前 CT 或 MRI 有助于确定必需校正量（图 12.11，详见第 7 章）。当在双凹关节盂上铰孔时，应先铰除前肩胛盂，直到变成单凹关节盂面且调整好关节盂的倾角。随着打磨的进行，应定期取出铰刀，检查关节盂表面。关节盂表面上划分 2 个凹面的脊状隆起逐渐后移，直到看不见为止（图 12.12）。

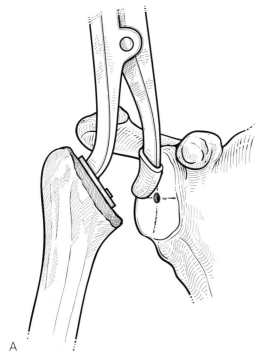

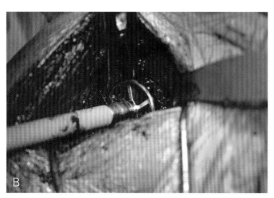

图 12.8　在极度僵硬的肩关节中使用椎板撑开器以便插入关节盂铰刀的方法

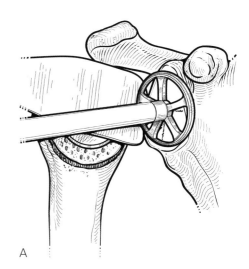

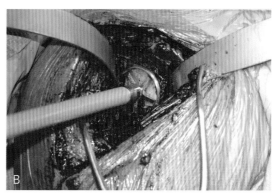

图 12.9　打磨关节盂表面

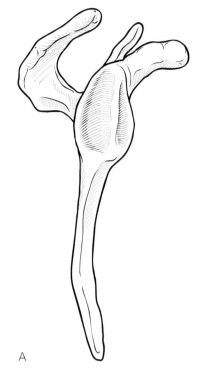

A

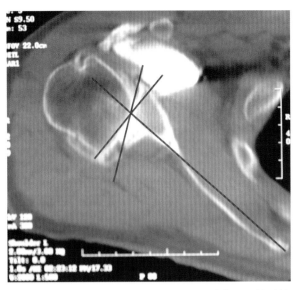

图 12.11　原发性骨关节炎双凹关节盂必需修正量的测量

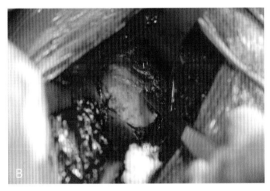

图 12.10　术前 CT 中显示原发性骨关节炎中的双凹关节盂

关节盂部件尺寸的选择

　　关节盂部件的大小取决于关节盂表面的覆盖范围，更重要的是取决于盂肱假体的错配。盂肱假体错配是指肱骨头部件与关节盂部件的曲率半径不同。5.5 mm 及以上的错配表现为术后可通过少量射线[2]；大于 10 mm 的错配在生物力学角度上被证实会增加聚乙烯关节盂部件断裂的风险[3]。在我们使用的假体系统中，通过将特定的肱骨头大小与特定的关节盂部件大小相结合来获得首选的错配方式（表 12.1）。如第 11 章所述，首先选择肱骨头的大小，再选择相应大小的关节盂，优化关节盂 - 肱骨假体的错配。偶尔会出现先天的关节盂表面积大于所选关节盂部件的面积，在这种情况下，选择较大的关节盂部件，以提供更好的表面覆盖和增加关节盂 - 肱骨假体错配。在罕见的情况下，选定的关节盂部件大于先天的关节盂表面，而优先选择关节盂组件可以接受关节盂部分的外悬，以满足至少 5.5 mm 的错配。

关节盂部件类型的选择

　　在关节盂打磨及选择关节盂部件尺寸完成后，选择待植入的关节盂部件类型，典型的是钉状、龙骨状部件，较新的是非骨水泥固定型带翅片状中央钉的钉状部件。这 3 个组件均为嵌入骨水泥的聚乙烯背凸组件（图 12.13~12.15）。我们推荐非骨水泥固定型带翅片状中央钉的新钉状部件。包括一项随机前瞻性研究[4, 5]在内的放射学研究已经显示了与钉状部件相关的优越早期结果。实验室的生物力学研究也倾向于钉状固定部件[6]。临床研究显示二者随访结果相同或钉状部件比龙骨状部件略好[7]。CT 扫描显示带

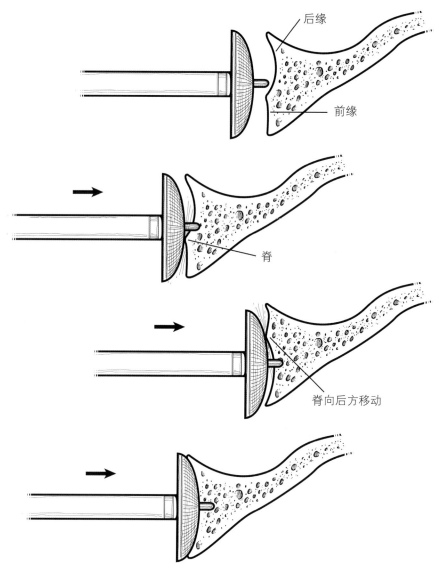

图 12.12　在偏心打磨关节盂时，两个关节盂凹面之间的脊状凸起的位置逐渐向后方移位

表 12.1	Aequalis Ascend Flex/Perform 肩关节置换术对于盂肱假体错配的评分与推荐系统											
尺寸	**肱骨头**	37×13.5	39×14	41×15	43×16	46×17	48×18	50×16	50×19	52×19	52×23	54×23	54×27
关节盂	曲率的半径	19.5	20.6	21.5	22.5	24	25	27.5	26	27.3	26.2	27.35	27
小	27.7	8.2	7.1	6.2	5.2	3.7	2.7	0.2	1.7	0.4	1.5	0.35	0.7
中等	59.6	10.3	9.2	8.3	7.3	5.8	4.8	2.3	3.8	2.5	3.6	2.45	2.8
大	31.8	12.3	11.2	10.3	9.3	7.8	6.8	4.3	5.8	4.5	5.6	4.45	4.8
超大	33.9	14.4	13.3	12.4	11.4	9.9	8.9	6.4	7.9	6.6	7.7	6.55	6.9

a. 阴影部分代表推荐；b. Wright Medical, Inc., Memphis, Tennessee.

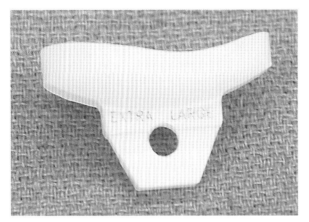

图 12.13 聚乙烯背凸龙骨状关节盂部件

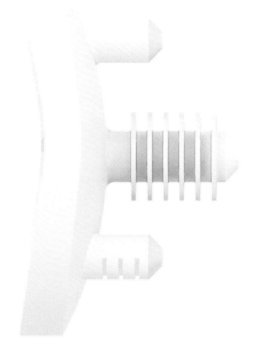

图 12.15 聚乙烯背凸带非骨水泥固定中央钉的钉状关节盂部件

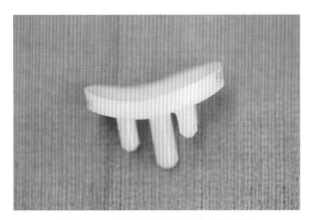

图 12.14 聚乙烯背凸钉状关节盂部件

非骨水泥固定翅片状中央钉的钉状组件可以出现骨整合[8]。在 2 年和 5 年的随访中,其早期的结果是积极的[8, 9]。

在大多数情况下,我们认为,选择龙骨状或钉状的关节盂部件很大程度上取决于外科医生的偏好。新的术前规划软件可能有助于确定某一特定部件是否最适合患者的解剖结构,特别是对于关节盂穹隆浅的患者(详见第 7 章)。

关节盂骨床的准备

使用钉状关节盂部件时,用模具钻出钉状孔(图 12.16)后,插入一个关节盂部件试模,以确保关节盂部件可以完全吻合(图 12.17)。然后用无菌生理盐水冲洗钉孔并用海绵吸干,这是一种经济的方法,与止血剂和压缩二氧化碳一样有效[10]。

选择龙骨状的关节盂部件时,用于准备关节盂的方法已被证明会影响影像学检查结果[11]。植入龙骨状的关节盂部件时,我们更喜欢使用 Gazielly 首创的骨质压缩技术[12]:使用模具装置分别钻出高于和低于原始导向孔的孔,用咬骨钳折断三孔之间的骨桥(图 12.18);将一个与关节盂部件的龙骨尺寸相同的龙骨凿压实到原关节盂中,以完成龙骨槽的准备(图 12.19);插入一个关节盂部件试模,以确保其完全吻合;取下试模,用无菌生理盐水冲洗龙骨槽,并按与钉状部件相同的方式干燥。

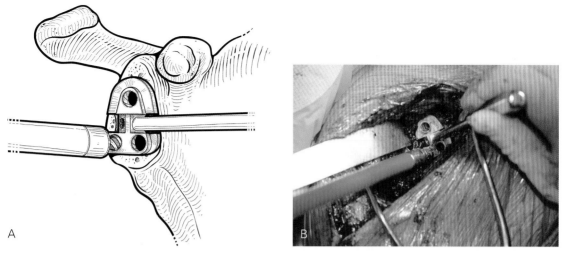

图 12.16　为钉状关节盂部件做关节盂准备

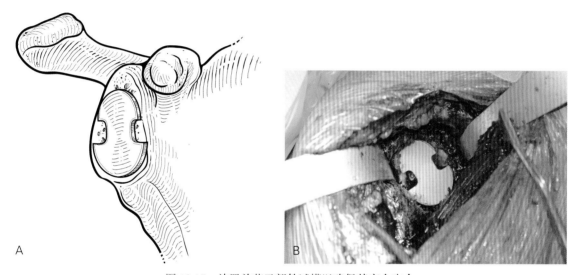

图 12.17　放置关节盂部件试模以确保其完全吻合

最终植入关节盂假体

最终部件仅在龙骨槽 / 钉状孔中用聚甲基丙烯酸甲酯固定（我们倾向于用 DePuy 公司生产的 DePuy CMW 2 型骨水泥，因为其硬化时间短于 8 分钟，图 12.20），用压实器压实并维持关节盂部件的位置直到骨水泥凝固。

当使用我们首选的非骨水泥固定型带翅片状中央钉的钉状部件和速凝骨水泥时，骨水泥仅注入周边钉状孔。使用该组件时，翅片状中心销钉可保持初期稳定性，因此无须等待骨水泥凝固后再继续其他操作。

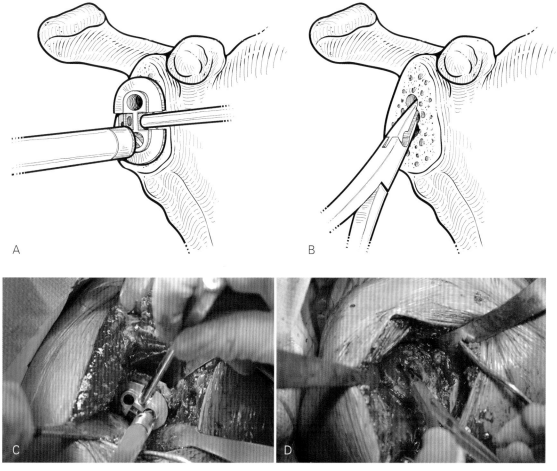

图 12.18 制作龙骨槽时，先用模板在最初定位孔的上下相继钻孔，然后用小号咬骨钳移除钉孔之间的骨桥

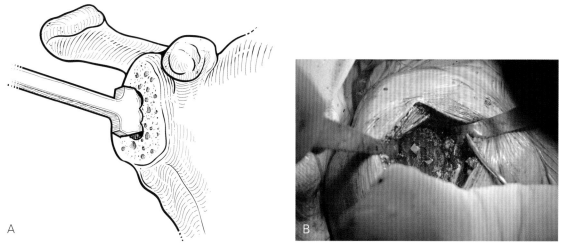

图 12.19 压紧关节盂穹隆，完成龙骨槽的制备

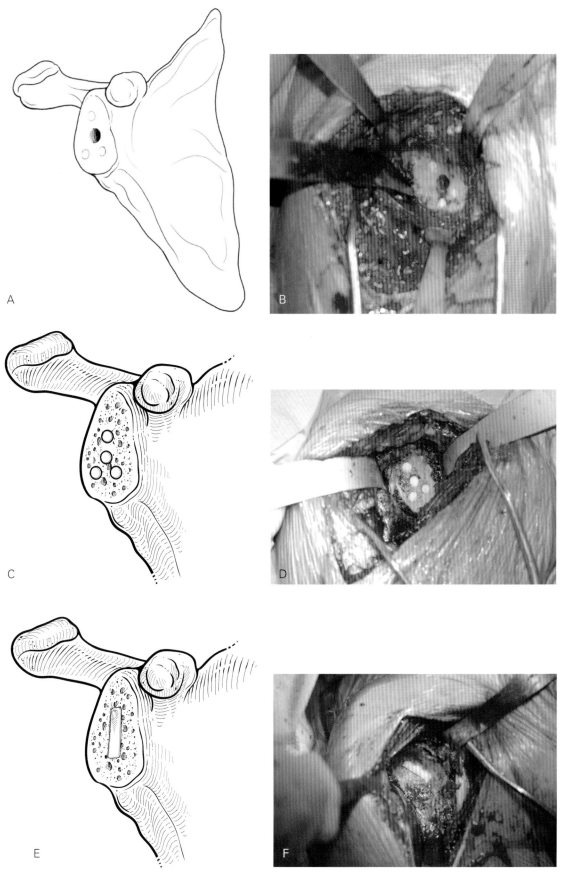

图 12.20　用骨水泥固定关节盂部件。A、B. 带非骨水泥固定翅片状中央钉的关节盂部件。C、D、钉状关节盂部件。E、F. 龙骨状部件

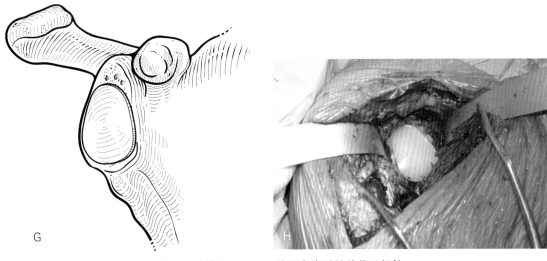

图 12.20（续）　　G、H. 放置完毕后的关节盂部件

（孙贵新　杨晨松　译）

参考文献

1. Walch G, Young AA, Boileau P, et al: Patterns of loosening of polyethylene keeled glenoid components after shoulder arthroplasty for primary osteoarthritis: results of a multicenter study with more than five years of follow-up, J Bone Joint Surg Am 94:145–150, 2012.

2. Walch G, Edwards TB, Boulahia A, et al: The influence of glenohumeral prosthetic mismatch on glenoid radiolucent lines: Results of a multicentric study, J Bone Joint Surg Am 84:2186–2191, 2002.

3. Friedman RJ, An YH, Draughn RA: Glenohumeral congruence in total shoulder arthroplasty, Orthop Trans 21:17, 1997.

4. Gartsman GM, Elkousy HA, Warnock KM, et al: Radiographic comparison of pegged and keeled glenoid components, J Shoulder Elbow Surg 14:252–257, 2005.

5. Anglin C, Wyss UP, Nyffeler RW, et al: Loosening performance of cemented glenoid prosthesis design pairs, Clin Biomech(Bristol, Avon) 16:144–150, 2001.

6. Edwards TB, Labriola JE, Stanley RJ, et al: Radiographic comparison of pegged and keeled glenoid components using modern cementing techniques: a prospective randomized study, J Shoulder Elbow Surg 19:251–257, 2010.

7. Gazielly D, El-Abiad R: Comparative results of three types of polyethylene cemented glenoid components. In Walch G, Boileau P, Molé D, editors: 2000 Prothèses d' Epaule… Recul de 2 à 10 Ans, Paris, 2001, Sauramps Medical, pp 483–488.

8. Arnold RM, High RR, Grosshans KT, et al: Bone presence between the central peg's radial fins of a partially cemented pegged all poly glenoid component suggest few radiolucencies, J Shoulder Elbow Surg 20:315–321, 2011.

9. Churchill RS: Trends in glenoid component design in unconstrained shoulder arthroplasty, J Shoulder Elbow Surg 20: S41–S46, 2011.

10. Edwards TB, Sabonghy EP, Elkousy HA, et al: Glenoid component insertion in total shoulder arthroplasty: comparison of three techniques for drying the glenoid prior to cementation, J Shoulder Elbow Surg 16(3 Suppl): S107–S110, 2007.

11. Szabo I, Buscayret F, Edwards TB, et al: Radiographic comparison of two different glenoid preparation techniques in total shoulder arthroplasty, Clin Orthop Relat Res 431:104–110, 2005.

12. Gazielly DF, Allende C, Pamelin E: Results of cancellous compaction technique for glenoid resurfacing. Paper presented at the 9th International Congress on Surgery of the Shoulder, May 2004, Washington, DC.

第13章 软组织平衡

使用适合患者解剖特征的假体系统减少了对软组织平衡的需要。在大多数病例中，按照本书描述的步骤进行手术，只需要很少的额外软组织平衡。但是有两个明显的例外，第一个为诊断为原发性骨关节炎或不稳定性关节病的患者，并且术前 CT 或 MRI 显示关节盂后方磨损和盂肱关节向后半脱位；第二是针对后侧关节囊膜特别紧的患者，在我们的临床中最常见的是青少年期起病的炎性关节病患者。

评估软组织平衡的需要

针对后关节盂磨损的患者（B2 型关节盂形态，参阅第 7 章），要改变手术步骤的顺序。在植入关节盂部件后，我们植入的是测试性肱骨假体，而不是最终的肱骨假体，这有助于判断假体的稳定性。在重新插入测试肱骨部件部分后，复位肱骨盂关节。当手臂向外旋转 30° 时，向肱骨近端后方施加力。有两个关键因素可以让外科医生判断软组织是否平衡。首先，使肱骨头假体向后方脱位，脱位程度为其直径的 30%~50%，并逐渐减小向后施加的力，以便其逐渐复位。如果不能自发复位，可能需要行后关节囊紧缩成形术。其次，如果脱位程度达不到 30%，则可能需要行后关节囊松解术。

后关节囊紧缩成形术

许多关节盂后部磨损和肱骨头后半脱位患者，即使通过铰孔纠正关节盂畸形，后侧关节囊也已扩大，致其不能维持肱盂关节后侧的稳定性（图 13.1）。在这种情况下，关节囊紧缩术可以收紧后侧关节囊膜，防止后侧关节囊不稳。进行关节囊紧缩术时，需要移除测试肱骨假体，在肱骨和关节盂之间放置一个带保护橡胶套的椎板撑开器，以暴露后侧关节囊（图 13.2）。使用 3 根 1 号编织可吸收缝合线（从上、中、下）向中外侧穿过后侧关节囊，使后侧关节囊瓦状交叠（图 13.3）。取下椎板撑开器，依次系紧缝线，将上方、中间的多余缝线切断，下方的缝线保留（图 13.4）。完成关节囊紧缩术后，修补肩胛下肌并植入最终的肱骨部件（详见第 11 章），并重新评估稳定性。关节囊紧缩术通常能大大提高稳定性。盂肱关节在关节囊紧缩术后的稳定性测试中仍然处于脱位状态者实属罕见，多余的下方缝合线可通过盂肱关节和肩袖间隙缝合至喙肩韧带上。这有助于在术后早期避免后部不稳定（图 13.5）。因为这些缝线是可吸收的，当它们被完全吸收后，将缝线穿过盂肱关节并未观察到长期的后果。

后关节囊松解术

在稳定性测试中，极少数情况下肱骨头不能向后半脱位 30%。这种情况最常出现在以炎性关节病为根本原因行肩关节置换术的患者身上。当发生这种情况时，行后关节囊松解术，保留肱骨假体在位，在肱骨部件和关节盂部件之间放置一个有尖端保护橡胶套的椎板撑开器，以暴露后侧关节囊（图 13.6）。在术中直视下，通过安装在长刀柄上的 10 号手术刀片在临近关节盂部件侧从 12 点方向划向 6 点钟方向，以此松解后侧关节囊。后关节囊松解后，重估稳定性。在罕见情况下，后关节囊松解术后，后侧关节囊仍过紧，这时应考虑减小肱骨头假体的尺寸。

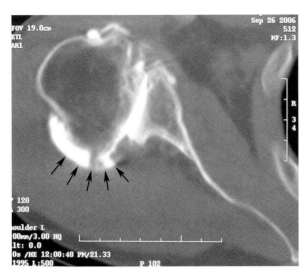

图 13.1　CT 显示关节盂后部磨损。后关节盂囊信号增强，提示明显的扩张（箭头）

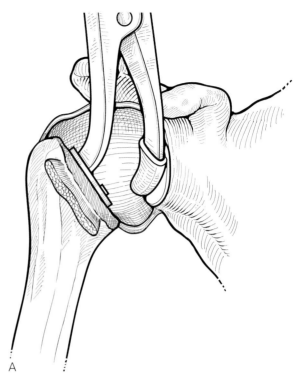

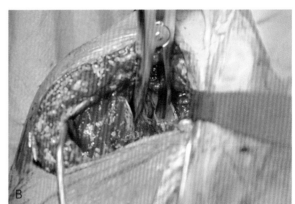

图 13.2　在肱骨和关节盂之间放置椎板撑开器，以暴露后侧关节囊

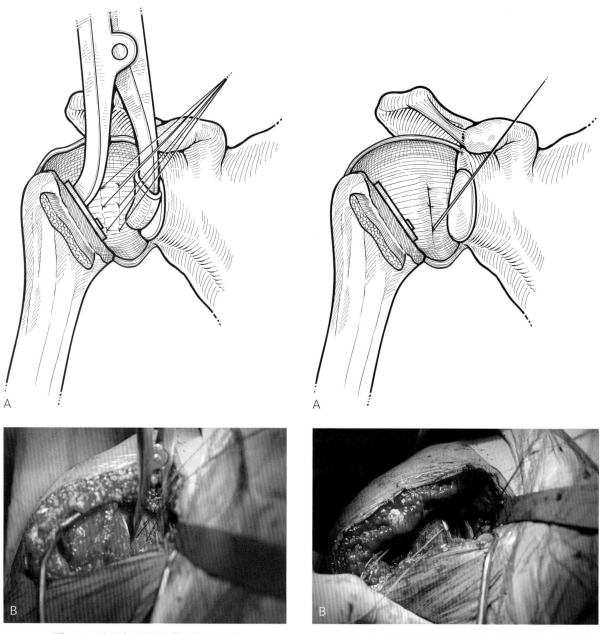

图 13.3　在后侧关节囊膜上植入缝线　　　　图 13.4　在再次检查稳定性之前，保留最下一根缝线

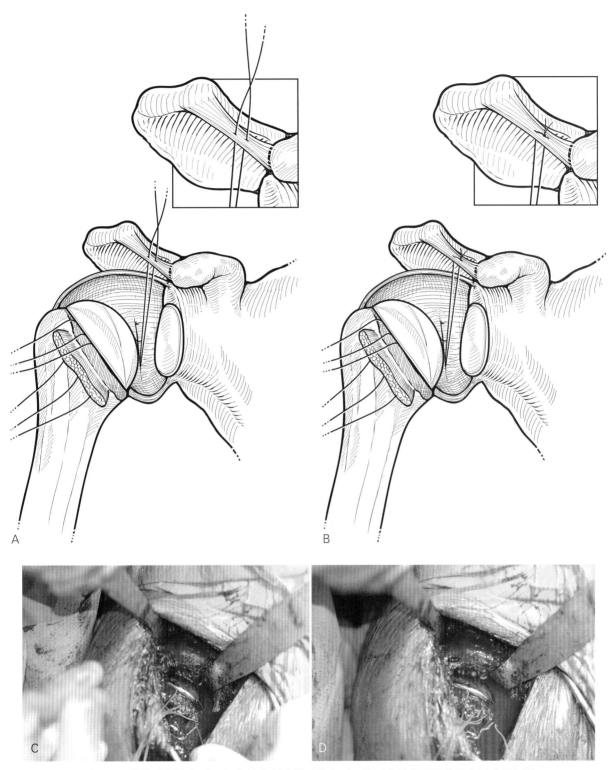

图 13.5　关节囊紧缩术后，仍有关节囊后部不稳定时，将下方关节囊缝线缝合至喙肩韧带

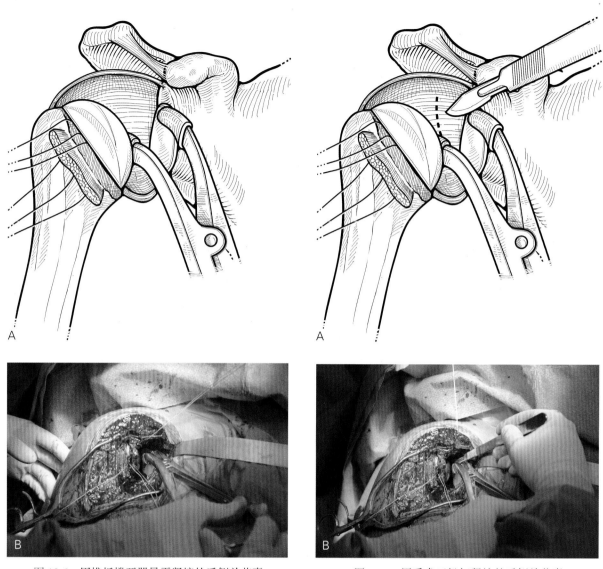

图 13.6　用椎板撑开器暴露紧缩的后侧关节囊　　　　图 13.7　用手术刀松解紧缩的后侧关节囊

（孙贵新　王建松　译）

第 *14* 章　肩胛下肌和肩袖间隙修复

2%的原发性骨关节炎患者肩关节置换术后会发生肩胛下肌修复失败[1]。术后哪些症状能预测肩胛下肌修复失败尚不清楚。许多患者在肩胛下肌修复失败后无症状，仅术后检查发现肩胛下肌无力，然而，部分患者会出现肌无力或关节囊前方不稳定（或二者兼有）的症状。此外，即使在无症状的患者中，也存在肩胛下肌功能减退的问题，这是由于肩胛下肌功能减退会导致偏心性负荷，进而导致关节盂部件松动。由于这些原因，应尽一切努力进行安全的肩胛下肌修复。我们更喜欢同时经骨和韧带进行修复。除了肩胛下肌修复外，我们还常规关闭肩袖间隙，以进一步降低术后盂肱关节不稳定的风险。解剖性肩关节置换术尸体模型中肩袖间隙闭合提高了导致肩胛下肌腱修补术失败的负荷，减少了周期性负荷下间隙形成[2]。

肩胛下肌和肩袖间隙的修复技术

软组织平衡完成后，为植入肱骨部件及修复肩胛下肌做好了最后的准备。使用3根2号不可吸收缝线穿过小结节和肱骨的肩胛下肌残端（详见第11章），用于肩胛下肌的再附着（图14.1）。在最终植入肱骨假体之前，这些缝线一直被放置。植入肱骨假体物并压紧后，检查其稳定性（见第11、13章）。

移除关节盂前缘的小牵开器，代之以狭小的Richardson牵开器，用于内侧联合肌腱的牵开。找到先前放置的海绵，并用Kocher钳从肩胛下窝取出（图14.2）。取出纱布后，可以看到在之前手术过程中置入的肩胛下肌腱的固定缝线。用Kocher钳夹住这些缝线以控制肩胛下肌（图14.3）。将从骨髓腔穿出的上缝线从深部穿过肩胛下肌腱的上部，两针脚间距离不超过1 cm。然后，同样的缝线再次穿过肩胛下肌的肱骨残端，再回到肩胛下肌腱的上部，与之前一样（图14.4）。将这条缝线以5个方结进行结扎。依次取下中间和下部2根肩胛下肌预留缝线，重复穿线、缝合结扎。该技术可进行骨和肌腱的修复（图14.5）。不费力地便可使肩胛下肌重叠或使之插入，修复应该尽可能恢复解剖位置。

肩袖间隙的闭合使用2号不可吸收缝线通过单针8字缝合法从肩胛下肌腱修复处进行缝合（图14.6）。修复后的组织应由肩袖间隙囊组成。应避免将肩胛下肌腱直接缝合于冈上肌腱，因为这可能会大大限制术后的患肢外旋。此外，需要注意避免肩袖间隙重叠，这也可能导致术后外旋受限。肩袖间隙、肩胛下肌的加固修复用0号可吸收缝线进行连续非锁边缝合。最终修复如图14.7所示。闭合肩胛下肌和肩袖间隙后，记录患侧手臂被动外旋情况，以协助指导术后康复训练（图14.8）。理想情况下，修复肩胛下肌和肩袖间隙后，手臂能外旋至少30°。如果不能达到，我们将拆除肩袖间隙缝线。如果外部旋转仍然小于30°（可见于严重的术前僵硬患者），那么拆除缝合肩袖间隙缝线后所获得的任何外旋角度都是可接受的。我们不建议采取大胆的尝试，如Z字行肩胛下肌延长术，以获得更多的外部旋转，因为这样的尝试会严重损害肩胛下肌腱的完整性。

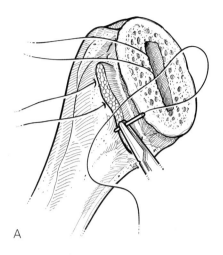

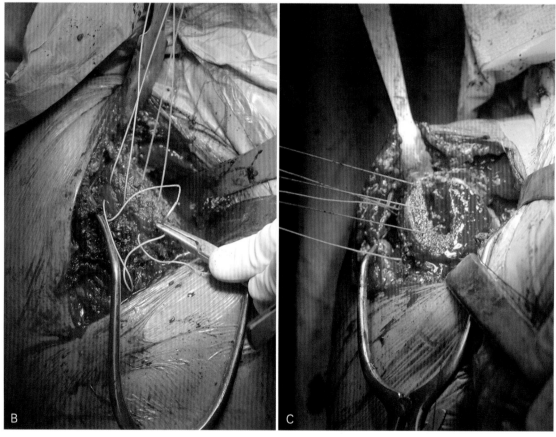

图 14.1　为肩胛下肌修复置入经骨缝线

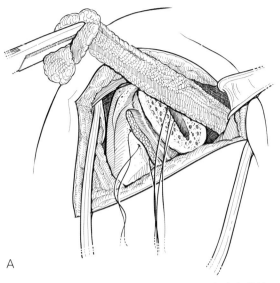
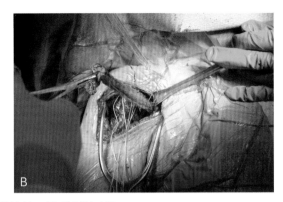

图 14.2 去除先前放置的海绵，暴露肩胛下肌

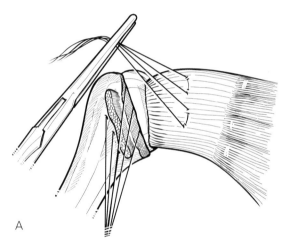
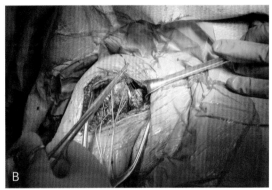

图 14.3 用预留缝线控制肩胛下肌

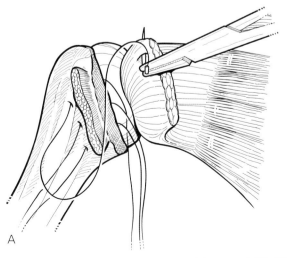
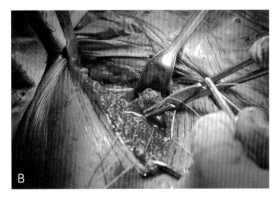

图 14.4 肩胛下肌修复的缝合技术

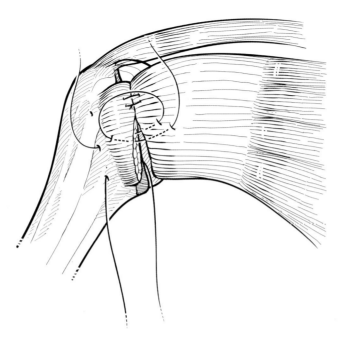

图 14.5 经骨、经韧带进行修复的缝合方法

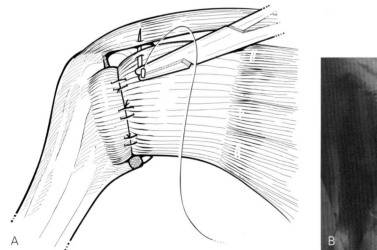

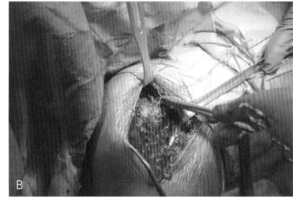

图 14.6 肩袖间隙的修复

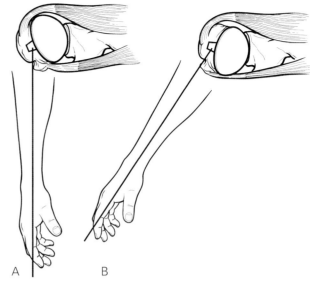

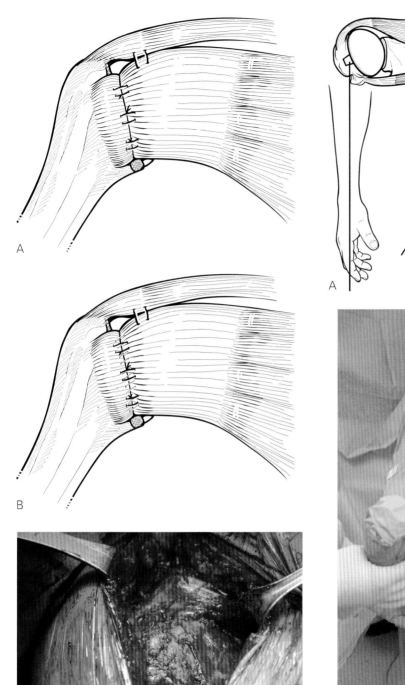

图 14.7 完成肩胛下肌和肩袖间隙的修复

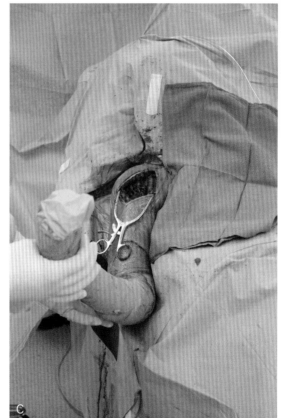

图 14.8 肩胛下肌修复后的被动外旋评估

（孙贵新　王建松　译）

参考文献

1. Lafosse L, Kempf JF: Omarthrose primitive: resultats cliniques et radiologiques. In Walch G, Boileau P, Molé D, editors: 2000 Prosthèses d'Epaule… Recul de 2 à 10 Ans, Paris, 2001, Sauramps Medical, pp 73–85.

2. Daly CA, Hutton WC, Jarrett CD: Biomechanical effects of rotator interval closure in shoulder arthroplasty, J Shoulder Elbow Surg 25(7):1094–1099, 2016, doi:10.1016/j.jse.2015.12.003. Epub 2016 Feb 17.

第15章 伤口闭合和术后矫形器的佩戴

手术的最后步骤是闭合伤口和术后支具固定。这些步骤相对简单，但其重要性不亚于手术过程的其他方面。

伤口闭合技术

闭合肩胛下肌和肩袖间隙后，使用冲洗球将 800 毫升含抗生素的无菌生理盐水（每升无菌生理盐水含 5 万单位杆菌肽）反复冲洗伤口。检查伤口以确保充分止血，必要时使用电凝止血以尽量减少出血。通常不放置引流管，因为已有研究证明在非限制性肩关节置换术中不需要放置引流[1]。我们不闭合胸三角肌间隙，而是使用 0 号可吸收缝线行间断 8 字缝合（图 15.1），从其表面的筋膜层开始缝合。浅筋膜用 2 号可吸收缝线行间断 8 字缝合（图 15.2）。用未染色的 3 号可吸收单丝线在表皮下连续缝合皮肤（图 15.3）。

将切口附近的手术贴膜移除，用生理盐水浸泡的止血海绵清洁皮肤上的血液，干燥后在切口处放置半英寸（1.27 cm）的无菌胶带（图 15.4）。在切口上方覆盖无菌纱布，纱布上方放置无菌吸湿垫（图 15.5）。敷料用 3 英寸（7.62 cm）泡沫胶带固定（图 15.6）。然后将剩余的手术铺单取下。

术后第 3 天将敷料除去，不再更换。除去敷料后，患者可以淋浴，但术后 2 周内不能泡澡。一般在 10~14 天无菌胶带失去其对皮肤的黏附力后，患者可以逐渐将其移除。

术后矫形器的佩戴

在伤口覆盖敷料后应立即放置术后矫形器具。支具的类型由手术方式决定，我们使用两种术后支具。对于未行关节囊紧缩术的非限制性肩关节置换术，我们使用简单的吊带（图 15.7）。这是为了患者的舒适和保护患者，通常术后 2~4 周，当患者决定不再需要它时，就不再使用。一般要求患者在 4 周内（炎症性关节病为 6 周）避免超过中立位的外旋，并在 8 周内避免用患肢做推拉动作，以利于肩胛下肌修复。

对于行关节囊紧缩术的患者，我们使用中立位旋转吊带（图 15.8）。该吊带维持 4 周以巩固关节囊紧缩术的效果。只有在清洁皮肤和康复训练时，患者才可以取下吊带。此外，术后 4 周内，行关节囊紧缩术的患者应注意避免患肢前屈内收和背伸内旋。

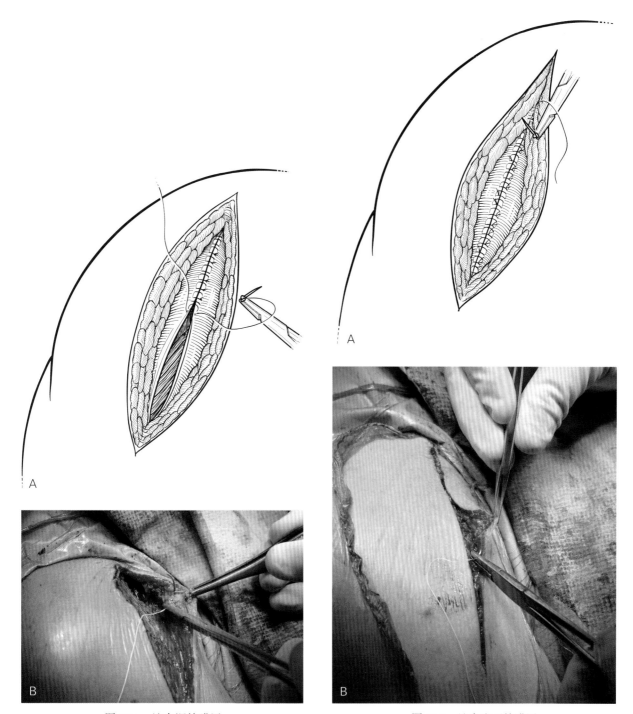

图 15.1 缝合深筋膜层 图 15.2 缝合皮下筋膜层

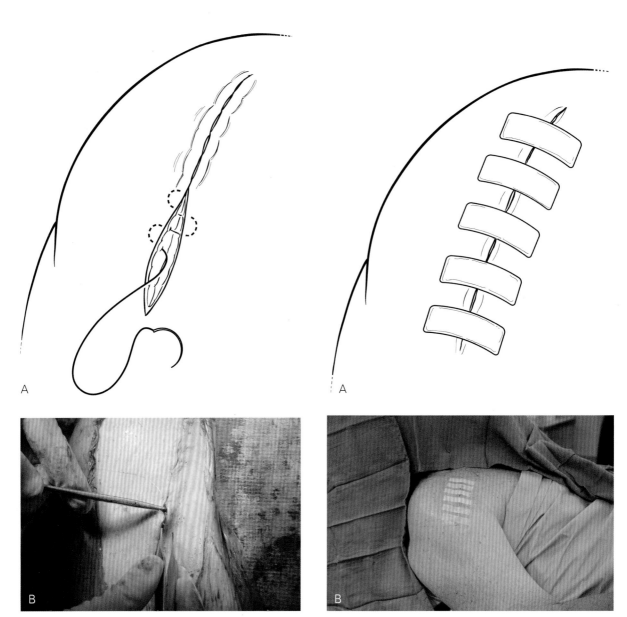

图 15.3　皮下缝合皮肤

图 15.4　无菌胶条覆盖伤口

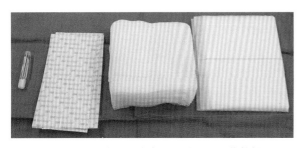

图 15.5　肩关节置换术后所需要的无菌敷料

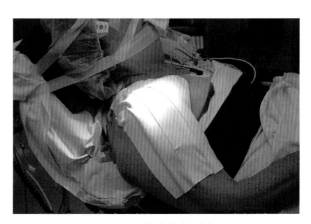

图 15.6　完成敷料覆盖

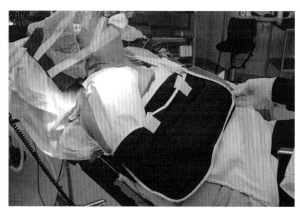

图 15.7　在大多数非限制性肩关节置换术后所使用的简易吊带

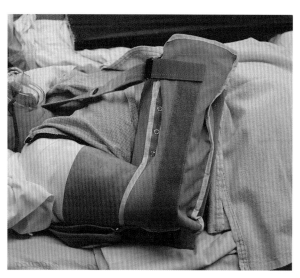

图 15.8　行关节囊紧缩术后所使用的中立位旋转吊带

（孙贵新　陈亮　译）

参考文献

1. Gartsman GM, Milne JC, Russell JA: Closed wound drainage in shoulder surgery, J Shoulder Elbow Surg 6: 288–290, 1997.

第16章 手术结果与并发症

目前已有多位研究者报道了非限制性肩关节置换术的预后。术后恢复情况根据进行关节成形术的病因而有所差异。据我们所知，最大的非限制性肩关节置换术预后报告数据库（Nice）于2001年在法国建立[1]，由于收治的患者人数众多，这项多中心研究为非限制性肩关节置换术的术后恢复情况和并发症给出了有意义的结论。因此，本文给出的结论基本与Nice研究报道中的结果相同。本章报告了非限制性肩关节置换术治疗非骨折性疾病的结果，从Nice数据库和我们2003年建立的关节置换数据库中提取信息。此外，还概述了最常见的并发症及其治疗。

手术结果

非限制性肩关节置换术的预后主要因手术病因的差异而有所不同。原发性骨关节炎和骨坏死患者的治疗效果最好，而创伤性关节炎和肩袖撕裂性关节病的治疗效果最差。表16.1和表16.2详细说明了最常见适应证的非限制性肩关节置换术的结果[2-8]。这些表格从主动活动性、患者满意度、Constant评分评估疼痛以及肩关节特定活动性、灵活性和力量等方面来评估术后结果，并根据年龄及性别调整Constant评分[9, 10]。

术中并发症

肩关节置换术中的并发症并不常见，可分为肱骨、关节盂、肌腱软组织（肩袖）和神经血管结构的并发症。

肱骨

涉及肱骨的术中并发症其实很少见。最常见的肱骨并发症是医源性骨折，通常是由于在没有充分的软组织松解情况下进行过度的牵拉操作所致。骨量减少（即炎症性关节病）和术前严重僵硬（即创伤后关节炎）的患者最有可能出现这种并发症。这些骨折可能发生在肱骨骨干或是肱骨近端并累及结节。涉及肱骨骨干的骨折应该避免过度牵拉并放置一个长柄肱骨植入物。严重骨质减少的患者可使用同种异体骨骨板和环扎带固定（图16.1）。

累及大结节或小结节（或二者）的术中骨折通常不移位。当植入肱骨植入物后，许多骨折是稳定的或趋于稳定的（图16.2）。如果结节的骨折不能足够稳定，则可对结节进行缝合固定，并相应地调整术后康复以使结节骨折愈合。

关节盂

术中关节盂骨折比肱骨损伤更常见，这些骨折几乎都发生在关节盂的准备（扩孔）过程中。骨量减少的患者最危险。骨折可能只累及周围的关节盂缘，也可能明显延伸入关节面。充分的囊膜松解有助于降低关节盂骨折的风险。此外，建议使用动力铰刀（而不是钻头）处理关节盂表面。在外科医生用力使用铰刀与关节盂面啮合之前，应先启动铰刀。这样可以避免铰刀"抓住"肩胛骨的边缘，从而导致骨折。

如果骨折只涉及关节盂边缘的一小部分，通常不需要治疗，假体的关节盂部件可以按原定计划直接插入。若骨折延伸入关节盂的中央部分，应予以肱骨头植骨处理，并尽量避免关节盂组件

表 16.1　Nice 关于以下病因行非限制性肩关节置换术的多中心研究结果

病因	绝对评分（分）		调整评分（%）		主动前屈（度）		主动外旋（度）		主观结果（优/良）（%）
	术前	术后	术前	术后	术前	术后	术前	术后	
原发性骨关节炎 [2] (n=689)	32	71	43	96	92	142	8	41	93
风湿性关节炎 [3] (n=172)	26	56	34	73	79	120	15	39	90
骨坏死 [4] (n=80)	30	70	37	88	89	142	15	41	90
创伤性关节炎 [5] (n=203)	27	57	NA[a]	NA	80	112	2	30	81
肩关节脱位固定 [6] (n=11)	21	46	28	60	49	90	13	26	73
肩袖撕裂 [7] (n=66)	25	46	NA	NA	76	96	10	22	NA
肩关节不稳 [8] (n=55)	301	66	38	80	82	139	4	39	94

a. 无数据。该数据未在参考的文献/章节中报道

引自 Walch G, Boileau P: Presentation of the multicentric study. In Walch G, Boileau P, Molé D, editors: 2000 Prosthèses d'Epaule… Recul de 2 à 10 Ans, Paris, Sauramps Medical, 2001, pp 11–20.

表 16.2　根据作者收集 2003—2014 数据库关于以下病因行非限制性肩关节置换术的前瞻性研究结果

病因	绝对评分（分）		调整评分（%）		主动前屈（度）		主动外旋（度）		主观结果（优/良）（%）
	术前	术后	术前	术后	术前	术后	术前	术后	
原发性肩关节炎（n=388）	28	78	36	103	87	160	12	45	90
风湿性关节炎（n=11）	21	66	30	90	72	142	18	54	91
无创伤性骨坏死（n=8）	42	74	58	104	106	158	26	48	88
肩关节不稳（n=34）	28	81	32	96	89	163	6	44	94

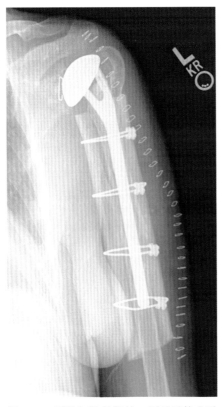

图 16.1 用长柄肱骨假体、同种异体皮质骨板和环扎带固定肱骨骨干骨折

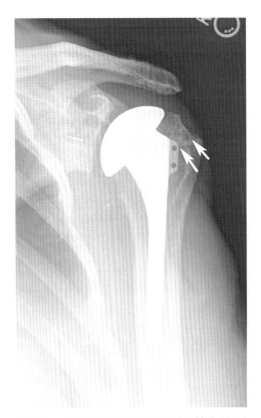

图 16.2 肱骨大结节非移位性骨折（箭头所示）在假体植入后通常足够稳定

的放置。对于涉及关节盂中央的骨折患者，关节盂部件可导致早期关节盂功能减退（图 16.3）。

肩 袖

术中对关节盂的适当暴露极小可能损伤肩袖。在非限制性肩关节置换术中避免肩袖损伤的关键是在肱骨头切除前充分暴露肩袖（见第 11 章）。如果肩袖能充分暴露，可以避免在肱骨头切除过程中骨锯意外损伤肩袖。

神经血管结构

肩部周围神经血管结构的严重损伤非常罕见。然而，涉及腋神经的短暂性神经性麻痹是笔者在非限制性肩关节置换术中观察到的最常见的并发症之一（高达 3% 的病例）。

在非限制性肩关节置换术中最危险的神经结构是腋神经和肌皮神经。在初次关置换术中，进行规范的手术操作时，这些神经不应该有被切

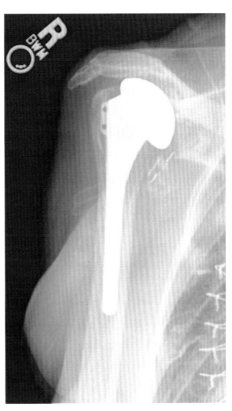

图 16.3 尽管术中发生了关节盂骨折，但导致早期关节盂功能减退的原因是关节盂部件的放置

断的危险。牵拉引起的神经损伤最常见于腋神经，但可以涉及臂丛内的任何神经。我们术中应注意患者的体位，以保持颈椎在中立位，避免臂丛神经的拉伸损伤。目前我们还没有明确腋神经损伤的危险因素。术中神经监测研究表明，从解剖学上而言，肩关节置换术中的神经损伤可随着患者的极端运动而增加，并且更常见于术前被动外旋减少、前屈减少和有开放性肩关节手术史的患者[11, 12]。

由于这些研究基于术中神经监测和短期肌电图，因此不能确定其是否是长期随访的危险因素。从逻辑上讲，关节僵硬程度越高的患者，由于暴露关节盂有困难，所以发生此类并发症的风险更大。然而，我们的临床经验并没有证实这一点，因此目前我们无法预测哪些患者最有可能出现这种并发症。在处理神经性麻痹时，最重要的是充分的术前谈话，因为如果患者术前了解了这种并发症发生的可能性，则患者更能接受术后并发症的发生。我们观察到腋神经（和其他神经）神经性麻痹的患者，大部分在术后 3~4 个月即可恢复。

虽然头静脉损伤很常见，且基本上没有任何后遗症，但在非限制性肩关节置换术中因非骨折因素而发生的严重动脉和静脉损伤是非常罕见的。上肢主要血管的损伤通常是由于过度暴露分离内侧组织结构造成的，这其实在肩关节置换术中是不需要的。如果发生这种损伤，术者在交叉夹闭受伤血管后，需要及时联系血管外科医生进行术中会诊。

术后并发症

术后并发症比术中并发症更常见，在非限制性肩关节置换术中发生率高达 20%[1]。最常见的术后并发症包括伤口并发症（脱臼、血肿）、关节盂并发症、肱骨并发症、关节不稳、肩袖并发症、关节僵硬和切口感染。

伤口并发症

非限制性肩关节置换术后早期即可出现伤口并发症。在肩关节置换术中尽量使用电刀是避免血肿的最简单方法。除电刀电凝外，缝合结扎旋肱前血管也可减少术后伤口血肿的发生。当血肿发生时，可对症进行保守治疗（温敷、止痛药物）。在引流持续时间超过 1 周或怀疑感染的情况下（见下文）可行手术切开引流，但很少有此必要。

对皮下缝合线有反应的敏感患者偶尔会出现伤口裂开。予以术后切口引流可以避免这种并发症发展成更严重的类型。浅表的伤口裂开可通过予以局部伤口护理进行治疗，包括去除任何残留的吸收性缝合材料和使用硝酸银敷贴器对肉芽组织进行化学烧灼（图 16.4）。

关节盂并发症

关节盂并发症是肩关节置换术后最常见的并发症，常需要进行翻修手术。全肩关节置换术和单纯肱骨头置换术（半肩关节置换术）后都可能出现关节盂并发症。全肩关节置换术后的关节盂部件失效的原因可能是患者关节盂部件的松动（图 16.5）或关节盂植入物的机械断裂（图 16.6）。有症状的关节盂部件并发症通常需要翻修手术（见第 6 章）。

半肩关节置换术后，残留的关节盂软骨和骨盂可能发生侵蚀，导致关节功能的早期减退，其原因是多种多样的[13]。成功治疗关节盂相关并发症通常需要翻修手术，术中关节盂需重新翻新（图 16.7）。

肱骨并发症

非限制性肩关节置换术后的肱骨并发症很少见，可分为肱骨假体松动和肱骨假体周围骨折。在不到 1% 的病例中，骨水泥和表面处理（喷砂、多孔涂层等）后的非骨水泥处理的肱骨干发生无菌性松动。每当肱骨干发生松动时，必须排除感

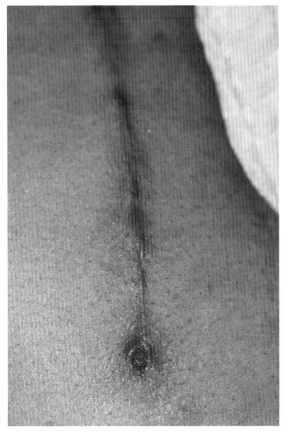

图 16.4 浅层伤口裂开

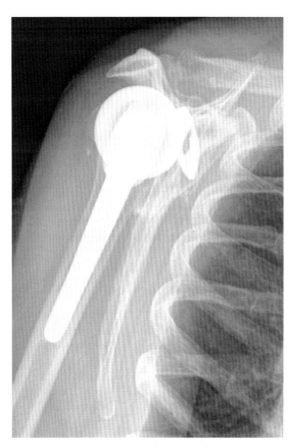

图 16.5 关节盂假体部件的无菌性松动

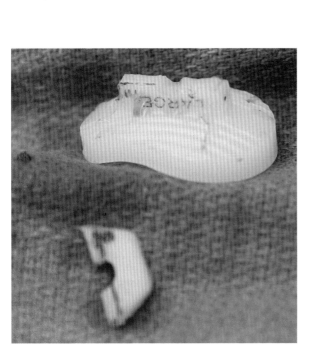

图 16.6 关节盂假体断裂

染可能（图 16.8，见下文）。在罕见的肱骨假体无菌性松动的情况下，治疗方法是肱骨柄翻修，通常使用骨水泥假体（见第六篇）。

人工肱骨假体周围骨折比肱骨部件松动更常见，几乎都是跌倒或类似低能量创伤的结果（图 16.9）。这些骨折大多发生在肱骨干假体末端的远端，大多数可以保守治疗。保守治疗包括骨折固定、活动矫正、药物止痛和定期复查 X 线。如果骨折在 3 个月内没有愈合，我们将对其使用外部骨骼刺激器（OL 1000 骨生长刺激器，Donjoy Orthopedics，Vista，California）。尽管采取了这些措施，但保守治疗的肱骨假体周围骨折可能需要 9 个月以上的时间才能愈合[14]。我们推荐假体周围骨折的手术指征（翻修手术，见第六篇）包括完全移位、角度大于 30°、肱骨部分松解或保守治疗无效（图 16.10）。

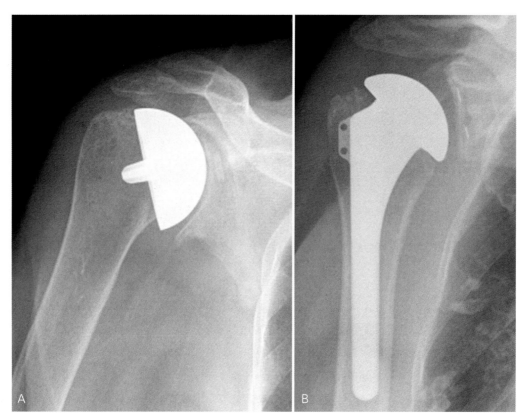

图 16.7　A. 有症状的关节盂破损。B. 翻修手术插入长柄部件

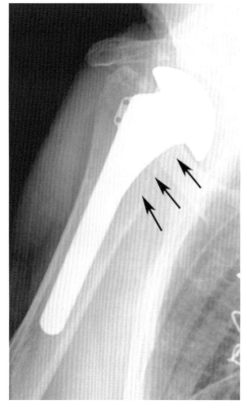

图 16.8　肱骨头假体无菌性松动（箭头）

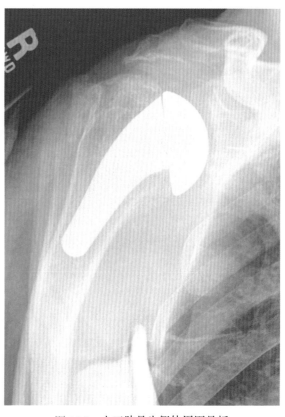

图 16.9　人工肱骨头假体周围骨折

肩关节不稳定

非限制性肩关节置换术后的不稳定性通常与包括假体（位置、大小）、关节囊与肩袖这三个因素中的一个或多个有关。假体问题导致动态或静态肩关节不稳定的病例需要予以矫正来解决不稳定。假体问题可能与肱骨侧（过度后倾，导致后方不稳定；过度前倾，导致前方不稳定；假体头太小，导致整体不稳定）或关节盂侧（未能纠正后关节盂磨损，导致后方不稳定）有关。关节翻修成形术（见第六篇）是治疗与假体问题有关的关节不稳定的手术。

导致不稳定的关节囊问题通常与初次关节置换时未能对后关节盂磨损和慢性后关节囊扩张的患者进行细致处理有关，从而导致后关节囊不稳定（图 16.11，见第 13 章）。所需的治疗包括进行后关节囊膜破裂的翻修手术（成功率较高）或反肩假体植入术（结果更可预测，图 16.12）。

肩袖并发症会导致静态和动态不稳定。肩袖受损患者接受非限制性关节置换术通常会导致静态不稳定（图 16.13）。此类患者最好先用反肩假体进行治疗，以避免这种潜在并发症的发生。术前肩袖完整的患者，经过非限制性肩关节置换术后很少出现严重肩袖撕裂，但可能造成关节静态不稳定（图 16.14）。当此类患者有明显症状时，最好改用反肩假体进行翻修手术（图 16.15）。

非限制性肩关节成形术后动态不稳定的最常见表现为肩胛下修复失败后的前方不稳定。如果早期确诊，尝试予以肩胛下修复是十分必要的。有时肩胛下修复失败可能与肱骨头假体植入过大有关（图 16.16），在这种情况下，肩胛下的修复应该同时将肱骨头部更换小号假体。如果在术后 4~6 周确诊，肩胛下血管修复通常是不可能的，我们选择反肩假体进行翻修（图 16.17）。

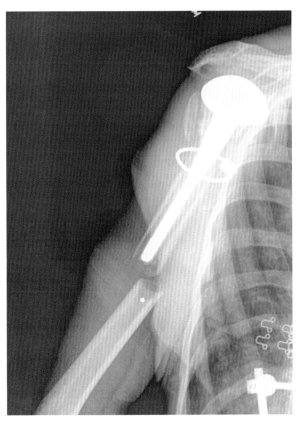

图 16.10 尽管使用骨刺激仪治疗，保守治疗 9 个月仍然失败的肱骨假体周围性骨折

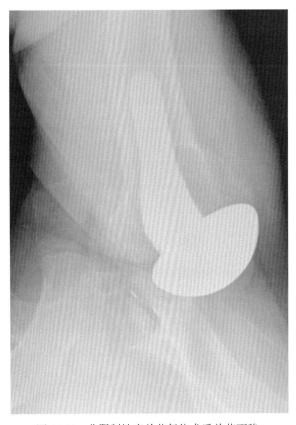

图 16.11 非限制性肩关节复位术后关节不稳

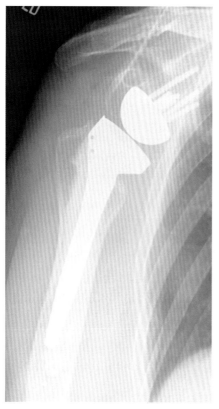

图 16.12　非限制性肩关节置换术改为反肩置换术后出现肩关节后方不稳

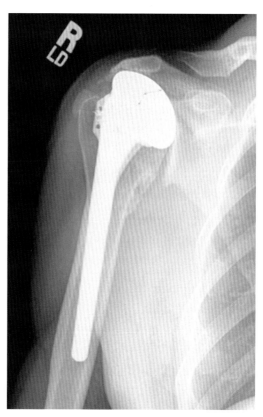

图 16.13　严重肩袖撕裂伤患者发生假体向前脱位

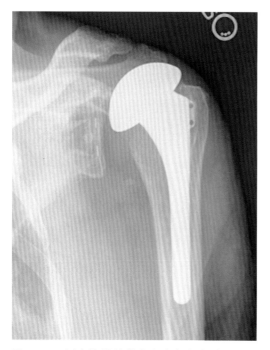

图 16.14　原发性骨关节炎患者行全肩关节置换术后的影像学表现。手术很成功，但术后几年出现严重的退行性肩袖撕裂，并导致关节近端静止状态向下移位

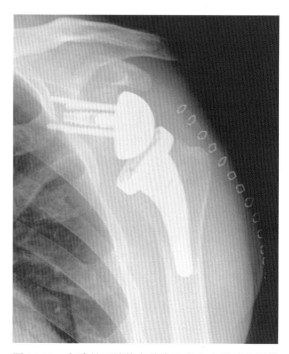

图 16.15　在肱骨近端静态移位患者中应用反肩假体进行非限制性人工关节置换术

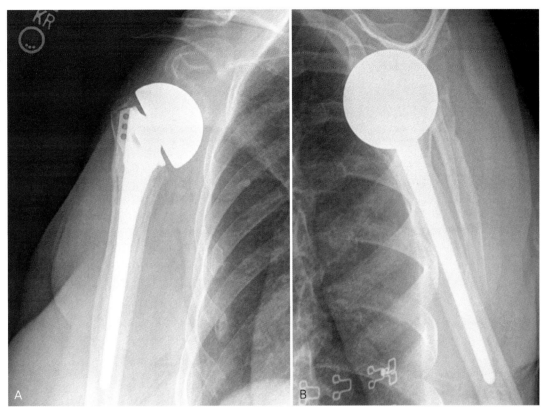

图 16.16 肱骨头植入过大导致肩胛下修复失败

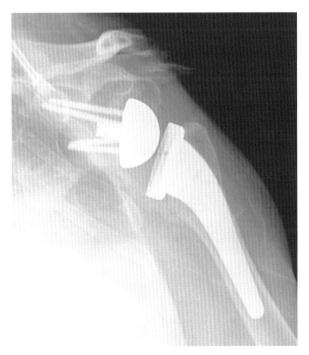

图 16.17 因肩胛下修复失败而导致动态前肩不稳的患者，予以反肩人工关节翻修术

肩袖并发症

非限制性肩关节置换术后有症状的肩袖并发症常导致如前所述的关节不稳定。肩袖修复失败是我们所记录的最常见的术后肩袖并发症，然而它只发生在不到 3% 的病例中[1]。无症状或轻微症状的肩胛下血管问题是不需要予以特殊治疗的。当有症状时，治疗如前"关节不稳"章节所述。

肩关节单纯内旋乏力不能直接诊断为肩关节置换术后肩胛下肌功能减退。在肩关节置换术中，肌腱切断和肩胛下血管修复后，患者肩关节内旋的力量减退是很常见的。在考虑该并发症的手术治疗之前，应完善 CT 关节造影明确是否有肩胛下动脉问题（图 16.18）。

关节僵硬

肩关节置换术后盂肱关节僵硬与关节囊挛缩或是假体（或二者兼有）有关。导致关节僵硬的假体问题多是由于植入了过大的肱骨部件（图 16.19）。为了提高关节活动灵活性，可以尝试用囊膜拉伸进行康复治疗。如果失败（在 6 个月内没有改善），就需要进行包括更换小号肱骨头和筋膜挛缩开放性松解术在内的翻修手术。

水疗康复的保守治疗几乎对与筋膜挛缩相关的关节僵硬都有良好疗效（见第 43 章）。如果患者在 6 个月的康复过程中没有表现出进行性的改善，也没有明显的假体问题，我们将认为其可考虑行关节镜下筋膜挛缩松解术。

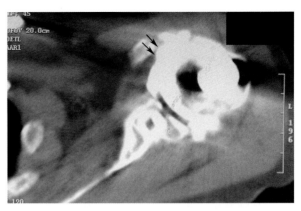

图 16.18　CT 关节造影显示肩胛下血管破裂（箭头）

感　染

幸运的是，肩关节置换术后感染比髋或膝关节成形术后感染要少得多；在我们的病例中，感染发生率不到 1%。感染风险最高的是有全身性疾病（糖尿病）、软组织受损（放射性骨坏死、创伤后关节炎）和炎症性关节病（类风湿关节炎）的患者。这些感染通常由金黄色葡萄球菌或痤疮丙酸杆菌引起。肩关节置换术后感染可分为围手术期（术后 6 周内）感染和晚期（血源性）感染。

早期围手术期感染可先予以反复（2 次或 3 次）冲洗和保留假体彻底扩创术治疗。在最后一次计划的冲洗和扩创手术中，可将可吸收抗生素珠链（硫酸钙，Biocomposites, Inc., Staffordshire, England）用于肩部周围的软组织中。在咨询感染病专家后，我们通常建议予以至少 6 周的抗生素静脉注射治疗，以彻底清除引起感染的致病菌（如果尽管有明显感染，但培养物仍然呈阴性则用药以覆盖最有可能的致病菌）。如第 6 章所述，如果抗感染治疗失败了，假体就会被移除。

晚期感染可通过移除假体和静脉注射抗生素进行治疗，详见第 6 章。是否进行翻修性肩关节置换术或继续进行切除性关节置换术则由患者的具体情况决定。

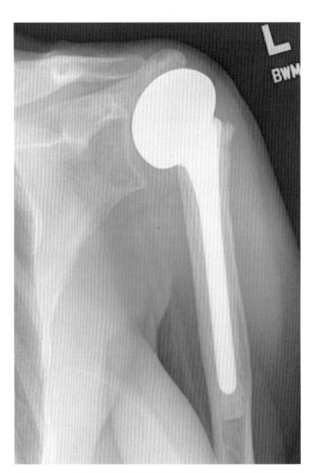

图 16.19　术后肩关节僵硬是由于插入过大的肱骨头假体造成的

（孙贵新　陈亮　译）

参考文献

1. Walch G, Boileau P: Presentation of the multicentric study. In Walch G, Boileau P, Molé D, editors: 2000 Prosthèses d'Epaule… Recul de 2 à 10 Ans, Paris, 2001, Sauramps Medical, pp 11–20.

2. Lafosse L, Kempf JF: Omarthrose primitive: Resultants cliniques et radiologiques. In Walch G, Boileau P, Molé D, editors: 2000 Prosthèses d' Epaule… Recul de 2 à 10 Ans, Paris, 2001, Sauramps Medical, pp 73–85.

3. Gohlke F: Clinical and radiographic results of shoulder arthroplasty in rheumatoid arthritis. In Walch G, Boileau P, Molé D, editors: 2000 Prosthèses d' Epaule… Recul de 2 à 10 Ans, Paris, 2001, Sauramps Medical, pp 163–169.

4. Versier G, Marchaland JP: Ostéonécorse avasculaire aseptique de la tête humérale(onath): Résultats cliniques et radiologiques des prosthèses d' épaule. In Walch G, Boileau P, Molé D, editors: 2000 Prosthèses d' Epaule… Recul de 2 à 10 Ans, Paris, 2001, Sauramps Medical, pp 127–134.

5. Trojani C, Boileau P, LeHeuc JC, et al: Sequelae of fractures of the proximal humerus: Surgical classification. In Walch G, Boileau P, Molé D, editors: 2000 Prosthèses d' Epaule… Recul de 2 à 10 Ans, Paris, 2001, Sauramps Medical, pp 271–277.

6. Matsoukis J, Tabib W, Guiffault P, et al: Primary unconstrained shoulder arthroplasty in patients with a fixed anterior glenohumeral dislocation: results of a multicenter study, J Bone Joint Surg Am 88: 547–552, 2006.

7. Oudet D, Favard L, Lautmann S, et al: La prosthèse d' épaule aequalis dans les omarthroses avec rupture massive et non réparable de la coiffe. In Walch G, Boileau P, Molé D, editors: 2000 Prosthèses d' Epaule… Recul de 2 à 10 Ans, Paris, 2001, Sauramps Medical, pp 241–246.

8. Matsoukis J, Tabib W, Guiffault P, et al: Shoulder arthroplasty in patients with a prior anterior shoulder dislocation: results of a multicenter study, J Bone Joint Surg Am 85: 1417–1424, 2003.

9. Constant CR, Murley AH: A clinical method of functional assessment of the shoulder, Clin Orthop Relat Res 214: 160–164, 1987.

10. Constant CR: Assessment of shoulder function. In Gazielly D, Gleyze P, Thomas T, editors: The Cuff, New York, 1997, Elsevier, pp 39–44.

11. Nagda SH, Rogers KJ, Sestokas AK, et al: Neer Award 2005: peripheral nerve function during shoulder arthroplasty using intraoperative nerve monitoring, J Shoulder Elbow Surg 16(3 Suppl): S2–S8, 2007. [Epub 2006 Jul 26].

12. Parisien RL, Yi PH, Hou L, et al: The risk of nerve injury during anatomical and reverse total shoulder arthroplasty: an intraoperative neuromonitoring study, J Shoulder Elbow Surg 25(7): 1122–1127, 2016.

13. Hertel R, Lehmann O: Glenoid erosion after hemiarthroplasty of the shoulder. In Walch G, Boileau P, Molé D, editors: 2000 Prosthèses d' Epaule… Recul de 2 à 10 Ans, Paris, 2001, Sauramps Medical, pp 417–423.

14. Kumar S, Sperling JW, Haidukewych GH, et al: Periprosthetic humeral fractures after shoulder arthroplasty, J Bone Joint Surg Am 86: 680–689, 2004.

第三篇
反式肩关节置换术

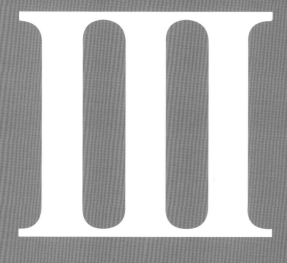

第 **17** 章 适应证与禁忌证

重新引入反式设计的肩关节置换术为肩外科医生的器械库增加了一个强大的设备。反式球 – 窝肩关节假体问世于 20 世纪 60 年代,最早用于治疗肩关节炎和巨大肩袖撕裂。这一理念及后续设计的装置是为了解决肱骨头上移问题,从而恢复正常的三角肌力臂。这使得三角肌能够主动抬高臂部(图 17.1)。由于三角肌的力量作用点偏离盂肱关节旋转中心,早期设计方案存在关节盂早期松动的问题(图 17.2)。这些失败最终导致这些早期假体设计方案被弃用。

1987 年,Paul Grammont 教授推出了一种反式设计的假体,使用固定于肩胛颈部的"关节盂球形假体"组件。为了克服导致先前方案失败的问题,Grammont 教授的设计将盂肱关节的旋转中心置于关节盂内,而不是外侧(图 17.3)[1]。市

面上多数反式肩关节假体都是遵循了 Grammont 教授的设计理念。

反式肩关节假体最初用于治疗肩袖撕裂性关节病。反式肩关节置换术通过反式假体重建盂肱关节,治疗关节炎,恢复三角肌正常张力,以实现传统非限制性半肩关节置换术较难实现的主动抬举目的。临床观察发现反式肩关节假体的临床效果好并且并发症发生率低,因此其适应证也扩大了。目前,严重肩袖功能障碍患者考虑选择反式肩关节假体置换或者非限制性肩关节假体置换术。本章详细介绍了我们主要使用反式肩关节假体的肩关节置换术的具体适应证。反式假体的另一个应用是关节翻修手术,第 6 章包括这部分内容。

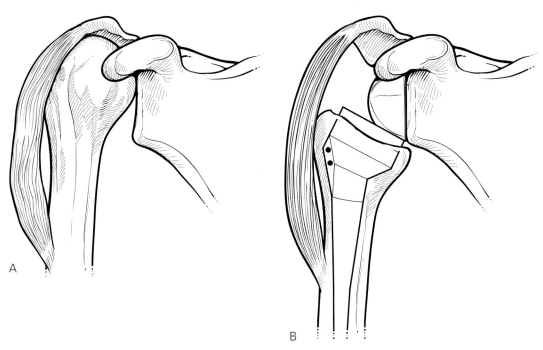

图 17.1 使用反式设计假体恢复三角肌张力

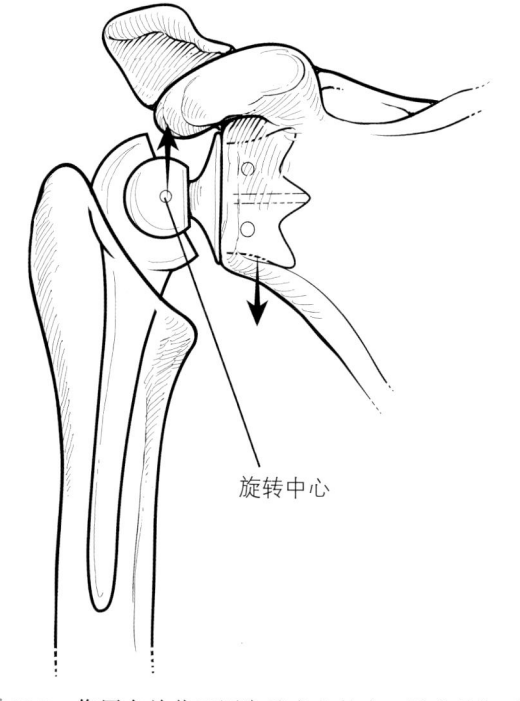

图 17.2 作用在关节盂固定基座上的力，导致早期反向设计的假体松动

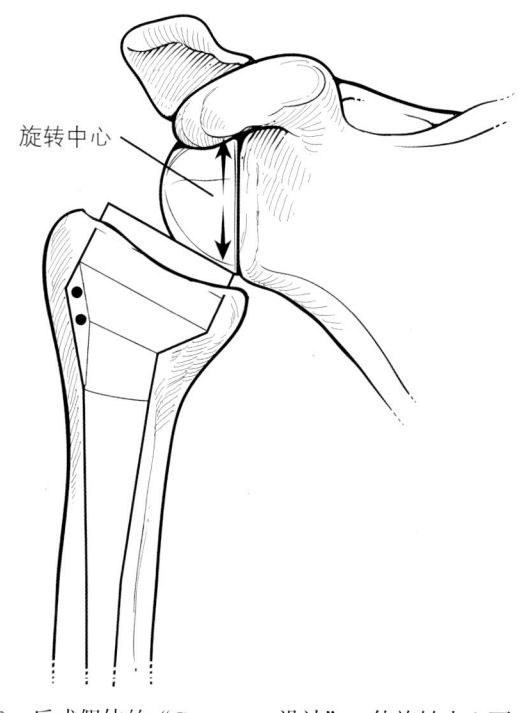

图 17.3 反式假体的"Grammont 设计"，使旋转中心更偏内侧，以降低关节盂组件松动的风险

肩袖撕裂性关节病（伴有巨大肩袖撕裂的肩关节骨性关节炎）

肩袖撕裂性关节病最初由 Neer 教授提出，它指的是合并肩关节炎的巨大不可修复性肩袖撕裂，其在晚期会出现肱骨头坏死[2]。这个定义已经逐渐扩大到包括所有巨大肩袖撕裂和肩关节炎患者，甚至是没有出现肱骨头坏死的患者。尽管我们认为 Neer 教授所描述的肩袖撕裂性关节病和伴有巨大肩袖撕裂的盂肱关节骨关节炎是两个不同的概念，但二者临床表现十分相似，所以我们在临床实践和本书中都将它们放在一起研究。

肩袖撕裂性关节病（伴有巨大肩袖撕裂的肩关节骨性关节炎）是我们进行反式肩关节置换的最常见适应证。我们近一半的反式肩关节置换病例是这种疾病。

临床表现

合并盂肱关节骨关节炎和巨大肩袖撕裂患者的临床表现多样，具体表现取决于关节炎程度和肩袖具体损伤的肌腱。大部分患者表现为肩关节活动时骨擦感伴僵硬。此外，也可能出现肩峰肱骨撞击骨擦感。

单独检查某一块肩袖组织往往是不全面的。肩袖功能不全可累及后上肩袖（冈上、冈下、小圆肌）、前上肩袖（冈上、肩胛下）或整个肩袖。此外，可根据上臂的特征性畸形判断常见的肱二头肌长头腱断裂的情况。第 7 章详细介绍了肩袖的临床体查。

影像表现

X 线平片显示正常盂肱关节间隙丢失，可能存在或不存在肱骨头骨赘。几乎总是存在肱骨头的静态移位。后上肩袖功能不全患者肱骨头向上移位（图 17.4）。前上肩袖功能不全的患者，可能仅在腋位 X 线片上表现出明显的肱骨头静态前移（图 17.5）。较不常见的情况是，由于肩袖功能不全，患者可能仅表现出肱骨头的动态移位。肱骨头无明显静态移位患者的 X 线片上的肩峰变化可能提示存在这种动态不稳定性（图17.6）。骨关节炎和巨大肩袖撕裂患者肩峰下表面、关节盂上部或两部分均有缓慢骨磨损（图17.7）。由磨损引起的肩峰不全骨折比较少见（图

17.8）。然而，这些应力性骨折并不是应用反式肩关节假体的禁忌证。

成像重建研究（CT、关节造影、MRI）通常显示肩袖撕裂不止累及一根肌腱（图17.9）。撕裂的肩袖肌腹处显示脂肪浸润（图17.10）。在小圆肌完整的冈下肌撕裂的陈旧性肩袖损伤病例中，其小圆肌肌腹可能显示代偿性肥大（图17.11）。

通过影像学图片重建后分析可证实肩关节炎合并巨大肩袖撕裂患者存在骨性磨损（关节盂、肩峰）。CT或MRI的冠状位图像已被用于对关节盂上部磨损进行分类（图17.12）[3]。

特别注意事项

我们强调，这类患者（伴有巨大肩袖撕裂的骨关节炎／肩袖撕裂性关节病）仅由患有肩关节骨关节炎和累及多根肩袖肌腱的巨大不可修复性肩袖撕裂的个体组成。肩关节骨关节炎和肩袖撕

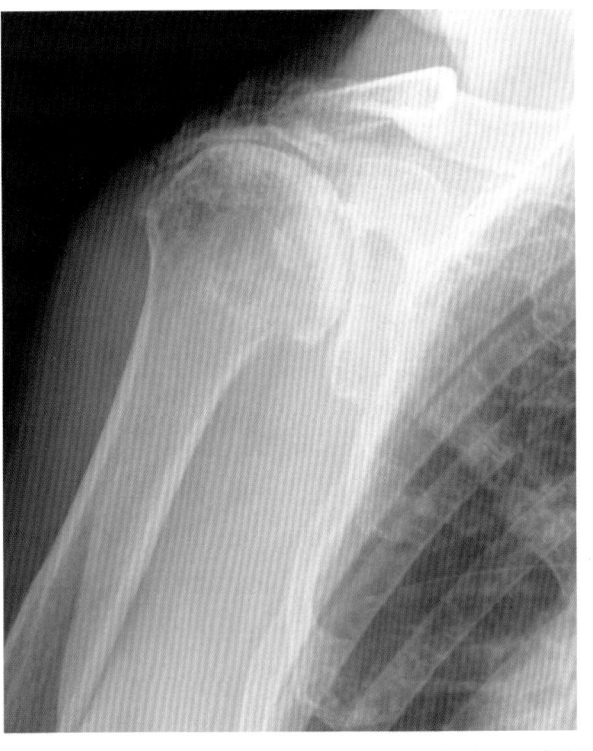

图17.4　X线片显示伴后上肩袖巨大肩袖撕裂的骨关节炎患者肱骨头上移

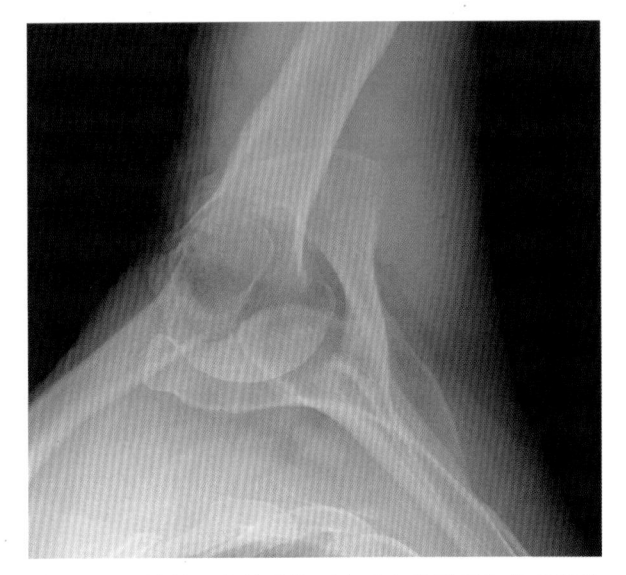

图17.5　慢性前上肩袖功能不全引起的肱骨头静态前移患者的腋位X线片

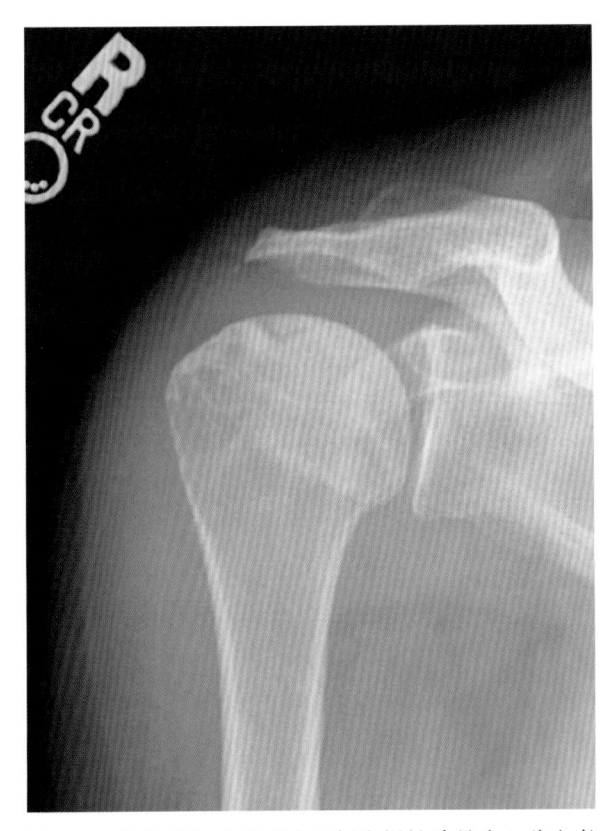

图17.6　慢性肩袖功能不全和轻度慢性肱骨头上移患者肱骨头弯曲半径的肩峰变化

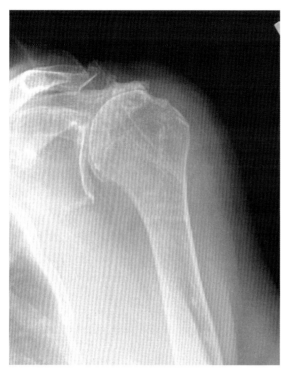

图 17.7　肩袖撕裂患者的肩峰磨损

裂仅限于冈上肌腱的患者不符合此标准，最好采用其他治疗方法（非手术治疗或非限制性全肩关节置换术）。此外，无肩关节炎的巨大不可修复性肩袖撕裂患者不属于此类，并且很少使用反向肩关节假体治疗。

伴有巨大肩袖撕裂的类风湿关节炎（炎症性关节病）

超过 10% 的合并巨大肩袖撕裂的类风湿关节炎患者禁忌采用非限制性全肩关节置换术[4]。这些患者要么选择反式肩关节置换（我们的首选治疗），要么选择非限制性半肩关节置换（只有在严重骨缺损的情况下才作为我们的首选治疗）。

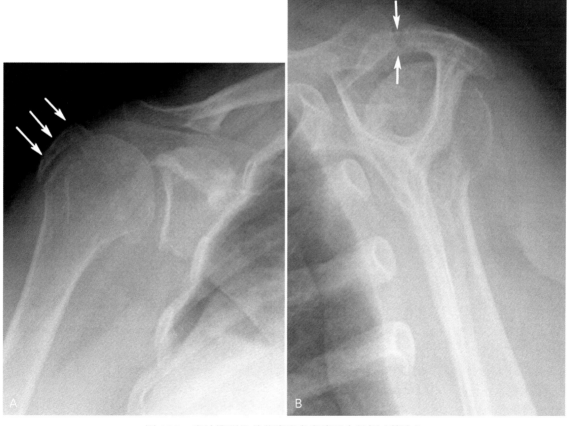

图 17.8　肩袖撕裂性关节病患者肩峰不全骨折（箭头）

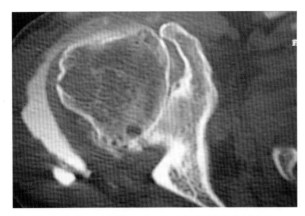

图 17.9　关节 CT 造影显示巨大肩袖撕裂伴肩关节炎

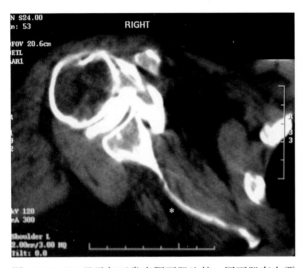

图 17.10　CT 显示与正常肩胛下肌比较，冈下肌存在严重的脂肪浸润（星号）

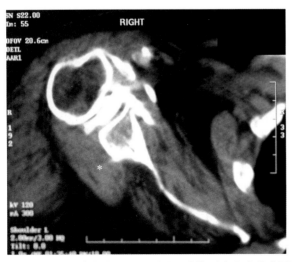

图 17.11　CT 关节造影显示冈下肌功能不全患者的小圆肌肥大（星号）

临床表现

伴有巨大肩袖撕裂的类风湿关节炎患者的临床表现包括盂肱关节活动骨擦感和僵硬。肩峰肱骨活动碰撞时可存在骨擦感。单个肩袖肌腱的检查通常会显示出明显的不足。肩袖功能不全可累及后上肩袖（冈上、冈下、小圆肌）、前上肩袖（冈上、肩胛下）或全部肩袖肌腱。此外，肱二头肌肌腱的长头往往是断裂的，可根据上臂的特征性畸形判断其是否断裂。第 7 章详细介绍了肩袖的临床检查。

影像表现

X 线平片显示正常肩关节间隙丢失。肱骨头骨赘比较少见（图 17.13）。肱骨头的静态移位几乎总是存在。后上肩袖功能不全的患者，肱骨头向上移位（图 17.14）。在前上肩袖功能不全的患者中，静态前移可能仅表现在腋位片上。伴巨大肩袖撕裂的类风湿关节炎患者，肩峰下表面、关节盂上部或二者都可能有严重的骨质磨损（图 17.15）。此外，肱骨头可能有严重破坏（图 17.16）。

与肩袖撕裂性关节病一样，成像重建研究（CT、MRI）显示所有病例均涉及一根以上肩袖肌腱的撕裂。撕裂的肩袖肌腹会出现脂肪浸润。

骨质磨损 / 破坏（肩关节盂、肩峰、肱骨头）见于影像重建后研究。可能表现出伴有肩胛盂突起形态的严重肩胛盂骨缺损（图 17.17）。

特别注意事项

如同伴有巨大肩袖撕裂的骨关节炎 / 肩袖撕裂性关节病的情况一样，我们强调，对于肩关节骨关节炎并涉及多个肩袖肌腱的巨大不可修复性肩袖撕裂的类风湿关节炎患者可应用反式肩关节假体置换术。炎症性关节炎和仅有冈上肌腱撕裂的肩袖损伤患者不适于此标准，最好采用其他治疗方法（非手术治疗或非限制性全肩关节置换术）。

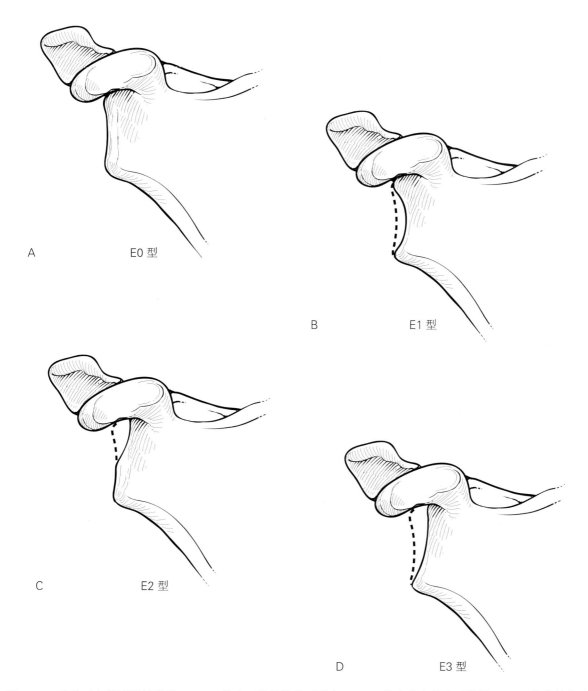

图 17.12　关节盂上部磨损的分类。A. E0 代表正常的关节盂形态。B. E1 代表中央关节盂磨损。C. E2 代表关节盂上部磨损呈双凹状。D. E3 代表严重的关节盂磨损，具有向上的关节盂形态（摘自 Oudet D, Favard L, Lautmann S, et al: La prosthèse d'épaule Aequalis dans les omarthroses avec rupture massive et non réparable de la coiffe. In Walch G, Boileau P, Molé D, editors: 2000 Prostheses d'Epaule… Recul de 2 à 10 Ans. Paris, Sauramps Medical, 2001, pp 241–246.）

肱骨近端骨不连

　　外伤性肱骨近端骨折后存在肱骨近端骨不连和畸形愈合的问题。在某些情况下，肱骨近端骨质严重丢失使得肱骨近端骨不连的首选治疗方法——手术固定和植骨不能应用。肱骨近端骨丢失通常是由骨量减少、先前手术治疗失败或二者混合造成的。以前，对于这种情况没有好的解决办法。因为非限制性肩关节置换术在尝试固定残余骨结节这一问题上的效果一直不能令人满意，

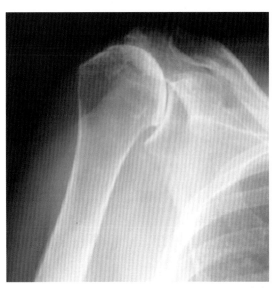

图 17.13　类风湿关节炎患者的 X 线片，显示少量骨赘

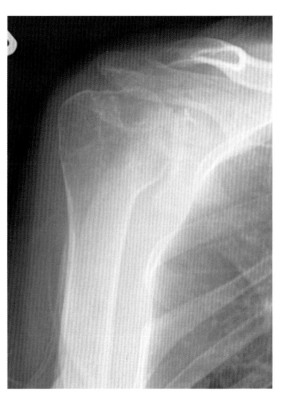

图 17.14　类风湿关节炎合并巨大后上肩袖撕裂患者的 X 线片，显示肱骨头上移

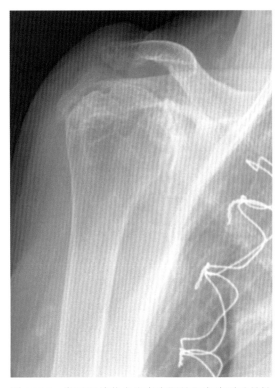

图 17.15　类风湿关节炎患者肩胛骨和肩峰严重骨性磨损

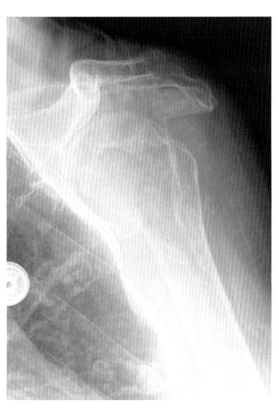

图 17.16　伴有肱骨头破坏的类风湿关节炎

所以我们现在认为在没有其他可靠方案能够缓解疼痛和恢复功能的情况下，使用反式肩关节假体置换是合理的（图17.18）。

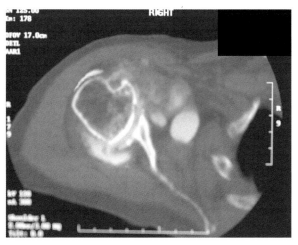

图17.17 CT显示类风湿关节炎合并巨大肩袖撕裂患者存在严重的关节盂骨丢失

肱骨近端畸形愈合

许多盂肱关节炎合并肱骨近端畸形愈合的病例可通过非限制性肩关节置换治疗（参见第6章）。然而，在非限制性人工关节置换效果不确切的情况下，也可以应用反式肩关节置换术。具体地说，严重的畸形愈合使得肱骨近端的解剖结构紊乱，不允许在不破坏肩袖的情况插入非限制性肱骨假体（图17.19），或者肱骨近端畸形愈合伴有巨大不可修复性肩袖撕裂，这些情况下反式肩关节置换可能是最好的选择。

临床表现

肱骨近端畸形的临床表现多种多样。因畸形愈合引起的肱骨近端解剖结构紊乱患者存在严重的肩关节僵硬，原因包括机械性撞击、三角肌下挛缩和肩峰下挛缩，此外，还包括原发性骨关节炎中的盂肱关节紊乱和盂肱关节囊挛缩。肩袖体查可能是正常的，也可能因疼痛、肩袖撕裂或二者兼有而不能完全进行。

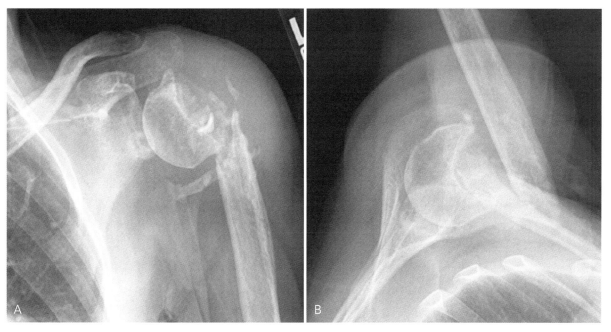

图17.18 肱骨近端骨不连病例，多次切开复位内固定失败，剩余近端肱骨不足以进行固定

影像表现

X线平片显示肩关节间隙狭窄。其他影像学表现多样，主要取决于肱骨近端畸形愈合的严重程度。

图像重建研究（CT、关节造影、MRI）与X线平片一样，根据现存畸形显示不同的影像学表现。肩袖可能在二次影像学检查中受损。

特别注意事项

对于肩袖功能完整、肱骨近端解剖结构允许插入一个非限制性肱骨假体的创伤性关节炎患者，我们应用非限制性全肩关节置换术治疗。对于肩袖功能不全或需要大结节截骨术进行肱骨关节置换的患者，我们选择反式肩关节假体（图17.19）。

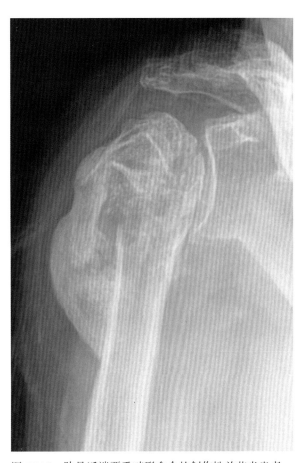

图17.19 肱骨近端严重畸形愈合的创伤性关节炎患者。使用非限制性关节置换术需要破坏肩袖或采用大结节截骨术。在这种情况下，我们更喜欢使用反式设计的假体

不合并盂肱关节骨性关节炎的伴有慢性假性瘫痪的严重肩袖撕裂

一个罕见且有争议的反式肩关节置换指征是不伴有肩关节炎但伴有慢性假性瘫痪的巨大的不可修复的肩袖撕裂。在这种情况下，巨大的肩袖撕裂导致无法抵消三角肌的盂肱关节剪切力，并阻碍手臂主动抬高。这部分患者的主诉可能有或无疼痛。如果进行神经学检查和神经诊断测试，结果均正常。患者通常有长期（>6个月）物理康复治疗失败史。在这种情况下，如果没有其他合理的选择，我们将为患者进行反式肩关节置换。

临床表现

慢性假性瘫痪患者的神经系统检查正常。在手臂主动抬高时，肱骨头的前上移位是可以明显感觉到的。肩袖体查通常可以显示具体受损的肩袖肌腱。慢性假性瘫痪患者的肩胛下肌往往是撕裂的，似乎其在手臂持续无法抬高的过程中发挥主要作用。

影像表现

X线平片显示肩关节间隙正常。肱骨头的静态移位几乎总是存在。后上肩袖功能不全患者肱骨头向上移位（图17.20）。前上肩袖功能不全患者可能仅在腋位X线片上表现出肱骨头静态前移。骨性磨损在本病中不常见。

与肩袖撕裂性关节病一样，成像重建研究（CT、MRI）显示所有病例的肩袖撕裂累及一根以上肌腱。在这类肩袖撕裂中，肩胛下肌通常受累。撕裂后的肩袖肌腹处显示明显的脂肪浸润。

特别注意事项

大多数伴假性瘫痪的巨大不可修复性肩袖撕裂患者无须反式肩关节置换术即可得到有效治疗。针对这些患者我们制订了一项物理治疗计划以及对症非手术治疗方案（镇痛药、模式、皮质类固醇注射）。6个月后，如果患者仍然不能主

动抬高手臂，排除手术禁忌证，可以应用反式肩关节置换。如果患者能够抬起手臂，但仍然感到疼痛，可以采用其他非关节置换手术，如关节镜下关节清理并行二头肌腱切断术或肌腱转位术。

急性骨折

伴严重骨量丢失的复杂肱骨近端骨折老年患者通常适用半肩关节置换术（见第 26 章），但也有部分适用于反式肩关节置换术治疗（图 17.21）。在这些复杂病例中，即使是完美的半肩关节置换术伴骨结块固定也可能导致结块骨不连和移位，这是由于骨量减少和局部生物学特点造成的愈合障碍。如第 30 章所述，在这些情况下，我们可以选择反式假体结合结节固定。在这种情况下，即使骨结块不愈合，患者仍能获得相当程度的疼痛缓解和一定的功能改善；此外，进一步手术的需求也因此而减少。

固定性肩关节脱位

我们使用非限制性肩关节置换术治疗老年患者固定性肩关节脱位的结果令人失望，因为其复发不稳定的比例很高[5]。基于这个原因，我们现在使用反式肩关节假体治疗老年固定性肩关节脱位[6]。

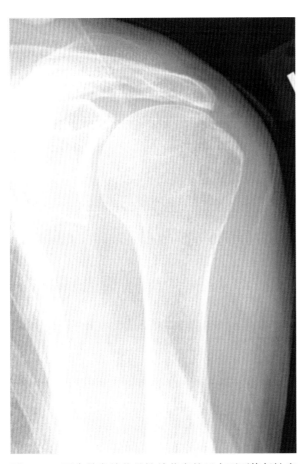

图 17.20　不合并肩关节骨性关节炎的巨大不可修复性肩袖损伤患者的肱骨头向近端移位

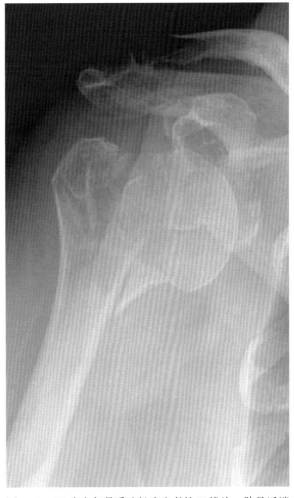

图 17.21　93 岁老年骨质疏松症患者的 X 线片，肱骨近端四部分骨折伴脱位。我们认为反式假体治疗为该患者的最佳治疗选择

临床表现

固定性盂肱关节脱位患者的肩部活动明显受限。

研究显示，这类患者多伴随巨大肩袖撕裂。应重视神经检查，特别是腋神经功能检查。肩关节活动时盂肱关节常出现骨擦感。

影像表现

X线平片显示盂肱关节脱位（图 17.22）。腋位 X 线检查可能由于关节脱位而难以实施。若可拍摄腋位片，可显示关节盂骨质的严重磨损（图 17.23）。

成像重建研究多显示巨大的肩袖撕裂。由于肱骨头脱位常导致前或后关节盂发生侵蚀（图 17.24）。此外，肱骨头可能因为这种病理性关节连接而被侵蚀（图 17.25）。

特别注意事项

在这部分患者中植入反式肩关节假体的技术难度大。可能需要行关节盂骨植骨来解决前或后关节盂骨缺损问题。

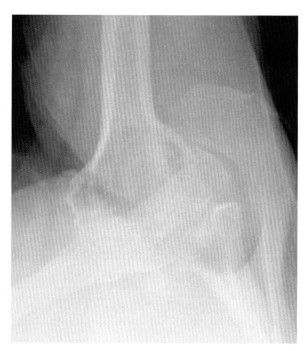

图 17.23　腋位 X 线片显示盂肱关节固定性前脱位合并前关节盂严重骨丢失

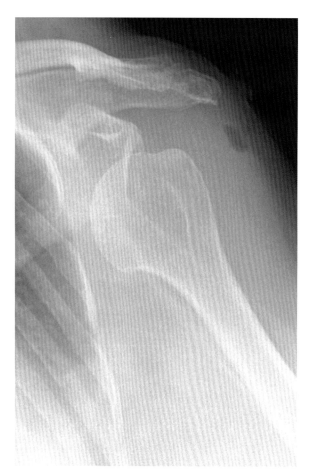

图 17.22　老年患者的固定性前脱位

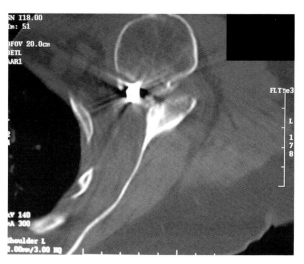

图 17.24　前脱位合并严重前关节盂骨侵蚀患者的 CT 图像

感染后关节病

感染后关节病可发生在肩袖修复术后感染的情况下（图 17.26）。在这种情况下，肩袖修复通常会失败，进而引起肩袖功能不全，类似于观察到的肩袖撕裂性关节病。对于合并严重肩袖功能障碍的感染后关节病患者，我们可以选择反式肩关节假体。对于感染后关节病且肩袖功能尚可者，肩关节置换成功与否依赖于置换术前感染灶清除是否彻底[7]。针对这类患者的诊断治疗方法在第 6 章关于感染后关节病的章节中有详细介绍。

肿　瘤

上肢带骨肿瘤是非常罕见的反式肩关节置换的指征。在临床实践中，我们很少在肿瘤切除术后协助骨肿瘤外科医生重建肩关节。如果需要去

除肩袖、骨结块或二者都切除，保留肱骨干和关节盂，可以考虑在重建中使用反向肩关节假体（图 17.27）[8]。

反式肩关节置换的禁忌证

表 17.1 列出了反式肩关节置换的禁忌证。其中一些禁忌证是绝对禁忌证，而另一些则是相对禁忌证。

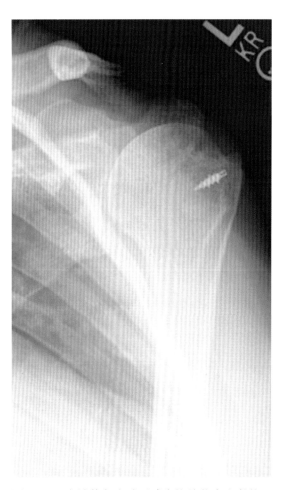

图 17.26　肩袖修复失败后感染性关节病患者的 X 线片

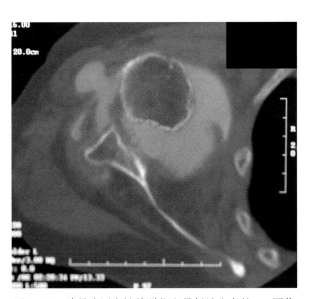

图 17.25　肱骨头固定性前脱位和骨侵蚀患者的 CT 图像

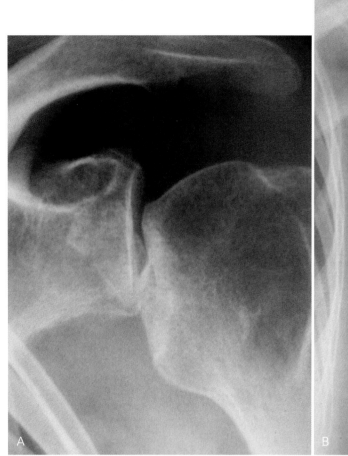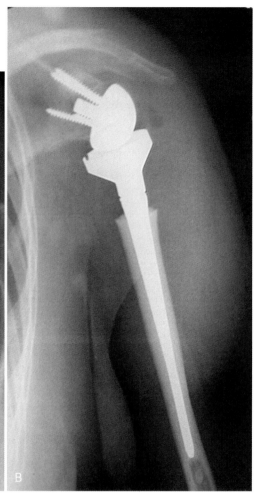

图 17.27　肩胛带骨纤维瘤患者的 X 线片，患者在肿瘤切除后用反式假体进行重建

表 17.1	反式肩关节置换禁忌证	
禁忌证	绝对禁忌证或相对禁忌证	评论
一般健康状况差	相对禁忌证	需要适当的围手术期治疗
活动性感染	绝对禁忌证	
腋神经麻痹	绝对禁忌证	更适合关节成形术或关节融合术切除
三角肌功能不全	绝对禁忌证	
肱骨骨质储备不足	绝对禁忌证	
关节盂骨质储备不足	绝对禁忌证	关节盂组件使用禁忌；更适合半肩关节置换术
肩膀强直	绝对禁忌证	
既往肩关节融合术	绝对禁忌证	
上运动神经元损伤	相对禁忌证	若患者存在不受控的肩关节痉挛，则为绝对禁忌证
患者治疗积极性差	绝对禁忌证	

（陈亮　吴宇峰　译）

参考文献

1. Grammont PM, Baulot E: Delta shoulder prosthesis for rotator cuff rupture, Orthopedics 16: 65–68, 1993.

2. Neer CS, 2nd, Craig EV, Fukuda H: Cuff tear arthropathy, J Bone Joint Surg Am 65: 1232–1244, 1983.

3. Oudet D, Favard L, Lautmann S, et al: La prosthèse d' épaule Aequalis dans les omarthroses avec rupture massive et non réparable de la coiffe. In Walch G, Boileau P, Molé D, editors: 2000 Prosthèses d' Epaule… Recul de 2 à 10 Ans, Paris, 2001, Sauramps Medical, pp 241–246.

4. Vandermaren C, Docquier P: Shoulder arthroplasty in rheumatoid arthritis: influence of the rotator cuff on the results. In Walch G, Boileau P, Molé D, editors: 2000 Prosthèses d' Epaule… Recul de 2 à 10 Ans, Paris, 2001, Sauramps Medical, pp 177–182.

5. Matsoukis J, Tabib W, Guiffault P, et al: Primary unconstrained shoulder arthroplasty in patients with a fixed anterior glenohumeral dislocation: results of a multicenter study, J Bone Joint Surg Am 88: 547–552, 2006.

6. Cortés ZE, Edwards TB, Elkousy HA, et al: Reverse total shoulder arthroplasty as treatment for fixed anterior shoulder dislocation. Paper presented at a conference titled Treatment of Complex Shoulder Problems, January 2005, Tampa, FL.

7. Morris BJ, Waggenspack WN, Laughlin MS, et al: Reverse shoulder arthroplasty for management of postinfectious arthropathy with rotator cuff deficiency, Orthopedics 38(8): e701–e707, 2015.

8. Sikka RS, Voran M, Edwards TB, et al: Desmoid tumor of the subscapularis presenting as isolated loss of shoulder external rotation: a report of two cases, J Bone Joint Surg Am 86: 159–164, 2004.

第 *18* 章　术前计划与影像学检查

反式设计肩关节假体的再次引入使外科医生可以更好地治疗某些复杂的肩关节疾病，在此之前这些疾病尚无良好的治疗方案。与传统的非限制性肩关节置换术相比，因使用反式假体治疗的肩关节疾病更为严重和复杂，使得术前计划显得格外重要。反式假体适用于具有严重肱骨近端或（和）关节盂处骨缺损的患者。由于此类疾病常较为复杂，故术前计划应在患者进入手术流程前提前完成，而不是在手术前夕才开始规划。与非限制性肩关节置换术相同的是，进行反式肩关节置换术的术前计划需要医生综合了解患者的病史、体格检查、X 线检查及进一步的影像学检查结果。本章节概述了进行反式肩关节置换术术前计划的方法。

病史与体格检查

反式肩关节置换术的适应证与非限制性肩关节置换术的适应证具有类似的病史和体格检查方法（见第 7 章）。由于大多数进行反式肩关节置换的患者同时存在肩袖损伤，因此根据患者主诉（仅疼痛，仅无力，疼痛伴无力，疼痛、无力伴僵硬）详细询问病史是非常重要的。

应注意所有的既往手术史，尤其是针对肩袖损伤和骨折所进行的手术。其中需要特别指出的是所行手术的类型（关节镜或开放式），既往的开放性手术可能会在一定程度上损伤三角肌的功能，以致患者不能使用反式肩关节假体。

与非限制性肩关节假体置换相同的是，凡是既往存在感染症状的患者，尤其是既往有手术史和注射史的患者，都应进一步观察。如果患者在既往的肩关节手术后有感染史或提示感染的症状（全身发热、肩部发热、发红），则应在术前进行感染相关检查。对此类患者的检查方法在第 6 章中有详细介绍。我们根据已发表的方法对是否感染进行排查[1]。首先从血清学入手，包括全血细胞计数与鉴别、红细胞沉降率和 C 反应蛋白。其次，在患者停用抗生素至少 2 周后（包括应用于其他疾病的抗生素，如呼吸道感染所用抗生素），在透视引导下进行盂肱关节穿刺术。将穿刺液培养 21 天以检验需氧菌、厌氧菌、分枝杆菌和真菌，而痤疮丙酸杆菌和表皮葡萄球菌具有更长的潜伏期，需要继续培养 21 天方可检验[1]。另外，穿刺液还需送检 α- 防御素［（Synovasure α- 防御素检测（Zimmer, Inc., Warsaw, IN）］。若检查结果疑似感染或确诊感染，在感染科医生提出会诊意见并治疗感染前，应推迟或取消肩关节置换手术。

术前计划中还应考虑各类全身性疾病病史（糖尿病、心脏病等），尽管这些因素可能不会影响患者的手术流程，但患者常需要特殊的术后护理。对于这些全身性疾病进行适当的护理，包括相关护理人员的安排均要在术前进行确认。

在实际应用中，我们收治的患者均进行了全面的肩关节检查，其中大多数内容在第 7 章中进行了详细介绍。可通过对拟行反式肩关节置换术的患者进行肩部视诊，从而收集有用的信息，如记录手术瘢痕的位置及数量（图 18.1）。在较瘦的患者中，由前上肩袖不全引起的肱骨头向前上方突出的体征可能很明显（图 18.2），也可在患肢抬高或外展时出现。还应特别注意三角肌的情况，尤其是既往手术过程中涉及三角肌的患者（图

18.3）。评估三角肌状况最好的检查手段是嘱患者用力推检查者手掌，观察患者三角肌等长收缩，以及可能出现的三角肌在既往手术后肌肉起点在肩峰处未愈合引起的各种情况。除此以外，还须关注冈上肌和冈下肌是否萎缩（图 18.4）。

主动与被动关节活动度也是检查内容之一，具体内容在第 7 章中已进行叙述。注意盂肱关节是否出现骨擦音，以及主动与被动活动度是否存在差异。特别需要注意的是对三角肌的评估，若三角肌的收缩力减弱，应在进行肌电图检查和神经传导检查后再考虑是否植入反式肩关节假体。

对肩袖进行检查时，应尽量对组成肩袖的各肌腱分别进行检查。冈上肌的完整性可通过 Jobe试验进行检查[2]，冈下肌可通过同侧手臂的外旋减弱征和外旋肌力进行判断[3]。而小圆肌一般通过吹号试验进行检查[4]。一般采用压腹试验检查肩胛下肌，当关节活动度允许时也可进行抬离试验[5]。各试验的具体操作方法已在第 7 章中进行描述。

将临床病史问诊及检查结果记录在患者病历中，并在手术前再次查看，作为术前计划的一部分。这些结果都应该结合术后情况和患者预期与患者进行沟通，例如，对于失去后侧肩袖功能（肩胛下肌或小圆肌损伤）的患者，使其了解到术后无法恢复主动外旋手臂的能力是非常重要的。

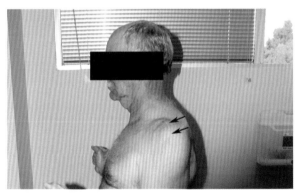

图 18.1　拟行反式肩关节假体置换的患者既往开放性肩袖修补术后遗留瘢痕（箭头）

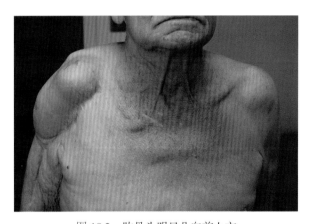

图 18.2　肱骨头明显凸向前上方

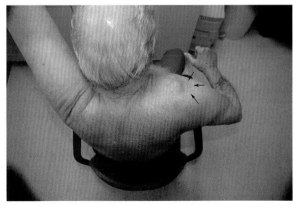

图 18.3　既往手术中游离三角肌的患者

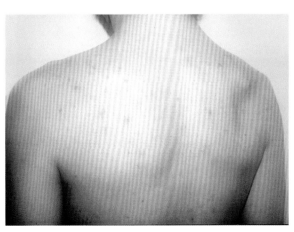

图 18.4　患者冈上肌和冈下肌萎缩

X线检查

对于所有拟行反式肩关节置换术的患者均应进行X线检查，与所有肩关节置换术相同，采用中立位的前后位、腋位和肩胛骨出口位X线片。其中，正位片用于评估患者盂肱关节间隙、肱骨和关节盂的骨赘、肱骨髓腔大小、是否存在散在骨体、肱骨干是否存在畸形、肱骨头静态上移的情况（图18.5）及关节盂上部磨损情况（图18.6）。腋位片用于评估盂肱关节间隙、是否存在肱骨头前（后）半脱位以及是否存在关节盂骨质磨损或发育不良。肩胛骨出口位片用于评估肩峰的情况（过薄、断裂或缺损），还可显示肱骨头是否存在向前、向后或向上半脱位（图18.7），观察肩胛下凹是否有游离骨体以及肱骨干是否存在畸形。

理想情况下，这些X线片允许在透视的控制下进行放大，但一些患者在就诊时已在外院拍摄X线片。如果这些X线片拍摄质量合适，拍摄时间在6个月内并提示无异常（例如肱骨髓腔过小），则不必再次拍摄。除此以外的其他情况均需要在放大和透视镜控制下进行再次检查。

对于因骨不连等原因所导致的肱骨近端缺失的患者，应在放大倍数控制下拍摄双上肢前后位全长X线片（图18.8），从而对选择植入肱骨干的高度提供依据。

大多数的反式肩关节假体系统都有可用于术前计划的放射片模板。在例如肩袖损伤等常规关节疾病等问题中，使用放射片模板并不能起到很大作用，所以在实际应用中通常不使用。在肱骨近端骨缺损时，可在肱骨全长X线片上使用术前放射片模板，通过在健侧肱骨全长片上以模板进行比对确认反式假体位置，标出干骺端－骨干相接平面（图18.9），并测量肘关节髁间轴线至该平面的距离（图18.10）。在患侧X线片中，在距肘关节髁间轴线相同距离处做第一处标记，

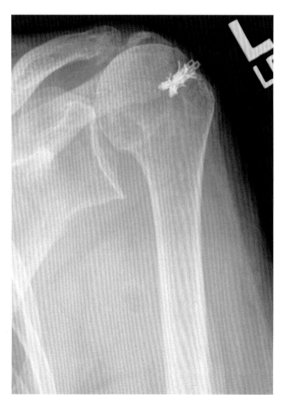

图 18.5　肱骨头的静态上移

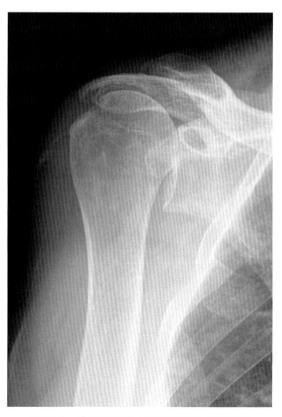

图 18.6　肱骨头静态上移后关节盂上部磨损

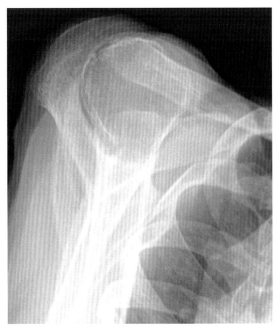

图 18.7　肩胛骨出口位提示肱骨头上移

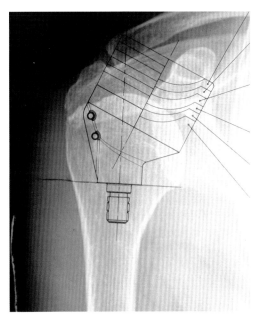

图 18.9　在健侧肱骨 X 线片上使用模板确定假体所需位置，并标出干骺端 – 骨干相接平面

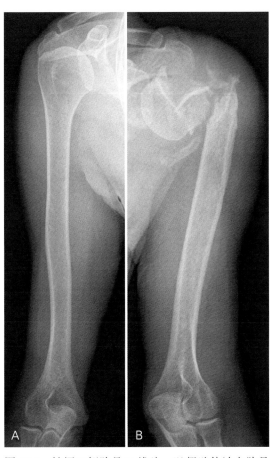

图 18.8　拍摄双侧肱骨 X 线片，以帮助估计在肱骨近端严重缺损的患者中植入肱骨假体的高度

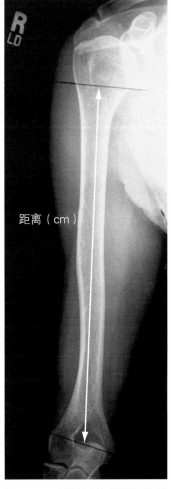

距离（cm）

图 18.10　测量肘关节髁间轴线至干骺端 – 骨干相接平面的距离

在肱骨干最近残端做第二处标记（图18.11），测量两标记间的距离即为理想的肩关节假体中干骺端－骨干平面距肱骨干近端残端的距离（图18.12）。在术中通过直尺测量并在假体肱骨支上标记出理想的假体植入位置（图18.13）。这种术前计划方法仅为手术提供指导作用，可根据术中所见进行更改。通常，相比于术前使用放射片模板，术中三角肌张力对确定假体植入位置更为重要，但不可否认的是术前计划为确定合适的假体植入位置提供了良好的开端。

在一些少见的肱骨近端严重缺损（既往的创伤、肿瘤等）的情况下，必须使用定制的植入物或肱骨近端复合骨移植，通过使用模板能够判断现有的预置植入物是否足够或须使用定制的植入物（图18.14）。

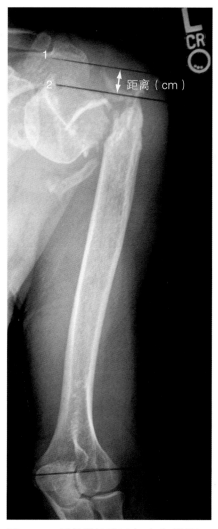

距离（cm）

图18.12 测量假体放置合适时干骺端－骨干平面与肱骨干近端的距离

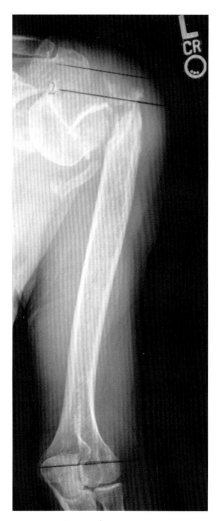

图18.11 在患侧X线片上距肘关节髁间轴线相同距离处做标记（1），在肱骨干近端残端处做标记（2）

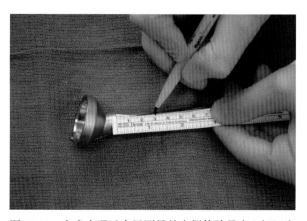

图18.13 在术中通过直尺测量并在假体肱骨支上标记出理想的假体植入位置

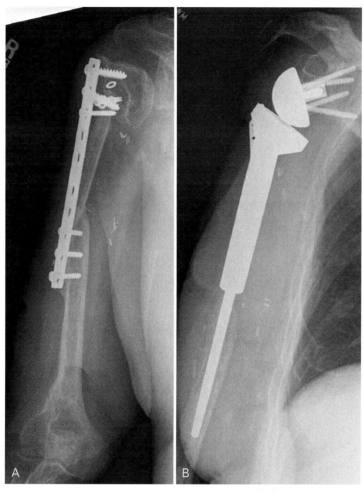

图 18.14　定制式植入物以适配肱骨近端严重缺损

二次影像学检查

对于所有拟行反式肩关节置换术的患者，均应进行二次影像学检查以评估肩袖情况与骨的形态。与非限制性肩关节置换术相同，在多数情况下首选 CT 关节摄片进行二次影像学检查，当通过体格检查与 X 线片明确肩袖缺损时，也可使用非关节 CT 以评估骨的形态。若患者 6 个月内拍摄过 MR，且能够对骨形态及肩袖情况进行充分评估，则不必再次进行检查。如果患者既往有开放性肩袖手术史，可能出现三角肌游离的情况，推荐使用磁共振进行检查，根据经验，磁共振能更好地提示三角肌的病变。

如第 7 章所述，在 CT（或 MR）图像上可根据 Walch 等的方法在轴向上对关节盂进行分型[6]，而新的 CT 三维重建技术可以通过后倾程度和半脱位程度对关节盂的形态进一步进行分型[7]。目前的分型新增了 B3 型[7]，根据 Walch 等的描述，B3 型关节盂为单凹型（而非呈双凹的 B2型），同时伴有后方骨缺损以及严重的病理性后倾（≥15°）或（和）肱骨头向后半脱位（≥70%）[7]。关节盂的术前计划和分型至关重要，尤其是对于关节盂严重磨损和向后半脱位（B3）或关节盂骨量不足的患者。在这些情况中，即使肩袖完整，反式肩关节置换术与非限制性肩关节置换术相比也具有更大的优势。对于严重的 B3 型关节盂患者，可能需要后路植骨将其恢复至中立位。

二次影像学检查还可从轴向测量关节盂的深度，以确定是否具有足够的骨质可供反式假体基底中长 15 mm 螺钉的植入（图 18.15）。另外，根据 Sirveaux 等的方法可在冠状位对关节盂进行分型（图 18.16）[8]。其中，E0 型为关节盂无磨损；E1 型为关节盂中央型磨损；E2 型为关节盂上部磨损伴双凹；E3 型为关节盂上部严重磨损并向下方延伸，同时改变关节盂表面的方向呈上斜位。在出现严重的关节盂上部骨磨损时，可能需要从上方进行骨移植将关节盂方向矫正至中立位或向下倾斜（图 18.17）。

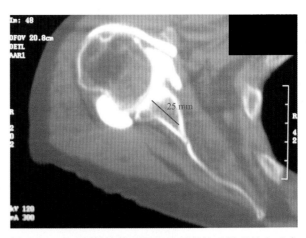

图 18.15　CT 测量关节盂深度以判断是否足以植入反式假体基底部螺钉

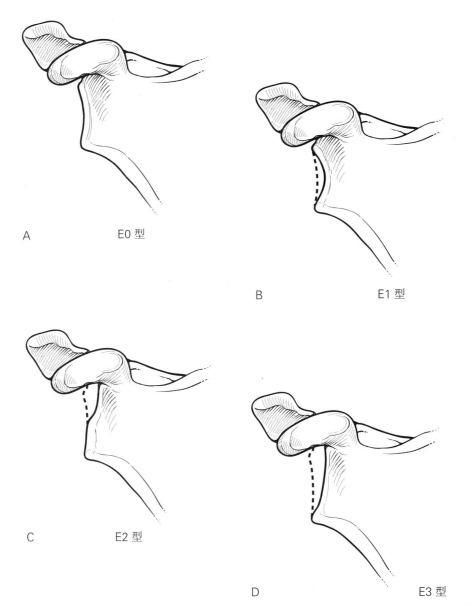

图 18.16　冠状位关节盂形态分型。A. E0 型为关节盂无磨损。B. E1 型为关节盂中央型磨损。C. E2 型为关节盂上部磨损伴双凹。D. E3 型为关节盂上部严重磨损并向下方延伸，同时改变关节盂表面的方向呈上斜位

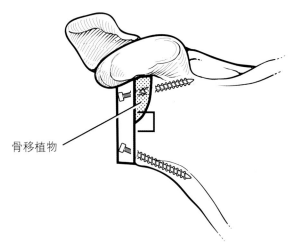

骨移植物

图 18.17　在出现严重的关节盂上部骨磨损时，可能需要从上方进行骨移植将关节盂方向矫正至中立位或向下倾斜

接下来需要通过二次影像学检查以评估肩袖情况，包括肌腱的完整性和肌肉质量(脂肪浸润)。此外，应注意观察肱二头肌长头腱，特别是其位置（居中、半脱位、脱位、撕裂），以便术中识别。二次影像学检查应分别评估肩袖的每一根肌腱，尽管肌腱的撕裂或脂肪浸润（或二者兼有）可能并不是反式肩关节假体的禁忌证，但了解肩袖的情况有助于判断手术预后。此外，后侧肩袖功能完全丧失可能是背阔肌止点转位于假体的指征，从而恢复术后外旋功能，但该术式的有效性目前尚未被明确证实。

术前计划软件与患者专用设备

术前计划软件（见第 7 章）的应用使外科医生能够虚拟规划拟行手术，植入包括肱骨和关节盂部件在内的反式肩关节假体。这种软件通常采用非关节 CT 扫描并进行三维重建，进而评估关节盂的形态，例如后倾程度和肱骨头半脱位程度等。外科医生可在虚拟环境中植入关节盂组件并确定合适的盂球大小、基底大小以及在关节盂上

理想的植入位置，从而确认其合适的型号、定位、钻孔深度以及适当的关节盂骨储备。无论是否配合患者定制的手术导板，三维手术规划均可使用，导板只是为了可重复置入关节盂设备的导向针。

（王金武　王金国　杨泽政　译）

参考文献

1. Morris BJ, Waggenspack WN, Laughlin MS, et al: Reverse shoulder arthroplasty for management of postinfectious arthropathy with rotator cuff deficiency, Orthopedics 38(8): e701–e707, 2015.

2. Jobe FW, Jobe C: Painful athletic injuries of the shoulder, Clin Orthop Relat Res 173: 117–124, 1983.

3. Hertel R, Ballmer FT, Lambert SM, et al: Lag signs in the diagnosis of rotator cuff rupture, J Shoulder Elbow Surg 5: 307–313, 1996.

4. Gerber C, Vinh TS, Hertel R, et al: Latissimus dorsi transfer for the treatment of massive tears of the rotator cuff: a preliminary report, Clin Orthop Relat Res 232: 51–61, 1988.

5. Gerber C, Krushell RJ: Isolated rupture of the tendon of the subscapularis muscle: clinical features in 16 cases, J Bone Joint Surg Br 73: 389–394, 1991.

6. Walch G, Badet R, Boulahia A, et al: Morphologic study of the glenoid in primary glenohumeral osteoarthritis, J Arthroplasty 14: 756–760, 1999.

7. Bercik MJ, Kruse K, 2nd, Yalizis M, et al: A modification to the Walch classification of the glenoid in primary glenohumeral osteoarthritis using three-dimensional imaging, J Shoulder Elbow Surg 25(10): 1601–1606, 2016, doi:10.1016/j.jse.2016.03.010. [Epub 2016 Jun 6].

8. Sirveaux F, Favard L, Oudet D, et al: Grammont inverted total shoulder arthroplasty in the treatment of glenohumeral osteoarthritis with massive rupture of the cuff: results of a multicentre study of 80 shoulders, J Bone Joint Surg Br 86: 388–395, 2004.

第 *19* 章　手术入路

前面介绍了两种反肩置换的手术入路。肩关节前上侧入路因用于肩袖破裂修补被早期使用。目前，反肩假体植入多采用胸三角肌间隙入路。我们几乎所有的反肩假体植入操作都经胸三角肌间隙入路进行，其原因基于以下5点。

1. 三角肌破坏　反肩假体依靠三角肌提供抬举上臂力量，前上侧入路会侵犯三角肌，破坏肌肉力量。

2. 肱骨切除水平　相比胸三角肌入路，在暴露关节盂时，前上方入路可能需要切除更多的肱骨近端骨质。前上方入路中通过向下牵拉肱骨以显露关节盂，当软组织适当松解后关节盂不能充分暴露时，唯一的解决办法是切除更多的近端肱骨。过多的骨质切除造成三角肌力量重建困难，削弱上臂抬举功能。

3. 关节盂假体定位　众所周知，为预防肱骨对肩胛骨产生的过大压力及进一步的肩胛骨切割，关节盂旋转假体需安装在关节盂表面偏下方。前上方入路中，要在显露关节盂而牵引肱骨的情况下，将关节盂假体安装在关节面偏下方合适位置显得十分困难。关节盂假体要植入最佳位置以防肩胛骨切割，是否进行关节面偏下倾斜磨臼尚存争议，但是避免偏上倾斜磨臼是明确的。前上方入路无意中带来肩胛盂假体向上倾斜风险，从而造成旋转假体植入失败（图19.1）。

4. 扩大切口　胸三角肌入路切口能够轻松地沿肱骨向前外侧延展，而前上方入路由于可能损害腋神经而限制了切口的延长。得克萨斯州骨科医院的一项100例连续病例回顾研究表明，36例患者由于潜在的并发症需要通过比前上方入路更大的暴露切口进行手术处理（其中18例骨不愈合/畸形愈合，17例翻修，1例经髂骨自体植骨前关节盂重建的脱位固定）。

5. 熟练度　在我们收治的肩关节置换病例中，1/3病例涉及反肩假体使用，其他2/3非限制假体植入术均通过胸三角肌间隙入路完成。基于我们能够熟练地通过胸三角肌间隙入路进行非限制性人工肩关节置换手术，在反肩置换术中我们同样采用该入路。

胸三角肌间隙入路技术

反肩置换的胸三角肌间隙入路与第8章介绍的非限制性肩关节置换术所采用的胸三角肌间隙入路基本相似。皮肤切开、皮下组织游离、胸三角肌间隙形成、联合腱与喙突暴露及软组织牵开器的安装在第8章均有详细描述，见图8.1~8.6。

臂外展外旋时，可辨认出由喙锁韧带止点和附着于冠突尖的联合腱形成的顶点。用电刀在冠突止点旁切开喙肩韧带以显露向上移位的肱骨头（图19.2）。这与非限制性肩关节置换术入路中为静态限制肱骨头向前上方移位而保留喙肩韧带相反，反肩置换术中使用的假体设计消除了这种韧带的关节稳定需求。

向内牵拉联合腱以显露盂肱关节前方。如同非限制性肩关节置换术，缝线结扎旋肱前血管（"三姊妹"）。取臂前屈、旋转中立位，此时，如果需要，可直视下钝性分离腋神经。肩胛下肌完整的病例可参照非限制性肩关节置换的处理方式。在肩胛下肌腱性联合处穿入2根2.0聚酯缝线作为临时留置缝线。上方巨大肩袖破裂时，盂

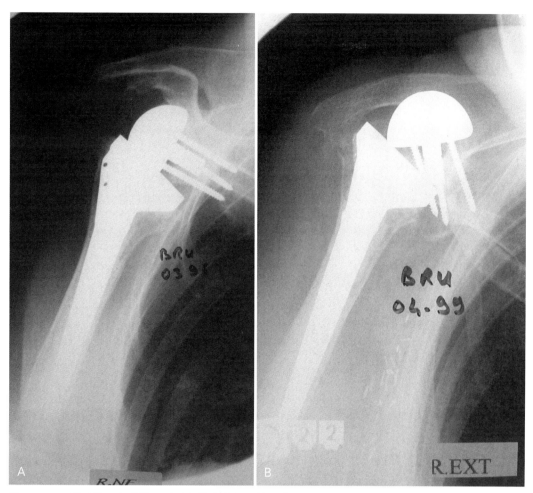

图 19.1　A. 通过前上入路植入反式假体患者的影像学资料，术者在植入关节盂假体时形成了一个向上的倾角。B. 位置不佳的假体最终导致了手术的失败

肱关节可自然暴露出来（图 19.3）。找到肱骨解剖颈后，用手术刀沿肱骨解剖颈切开肩胛下肌腱和关节囊。然后替换电刀在肩胛下肌下方烧灼之前结扎的旋肱前血管。在盂肱关节内插入肱骨头拉钩将肱骨头向后牵开。像非限制性肩关节置换一样，对肩胛下肌腱四周连同盂肱上、中、下韧带进行松解。此时血管钳夹持的肩胛下肌断端褶屈于肩胛下窝内，并用关节盂拉钩牵开固定。与非限制性肩关节置换术不同的是，肩胛下窝内禁止填入纱布。因为在打入关节盂基板固定螺钉时，穿入肩胛骨前方皮质的螺钉会有绞入纱布的风险（图 19.4）。肩胛下肌腱不存在时，为暴露盂肱关节，需切除剩余的肩胛下肌滑囊，再插入肱骨头拉钩和关节盂缘拉钩。肩胛下肌腱存在的情况

下，肱二头肌长头腱关节内部分处理方法参照第 5 章介绍内容（肌腱切断术或肌腱固定术）。

前上方入路技术

临床实践中，经前上入路进行反肩假体植入适用于三角肌分离患者，这些患者大多既往有开放肩袖修补手术史。患者体位摆放与胸三角肌间隙入路相同，保持肱骨头半脱位的肱骨侧准备状态姿势很重要。往往需要通过初次的手术切口进行暴露（图 19.5）。切口应沿肩峰前外侧缘顺三角肌肌纤维方向延长，延长切口不应超过肩峰缘以远 5 cm，以免伤害腋神经。对于既往无三角肌分离病史的初诊患者，常需分离肩峰缘前部

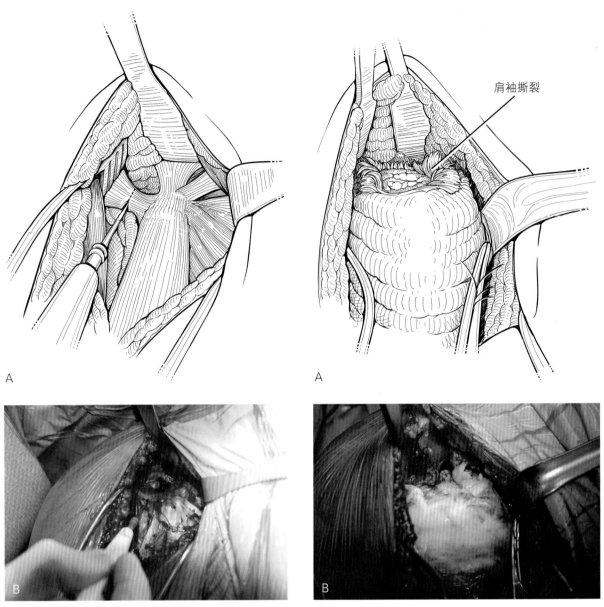

图 19.2　使用电刀进行喙肩韧带的松解

图 19.3　通过一个较大的肩袖撕裂可以直视盂肱关节

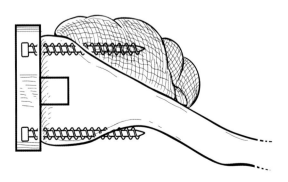

图 19.4　若在肩胛下窝放置纱布，用于基板固定的骨钉有可能穿透纱布，并造成嵌顿。
在进行反式假体植入时，为避免发生上述情况，不应在肩胛下窝放置纱布

三角肌并留于后面修复。对于既往有三角肌分离病史的患者，前部三角肌同样必须修复。

　　皮肤切开后，劈开三角肌纤维，显露并切除下方肩峰下滑囊（图19.6）。分离三角肌前部（后面修复）有助于暴露术野，切断喙肩韧带后显露下方的肩袖。对于肩胛下肌完整的病例，肩胛下肌的处理方法参照非限制性肩关节置换术。

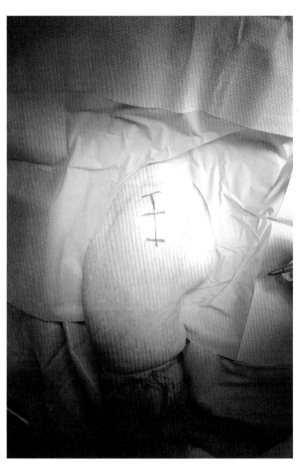

图 19.5　按规划的皮肤切口作为前上入路的标志

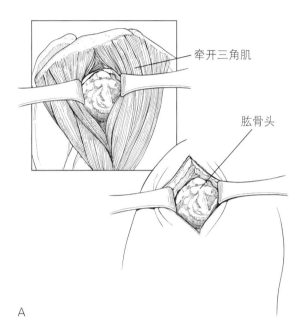

A

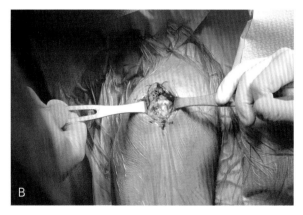

B

图 19.6　将三角肌牵开，暴露下方的肩峰下关节囊并切开

　　助手在肘下施加向上的推力让肱骨头往近端半脱位，以便于肱骨侧置换操作（图19.7）。肱骨侧准备就绪后在合适位置留置模板并安装切割保护器。将前、后、下方拉钩拉开以充分暴露关节盂（图19.8）。关节盂准备好后，剩下的步骤除最后需进行三角肌止点重建与修复外，其他跟经胸三角肌间隙入路行反肩置换术完全一样。在缝合三角肌的纵向劈开和后天破损时，首先使用5.0不可吸收编织缝线平行裂口边缘进出针，作为防撕裂线，然后再用5.0不可吸收编织缝线从后方穿过防撕裂线间断缝合关闭三角肌纵向裂口（图19.9）。

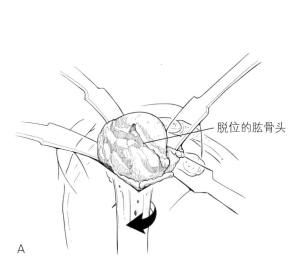

脱位的肱骨头

A

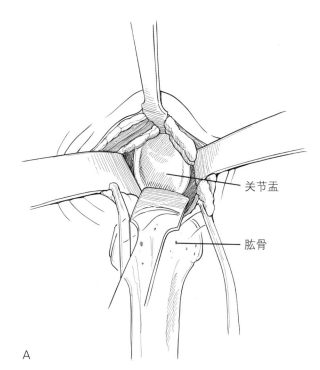

关节盂

肱骨

A

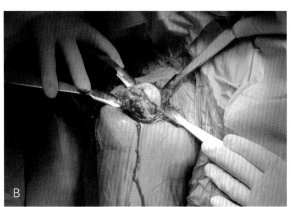

B

图19.7　手术助手在肘部下方施加一个向上的力，使肱骨头近侧半脱位进行肱骨侧固定

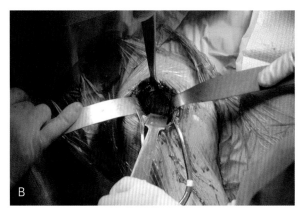

B

图19.8　通过前上入路将肱骨向下方牵引，暴露关节盂

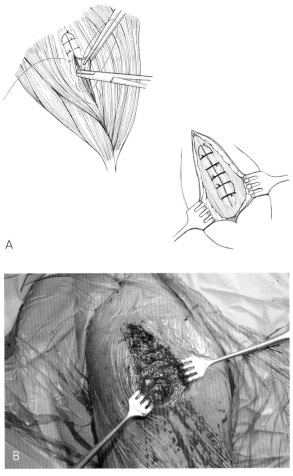

图 19.9 进行三角肌手术缺口缝合

（高大伟 王金国 译）

第20章 关节盂的暴露

关节盂暴露技术对于反式假体植入的重要性不亚于其在非限制性全肩关节置换术中的重要性。事实上，某些因素使反式人工肩关节置换术中关节盂显露难度大于其在非限制性全肩关节置换术中显露。例如，近端肱骨的静态半脱位可能会增加关节盂显露过程中肱骨近端牵开的困难。

关节盂暴露的步骤和技术与非限制性全肩关节置换术基本相同。注意避免过度的肩关节囊松解，适当显露以使假体能够植入，同时又能避免假体脱位即可。在反向人工肩置换术中，盂肱关节囊有助于提供盂肱关节的稳定性。在肩袖缺失或严重受损的情况下，人工关节的稳定性是由假体固有的生物力学特性、跨盂肱关节的肌肉（三角肌、肱二头肌）和任何残留的盂肱关节囊一起提供的。随着时间的推移，由于跨盂肱关节的肌肉纤维容易伸长，这可能会影响假体的张力，从而影响假体的稳定性，因此应尽一切努力尽可能多地保留关节囊，以增强假体的稳定性。

关节盂暴露技术

用关节盂牵开器将肩胛下肌向内侧牵拉后，着重于肩关节盂暴露。从喙突基底部切除剩余的上盂唇，然后用电刀向下延伸显露至 5 点钟位置（右肩，左肩 7 点钟位置）。由此可识别出骨性关节盂的前缘，并可检查关节盂的上部是否有侵蚀迹象（图 20.1）。用电刀的尖端松解肩胛盂边缘下方关节囊，止于 6 点钟位置（图 20.2）。为了防止损伤腋神经，电刀的尖端必须保持紧贴肩胛盂骨质。这种松解一直延伸到内侧，完全横切关节囊，显露三头肌长头嵌入关节盂下方的肌肉纤维。然后在麻醉师或麻醉护士确认完全神经肌肉麻痹后，通过助手在肱骨近端施加最大的牵拉力，评估关节盂显露的充分性（图 20.3）。如果外科医生认为在适当的肱骨头切除术后可以进行肩胛盂扩孔并植入反向肩胛盂部件，则已实现充分的松解。如果认为暴露足够，则不再进行关节囊松解。如果认为松解不够充分，则继续在 7 点钟位置（右肩，左肩 5 点钟位置）进行关节囊横切，并重新评估显露程度。重复该过程，直到认为松解充分为止。这种逐步的松解有助于防止松解过大而导致的假体不稳定。

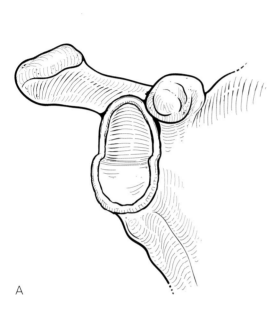

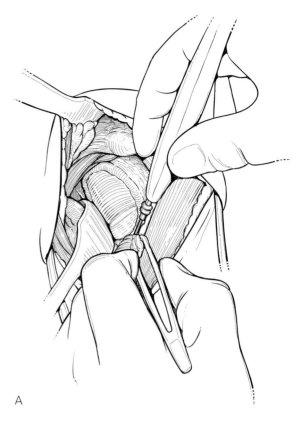

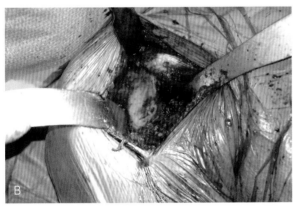

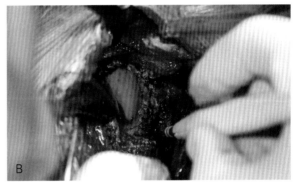

图 20.1　肩袖撕裂性关节病患者关节盂上部侵蚀

图 20.2　用电刀直接从肩关节盂边缘松解下方关节囊至 6 点钟位置

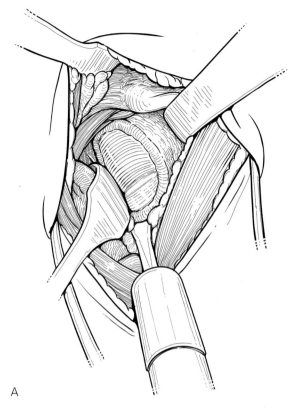

A

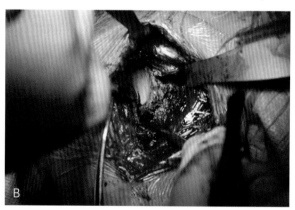

B

图 20.3　评估肩关节囊松解的充分性

（陈亮　吴宇峰　译）

第 *21* 章　肱骨部分

反式假体置换术中肱骨的准备和植入在某些方面比非限制性关节成形术更容易。在许多植入反式假体的病例中，肩袖会严重受损或缺失，这有利于肱骨近端的暴露。

我们几乎所有的反式人工肱骨假体植入均采用非骨水泥压配技术。过去，我们用聚甲基丙烯酸甲酯骨水泥植入所有的反式人工肱骨假体，但是肱骨侧假体的新进展使我们能够过渡到压配假体。我们更倾向于使用短压配假体柄，假体柄的形状和长度被设计成肱骨近端的内部几何结构，而不是简单地缩短现有的长柄。短柄是我们的首选，但如果需要，也可以选择更长的柄。柄主要依赖干骺端的压配固定。此外，柄的无领面与切除面齐平，允许肱骨从非限制性全肩关节置换术转换为反式肩关节置换术。

许多假体公司生产反式设计的肩关节假体。描述每一个此类系统所使用的特定技术超出了本书的范畴。对我们来说，任何反式假体系统关键的设计，都是对传统的 Grammont 假体内侧盂肱关节旋转中心的改良。我们相信，如果所选择的植入物遵循这一临床测试原则，就可以取得长期的成功。本章描述了我们首选的假体系统准备肱骨近端的技术。然而，无论使用何种假体，大多数步骤都是适用的。

反式人工肱骨假体植入技术

如第 20 章所述，一旦肩关节下方的关节囊从肩胛盂处打开，即需要进行肱骨侧准备。移除肱骨头牵开器，通过外旋肩关节和伸直手臂使肱骨头脱位。这种操作通常比非限制性关节成形术更容易，因为受损的肩袖对肱骨近端脱位几乎没有阻力。将位于喙突上方的 Hohmann 牵开器移动到肱骨头的边缘，此处通常没有任何可辨识的肩袖标记，将一把改良的 Hohmann 牵开器放置在肱骨外科颈下方和中间，以完成对肱骨近端的暴露（图 21.1）。

在大多数接受反肩关节治疗的患者中，极少数存在肱骨头周围骨赘。在罕见的情况下，肱骨骨赘大量存在，此时可使用半英寸宽的骨凿和骨锤清除骨赘，就像在非限制性肩关节置换术的情况下一样（见第 11 章）。去除肱骨的骨赘有利于识别肱骨解剖颈，定位肱骨头的切除位置，并且避免骨赘与肩胛骨腋缘之间的机械撞击（图 21.2）。多年来，我们一直采用传统的 Grammont 设计，这种设计依赖于最小的肱骨头切除术。现在，我们利用对传统 Grammont 设计的改良，允许解剖性肱骨头切除术与解剖性肩关节置换术相匹配。沿肱骨头的解剖切口为我们的肱骨部分技术提供了解剖和反式肩关节置换术的一致性。

用锯沿着解剖颈切除肱骨头（图 21.3）。如果肩袖后侧完全缺失，识别解剖颈则可能非常困难。在这些情况下，肱骨切除需要大约 30° 的后倾。此估计值将在扩髓过程中进行调整，如下文所述。使用开口器打开肱骨髓腔（图 21.4）。依次插入不同型号的肱骨扩髓器，以确定肱骨干的大小（图 21.5）。扩髓器的大小和形状与对应肱骨远端的大小和形状相匹配。在确定合适大小的扩髓器后，将扩髓器留在髓腔内，并安装相应的打孔器导板（图 21.6）。使用打孔器从内侧取出一小部分骨头，准备放置肱骨髓腔锉（图

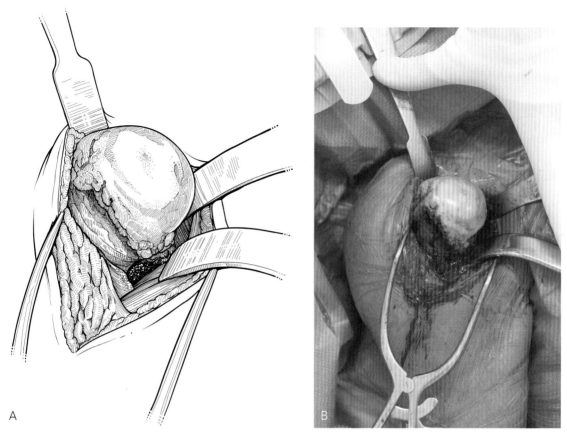

图 21.1　完全暴露肱骨近端以准备插入反向假体

21.7）。然后移除打孔器和扩髓器（图 21.8）。接下来放置一系列的肱骨髓腔锉（图 21.9）。对于反式肩关节置换术，肱骨髓腔锉的旋转轴线锁定在"B"位置上或者这个特定系统的 132.5°上。我们常规使用的髓腔锉要比最终的扩髓器至少小 3 个尺寸，以防止肱骨骨折。例如，如果扩髓器的尺寸是 5~6，那么我们将从 2 或 3 肱骨髓腔锉开始，直到使用 5 或 6 髓腔锉。按顺序插入肱骨髓腔锉，直到插入最终型号的髓腔锉。将带有旋转杆的击打手柄插入肱骨髓腔锉，以确定肱骨试模的后倾角度（图 21.10）。如果肩袖后部仍然存在，可识别患者肱骨的自然形态，可根据此解剖结构进行肱骨切除，就像非限制性肩关节置换术一样（见第 11 章）。如果由于肩袖后部缺失，不容易识别肱骨的自然形态，则可以在相对于前臂的后倾 30° 处，从旋转杆上测量角度。试模的尺寸和压配可通过"扭转试验"进

行测试，扭转击打手柄以确定试模的压配（图 21.11）。移除击打手柄，如有需要，可使用骨凿或锯将肱骨切割面的倾斜度与髓腔锉表面匹配（图 21.12）。

　　在肱骨假体试模上放置切口保护器，并进行关节盂的准备与植入（详见第 22 章）。最终的关节盂假体试模植入后，通过居中、高或低肱骨托的偏心试验，以获得最佳的运动范围和稳定性。另外，肱骨托的选择包括不同高度的肱骨托和聚乙烯垫片（图 21.13）。我们更喜欢用肱骨托覆盖外侧缘，但与解剖性肩关节置换不同的是，我们的目标不是用肱骨托覆盖整个肱骨切面（图 21.14）。在测试满意后，使用锤子拆除试模（见第 23 章）。

　　最后，将最终的肱骨假体在桌面上组装好（图 21.15）。如果需要进行额外的试验，可以将肱骨干和肱骨托结合在一起并植入，而无须放入最

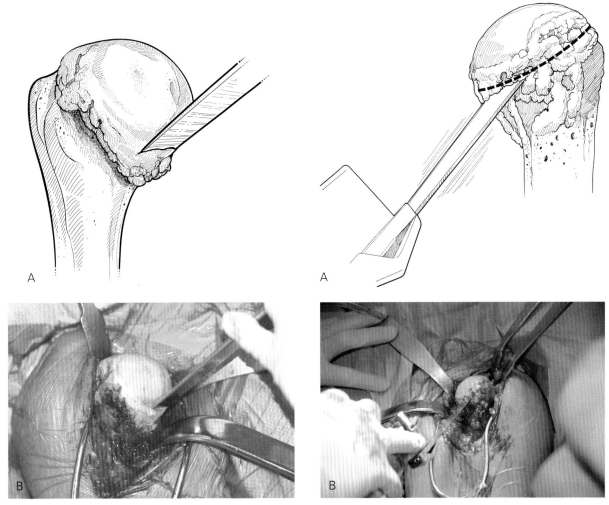

图 21.2　如果不去除肱骨近端较大的骨赘，可能会在植入反式假体后引起机械撞击

图 21.3　将肱骨头沿其解剖颈部切除

终的垫片。如果肩胛下肌存在，将 3 条经骨 2 号永久编织线穿过肩胛下肌腱和小结节的残端，以便以后用于重新固定肩胛下肌。植入最终的肱骨假体，并注意确保适当后倾（图 21.16）。

　　在某些情况下，可能需要压配型长柄或骨水泥肱骨柄。我们发现，压配型长柄通常不用在初次的反式肩关节置换中，但偶尔用在翻修病例中。我们认为骨水泥肱骨柄很少用于反式肩关节置换，但经常用于骨量差的患者，偶尔也在翻修病例中使用。压配长柄的技术与压配短柄的技

术完全相同。水泥型肱骨柄技术包括首先在适当的水平放置一个髓腔塞，以在柄尖远端形成 1 厘米的水泥栓（图 21.17）。冲洗和干燥肱骨髓腔。用 60 毫升导管针头注射器将快速固化聚甲基丙烯酸甲酯骨水泥（Depuy CMW2 骨水泥，Depuy, Inc., Warsaw, Indiana）注入肱骨髓腔内，该注射器的塑料尖端已通过厚绷带剪刀切除（图 21.18）。最后，将肱骨假体放置在适当的高度和位置，测试前水泥要固化好。

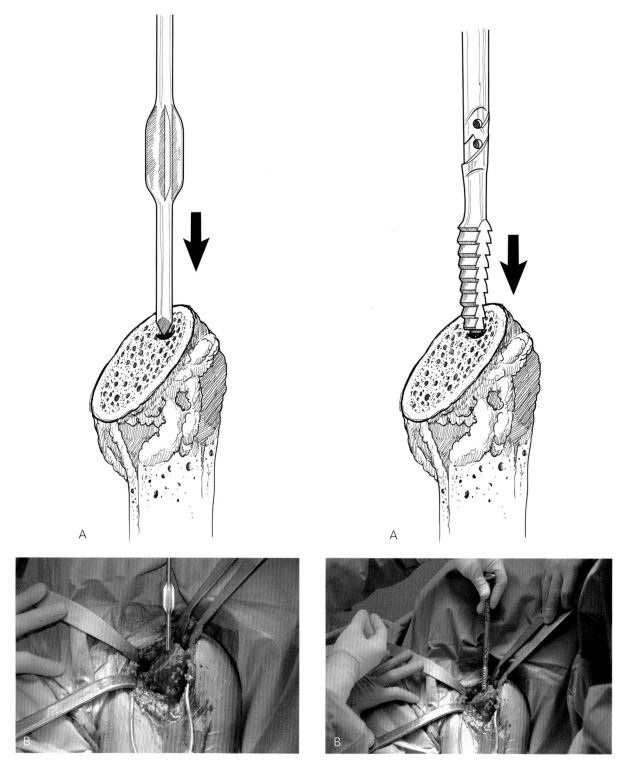

图 21.4　使用开口器打开肱骨髓腔　　　　图 21.5　插入一系列的肱骨扩髓器以判断肱骨干的大小

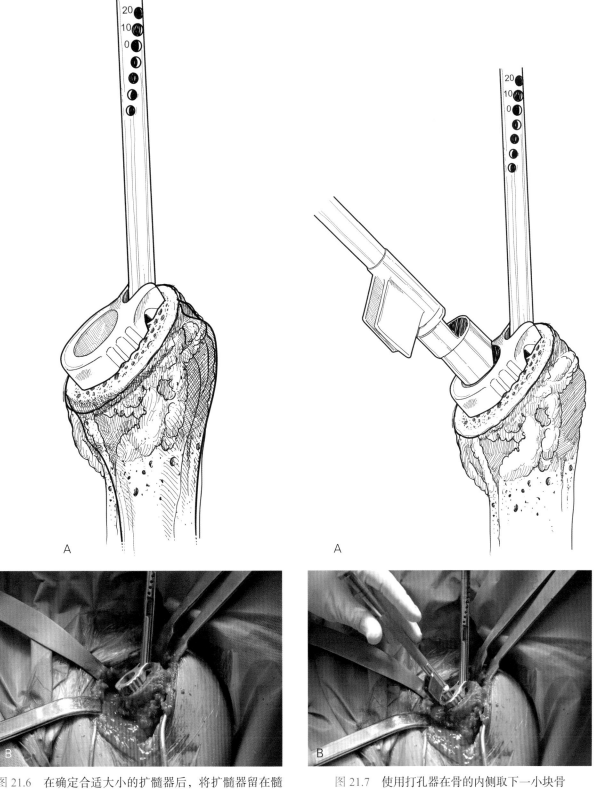

图 21.6 在确定合适大小的扩髓器后，将扩髓器留在髓腔内，并安装相应的打孔器导板

图 21.7 使用打孔器在骨的内侧取下一小块骨

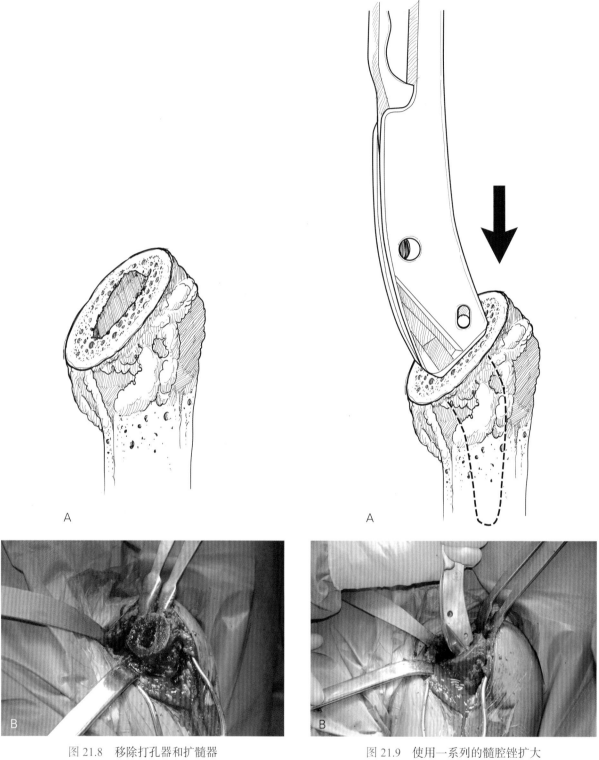

A

A

B

B

图 21.8　移除打孔器和扩髓器

图 21.9　使用一系列的髓腔锉扩大

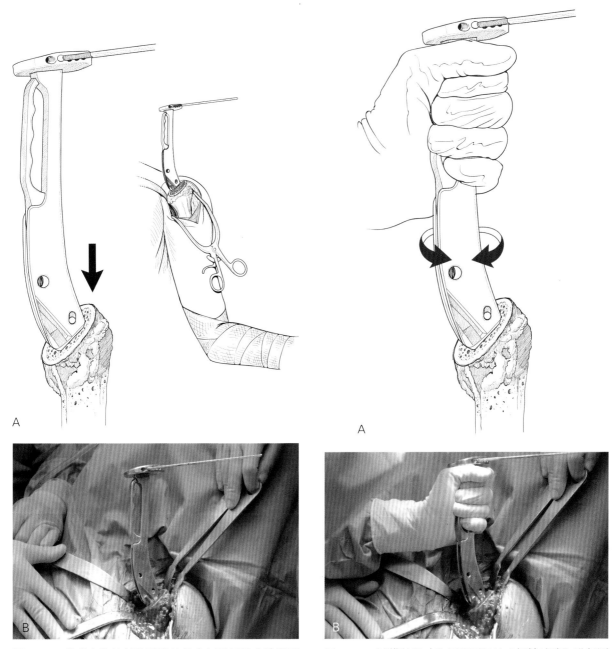

图 21.10　将带有旋转杆的髓腔锉的击打手柄插入肱骨髓腔锉，以确定肱骨部件的后倾角度

图 21.11　试模的尺寸和压配可通过"扭转试验"进行测试，扭转击打手柄以确定试模的压配

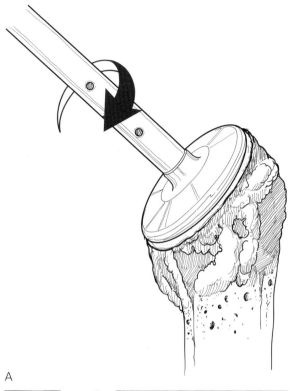

A

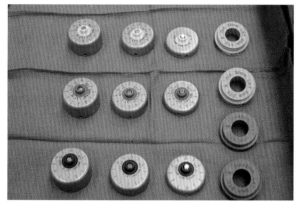

图 21.13 不同偏心和厚度的肱骨托

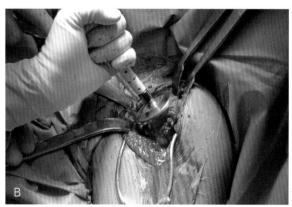

B

图 21.12 如有需要，可使用骨凿或锯将肱骨切割面的倾斜度与髓腔锉表面相匹配

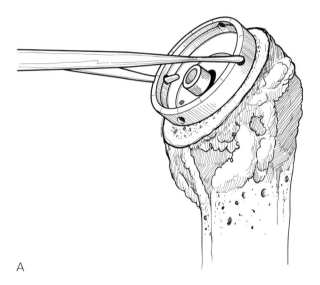

A

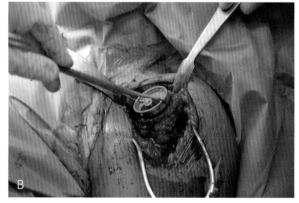

B

图 21.14 如果使用偏心托，则将试模托旋转到与切割表面的侧面齐平的位置，用"6"标记表示

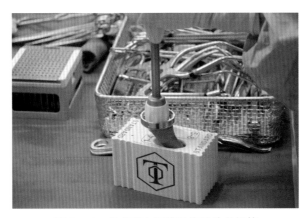

图 21.15 在桌面上组装最终的肱骨假体

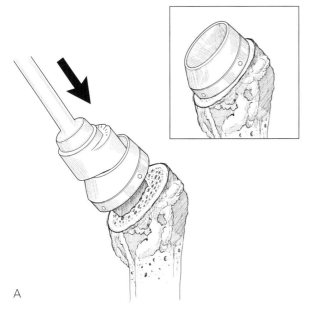

A

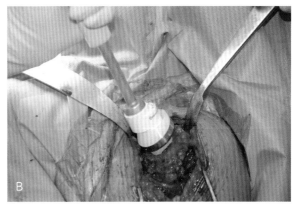

B

图 21.16 植入最终的肱骨假体，本病例中肩胛下肌腱不存在

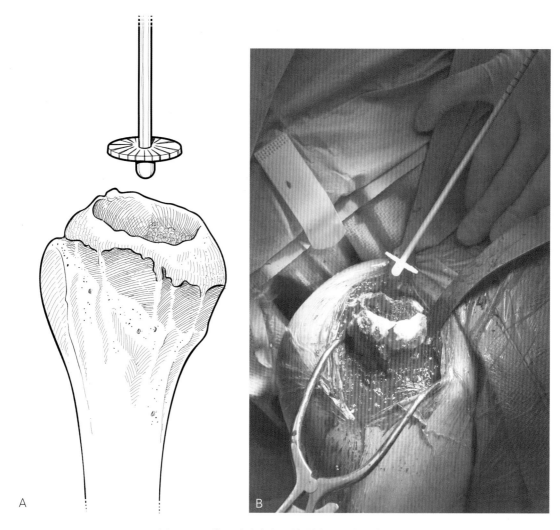

图 21.17 放置髓腔塞在远端形成 1 厘米的水泥栓

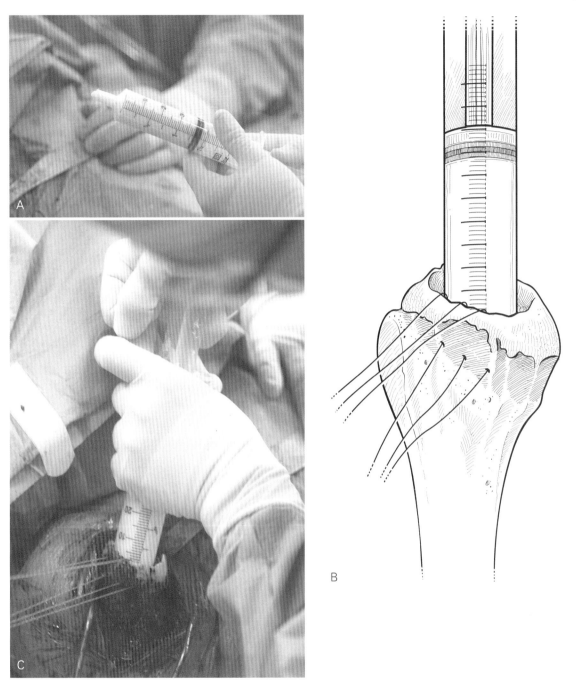

图 21.18　改良的尖头导管注射器，用于施加骨水泥，将骨水泥注入肱骨髓腔内

（王金武　孙鑫　王涵博　译）

第 **22** 章　肩盂部分

不同于非限制性肩关节置换术中关节盂假体的放置是可以选择的，在反式肩关节置换术中关节盂假体是必须放置的。如同在非限制性人工关节置换术中一样，在关节盂组件的放置中，足够的关节盂暴露至关重要，这在第 20 章中已经讨论过了。许多假体公司现在制造反式设计的肩关节假体。各个品牌的关节盂假体通常由非骨水泥金属基座和模块化的金属肩盂球头组成。基座所使用的固定螺钉的数量和方向以及基座的设计（平面与凸面）在制造商之间有所不同。随访时间最长且最成功的特定关节盂假体是由 Grammont 设计的 Delta（法国 DePuy）。我们倾向于使用与该临床测试设计没有明显差异的关节盂假体。Grammont 设计的 Delta 基座包括一个带有中心钉的平面，并用四个外围皮质螺钉固定。盂球被放置在基座上方，以使旋转中心处于中间。本章中介绍的技术适用于这种类型的反式关节盂假体。

关节盂的准备和假体的植入

在肱骨准备完成后（请参阅第 21 章），使用长 Darrach 牵开器、改良的 Trillat 盂肱牵开器或大号盂状缘牵开器向后牵拉肱骨近端（请参阅第 3 章）。我们避免在植入反式假体时使用 Fukuda 盂肱牵开器，因为基座固定螺钉可能会嵌住牵开器（图 22.1）。通过向后牵拉肱骨近端使关节盂暴露后，使用下参考导向器定位钻孔，孔的大小取决于选择 25 mm 或 29 mm 关节盂基座。导向器放置在关节盂的下边界，以使球面的

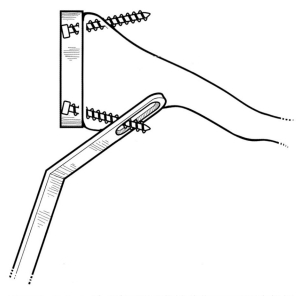

图 22.1　Fukuda 肱骨牵开器可能被关节盂基座固定螺钉嵌住的机制

下部与关节盂的下部对齐（图 22.2）。将肩盂球头放置在该位置将有助于降低由植入反式假体后发生机械接触而导致的肩胛骨腋缘切迹的发生率。

开口器以中立位或在磨锉钻上施加轻微的下压力以形成关节盂平面约 10° 的下倾角。设置这种轻度的下倾角的目的有 2 个：一是可以通过使肱骨远端伸张使三角肌张力最大化，从而增加假体的稳定性（图 22.3）；二是有助于避免无意中将关节盂假体放置于上方的位置，导致关节盂早期松动（图 22.4）。尽管下倾角可能会减少肩胛骨的切迹，但在一项前瞻性随机试验中，对比中立位与 10° 下倾时，我们没有发现肩胛骨切迹存在差异[1]。

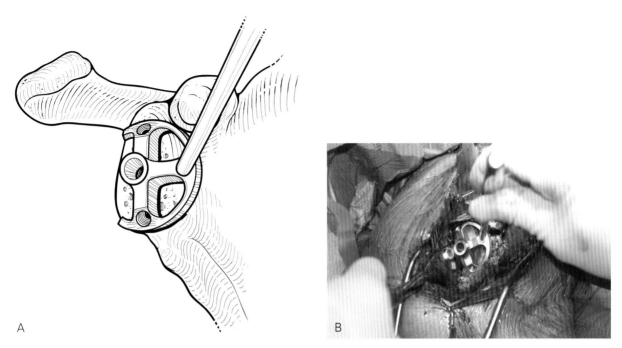

图 22.2 放置下参考导向器用以初次的关节盂面钻孔

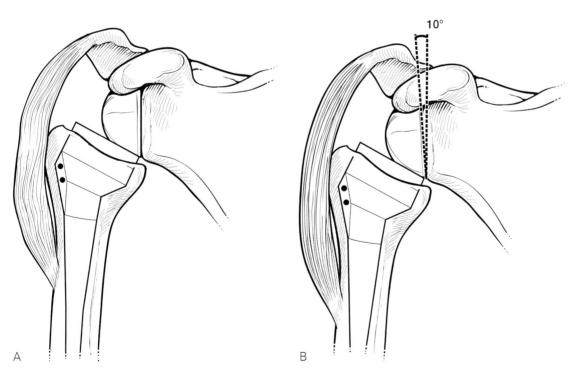

图 22.3 通过关节盂假体的下斜实现三角肌张力最大化，从而增加假体的稳定性机制

磨锉只是为了去除剩余的软骨和使关节盂表面变平整。没有必要对松质骨进行磨锉，也应该避免这种磨锉。另外，许多接受反式假体植入的患者存在骨质疏松，在关节盂处理过程中容易发生骨折。为了避免发生骨折，磨锉需在接触骨质之前启动，然后逐渐缓慢地推进至接触骨质，并将其处理平整（图 22.5）。磨锉完成后，将关节盂的皮质孔稍微扩到直径（7.6 mm），以容纳关节盂基座的中心钉（图 22.6）。关节盂基座用插入手柄引导放置（图 22.7）。用锤子敲击基座，直到其与关节盂骨面周围齐平。将插入手柄从基座上松开，并通过将血管钳的尖端插入每个孔中检查基座，以确保基座已完全到位（图 22.8）。如果担心基座安装不完全，则可以使用较大的平

滑夯锤进一步敲实基座。此外，应确认基座的外围下边缘与下面的关节盂接触。如果假体的位置不低于下部，则可能会发生早期关节盂假体的松动。对于存在骨缺损或体格小的患者，偶尔基座的前后直径会大于原关节盂的直径（图 22.9）。只要在基座的前后孔中可见骨质，这通常就不是问题。如果骨缺损严重，可能需要关节盂的骨移植重建（请参阅本章的以下部分）。

下一步涉及螺钉植入以完成基座的固定。在我们选择的假体系统中将关节盂基座固定需要使用两种不同类型的螺钉。将下方和上方的螺钉锁定到固定在基座上的可移动多角度螺纹中，一旦拧紧螺钉，便可建立角度固定。前方和后方螺钉通过基座上的标准孔放置，该孔没有锁定机制

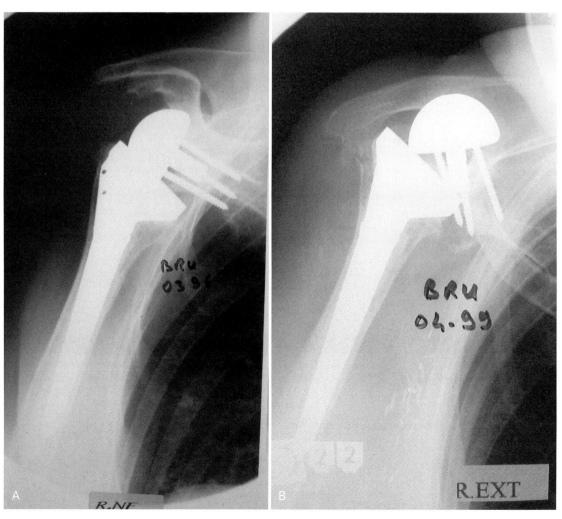

图 22.4　关节盂假体上斜放置导致其早期失败的 X 线平片

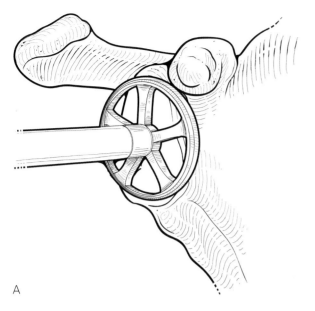

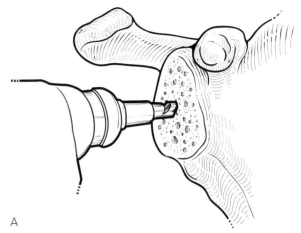

A

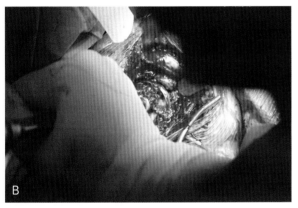

B

图 22.5　锉磨关节盂使其成为平面

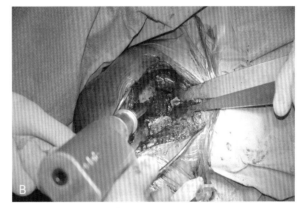

B

图 22.6　使用 7.6 mm 的钻头来扩大中心固定孔，以固定基座。对中重度骨质疏松的患者这一步骤可以省略

（图 22.10）。前后方螺钉可以以不同的角度放置，并允许基座压在关节盂的骨质上。当螺钉头部与锁定螺纹紧密接合后，在基座内上下螺钉就能"确定"植入物和关节盂骨质之间的距离（图22.11）。由于有这些特殊的注意事项，因此应按特定顺序插入并拧紧螺钉。首先放置下方螺钉，以确保维持基座的下部与下方关节盂骨质的接触。将钻孔引导器放置在基座的下孔中。使用钻头（3.0 mm）穿过导向器以建立一个双皮质孔（图22.12）。应该选择合适的钻头方向，最大限度地延长螺钉的长度，以便提供尽可能牢固的固定。由于基座的位置较低，如果钻头指向的位置太靠下，则钻头可能会过早离开关节盂骨质，从

而导致固定不良（图22.13）。如果钻头垂直于基座穿过，则螺钉长度可能会短于所需的长度（图22.14）。我们发现，将钻头朝向在基座机械限制所允许的垂直方向与最下方之间的一半位置，可以一致地安置足够长的螺钉（图22.15）。

在钻头穿透第二层皮质后，使用测深器确定螺钉的长度，也可以使用带刻度的钻头以确定长度（图22.16）。肩胛骨的倾斜可能会导致短而无法选择螺钉（图22.17）。因此，应使用深度器进行多次测量，并且选择最长的测量长度。如果测量的长度在两个尺寸之间，则应选择较长的尺寸以确保实现双层皮质穿过。有肌肉组织覆盖螺钉尖端离开肩胛骨的位置，此时如果螺钉尖

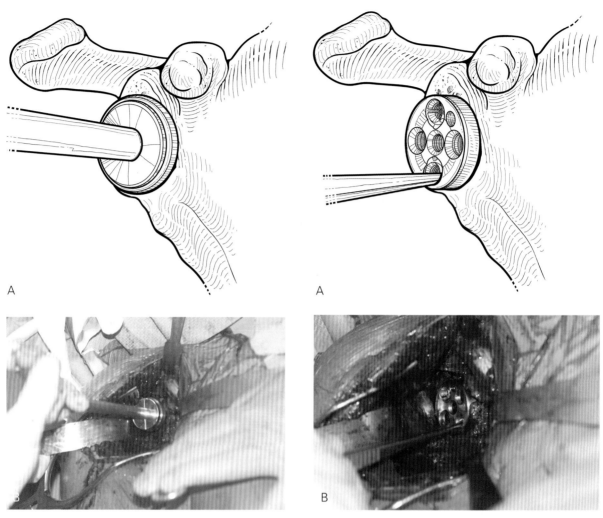

图 22.7　关节盂基座经插入手柄引导放置

图 22.8　使用血管钳检查确保基座完全在位

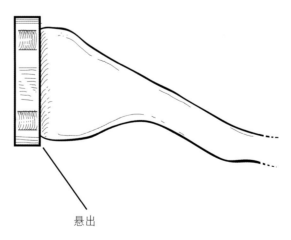

悬出

图 22.9　若患者关节盂较小，可能导致基座上下悬出

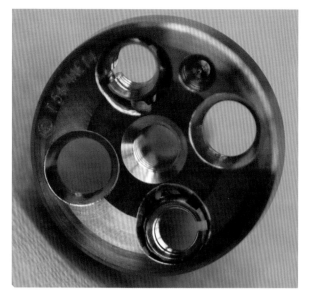

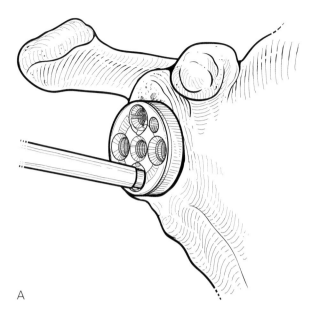

图 22.10 基座螺钉孔的图片。下方和上方的锁定螺钉固定在基座上可移动角度的螺纹中，一旦拧紧螺钉，便可建立角度固定。前方和后方螺钉孔不包含锁定机制，通过加压将基座和关节盂固定

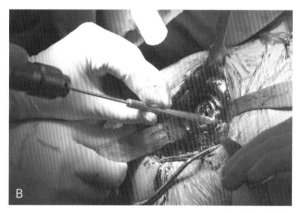

图 22.12 使用 3.0 mm 钻头建立一个用于固定基座的钉道

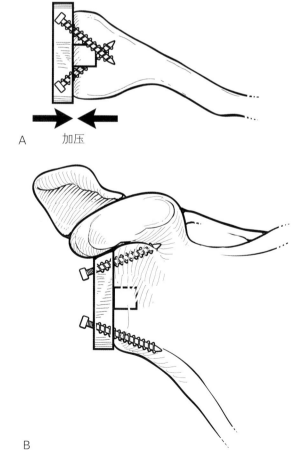

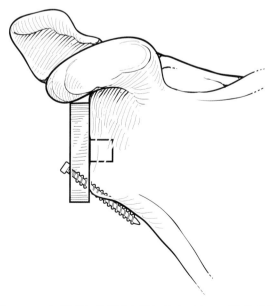

图 22.11 用前后螺钉固定基座的机制是开始将基座加压到关节盂上。下方和上方螺钉拧紧建立一个角度固定装置

图 22.13 如果下方基板固定螺钉角度过大，可能导致螺钉未打入关节盂骨质中

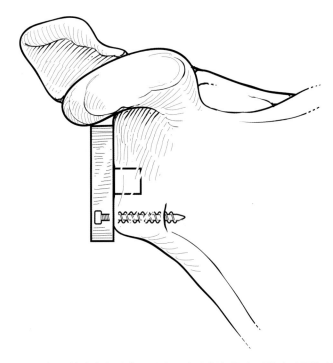

图 22.14 如果钻孔方向垂直于基座，那么螺钉长度可能会比预想的短

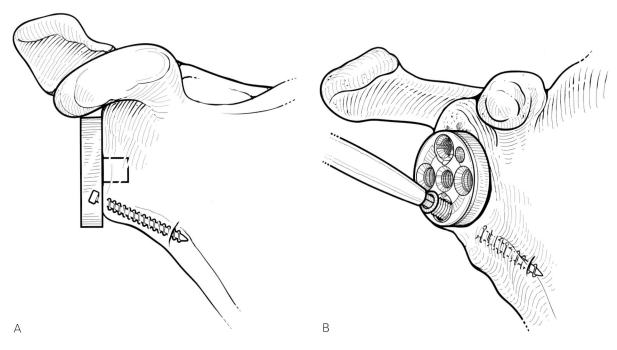

A   B

图 22.15 最佳的下方螺钉位置图

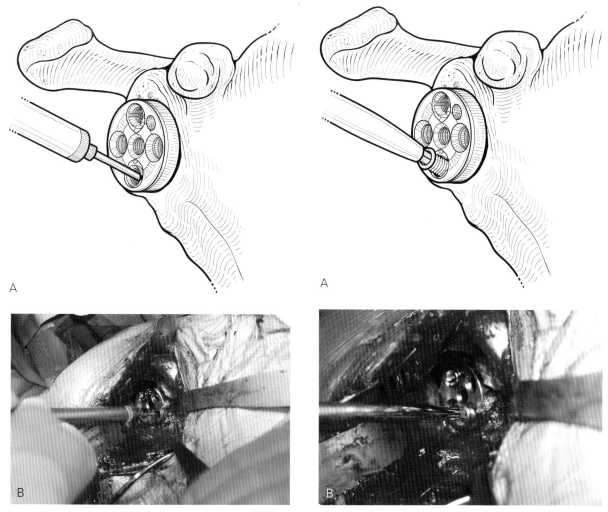

图 22.16 使用测深器确定螺钉长度

图 22.18 部分旋入下方基座固定螺钉

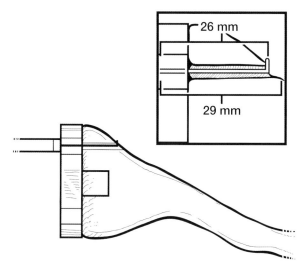

图 22.17 肩胛骨的倾斜可能会导致短而无法选择螺钉

端略微超出肩胛骨皮质，则不会引起神经血管损伤。即便片子中螺钉过长，我们仍不能证明症状由其引起。打入并拧紧一个 4.5 mm 的锁定螺钉，到螺钉头与基座的螺纹结合之前的点为止（图 22.18）。如果下方螺钉的螺纹头端与基座螺纹紧密结合，则无法在基座和关节盂骨质之间获得进一步的压力（图 22.19）。先部分拧入下方螺钉的优点是，它有助于保持基座的下侧面和原关节盂骨质之间的接触（图 22.20）。上方锁定螺钉的钻头对准喙突的底部（图 22.21）。对于上方锁定螺钉，应反复使用测深器测试，然后拧入螺钉，再次确保在推进螺钉时不要与基座接合。

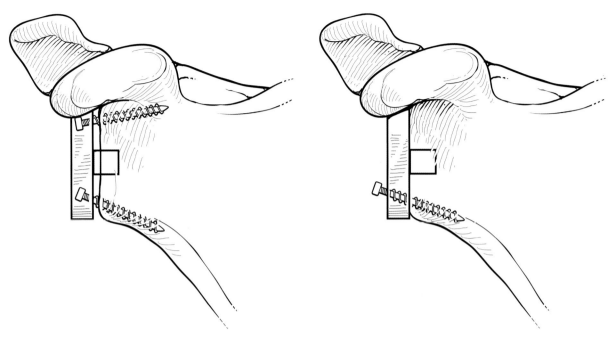

图 22.19　完全拧紧下方和（或）上方螺钉导致基座和关节盂间无法产生加压的机制

图 22.20　在固定基座的过程中，部分拧入的下螺钉防止基板向上倾斜

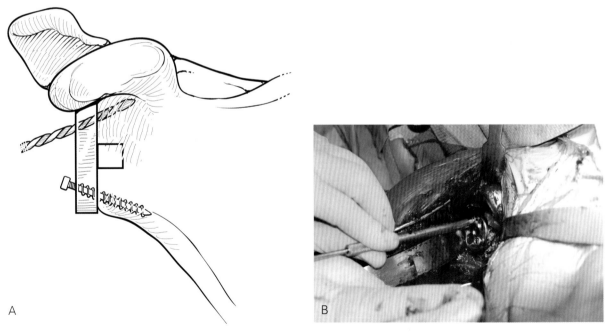

A

B

图 22.21　上方锁定螺钉的钻头对准喙突的底部

前后螺钉的放置标志着基座植入的最后阶段。这些非锁定螺钉以最佳穿透皮质的角度植入。上下方螺钉总是分散植入，而前后方螺钉通常是向中心植入。钻头通常与关节盂基座的中心钉成一定角度，并穿过中心钉上方或下方以在对侧的皮质上穿孔（即前钻孔刚好超过中心钉穿过，并在盂穹深处穿透后皮质，而后钻孔刚好超过中心钉的下方，并在盂穹深处穿透后皮质，图22.22）。测深器用于选择螺钉长度，并植入前螺钉和后螺钉。与上下螺钉相比，前后螺钉已完全拧紧，以在基座和关节盂骨质之间提供压力。在前螺钉和后螺钉完全就位后，将上螺钉和下螺钉完全拧紧，以紧密结合完成基座的固定（图22.23）。有时，由于潜在的骨质疏松，前螺钉或后螺钉无法获得满意的骨质把持。在这种情况下，将螺钉留在原处，以提供对抗关节盂假体松动的抵抗力。

清除基座外围和中心孔中的软组织和血液，并用改锥作为安装装置将肩盂球头（36 mm 或42 mm）放置在基座上（图22.24）。肩盂球头通过外围的 Morse 锥度连接到基座，并用中心安全螺钉进一步固定（在我们使用的系统中，图22.25）。使用敲击器将肩盂球头敲击到位（图22.26），拧入安全固定螺钉以完成肩盂假体的安装（图22.27）。

关节盂基座的选择——常规柱或螺纹柱

关节盂基座的选择包括压配柱或较新的中央螺纹柱基座。如前所述，我们首选的关节盂基座通常为15毫米柱。螺纹柱基座也可以选择25毫米柱。这一基座柱在翻修装置或对骨性偏心距增大的反肩关节置换术（BIO-RSA）技术中很有用，这将在本章和第40章中进行介绍。

较新的中央螺纹柱式基座选择适用于初次和翻修手术。螺纹柱有不同长度，可以进行双皮质固定。如果选择 BIO-RSA，其也可以容纳10毫米的骨移植物。螺纹柱基座的暴露方法与前面所

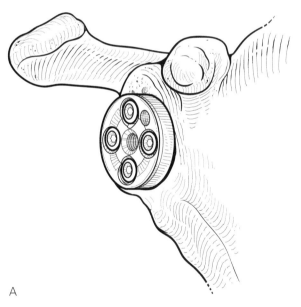

A

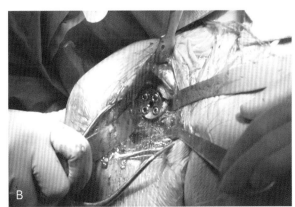

B

图 22.23　最后锁紧下方和上方螺钉完全固定基座

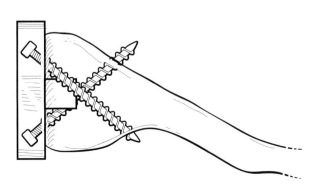

图 22.22　前方和后方压力螺钉的最佳放置位置

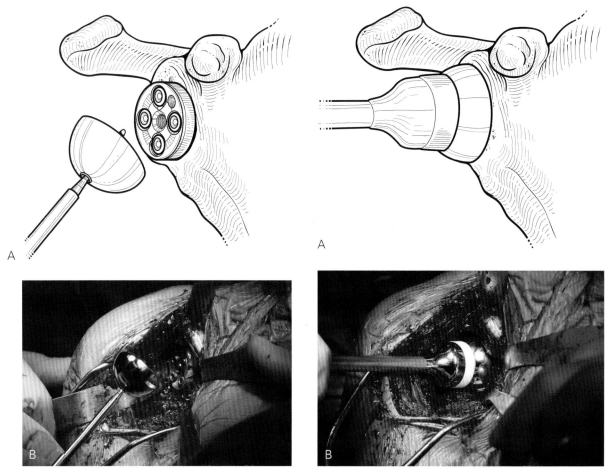

图 22.24　开始放置肩盂球头

图 22.26　肩盂球头通过 Morse 锥度敲击到位

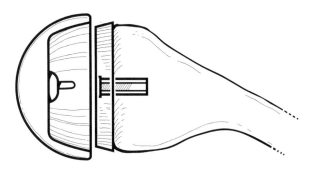

图 22.25　肩盂球头在基座上的固定机制

述相同。螺纹柱基座可以带或不带导针一起使用。关节盂表面的处理方法，螺纹柱和常规柱一样。使用经过校准的6.5 mm钻头建立关节盂中心孔，并钻穿对侧皮质（图 22.28）。使用一个带限深的 8.2 mm 空心扩孔器将关节盂中心孔扩大（图 22.29）。对于骨质较硬的患者，可以使用丝锥建立中心孔。手动拧入丝锥，它有一个限深装置，可以将其放置到测量的长度上。攻丝被认为是在最终植入物植入过程中防止关节盂骨折的重要步骤。手动将基座拧入准备好的中心孔中，直到其与关节盂表面齐平（图 22.30）。螺纹柱式基座具有 4 个多向锁定螺钉，而传统的中心钉基座具有 2 个非锁定加压螺钉和 2 个锁定螺钉。

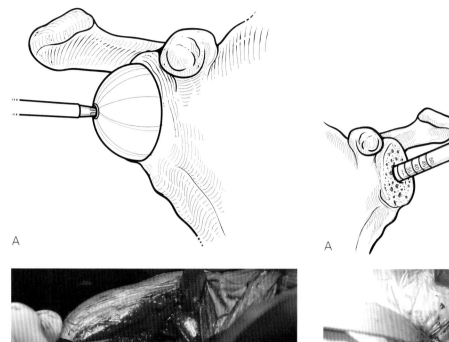

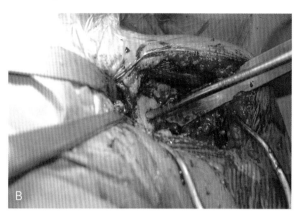

图 22.27 将安全固定螺钉完全拧入反向关节盂假体

图 22.28 使用经过校准的 6.5 mm 钻头刚刚穿透对侧皮质建立关节盂中心孔

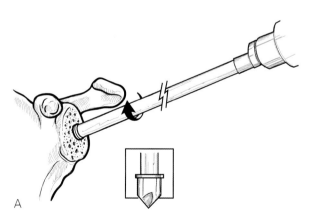

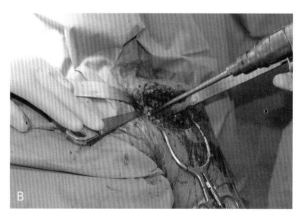

图 22.29 使用 8.2 mm 空心扩孔器将关节盂中心孔扩大

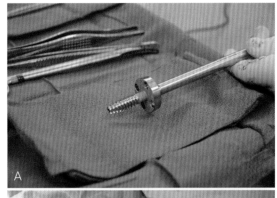

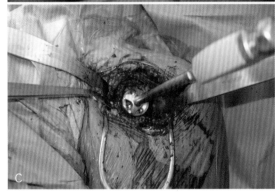

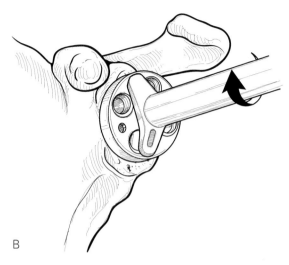

图 22.30　手动将基座拧入准备好的中心孔中，直到其与关节盂表面齐平

肩盂骨缺损的初次反肩置换

初次肩关节置换术中使用反式假体时，关节盂骨缺损最常见于以下两种情况。在巨大肩袖撕裂和盂肱骨关节炎患者中，肱骨头的静态上移可能导致非同心关节盂磨损和关节盂上方的骨侵蚀（图 22.31）。如果这一骨量不足的情况不能解决，可能无意中会导致关节盂假体向上倾斜，从而导致关节盂失效的发生风险（图 22.32）。在上方轻度骨缺损的情况下，优先进行下方骨的锉磨可纠正肩盂方向（图 22.33）。

在关节盂上方中度骨缺损病例中，通过优先下方锉磨矫正关节盂的上方缺损。这留下了向上的双凹关节盂畸形。在这种情况下，我们采用专门的装置从肱骨头中取骨进行骨移植，如 Pascal Boileau 等所描述的标记为 BIO-RSA 的技术[2]。在切除肱骨头之前，使用特制的导向器将导针插入肱骨近端（图 22.34）。在导针上使用环锯（图 22.35）。经导针引导在移植骨上钻一个更大的孔，然后去除导针（图 22.36）。切割导向器敲入移植骨的孔中，并用锯进行起始的肱骨头切除，从而有效地获得移植骨块（图 22.37）。然后将移植骨放置在一个较长的中心钉基座上，并修整处理以适合肩盂的骨缺损（图 22.38）。

在行初次人工关节置换术植入反式假体时可能需要进行关节盂重建，这种少见的情况用于治疗无活动度的盂肱关节前脱位。老年患者的慢性肩关节前脱位常导致前部关节盂侵蚀。如果这一侵蚀严重到在前基座螺丝孔下看不到关节盂骨质，则需要进行关节盂重建。通常在术前 CT 中能确定是否需要植骨（图 22.39）。在这些情况下，BIO-RSA 植骨／基座构造的形状适合于前部缺损。

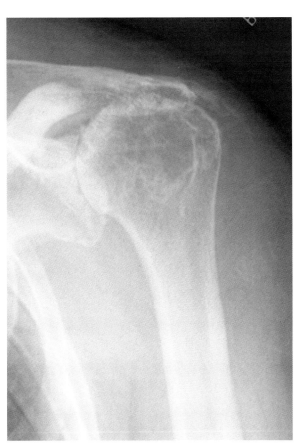

图 22.31　X线平片显示上方关节盂骨质有侵蚀

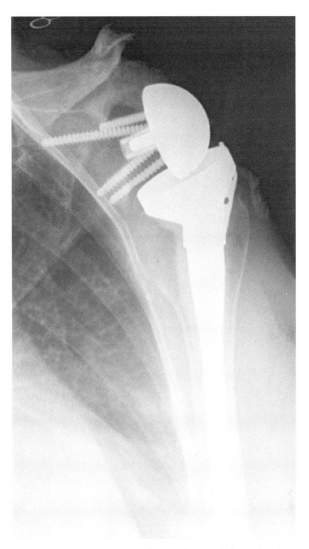

图 22.32　如果在关节盂准备过程中未充分意识到上方骨质侵蚀，可能会导致关节盂假体植入的无意中向上倾斜

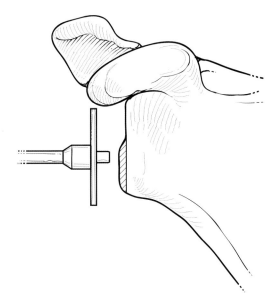

图 22.33　在上方轻度骨缺损的情况下，优先进行下方锉磨可纠正关节盂方向

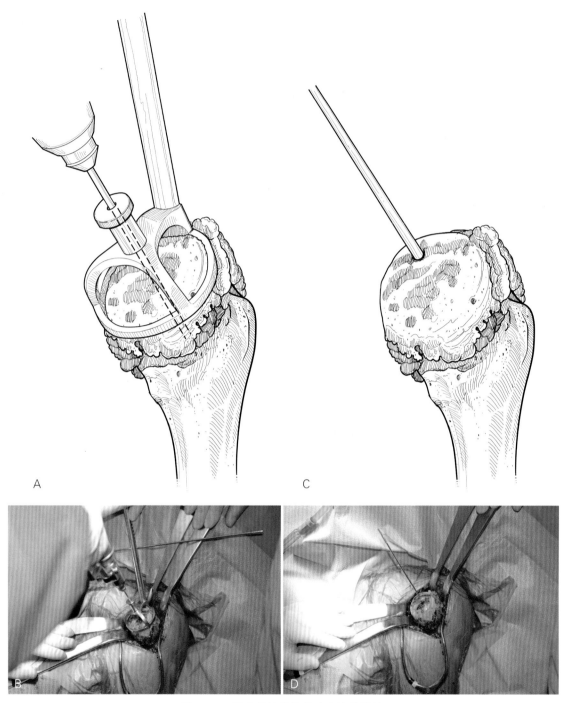

A

C

B

D

图 22.34 插入导针从肱骨头上取移植骨

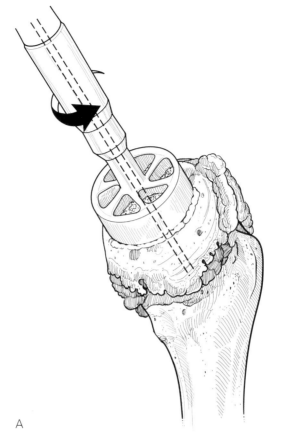

A

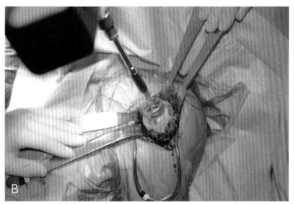

B

图 22.35 在导针上使用环锯

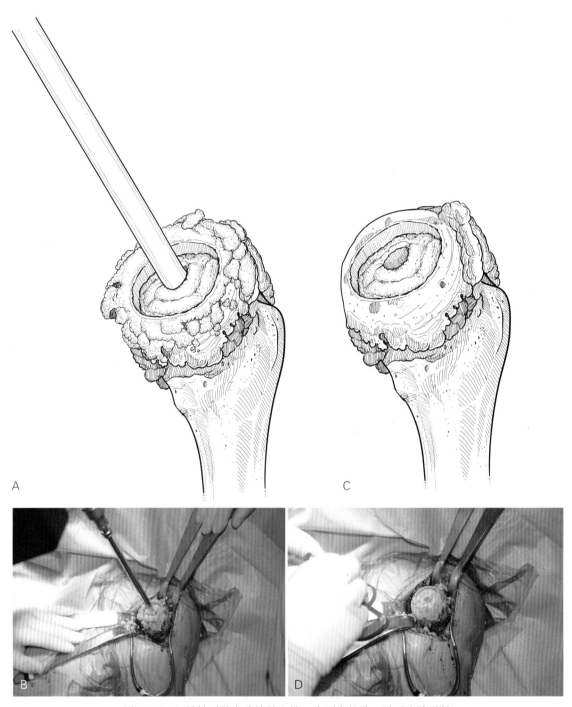

图 22.36   经导针引导在移植骨上钻一个更大的孔，随后去除导针

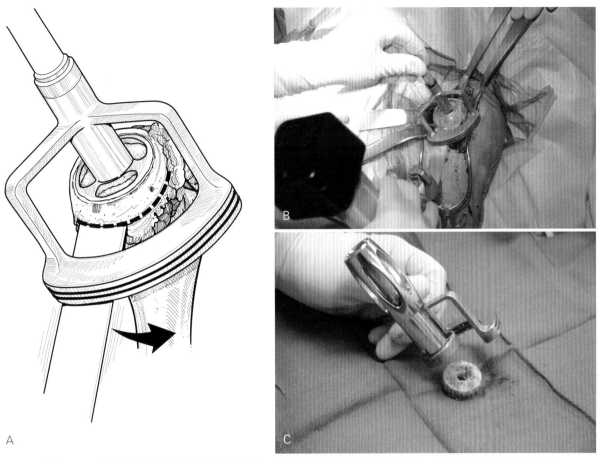

图 22.37　将切割导向器敲入移植骨的孔中，并用锯进行起始的肱骨头切除，从而有效地获得移植骨块

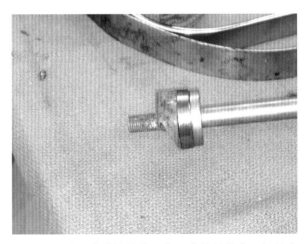

图 22.38　随后将移植骨放置在一个较长的中心钉基座上，并修整处理以适合肩盂的骨缺损

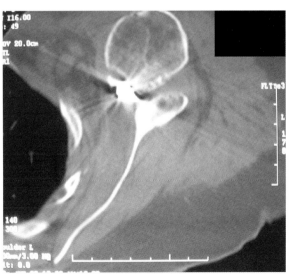

图 22.39　无活动度的肩关节前脱位的患者术前 CT 显示前方关节盂骨缺损，需要在植入反向假体时植骨

（王金武　孙鑫　李涛　译）

参考文献

1. Edwards TB, Trappey GJ, Riley C, et al: Inferior tilt of the glenoid component does not decrease scapular notching in reverse shoulder arthroplasty: results of a prospective randomized study, J Shoulder Elbow Surg 21(5): 641–646, 2012.

2. Boileau P, Moineau G, Roussanne Y, et al: Bony increased-offset reversed shoulder arthroplasty minimizing scapular impingement while maximizing glenoid fixation, Clin Orthop Relat Res 469: 2558–2567, 2011.

第23章 复位和三角肌张力调试

合适的三角肌张力是反肩置换术中最依赖主观经验判断的且非常重要的部分。反肩置换术中最常见的需要进一步治疗的并发症是盂肱关节假体脱位。合适的三角肌张力有助于降低此并发症的发生率。

肱骨侧垫片试模

肱骨侧假体如第21章所描述的植入后，就需要进行肱骨侧垫片试模。对于肱骨近端有大量骨丢失且用骨水泥柄置换的患者，必须在骨水泥完全凝固后才能开始垫片试模步骤。

最开始用6 mm的聚乙烯垫片试模，将该垫片试模固定到已植入的肱骨柄上（图23.1）。通过纵向牵拉患肢实现盂肱关节的复位，复位过程中可将一根手指放置在试模臼杯处以辅助肱骨侧组件朝向肩盂球头进行匹配（图23.2）。逐渐屈

曲牵引患肢可以辅助复位。通过稳定肩胛骨、纵向牵引患肢于中立位来评估三角肌张力（图23.3）。在此过程中由于有麻醉医生维持神经肌肉麻痹，所以可松开关节盂前缘将联合腱牵向内侧的撑开器，其他自动牵开器也可以松开。此时可用手指置于盂肱假体的交界面来评估三角肌张力（图23.4），可以出现微动（<2 mm）。如果发现用0 mm的金属垫片和6 mm的聚乙烯垫片进行试模时三角肌张力不合适，那么就需要换用9 mm的聚乙烯垫片，并重新复位和测试。如果有必要，6 mm及12 mm的金属垫片可供选择，以继续增加三角肌张力（图23.5）。

除了评估假体微动，还需要通过全范围地活动肩关节来评估假体的稳定性以及是否会发生撞击。全方位的活动包括前屈、外展、外旋、肩关节外展90°时的内旋。一旦获得合适的三角肌张力以及满意的活动度，则含有聚乙烯试模垫片的

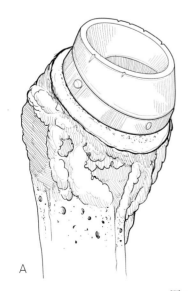
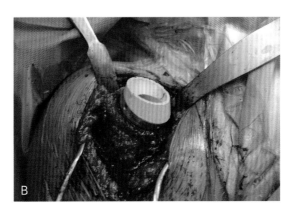

图 23.1 垫片试模插入肱骨柄

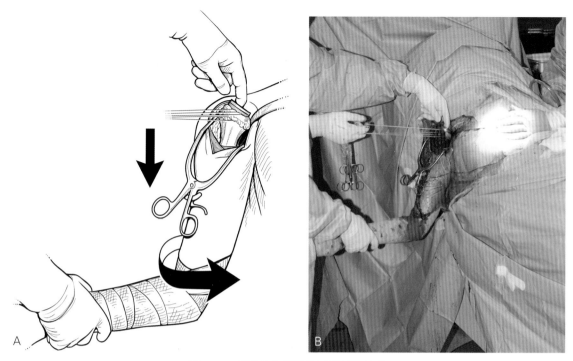

图 23.2　反肩关节假体的试模复位技术

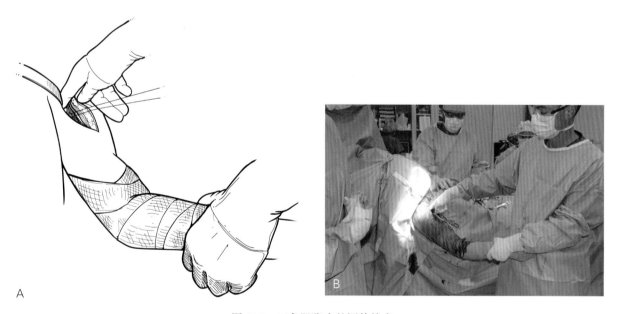

图 23.3　三角肌张力的评估技术

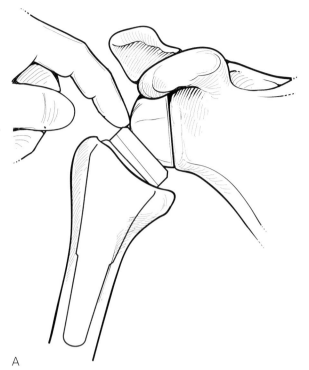

A

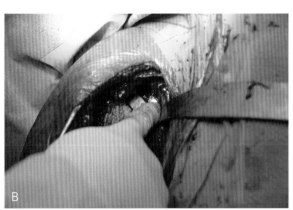

B

图 23.4　将一根手指置于试模垫片和肩盂球头交界面评估三角肌张力

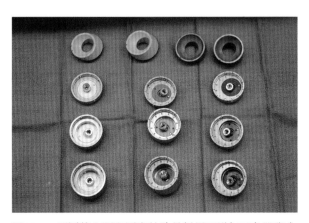

图 23.5　不同偏心距和厚度的肱骨托用于增加三角肌张力

假体就不容易发生脱位。我们常规在试模垫片的边缘使用一个骨拉钩以提供对假体的牵引力（图 23.6）。在确定了合适的垫片尺寸后，可将最终的聚乙烯垫片嵌入肱骨侧假体干骺端的对应位置，并且要对准假体上的激光标记（图 23.7）。在某些情况下，需要放置更厚的金属干骺端托来替代标准的 0 mm 托（图 23.8）后，再将聚乙烯垫片植入（图 23.9）。如果存在，需要采用穿骨缝合的方法修复肩胛下肌以进一步增强假体的稳定性（图 23.10）。

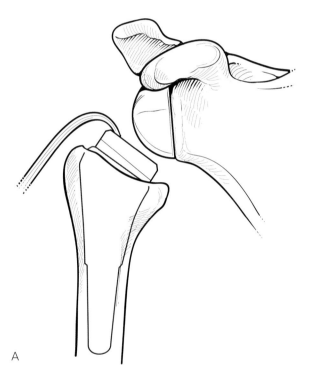

A

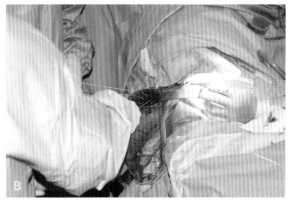

B

图 23.6　张力合适的反肩假体试模用骨拉钩复位后脱位

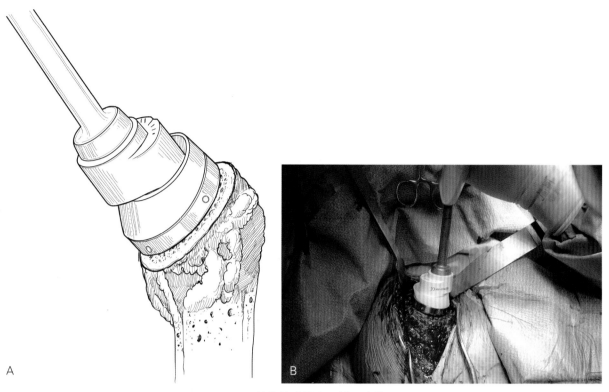

图 23.7　最终的肱骨聚乙烯垫片植入

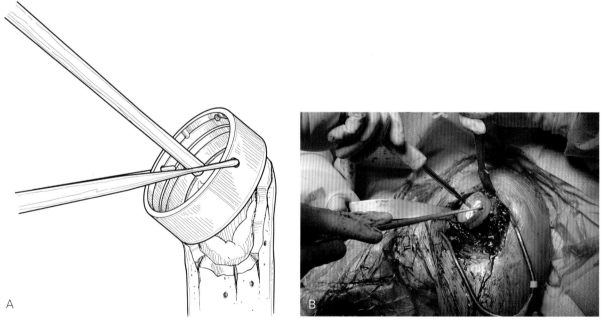

图 23.8　用较厚的金属托进行试模以优化软组织张力和关节稳定性

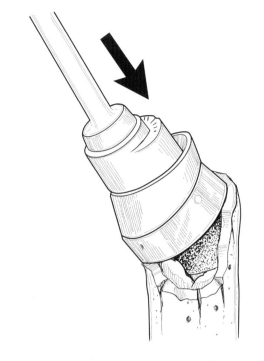

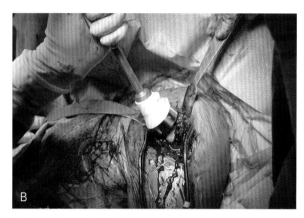

图 23.9 将聚乙烯垫片和更厚的金属托植入肱骨中

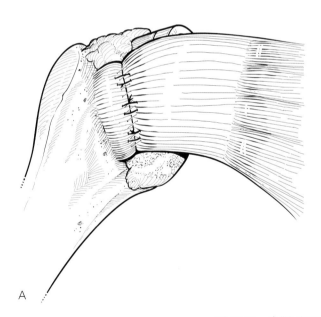

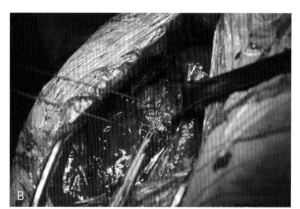

图 23.10 肩胛下肌肌腱如有，需要修补

特别注意事项——肱骨干骺端的骨丢失

在反肩关节置换术中严重的肱骨干骺端骨丢失需要特别注意。我们收集到的反肩关节假体脱位案例中大部分都存在肱骨干骺端的骨丢失。对于初次行反肩关节置换的患者，用该方法治疗骨折所致后遗症时最容易出现肱骨干骺端骨丢失（图 23.11）。在干骺端骨丢失的情况下，肩胛骨和肱骨之间已没有关节囊或肩袖附着，因此剩下的肩胛带大肌肉（三角肌、肱二头肌短头、喙肱肌）提供了几乎全部的软组织张力，从而稳定反肩假体。虽然反肩假体最初的复位获得合适的张力，但是这些大肌肉的生物力学性能（顺应性、拉伸性）可使肌肉随着时间的推移不断被拉长，最终可导致最初的张力失效，因此会导致潜在的假体不稳（图 23.12）。

我们在假体植入和复位时需要保持软组织张力最大化来进行反肩假体植入，同时需要解决肱骨干骺端骨丢失的问题。在此情况下，在植入肩盂假体后，我们会将 6 mm 的聚乙烯垫片重新植入肱骨柄试模中，然后复位假体的盂肱关节。随着患肢被纵向牵拉，肱骨侧假体被最大限度地与肱骨错开（图 23.13），此时将肱骨试模相对于肱骨近端的位移水平进行标记（图 23.14）。干骺端假体连接处与上述标记之间的距离需要同术前测量模块（详见第 18 章）所测距离进行对比以恢复合适的肱骨干长度。还可以测量出合适的位置进行压配或固定肱骨柄。如果肱骨柄植入肱骨内过深，那么可能无法获得满意的张力。反之，如果肱骨柄植入肱骨内过浅，则可能导致关节假体无法复位。

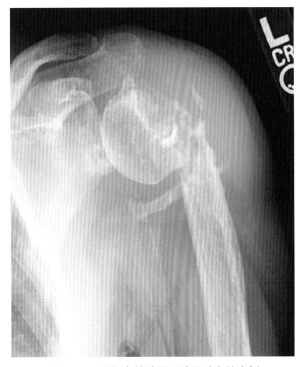

图 23.11　骨折合并肱骨近端骨丢失的病例

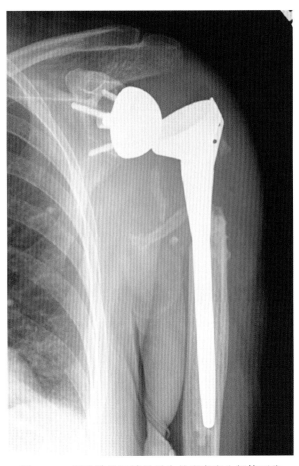

图 23.12　严重肱骨近端骨丢失的患者发生假体不稳

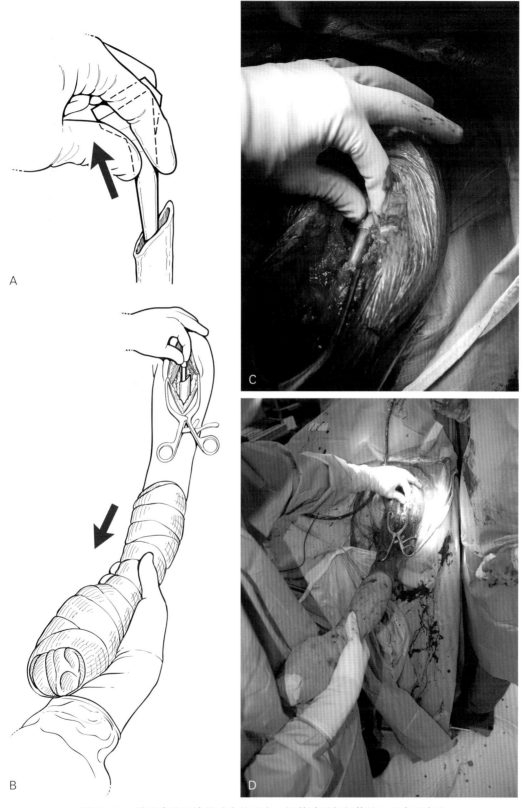

图 23.13　严重肱骨近端骨丢失的患者，评估肱骨侧假体植入的合适高度

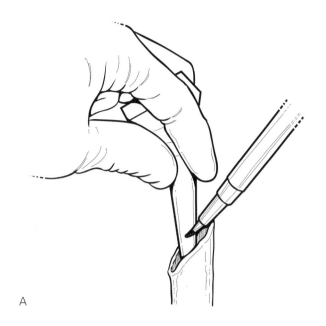

A

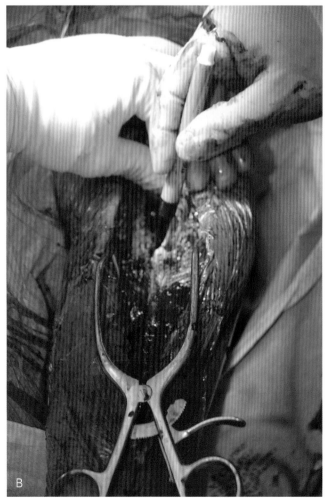

B

图 23.14   在内植物上进行标记以辅助定位肱骨侧假体放置的合适高度

在肱骨假体植入肱骨后，按照前面描述的方法对各种植入物进行试模。然而，在肱骨干骺端骨丢失的情况下，假体组件之间不允许有任何微动。此外，我们常常使用鞋拔拉钩来撬动肱骨与肩盂匹配（图 23.15）。如果获得了满意的张力，最终的聚乙烯垫片按上述方法放置。

特别注意事项——新一代肱骨内植物用于肱骨干骺端骨丢失

治疗严重的肱骨干骺端骨丢失仍然是一个挑战，更新一代的内植物已被引进用于不断增加的反肩关节置换翻修术，以及解决采用反肩关节骨治疗的畸形愈合、不愈合以及骨肿瘤等病例。翻修用可调节的肱骨内植物目前已面世，并且同样可进行压配固定（详见第 39 章）。这类内植物的可压配属性使其不需要骨水泥进行固定，因此使未来可能会发生的翻修手术变得更容易（图 23.16）。这种可调节的肱骨内植物可以增加长度来应对严重的肱骨骨缺失以提高三角肌张力。对于严重的骨丢失病例，这类移植物可能需要与肱骨近端同种异体移植物搭配使用。

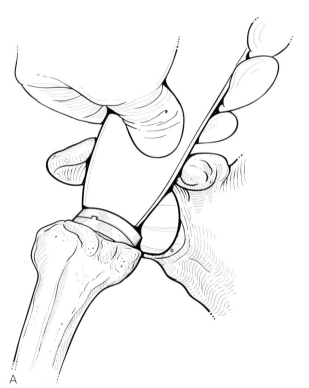
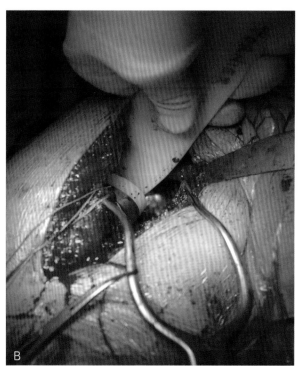

图 23.15 用鞋拔拉钩撬拨技术对反肩关节假体进行复位

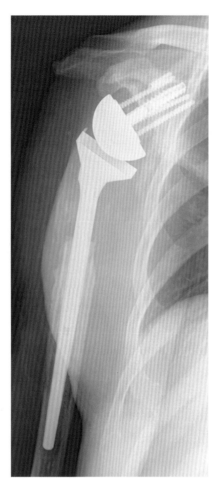

图 23.16 在肱骨近端骨丢失病例中使用骨干部压配肱骨内植物可无须应用骨水泥

（高大伟 江川 李文韬 译）

第24章　伤口闭合和术后矫形器佩戴

该手术的最后步骤是伤口闭合和术后护具的佩戴。反肩关节置换术后的伤口闭合同非限制性肩关节置换术。但由于肩袖缺失导致空隙产生，反肩关节置换植入后的伤口闭合相比非限制性肩关节置换术显得更为重要，因为研究显示术后血肿是该手术最常发生的并发症[1]。

伤口闭合技术

在假体复位且肩胛下肌缝合好后，有条件的情况下，伤口应用 800 mL 含有抗生素的无菌生理盐水（50 000 U 杆菌肽 /1 L 无菌生理盐水）通过球形注射器冲洗。再次检查伤口充分止血。可用电凝来减少残余的出血。放置一个中号的密闭引流器以防术后血肿的形成。引流管的穿刺针从伤口内部穿出软组织，以与手术切口的远端相隔大约 2 cm 为宜（图 24.1）。经皮拉出引流管直到管上的横标到达皮缘为止（图 24.2）。用剪刀剪掉引流管的穿刺针，另一端也剪掉使其末端置于肩袖缺失留下的间隙处（图 24.3）。修剪引流管的近端时，需注意剪在孔洞之间以降低拔管时引流管破损的风险（图 24.4）。

伤口缝合使用 0 号可吸收缝线，从深筋膜层开始行 8 字间断缝合（图 24.5）。在非限制性肩关节置换术中，我们不会闭合胸大肌三角肌间隙。浅筋膜采用 2-0 号可吸收缝线进行 8 字间断缝合（图 24.6）。皮肤采用 3-0 可吸收缝线进行皮内缝合（图 24.7）。

在皮肤缝合完成后，检查引流管的位置是否有变动。去掉置管区周围的铺巾，将该部分皮肤清洁干净并且擦干。我们用 2 或 3 根半英寸（1.27 cm）的胶条缠绕固定引流管于皮肤上，防止引流管移动（图 24.8）。

去掉手术切口周围的铺巾，用生理盐水浸湿海绵洗净皮肤上的血迹并且擦干。在伤口上贴半英寸（1.27 cm）的胶条，无菌纱布覆盖切口并将无菌吸水垫置于纱布上。敷料需用 3 英寸（7.62 cm）泡沫胶带固定。将引流器的其余部分与引流管连接并开始进行吸引（图 24.9）。最后将引流器的多余部分丢弃。

不管引流量有多少，术后第二天应拔除引流管。敷料持续覆盖至术后 3 天弃去。在去掉敷料后，患者可以淋雨，但是术后 2 周内禁止将伤口浸泡在浴缸中。尤其是在术后 10~14 天时，若胶条黏附性减弱，患者可以酌情将其移除。

术后矫形器的佩戴

在伤口包扎完后，需要在手术室立即戴上护具。对于反肩置换的患者，我们常用旋转中立位进行悬吊（Ultrasling, Donjoy, Inc., Vista, California；图 24.10）。患者在进行手、腕、肘关节活动锻炼和康复时，可以摘下护具。护具佩戴的时间长短取决于是否有肱骨干骺端骨丢失的情况。对于肱骨干骺端骨量未丢失的简单病例，不用持续悬吊，并且术后 3 周就可以开始行物理治疗。而对于肱骨干骺端骨丢失的患者，需要悬吊多 1 周，并且在术后 4 周进行物理治疗。术后康复方法的详细资料见第 43 章。

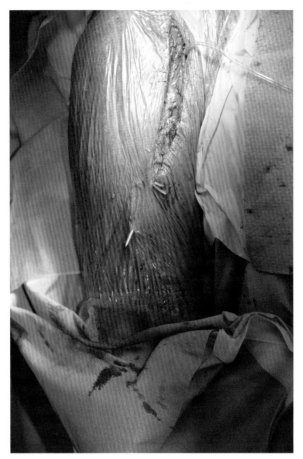

图 24.1　使用穿刺器放置引流管

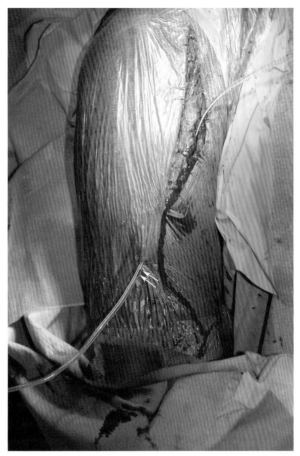

图 24.2　引流管穿出皮肤，直到引流管上的横向标识达到皮肤表面（箭头所示）

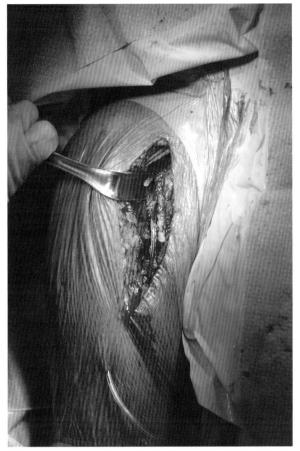

图 24.3　在伤口近端放置引流管

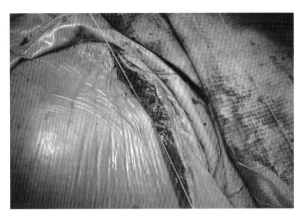

图 24.5　深筋膜层的缝合

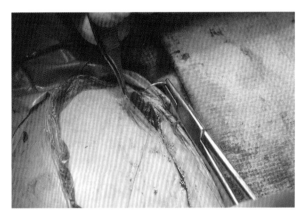

图 24.6　皮下筋膜层的缝合

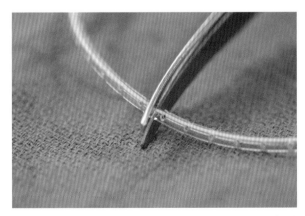

图 24.4　适当修剪引流管近端以避免引流管在移除时断裂

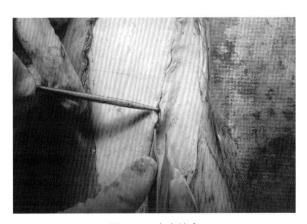

图 24.7　皮内缝合

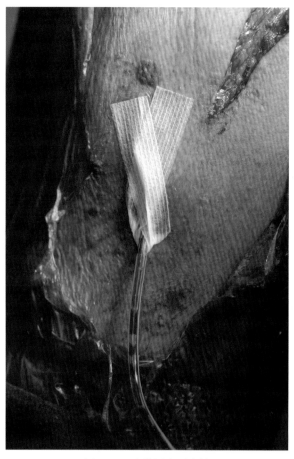

图 24.8　胶带固定引流管

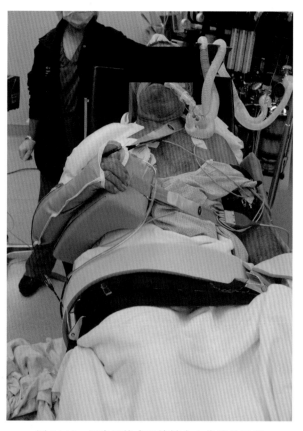

图 24.10　反肩置换术后旋转中立位悬吊固定

（高大伟　江川　陈宏方　译）

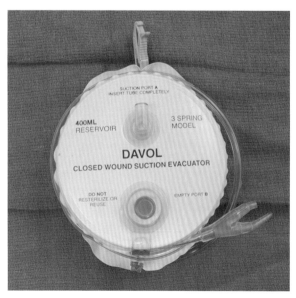

图 24.9　外科引流袋

参考文献

1. Werner CM, Steinmann PA, Gilbart M, et al: Treatment of painful pseudoparesis due to irreparable rotator cuff dysfunction with the Delta III reverse-ball-and-socket total shoulder prosthesis, J Bone Joint Surg Am 87: 1476–1486, 2005.

第 25 章　手术结果和并发症

随着此类人工肩关节置换术的增多，关于反式肩关节置换术的报道也越来越多。结果主要因关节置换术的潜在适应证而异。本章介绍的结果和并发症来自我们过去 20 年的经验，并包括一些欧洲学者的早期经验。

手术结果

反式肩关节置换术的结果主要因患者病因而异，其对于骨关节炎伴巨型肩袖撕裂（肩袖撕裂性关节病）的治疗效果最佳，而对于创伤后关节炎患者的效果最差。表 25.1 详细介绍了肩关节置换术中最常见的手术指征。结果以主动活动度、患者满意度、Constant 肩关节评分（一种包含疼痛、活动度、活动量和力量的肩膀特异性结果测量）、年龄和性别调整后 Constant 肩关节评分表示[1, 2]。

术中并发症

术中并发症在反式肩关节置换术中比非限制性肩关节置换术中更常见，可分为肱骨、肩胛盂、腱性软组织（肩袖）和神经血管并发症。

肱　骨

最常见的肱骨并发症是医源性骨折，这通常是由于在没有充分松解软组织的情况下进行了暴力的脱位操作。许多接受反式肩关节置换术的患者会出现中度至重度的骨质丢失，从而增加了发生骨折的风险。与非限制性肩关节置换术相比，反式肩关节置换术中脱位时发生肱骨结节骨折较少见，因为没有连接到肱骨结节的肩袖限制，反式肩关节置换术有足够的回旋余地。使用长柄肱骨干假体可以有效避免肱骨干骨折。严重的骨质减少患者可使用因为没有连接到肱骨结节的肩袖限制和同种异体骨支撑（图 25.1）。

术中涉及肱骨大结节或小结节的骨折（或二者均有）通常无移位。大部分此类骨折是稳定的，或者在肱骨假体植入后变得稳定。如果肱骨大结节骨折块有相当一部分的肩袖后部附着，稳定性不能令人满意，就需要对大结节进行缝线固定，并在术后进行相应的康复调整，以使大结节愈合。大结节骨折块如果没有肩袖连接，不稳定的可以简单切除。

在肩胛盂准备和插入过程中，肱骨近端回缩时可发生术中小结节骨折。这种骨折没有临床后果，基本上可以忽略不计。

关节盂

术中肩胛盂骨折的严重性高于肱骨干损伤。通常，刚开始进行反式肩关节置换术的外科医生在进行肩关节盂准备方面不太充分，这是因为他们之前大多数进行的肩关节置换术都是半肩关节置换术。许多骨科医生最初试图将肩胛盂当作髋臼（即髋臼）来处理。这通常会导致肩胛盂骨闭塞和（或）肩胛盂骨折。行反式肩关节置换术的患者在术中发生关节盂骨折的风险较大，因为与行非限制性关节置换术未发生骨折的患者相比，此类人群的骨质减少率更高。骨折可能仅累及肩胛盂边缘，也可能明显延伸至肩胛盂中部。充分的关节囊松解有助于减少关节盂骨折的风险。此外，应使用电动铰刀（不是钻头，因为速度和扭

表 25.1　根据作者的前瞻性数据库，2003—2014 年原发性反式肩关节置换术的结果

病因	绝对评分（分）		调整评分（%）		主动前屈（度）		主动外旋（度）		主观结果（优/良）（%）
	术前	术后	术前	术后	术前	术后	术前	术后	
肩袖撕裂关节病（n=175）	17	63	24	87	46	130	9	29	82
巨大肩袖损伤（n=21）[a]	22	59	28	78	28	155	14	27	76
类风湿性关节炎（n=12）	10	58	14	82	33	130	2	32	83
创伤性关节炎（n=28）	9	50	12	69	11	121	−1	13	86
新鲜骨折（n=37）	7	71	10	102	0	154	0	31	92
其他（n=14）	10	52	13	68	14	128	4	25	86

[a] 包括巨大肩袖撕裂和慢性假性瘫痪，但无肩关节盂肱关节炎

矩不同）来准备关节窝表面。在骨科医生用力将铰刀插入关节盂前，应先启动铰刀，避免铰刀"抓住"关节盂的边缘，这可能会导致骨折。

只涉及周围边缘一小部分的骨折通常不需要治疗，关节盂假体可以按计划插入。肩胛盂骨折延伸至肩胛盂中央部分者应使用肱骨头植骨。反式肩关节关节盂假体插入后可以帮助固定骨移植物并在内部固定骨折。如果反式肩关节关节盂部分的中心位置牢牢地固定在肩胛盂内，可以考虑将肱骨部分放置在相同的位置中。如果肩胛盂部

分看起来不安全，或者肩胛盂基板的中心位置没有牢固地固定在未骨折的肩胛盂上，为了使骨折愈合，肱骨部分应该在最初的 6 个月内旷置。6 个月后，肱骨干部件可以二期植入（图 25.2）。

肩 袖

在合适的显露下，术中发生肩袖损伤较为罕见。尽管进行反式肩关节置换术的患者存在肩袖损伤的情况，但仍应尽力保留肩袖功能，包括旋前、旋后。传统的 Grammont-style 肩关节置换术后肩胛下肌的修复可以减少术后脱位。

当有足够的肩胛下肌腱存留时，我们通常会修复肩胛下肌。保留后侧肩袖可以通过术后主动外旋改善预后。如果肩袖充分显露，可以避免在反式肩关节置换术中对肩袖造成意外损伤。

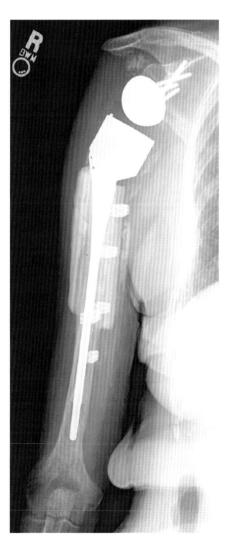

图 25.1 术中肱骨骨干骨折患者，植入长柄肱骨假体和用环扎索固定的同种异体支架

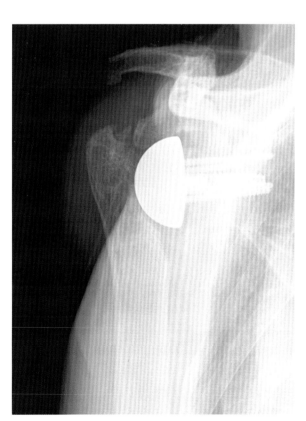

图 25.2 术中采用骨移植和关节盂假体植入治疗关节盂骨折的病例。肱骨组件放置延迟 6 个月，直到骨折愈合和重建

神经血管结构

在肩关节置换术中，肩关节周围神经血管结构的严重损伤极为罕见。最危险的神经结构是腋神经和肌皮神经。在采用现有的手术技术进行初次关节置换术时，这些神经不易被切断。由牵拉引起的神经损伤最常累及腋神经，但臂丛神经的任何分支都可能受到影响。应注意患者的姿势，使其颈椎保持中立，避免对臂丛造成牵拉损伤。我们尚未确定腋神经损伤的危险因素。术中神经监测研究表明，解剖型肩关节置换术的神经损伤可能随着手术过程中的过度运动而增加，对于术前被动外旋减少、前屈减少以及有过开放肩手术史的患者亦是如此[3, 4]。这些研究基于术中神经监测和短期的肌电图，并不能确定其长期的临床意义。从逻辑上讲，关节僵直越严重，患者在关节盂暴露时出现神经损伤的风险越大。然而，我们的临床经验并没有证实这一点，我们目前还不能预测哪些患者最有可能出现神经并发症。术前对患者进行神经损伤可能性的宣教，他们会更容易接受。腋神经（和其他神经）损伤的恢复是通过观察治疗的，大多数患者在术后 3~4 个月恢复。

虽然无严重后果的头静脉损伤是常见的并发症，但在反式肩关节置换术中发生的重要的动脉和静脉损伤是非常罕见的。对上肢主要血管的损伤通常是由过度软组织剥离引起的，这在肩关节置换术中是不需要的。如果发生这样的损伤，在用血管夹夹紧受伤的血管后，需要在术中紧急咨询血管外科医生。

术后并发症

术后并发症比术中并发症更常见，在某些系列的反式肩关节置换术中，高达 50% 的患者发生了术后并发症[5]。幸运的是，随着置换手术经验的积累和技术的进步，反式肩关节置换的术后并发症逐渐减少。最常见的术后并发症包括切口问题（裂开、血肿）、肩胛盂问题、肱骨问题、肩峰问题、肩胛切口、不稳定（脱位）、僵直和感染。

切口问题

反式肩关节置换术后早期可能出现切口问题。在反式肩关节置换术中广泛使用的电凝和术后 24 小时闭式引流术最容易避免血肿。由于肩袖的缺失，可能会形成一个大的潜在空腔，从而形成血肿。闭式引流术可以减少血肿的形成，强烈推荐用于肩关节置换术。结扎旋肱前动脉的分支，除电凝止血外，也可降低术后伤口内血肿的发生率。当血肿发生时，通过对症非手术治疗（热敷、镇痛药）来缓解。手术引流很少保留 1 周以上，如果持续有渗出，应考虑感染的可能（见后）。

在易感患者中，由于皮下缝合线的溶解反应，有时会导致切口裂开。轻度浆液性渗出的存在，消除了严重深部感染的并发症。表面的切口裂开可以通过局部的伤口护理来治疗，包括去除任何残留的溶解物、用硝酸银敷料缝合和化学烧灼任何肉芽组织。

关节盂问题

与非限制性肩关节置换术相比，反式肩关节置换术后关节盂问题较少见。肩关节置换术后关节盂组件发生扭转失败与关节盂组件的初始指向位置（图 25.3）、植入的假体存在的术中关节窝的断裂（图 25.4）或者在 glenosphere 和基板之间缺乏适当的 Morse 锥度有关。这些并发症最好避免。我们多通过三角肌入路来植入反式假体，以避免使用外上侧入路时误将肩胛盂组件置于上外侧位置。如果术中发生肩胛盂骨折，我们按本章前面所述方法处理。在这种情况下，翻修手术，包括肩关节盂重建和反式肩关节翻修成形术、切除性关节成形术或半肩关节成形术是必要的（见第 6 篇）。

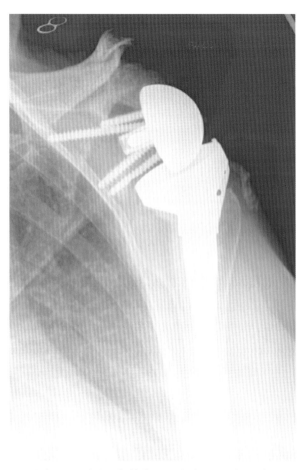

图 25.3　关节盂假体靠上导致关节盂盂部失效

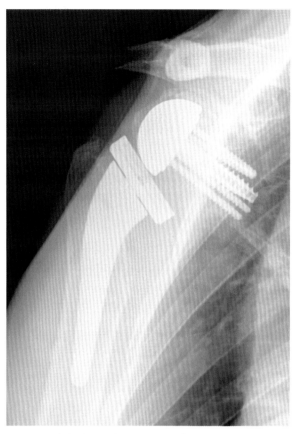

图 25.4　术中关节盂部骨折后放置关节盂假体导致关节盂假体失败

肱骨问题

肩关节置换术后的肱骨问题比较少见，可分为肱骨假体松动、肱骨假体的机械问题（聚乙烯游离和聚乙烯磨损）和肱骨假体周围骨折。反式肩关节肱骨假体柄无菌性松动的发生率不到 1%。肱骨干假体无菌性松动的主要危险因素是肱骨近端骨丢失（图 25.5）。当发生肱骨干假体松动时，必须排除感染（见后文）。针对有症状的无菌性肱骨成分松动的罕见病例，治疗包括肱骨干假体的翻修，通常结合同种异体骨重建肱骨近端，为翻修干骺近端提供骨支持（见第 6 篇）。

肱骨干假体部分的机械问题是极其罕见的，与聚乙烯衬垫有关。我们注意到一例聚乙烯衬垫与肱骨干的分离，这很可能与关节置换术中聚乙烯部件的不完全固定有关。在这种情况下，翻修手术与更换聚乙烯衬垫是必要的。正如翻修手术时所注意到的那样，许多患者聚乙烯衬垫的边缘会发生内侧磨损（图 25.6）。这种磨损与肩胛盂切口有关，后面会讨论到。

肱骨干假体周围骨折比肱骨干假体松动更常见，而且跌倒或类似的低能量外伤就可能导致假体周围骨折（图 25.7）。这些骨折大部分发生在肱骨干的远端，大多数可以非手术治疗。非手术治疗包括骨折固定支撑、活动矫形、镇痛药和定期的影像学监测。如果骨折在 3 个月内没有愈合，我们将使用外部骨刺激器（OL 1000 骨生长刺激器，Donjoy Orthopedics，Vista，California）。尽管采取了这些措施，非手术治疗的肱骨假体周围骨折的愈合时间仍可能超过 9 个月[6]。我们推荐假体周围骨折手术治疗的指征（翻修手术）

包括完全移位、成角大于 30°、肱骨干假体松动或脱位，以及非手术治疗失败（图 25.8）。

肩峰问题

肩关节置换术后偶有肩峰应力性骨折的发生，在一些报道中，发生率高达 3%（图 25.9）[7]。这类骨折是由于三角肌收缩力作用于骨质疏松骨所致。通常这些骨折在术前出现，是肱骨头的缓慢上移和肩肱关节持续活动形成的结果。术后，三角肌张力可能导致肩峰端骨折块向下倾斜。我们多于术后 2~3 个月发现这些骨折，而其他报道指出平均在术后 8 个月左右[7]。肩峰应力性骨折可通过肩峰触诊诊断，有时可在 X 线片上看

到。CT 可以确诊骨折，但不会改变我们的治疗方法。我们用旋转吊带固定 6 周来治疗肩峰应力性骨折。我们还邀请内分泌科会诊，以评估和治疗骨质疏松症、维生素 D 缺乏和其他相关原因。如果骨折在 3 个月内没有愈合，我们将使用外部骨刺激器（OL 1000 骨生长刺激器）。尽管出现了这种并发症，但根据报道，虽然存在肩峰应力性骨折，与术前相比，术后肩关节疼痛缓解，功能明显改善[7]。

肩胛体及肩胛冈骨折

肩胛体和肩胛冈骨折可在肩关节置换术后发生，其发生率因假体设计的不同而不同。一系列研究报道了肩关节置换术后发生肩胛骨骨折（分类为 III 型骨折）的概率约为 1%[8]。与肩峰应力性骨折相似，肩胛骨骨折被认为是继发于骨质疏

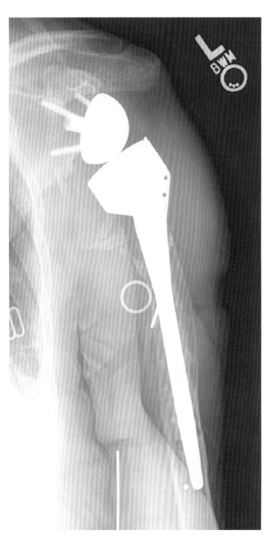

图 25.5　与肱骨近端骨丢失相关的肱骨干假体的无菌性松动

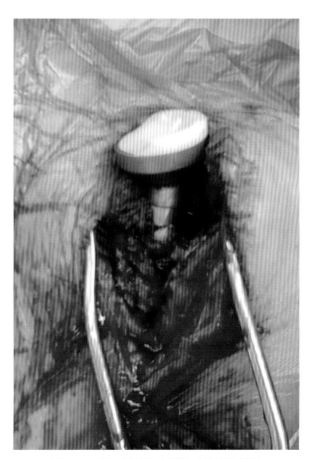

图 25.6　聚乙烯衬垫在翻修时的磨损情况

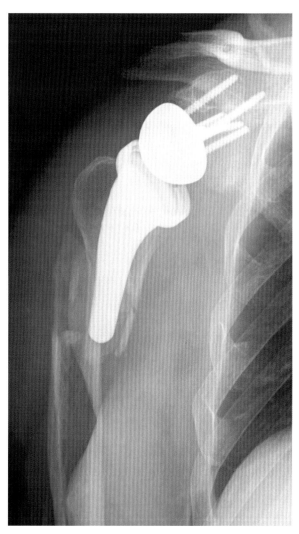

图 25.7　肱骨假体置换术后假体周围骨折，由于跌倒而导致骨折

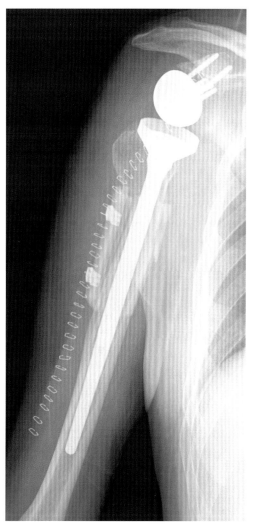

图 25.8　使用反式假体的患者假体周围骨折的手术治疗

松和三角肌张力，它们有可能通过基板上的螺钉传递。拉力效果好的螺钉被认为是肩胛骨骨折的潜在应力提升器，一些人主张尽可能避免放置这种螺钉[8]。我们还认为肩胛骨运动不良可能导致肩峰应力性骨折和肩胛冈骨折（见第 44 章）。在我们的试验中，采用"嵌入式"肱骨假体进行肩关节置换术后肩胛骨骨折的风险更高（图 25.10）。虽然在这种情况下提倡切开复位和内固定，但我们用与治疗肩峰骨折相同的方法治疗，即非手术治疗，用旋转吊带悬吊固定 6 周[8]。我们也邀请内分泌科会诊来评估和治疗骨质疏松症、维生素 D 缺乏以及其他相关原因。如果骨

折在 3 个月内没有愈合，我们将使用外部骨刺激器（OL 1000 骨生长刺激器）。我们认为这种并发症在肱骨上植骨时更为常见，原因可能是三角肌张力的增加，所以我们尽量避免在三角肌过度紧张的情况下进行肱骨植骨。

肩胛骨切迹

尽管肩胛骨切迹是否应该被认为是一个并发症是有争议的，但大约一半的患者接受了反式肩关节成形术 2 年内发生肩胛骨切迹，（图 25.11）。这一影像学改变的原因很可能是由于肱部内侧和肩胛骨外侧在肩胛盂下方机械撞击。

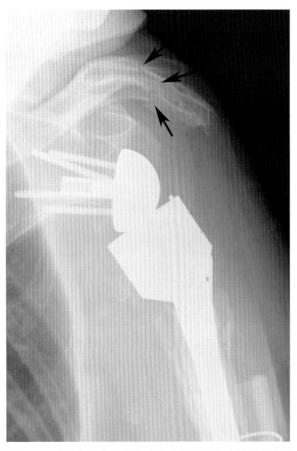

图 25.9　反式肩关节置换术后发生的肩峰应力性骨折（箭头）

当患者肩关节内旋时，撞击会加剧。我们观察到内旋似乎随着肩胛切迹的进展而改善，因此，假体必须"切开"部分肩胛骨，以最大限度地实现术后内旋，这种机械撞击理论进一步得到了支持。另一种关于肩胛切迹形成原因的观点是聚乙烯磨损导致骨溶解，但这一理论目前的支持率低于机械撞击理论。

肩胛骨切迹常伴有肩胛骨骨赘，多位于切迹内侧，这可能提示肱三头肌发生钙化，可能与松解不完全有关（图 25.12）。肩胛骨切迹的程度也按严重程度分级（图 25.13）[9]。避免肩胛骨切迹的最佳方法是：在进行肩胛盂扩孔时，首先将肩胛盂下端置于肩胛盂平面上，并轻微下倾（图 25.14）。然而，在一项前瞻性随机试验中，我们没有发现中立位与下倾 10° 对肩胛骨切迹形成的差异[10]。最近采用的肱骨假体上置设计可引发更多的侧方偏移，我们注意到在肩关节置换术后肩胛切迹的发生率较低。尽管肩胛骨切迹的外观令人担忧，但其临床意义尚不清楚，大多数证据表明其没有不良后果。只要肩胛盂部分保持稳定，无症状肩胛切迹可保守治疗。

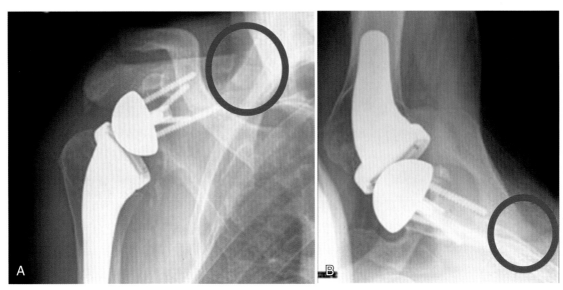

图 25.10　肩胛骨应力性骨折（画圈处）患者的 X 线片

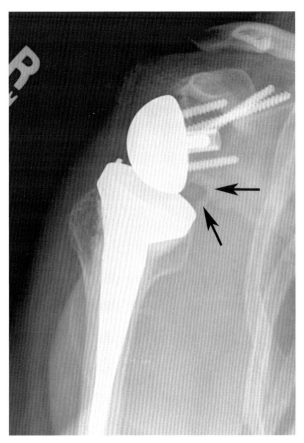

图 25.11 肩胛下切迹（箭头所指），常见于肩关节置换术后患者

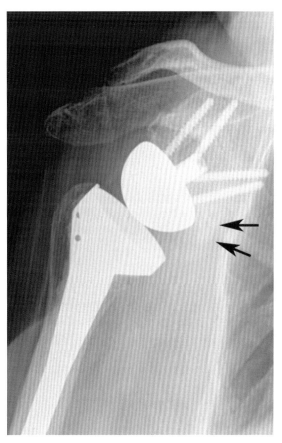

图 25.12 肩关节置换术后肩胛骨赘（箭头）伴肩胛下切迹

肩关节不稳定

肩关节置换术后肩关节不稳定是我们在临床观察到的最常见的并发症，其发生率大约是 5%。假体的不稳定性通常表现为脱位（图 25.15）。我们观察到的大多数脱位发生在肩关节置换术后 6 周内。大多数患者没有意识到他们的肩关节假体脱位，只是在日常随访的放射学检查中发现。我们观察到一些病例，患者可因手臂伸展而脱位，但也可以通过复位操作来纠正脱位（图 25.16）。

假体的不稳定性与多种因素有关。根据我们的经验，肱骨近端骨丢失可能是导致假体脱位的最大危险因素。在这种情况下，因为没有肩袖或关节囊提供稳定，三角肌张力往往是唯一维持稳定的因素。即使三角肌一开始被适当地紧缩，也会因逐渐失去张力而导致脱位。假体脱位的第二

个主要危险因素是肩胛下肌功能不全。我们观察到的所有使用传统 Grammont 肩关节假体的脱位都发生在没有可修复肩胛下肌的患者中。机械撞击也是造成假体脱位的因素之一，机械撞击使假体从关节窝中分离出来，但较少见。

这种撞击通常发生在手臂内收时，多与肩胛盂的位置有关，肩胛盂假体的位置在肩胛盂面上过于突出（图 25.17）。最后，我们观察了 2 例患者腋神经的神经支配性损伤，导致因三角肌无法收缩而引起假体不稳定。大多数脱位病例存在上述一个或多个因素。

在大多数情况下，脱位假体的初始治疗是闭合复位并固定一段时间。闭合复位需在手术室进行，患者服用大剂量镇静剂或全身麻醉。在透视引导下进行复位。如果假体复位成功，则需要进行透视检查，以确保机械撞击不是造成不稳定

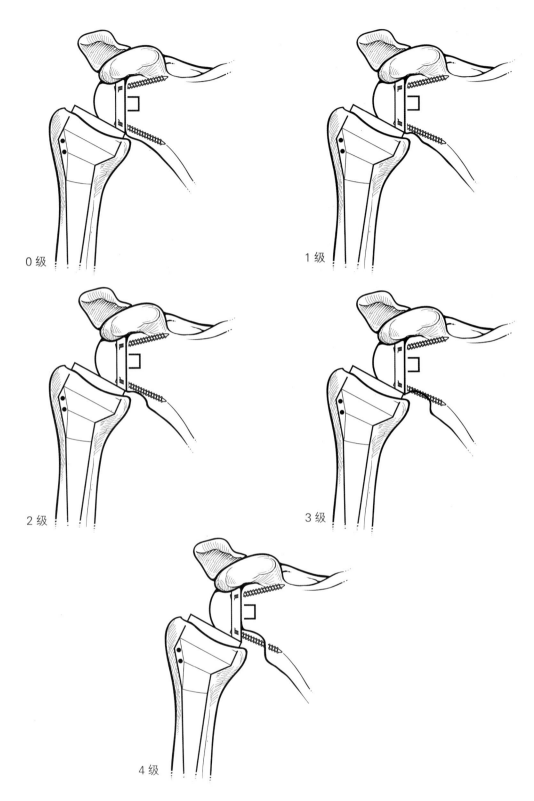

图 25.13 肩胛下切迹的分型

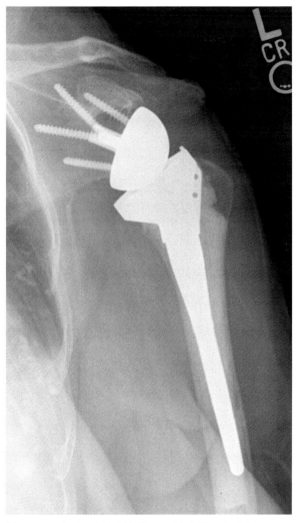

图 25.14　为了避免肩胛骨切迹，将肩胛盂部分朝下置于肩胛盂面上

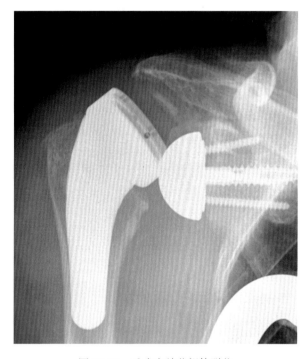

图 25.15　反式肩关节假体脱位

的原因。如果该问题与机械撞击无关，且假体已成功复位，则使用支架来维持上臂，肱骨干假体组件以肩胛盂组件为中心，一般为 90° 外展，30° 前屈（图 25.18）。患者保持支架固定 6 周，每 7~10 天进行一次 X 线检查以确保假体没有脱位（图 25.19）。6 周后，拆除支具，恢复正常活动。

如果假体不能闭合复位，机械撞击导致脱位或支撑闭合复位失败，则需要手术开放治疗或翻修。切开复位，插入一个更厚和（或）更具约束力的聚乙烯垫片，插入一个增强的金属肱骨托盘，然后加大 glenosphere 组件（图 25.20）。

如果有必要，任何机械撞击都可以通过小心切除肩胛盂下方的骨赘来处理。术后，患者接受与复位后相同的支撑治疗。

僵　直

肩关节置换术后肩关节盂肱关节僵直十分罕见。假体植入后的活动受限通常与假体设计的机械限制有关，而与软组织挛缩无关。我们没有处理植入反式肩关节假体后关节囊炎的经验。

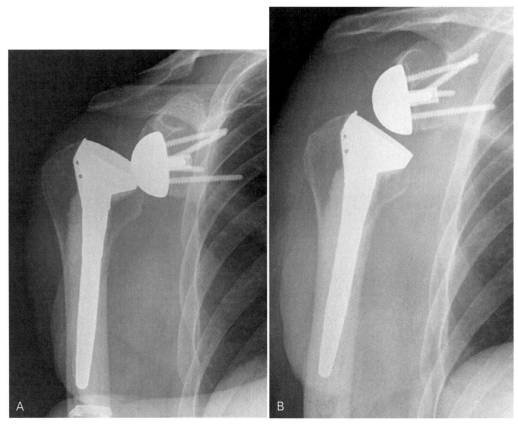

图 25.16　因三角肌张力不足导致假体脱位和移位患者的 X 线片

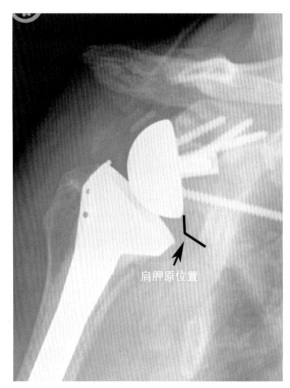

图 25.17　反式肩关节肩胛盂组件在肩胛盂面上的位
置过高，导致机械撞击

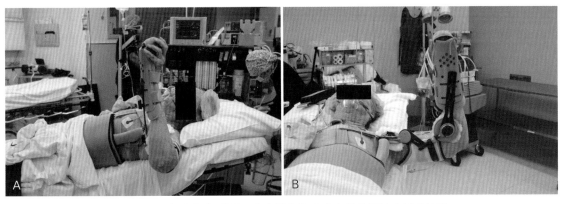

图 25.18 闭合复位后用于治疗脱位的反式肩关节假体支架的放置

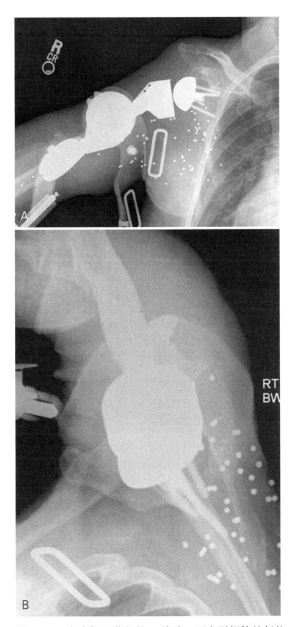

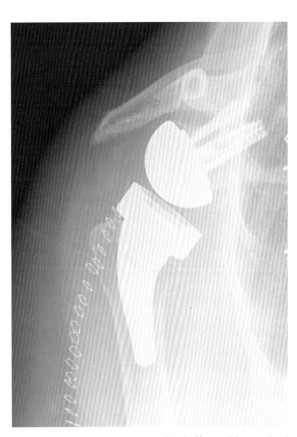

图 25.20 处理脱位的反式肩关节假体，可植入一个更厚的聚乙烯垫片，植入一个增强的金属肱骨托盘，并扩大 glenosphere 组件的尺寸

图 25.19 在支架上获得的 X 线片，证实了假体的复位

感　染

初次反式肩关节置换术后感染与非限制性肩关节置换术后感染的发生率相同（<1%）。最易并发感染的是伴全身性疾病（糖尿病）、软组织受损（放射性骨坏死、创伤后关节炎）和炎性关节病（类风湿关节炎）的患者。感染通常由金黄色葡萄球菌或痤疮丙酸杆菌引起。肩关节置换术后感染可分为围手术期（术后6周内）感染和晚期（血行）感染。

早期的围手术期感染最初可使用2~3次冲洗和清创，并保留植入物来治疗。在每次冲洗和清创过程中，去除肱骨部分的聚乙烯衬垫并彻底清洁假体。在最初的冲洗和清创过程中，在清洗后应更换最初的聚乙烯衬垫。在最后一次冲洗和清创过程中，将可吸收的抗生素珠链（Osteoset，Wright Medical Technology, Inc., Memphis, Tennessee）放置在肩关节周围的软组织中，并更换聚乙烯衬垫。寻求感染性疾病专家会诊，并根据具体情况进行至少6周的抗生素静脉滴注。

通常建议使用敏感抗生素（如果感染后细菌培养仍呈阴性，建议使用广谱抗生素）。如果该方案失败，就需要移除假体，详见第6篇。

晚期感染的治疗方法包括取出假体、放置抗生素垫片和静脉滴注抗生素（详见第6篇）。决定行肩关节翻修术还是肩关节成形术取决于患者的具体情况。

（高大伟　朱伟　译）

参考文献

1. Constant CR, Murley AH: A clinical method of functional assessment of the shoulder, Clin Orthop Relat Res 214: 160–164, 1987.

2. Constant CR: Assessment of shoulder function. In Gazielly D, Gleyze P, Thomas T, editors: The cuff, New York, 1997, Elsevier, pp 39–44.

3. Nagda SH, Rogers KJ, Sestokas AK, et al: Neer Award 2005: peripheral nerve function during shoulder arthroplasty using intraoperative nerve monitoring, J Shoulder Elbow Surg 16(3 Suppl): S2–S8, 2007.

4. Parisien RL, Yi PH, Hou L, et al: The risk of nerve injury during anatomical and reverse total shoulder arthroplasty: an intraoperative neuromonitoring study, J Shoulder Elbow Surg 25(7): 1122–1127, 2016.

5. Werner CML, Steinmann PA, Gilbart M, et al: Treatment of painful pseudoparesis due to irreparable rotator cuff dysfunction with the Delta III reverse-ball-and-socket total shoulder prosthesis, J Bone Joint Surg Am 87: 1476–1486, 2005.

6. Kumar S, Sperling JW, Haidukewych GH, et al: Periprosthetic humeral fractures after shoulder arthroplasty, J Bone Joint Surg Am 86: 680–689, 2004.

7. Teusink MJ, Otto RJ, Cottrell BJ, et al: What is the effect of postoperative scapular fracture on outcomes of reverse shoulder arthroplasty? J Shoulder Elbow Surg 23: 782–790, 2014.

8. Crosby LA, Hamilton A, Twiss T: Scapula fractures after reverse total shoulder arthroplasty: classification and treatment, Clin Orthop Relat Res 469: 2544–2549, 2011.

9. Valenti P, Boutens D, Nerot C: Delta 3 reversed prosthesis for osteoarthritis with massive rotator cuff tear: long term results(>5 years). In Walch G, Boileau P, Molé D, editors: 2000 Prostheses d' Epaule… Recul de 2 à 10 Ans, Paris, 2001, Sauramps Medical, pp 253–259.

10. Edwards TB, Trappey GJ, Riley C, et al: Inferior tilt of the glenoid component does not decrease scapular notching in reverse shoulder arthroplasty: results of a prospective randomized study, J Shoulder Elbow Surg 21(5): 641–646, 2012.

第四篇
骨折的肩关节置换术

IV

第26章 适应证与禁忌证

采用非限制性肱骨头置换或反肩置换治疗急性骨折病例或许是肩关节置换术最为困难的适应证。肱骨近端骨折后需进行关节置换的患者往往高龄，并且患有年龄相关的骨质疏松。与由于慢性症状而接受非限制性及反式肩关节置换手术的患者相比，这些患者的全身性和肩关节特异性并发症都更为常见。这就使得非限制性及反式肩关节置换术在治疗肱骨近端骨折时变得困难。

Neer将肱骨头置换术推广应用于治疗复杂的肱骨近端骨折[1]。Neer分型是这种骨折最常用的分类方法，然而现已证明这种分类系统具有较差的观察者间和观察者内信度[2]。其他分类方法也有报道，但它们的复杂性限制了其实用性。对我们来说，判断肱骨近端骨折后是否需要行肩关节置换术，最重要且易于观察的因素是肱骨头关节面骨折块的情况（软组织附着、骨的质量、肱骨头脱位、肱骨头劈裂）。我们对预期可能需要肩关节置换的所有肱骨近端骨折病例进行CT扫描。鉴于Neer分型的广泛应用，本章基于Neer分型中关于肱骨头骨折块的情况并通过CT扫描进行确定的基础上，讨论非限制性或反式肩关节置换术的适应证。

肱骨近端四部分骨折

肱骨近端骨折行非限制性或反式肩关节置换最常见的适应证是四部分骨折。这种骨折是指骨折包括4个明显的骨块：肱骨头骨块、大结节骨块、小结节骨块和肱骨干部分（图26.1）。Neer认为，只有当骨折块移位超过1 cm或成角超过45°时才可认为是一个"部分"[1]。我们发现，

即使是采用CT扫描，确定骨折块成角甚至是骨折移位都很复杂，因此要严格采用这些标准是很困难的。对于有骨折线将肱骨近端分成四部分的任何骨折，我们在准备进行切开复位内固定等手术治疗计划时会准备半肩或反肩置换，以便术中根据骨折情况可能会需要。对于一些肱骨结节移位小于1 cm的病例，我们仍倾向于选择半肩或反肩置换，主要有两种情况：一种是肱骨头骨折块完全失去软组织附着（图26.2），另一种是肱骨头严重骨质疏松，以致无法进行任何形式的固

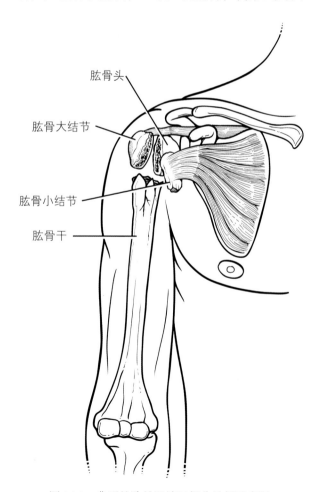

肱骨头

肱骨大结节

肱骨小结节

肱骨干

图26.1　典型的肱骨近端四部分骨折示意图

定。对于每个骨折块移位都明显超过 1 cm 的病例，我们会从一开始就计划进行半肩或反肩置换（图 26.3）。

肱骨近端三部分骨折

非限制性或反式肩关节置换术治疗肱骨近端骨折的一个较少见的适应证是三部分骨折。这种骨折是指骨折包括 3 个明显的骨块：肱骨头骨块、大结节骨块（较常见）或小结节骨块（较少见）和肱骨干部分（图 26.4）。此类骨折大多数可以通过切开复位内固定成功治疗。对于有骨折线将肱骨近端分成三部分的任何骨折，我们在准

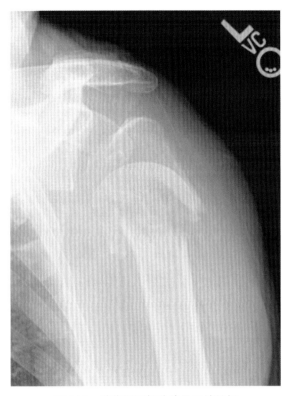

图 26.3　移位的四部分肱骨近端骨折

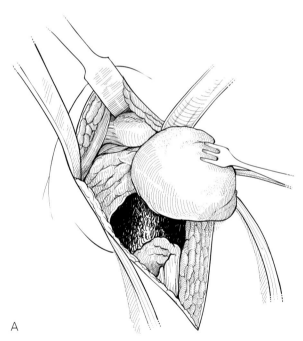

A

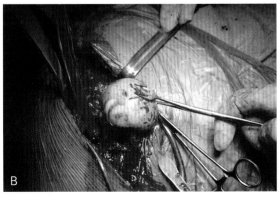

B

图 26.2　肱骨头缺失软组织附着的示意图及术中照片

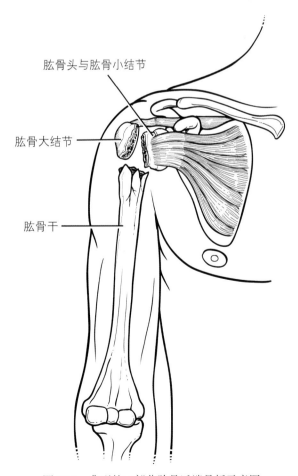

肱骨头与肱骨小结节

肱骨大结节

肱骨干

图 26.4　典型的三部分肱骨近端骨折示意图

备进行切开复位内固定等手术治疗计划时会准备半肩或反肩置换，以便术中根据骨折情况可能会需要。对于一些肱骨结节移位小于 1 cm 的三部分骨折病例，当肱骨头骨质疏松太严重，以致无法进行任何形式的固定时，我们仍倾向于选择半肩或反肩置换（图 26.5）。这些病例需要在关节置换的同时进行小结节截骨。

骨折—脱位

有时四部分或三部分骨折可同时伴有肱骨头脱位（图 26.6）。对这些病例，我们倾向于选择关节置换而不是切开复位内固定，因为此时肱骨头骨折块多严重缺失软组织附着。

肱骨头劈裂骨折

对肱骨近端关节面劈裂的骨折，我们选择半肩或反肩置换（图 26.7）。这些病例多伴有大结节或小结节骨折（或大小结节骨折），有时全部或部分的近端肱骨关节面会出现脱位。

特殊情况

严重骨质疏松

高龄患者严重骨质疏松通常是肱骨近端粉碎性骨折行切开复位内固定的禁忌证（图 26.8）。此外，近端肱骨严重骨质疏松可能不利于肱骨结节愈合。在我们的实际工作中，近端肱骨严重骨

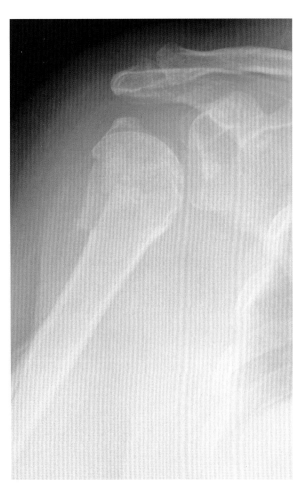

图 26.5　三部分肱骨近端骨折，肱骨头骨折块严重骨质疏松无法行切开复位及内固定

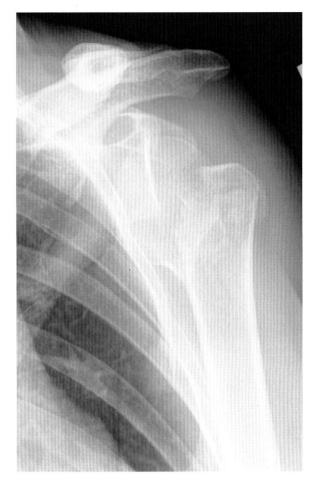

图 26.6　肱骨近端骨折脱位

质疏松及有关节置换指征的肱骨近端骨折是进行反肩置换同时进行肱骨结节固定的相对适应证。在这种情况下，即使结节没有愈合，患肩还是可能能够抬举起来的，这避免了进一步手术。

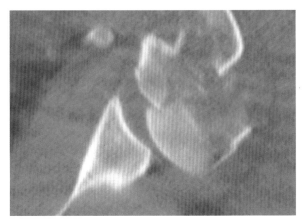

图 26.7　肱骨头劈裂的肱骨近端骨折

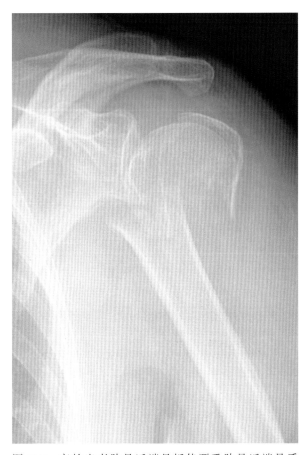

图 26.8　高龄患者肱骨近端骨折伴严重肱骨近端骨质疏松。对于此类患者我们会考虑使用反式假体治疗急性骨折

神经损伤

许多肱骨近端骨折患者有神经损伤的体征，最常见的是腋神经运动束功能缺损。这类损伤多是一过性的神经失用症，可以自主恢复，这并不是对骨折进行关节置换的禁忌证。然而，对此还需要对患者做好宣教。

肩胛盂问题

对于慢性疾患，我们在进行非限制性肩关节置换术时通常进行肩胛盂表面置换，相比之下，对于急性骨折病例，我们在进行半肩置换时几乎从不进行肩胛盂表面置换。在过去，我们只有在盂肱关节骨关节炎晚期出现骨折时才会考虑同时植入肩胛盂假体。根据我们的经验，这种情形十分少见。而如今遇到这种情况时，我们会选择行反肩置换术进行治疗，而不是在半肩置换的同时行肩胛盂表面置换。

虽然一些患者在接受非限制性半肩置换术后会出现肩胛盂磨损，但存在这样问题的患者数量与肱骨结节骨折块发生骨不连或畸形愈合的数量相比要少。如果肱骨结节固定失效，肱骨将不可避免地出现静态状态下的半脱位。如果已经植入肩胛盂假体，这种半脱位会导致肩胛盂假体产生偏心负荷，并最终造成肩胛盂假体通过"rocking horse"现象而失效[3]。此外，对于肱骨结节固定失效的患者，如果肩胛盂先前尚未被破坏，则更容易进行反式假体翻修（这是这种情况下我们通常采取的治疗方法）。由于这些原因，对使用非限制性肩关节置换治疗的肱骨近端骨折，我们倾向于采用单纯置换肱骨头的半肩置换术。

肩袖损伤

很少有相对无症状的巨大肩袖撕裂患者因肱骨近端骨折行关节置换手术治疗。这种情况下，若仍存在部分肩袖附着完好，我们会选择在使用反式假体的同时固定结节。

骨折患者进行肩关节置换术的禁忌证

表26.1列出了急性肱骨近端骨折进行肩关节置换术的禁忌证，其中有一些是绝对禁忌证，其余是相对禁忌证。

表26.1	肱骨近端急性骨折行肩关节置换术的禁忌证	
禁忌证	绝对或相对禁忌证	建议
非移位性骨折	绝对禁忌证	保守治疗
能够切开复位内固定的骨折	绝对禁忌证	切开复位内固定
基础健康情况差	相对禁忌证	需要合适的术前治疗
活动性感染	绝对禁忌证	
巨大肩袖损伤	相对禁忌证	非限制性肩关节置换术的相对禁忌证，更适合进行反向假体植入术
上运动神经元损伤	相对禁忌证	若患者出现不受控的肩关节痉挛，则为绝对禁忌证
患者运动差	相对禁忌证	应争取保守治疗；若症状持续则考虑肩关节置换术

肱骨近端骨折进行非限制性肱骨头置换和反式肩关节置换的选择

采用肩关节置换术治疗肱骨近端骨折存在明确的适应证，这在前面的讨论中已经进行了阐述。然而，关于最佳治疗是选择非限制性肱骨头置换还是反式肩关节置换尚存在争议。肱骨结节的愈合是非限制性肱骨置换术后功能恢复的关键，而相比之下，对于反肩置换来说并没有那么重要。另外，与非限制性肱骨头置换相比，肱骨结节愈合率在反肩置换中通常较高，而其出现肱骨结节吸收的发生率较低。在一项连续病例研究中，53例三部分或四部分复杂肱骨近端骨折的老年患者（平均年龄74.4岁）接受了非限制性

肱骨头置换（26例患者）或反式肩关节置换（27例患者）[4]。该研究表明，反肩置换术能获得更好的肩关节前举、患者转归及满意度，而两种术式并发症的发生率相似。另一项包含62例患者的前瞻性随机盲法研究对比了非限制性肱骨头置换及反肩置换，得到了反肩置换较优的类似结果，后者有较高的疼痛及功能评分和较低的翻修率[5]。

对于低能量创伤造成肱骨近端骨折的高龄患者，我们倾向于选择反肩置换而不是非限制性肱骨头置换。我们检查了自己的数据，在这部分人群中，与非限制性肱骨头置换相比，反肩置换术后可以获得更好的结节愈合率和治疗效果（参见第32章），而在我们的实际工作中，通常将非限制性肱骨头置换术用于年轻的高能量创伤患者，这些骨折属于前面阐述的不适合进行切开复位及内固定治疗的类型。

（赵金忠　蒋佳　译）

参考文献

1. Neer CS, II: Displaced proximal humeral fractures: Part 1: classification and evaluation, J Bone Joint Surg Am 52: 1077–1089, 1970.

2. Siebenrock KA, Gerber C: The reproducibility of classification of fractures of the proximal end of the humerus, J Bone Joint Surg Am 75: 1751–1755, 1993.

3. Franklin JL, Barrett WP, Jackins SE, et al: Glenoid loosening in total shoulder arthroplasty: association with rotator cuff deficiency, J Arthroplasty 3: 39–46, 1988.

4. Cuff DJ, Pupello DR: Comparison of hemiarthroplasty and reverse shoulder arthroplasty for the treatment of proximal humeral fractures in elderly patients, J Bone Joint Surg Am 95(22): 2050–2055, 2013.

5. Sebastiá-Forcada E, Cebrián-Gómez R, Lizaur-Utrilla A, et al: Reverse shoulder arthroplasty versus hemiarthroplasty for acute proximal humeral fractures. A blinded, randomized, controlled, prospective study, J Shoulder Elbow Surg 23(10): 1419–1426, 2014.

术前规划对所有肩关节置换术的适应证都十分重要，尤其是对骨折病例更加关键。进行肩关节置换术的慢性疾病患者大多数解剖标志可靠，尽管长期磨损及骨赘形成可能会影响肱骨近端的解剖，但这些解剖标志不随病程而发生变化，始终保持一致。然而，骨折病例一般情况下比较可靠的解剖标志常常发生移位，以至于无法再作为参考点来使用。由于缺乏明确的解剖标志，在确定肱骨柄植入的合适位置时，术前规划就变得非常关键。全面的术前规划能确定肱骨柄的植入高度，将倾角不正确的风险降到最低[1]。术前规划至关重要，本章将对其进行详述。此外，本章也将着重介绍重要的临床病史及体格检查、影像学检查，以及二次影像学检查。

病史与体格检查

应详细采集造成骨折的创伤病史。一般情况下，肱骨近端骨折由站姿摔倒造成。寻求解释摔倒的原因有助于评估任何潜在的病因（例如晕厥、心律不齐的症状之一等）。在采集病史时，需要注意肩关节在骨折前是否存在其他问题。巨大肩袖撕裂或盂肱关节骨关节炎等既往的肩关节病史可影响外科手术的决策（例如植入假体的种类，包括非限制性骨折假体或是反式肩关节假体）。

对急性肱骨近端骨折患者进行体格检查时应有所限制，以便使患者免于遭受不必要的疼痛。应进行细致的神经血管检查，尤其应注意腋神经的感觉和运动功能。通常通过检查手臂上部后方的触觉来评估腋神经的感觉功能（腋神经臂外侧上皮支）。腋神经的运动功能则较难评估，这是由于骨折引起的疼痛可能阻碍三角肌收缩。应细致评估软组织的情况，尤其是前侧拟手术的区域。

X 线检查

对所有肱骨近端骨折患者拍摄 3 种体位的 X 线片。对于因慢性疾患考虑行非限制性肩关节置换的患者，我们倾向于拍摄下述体位的影像片：手臂中立旋转位的盂肱关节前后位片（图 27.1）、腋位片（图 27.2），以及肩胛骨出口位片（图 27.3）。这些 X 线片可用于评估骨折类型（二、三、四部分骨折）、骨折块的移位量、肱骨头是否脱位，以及肱骨头骨折块是否存在劈裂。通常患者已在急诊拍摄过 X 线片，但质量较低。因此我们多选择重新摄片，以便得到高质量的影像，并进一步评估骨折的移位情况。一旦确定患者可能需行肩关节置换术，则需拍摄其双臂中立旋转位的肱骨全长前后位 X 线片，用于在术前确认肱骨头的合适高度。这些 X 线片必须包含肱骨全长并且必须缩放校准（图 27.4）。

二次影像学检查

所有肱骨近端骨折明显移位的患者都需要进行 CT 检查（图 27.5）。这样可以进一步阐明骨折类型，并评估骨折块的移位程度。另外，CT 检查可以显示出肱骨结节及肱骨头的位置，以便在术中可以更加容易地进行识别。CT 也可确定结节部位骨折的粉碎情况。

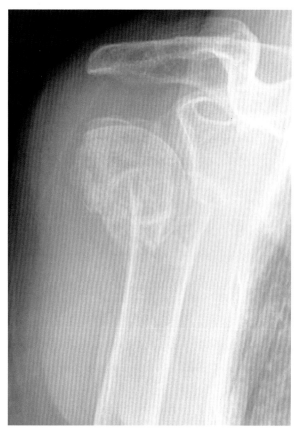

图 27.1　肱骨近端粉碎骨折患者的前后位 X 线片

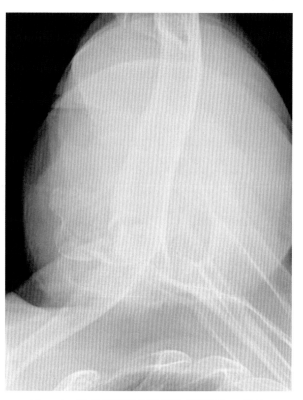

图 27.2　肱骨近端粉碎骨折患者的腋位 X 线片

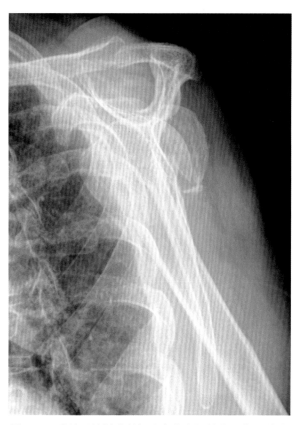

图 27.3　肱骨近端粉碎骨折患者的肩胛骨出口位 X 线片

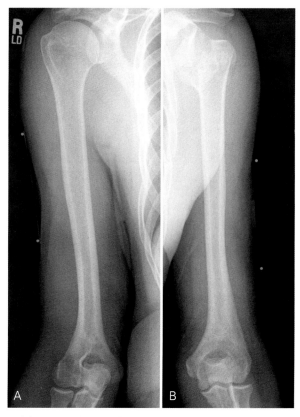

图 27.4　双侧前后位肱骨 X 线片，以进行缩放校准

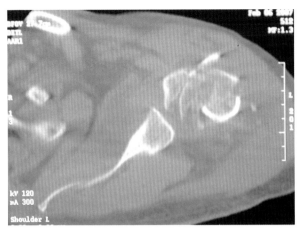

图 27.5 肱骨近端粉碎骨折的 CT 扫描结果,为半肩置换术进行评估

垂直于假体轴的线(图 27.10)。测量内侧骨折线与肱骨上髁轴之间的距离(肱骨残端长度)并在必要时进行缩放校准(图 27.11)。若大结节呈可见的单独骨折块,需要测量大结节长度并缩放校准(图 27.12)。计算健侧 X 线片中测得的肱骨长度与患侧 X 线片中测得的肱骨残端长度的差值(图 27.13)。在肱骨植入物上标记此差值,以确定肱骨柄相对于内侧骨折线定位的高度(图 27.14)。大结节长度的作用类似于缰绳,当大结节存在时,将大结节长度与肱骨残端长度相加,其总和应比健侧肱骨 X 线片中测得肱骨长度小 3~5 mm(图 27.15)。

非限制性肱骨头置换治疗骨折时假体的定位——哥特拱顶技术

以正确的高度及倾角植入假体仍然是肩关节置换术治疗骨折时最困难的挑战之一,尤其是在采用非限制性肱骨头置换术时。Sumant "Butch" Krishnan 开发了一种假体定位技术,我们发现其既实用又具有可重复性。他称该技术为"恢复哥特式拱顶"[2]。

在使用这项技术时,术前计划中需要对患侧和健侧的肱骨进行前后位 X 线摄片。通过 X 线片,测量肱骨从肱骨头上方到经肱骨上髁轴的长度,并将其标准化放大。该测量值首先通过在肱骨管内近端建立假体轴来获得,即测绘近端骨干两个位置的中心点,并将这些点以沿肱骨长度延伸的线连接起来。然后在肱骨头上表面画一条与假体轴垂直的线(图 27.6)。在肱骨远端经上髁线处画出第三条线与假体轴相交。沿假体轴以厘米为单位测量肱骨头上表面与经肱骨上髁轴的距离(图 27.7)。如果有必要,需要对该数值进行缩放校准(我们机构的数字影像系统会自动进行这一步骤),其中需使用的数学公式参见图 27.8 中的举例。

通过患肢的 X 线片,确立假体轴与经肱骨上髁轴(图 27.9)。在骨折平面的内侧绘制一条

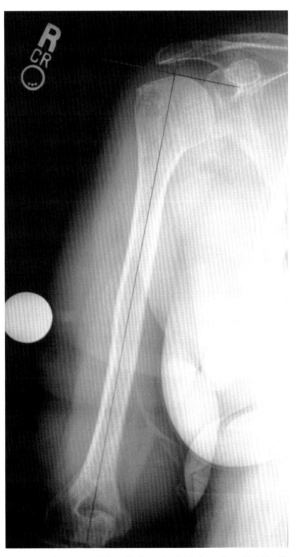

图 27.6 使用哥特拱顶技术,在肱骨头上表面绘制假体轴的垂线

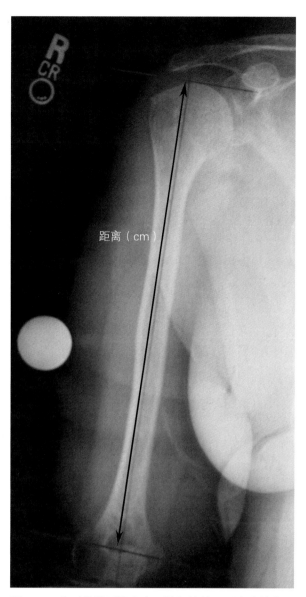

距离（cm）

图 27.7 在哥特拱顶技术中，沿假体轴以厘米为单位测量肱骨头上表面与经肱骨上髁轴的距离

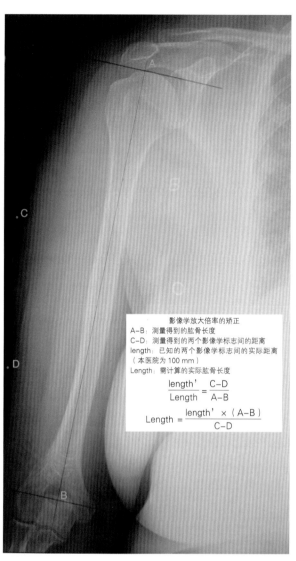

影像学放大倍率的矫正
A-B：测量得到的肱骨长度
C-D：测量得到的两个影像学标志间的距离
length：已知的两个影像学标志间的实际距离（本医院为 100 mm）
Length：需计算的实际肱骨长度

$$\frac{length'}{Length} = \frac{C-D}{A-B}$$

$$Length = \frac{length' \times (A-B)}{C-D}$$

图 27.8 X 线片缩放校准举例

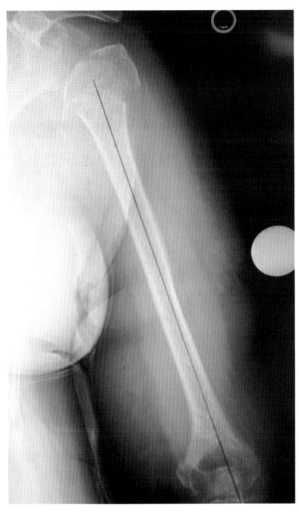

图 27.9 通过患肢的 X 线片，为哥特拱顶技术确立假体轴与经肱骨上髁轴

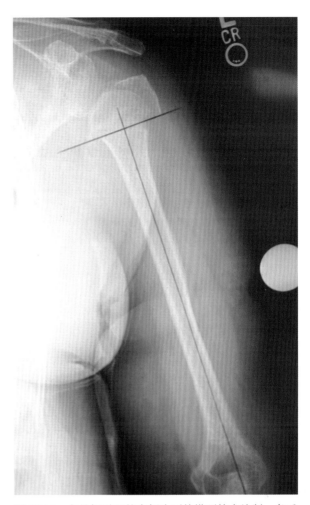

图 27.10 在骨折平面的内侧为哥特拱顶技术绘制一条垂直于假体轴的线

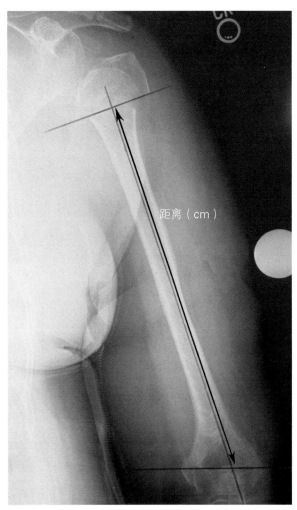

图 27.11　测量内侧骨折线与经肱骨上髁轴之间的距离（肱骨残端长度）并在必要时进行缩放校准

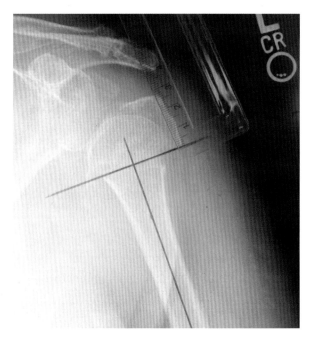

图 27.12　测量大结节长度并缩放校准

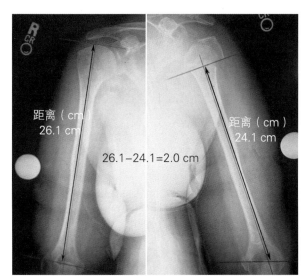

图 27.13　计算健侧 X 线片中测得肱骨长度与患侧 X 线片中测得肱骨残端长度的差值

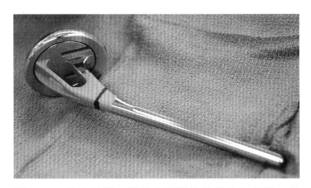

图 27.14 将在健侧 X 线片中测得肱骨长度与患侧 X 线片中测得肱骨残端长度的差值标记在肱骨植入物上，以确定肱骨柄相对于内侧骨折线定位的高度

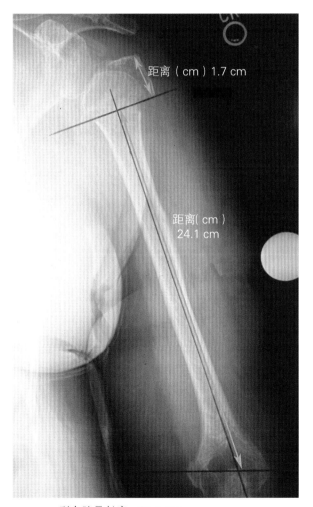

剩余肱骨长度：24.1 cm
肱骨大结节长度：1.7 cm
24.1 cm+1.7 cm=25.8 cm

原肱骨长度：26.1 cm
26.1−25.8=0.3 cm

图 27.15 大结节长度的作用类似于缰绳。将大结节长度与肱骨残端长度相加，总和应比健侧肱骨 X 线片中测得肱骨长度小 3~5 mm

反式肩关节置换术治疗骨折时使用辅助器械的假体定位

在反肩置换术治疗骨折时，以正确的高度及倾角植入假体至关重要。使用专用仪器可提高外科医生将假体以正确高度及倾角植入的能力，有助于确保反式假体的稳定性，这有赖于肱骨试模植入物和最终植入物测得相同的肱骨高度和倾角（请参阅第 29 章）。

（赵金忠　蒋佳　译）

参考文献

1. Boileau P, Coste JS, Ahrens PM, et al: Prosthetic shoulder replacement for fracture: results of the multicentre study. In Walch G, Boileau P, Molé D, editors: 2000 Prosthèses d' Epaule… Recul de 2 à 10 Ans, Paris, 2001, Sauramps Medical, pp 561–578.

2. Krishnan SG, Pennington SD, Burkhead WZ, et al: Shoulder arthroplasty for fracture: restoration of the "gothic arch," Tech Shoulder Elbow Surg 6: 57–66, 2005.

第28章 手术入路及大结节的处理

手术入路

对骨折病例进行肩关节置换术所采用的手术室设置、麻醉方式、患者体位、手术部位准备和消毒铺巾（第3、4章）等都与非骨折病例基本相同。

采用标准三角肌胸大肌间隙入路进行显露（该入路也用于慢性病损的关节置换术）。皮肤切口从喙突尖开始向远端和侧面延伸，长度为10~15 cm，根据患者的体型而定。手术全程使用针形尖端电刀进行深部分离操作，以尽可能减少出血。头静脉是定位三角肌和胸大肌间隙的标志。一旦找到头静脉，将它连同三角肌一起向侧面牵开。使用电刀于胸大肌腱上方 1 cm 处分离，以进一步增加显露。放置三角肌胸大肌自动牵开器，从而在手术过程中维持显露。探查联合肌腱至喙突上的止点。将 Hohmann 牵开器的尖端伸入喙突基底的后方，将近端牵开。手臂外展外旋，探查喙肩韧带和联合肌腱在喙突的止点。向内牵开联合肌腱以显露肱骨近端骨折（图 28.1）。

结节区的探查与处理

使用 Cobb 剥离器钝性分离，开始探查结节区（图 28.2）。在典型的四部分骨折中，小结节及其附着的肩胛下肌为一部分，大结节及其附着的后上肩袖为第二部分，肱骨头为第三部分，肱骨干为最后一部分。骨折存在各种各样的组合，然而，有关节置换指征的骨折类型通常包含这些主要骨折块。于肩关节前侧、联合肌腱后方探查小结节区和肩胛下肌腱以便操控小结节。于肩胛下肌腱在小结节骨性止点的内侧留置 1 号聚酯缝线。将一根缝线留置在上方，如果有必要，在下方留置第二根（图 28.3）。不直接在小结节上留置缝线，因为此处常见骨质疏松，无法为穿骨缝线提供足够支撑。这些缝线将用于牵拉小结节，显露肱骨头骨折块。探查肱骨头骨折块，它或许分裂成两个或更多个碎片。用血管钳（Lahey 钳）取出肱骨头，放在无菌区域，以备之后用于植骨（图 28.4）。

取出肱骨头有利于探查位于肩后方的大结节。大结节通常仅为一层菲薄的皮质骨壳（尤其是在这类骨折最常见的老年患者中），必须小心操作，避免进一步骨折（图 28.5）。为了控制大结节及其附着的后上肩袖，将带襻的 2 号不可吸收编织缝线从大结节肩袖止点的内侧穿过肩袖。将一根带襻缝线穿过冈上肌和冈下肌的交界处，第二根穿过冈下肌和小圆肌的交界处（图 28.6）。此时这些缝线可用于控制大结节，之后将用于固定大小结节。与处理小结节时一样，不将缝线穿过大结节，由于骨质疏松，大结节通常不能为穿骨缝线提供充分支持。有时需要使用 Lahey 钳暂时夹住大结节，提供牵引力，以便于留置缝线。这些操作应始终小心、轻柔，以避免结节区进一步发生骨折。

在有些病例（骨折脱位、肱骨头劈裂骨折）中，大结节或小结节与肱骨头仍然相连，在这种情况下，很少进行关节置换术。但若需要行关节置换，则必须将结节与肱骨头骨折块分离。使用 1 英寸（2.54 cm）的骨刀进行操作，并尽可能保留结节部位的骨质（图 28.7）。之后即可根据前文四部分骨折中所述的方法处理结节区。

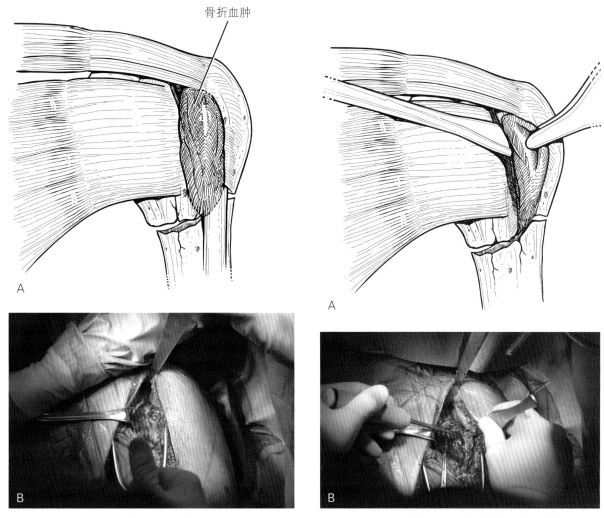

骨折血肿

A

B

图 28.1　探查肱骨近端骨折

A

B

图 28.2　使用 Cobb 剥离器显露骨折平面

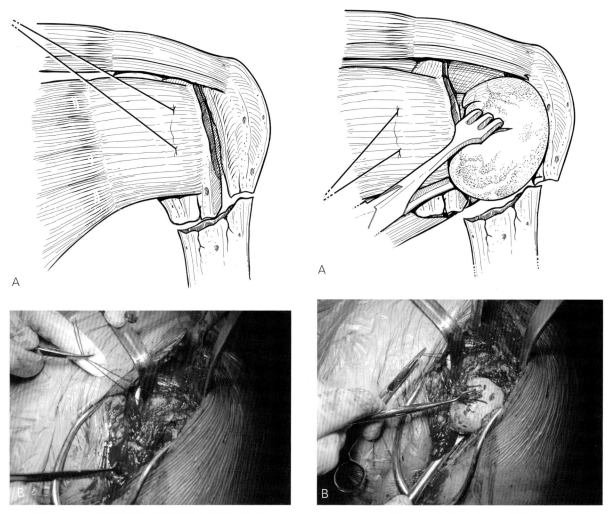

图 28.3　在肩胛下肌腱留置缝线，控制小结节　　　　　图 28.4　取出肱骨头骨折块

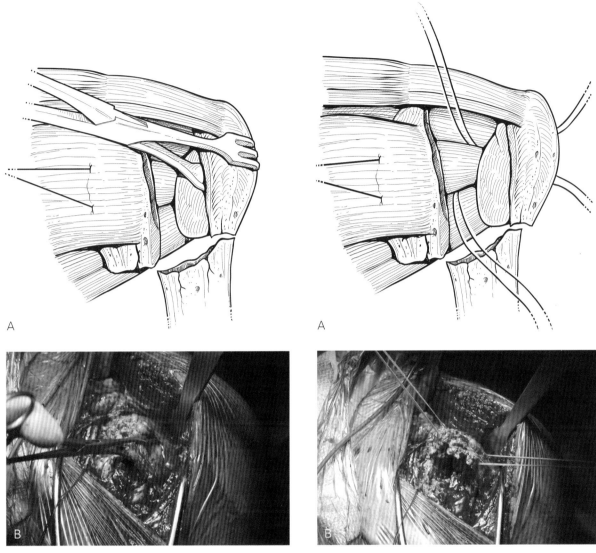

图 28.5　肱骨近端骨折后大结节残留一层菲薄的皮质骨壳

图 28.6　为了控制大结节及其附着的后上肩袖，需要将带襻 2 号不可吸收编织缝线在大结节肩袖止点的内侧穿过肩袖

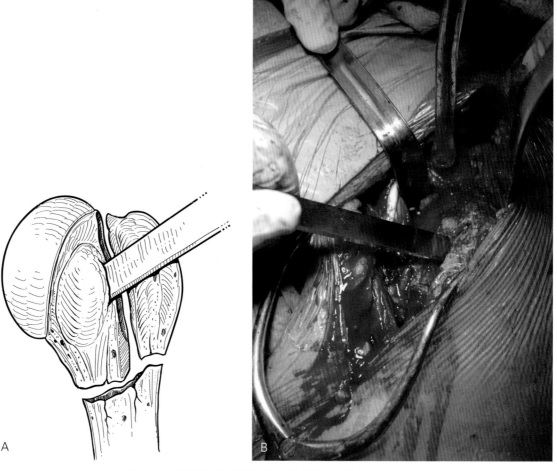

图 28.7　使用骨刀将大结节或小结节从肱骨头骨折块上分离

（赵金忠　谢国明　译）

在使用非限制性肱骨头置换术或反式肩关节置换术治疗骨折的过程中，肱骨假体的定位仍然是最困难的一步。肱骨假体组件的位置过于突出或过度后倾可能会造成固定失效，并将进一步导致大结节移位（图 29.1，29.2）。研究发现，采用非限制性肩关节置换术治疗肱骨近端骨折时，结节移位是预后不良的关键因素[1]。而采用反式肩关节置换术治疗骨折时，结节愈合似乎并不是预后的决定性因素，但仍然十分重要。对于反肩置换术，结节愈合可以提高肩关节稳定性，改善功能。本章详细介绍非限制性及反式肩关节置换术中肱骨假体的定位。

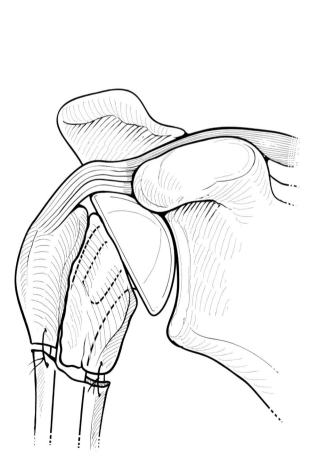

图 29.1　肱骨假体组件位置过于突出可能会导致大结节固定失效

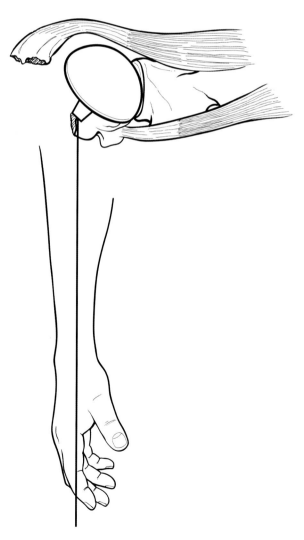

图 29.2　肱骨假体组件位置过度后倾可能会导致大结节固定失效

非限制性肱骨头置换术治疗骨折

非限制性肱骨头置换术治疗骨折时肱骨干的探查与准备

控制住大小结节之后，探查肱骨干。对肱骨干逐步扩髓，直到使用钻头的直径与待植入假体的直径相当（图 29.3）。在钻头能毫无困难地向下推入肱骨髓腔的前提下，使用直径最大的骨干钻头，从而避免因选用的肱骨假体直径过小，而在植入时出现假体外翻或内翻（图 29.4）。然而，由于大多数患者骨质疏松严重，故进入髓腔的钻头不能过大，以免造成医源性骨折。找到肱二头肌腱沟，在肱骨干骨折部位以远约 1 cm、肱二头肌腱沟的两侧分别钻 2 个 2 mm 的孔，之后用于固定结节（图 29.5）。通常肱二头肌长头的关节内部分存在至少部分撕裂，故予以切除，并使用 1 号不可吸收编织缝线以第 5 章中描述的 8 字缝合法将肌腱残端固定于胸大肌腱上[2]。

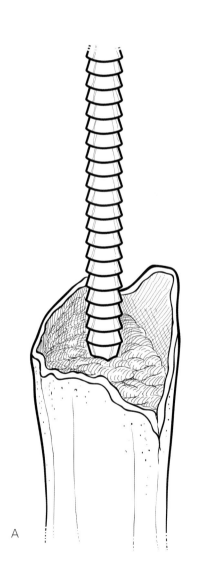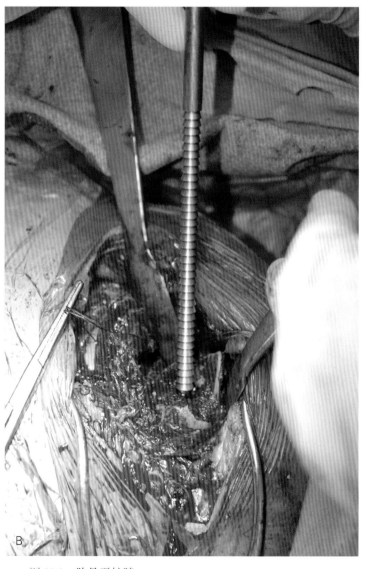

图 29.3　肱骨干扩髓

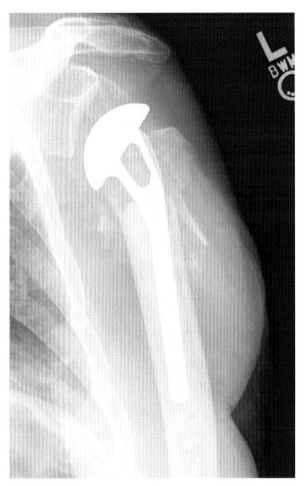

图 29.4 肱骨假体植入外翻的 X 线片。使用更大直径的假体可能将避免这种问题

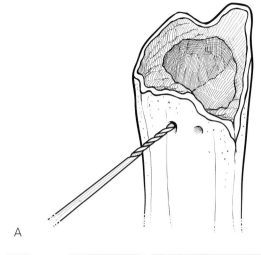

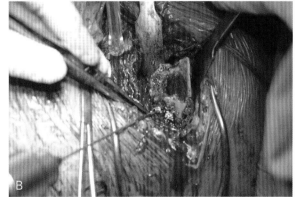

图 29.5 在肱骨干上肱二头肌腱沟两侧钻孔，之后将用以固定结节

非限制性肱骨头置换术治疗骨折中肱骨假体的选择

接下来组装试验性肱骨假体，柄部的直径与扩髓使用的最大骨干钻头直径相同，头部的尺寸则与被取出的肱骨头骨折块一致。肱骨头骨折块往往略呈椭球状，具有一长一短 2 条直径。选择假体头部尺寸时应与较短直径一致，从而避免因假体组件尺寸过大而导致结节骨不连（图 29.6）。我们使用的假体系统包含正常解剖可见的多种肱骨头后方及内侧偏心距。我们发现，将偏心距向外设置在"1"位置最为实用，因为这样在 X 线影像上的表现最接近正常的解剖结构（图 29.7）。将试验性假体连接至假体支架（图 29.8）。

非限制性肱骨头置换术治疗骨折中假体的植入——哥特拱顶技术

以正确的高度及倾角植入假体仍然是肩关节置换术治疗骨折时所面临的最困难的挑战。使用哥特拱顶技术可以确定假体的合适高度及倾角[3]。如同第 27 章中所描述的一样，运用这项技术，在术前准备阶段确定假体的高度。经过计算可标记出肱骨试验性假体的位置，该位置应与骨折内侧面的位置相当（图 29.9）。使用假体支架将试验性肱骨假体置于肱骨髓腔的预定高度。调整假体支架与前臂的成角为 20°~30°，即为假体后倾角（图 29.10）。使用假体支架维持试验性假体的高度及倾角，同时复位盂肱关节。前臂保持中立旋转位时肱骨头应指向肩胛盂窝中心。确定了合适的倾角后，用电刀在肱骨干上标记假体背翅的位置（图 29.11）。助手可以绕试验性假体复位结节，从而进一步确认假体位置合适（图 29.12）。最后，以术中 X 线透视确认假体位置合适。由于塑料材质的试验性肱骨头在透视下透光，透视时我们使用真正的肱骨假体来评判位置（图 29.13）。确认假体位于可接受的位置后，取出假体，在其合适的高度做标记，将肱骨假体连接到假体支架上（图 29.14）。

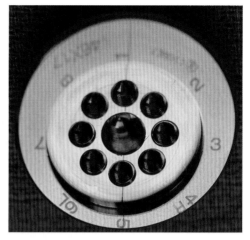

图 29.7　在骨折病例中，肱骨头偏心距选择 "1" 位置，对应于外侧的肱骨头偏心距

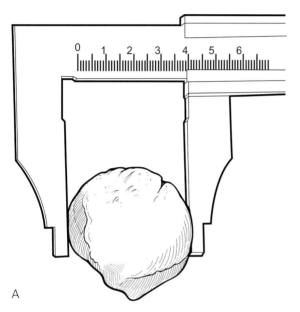

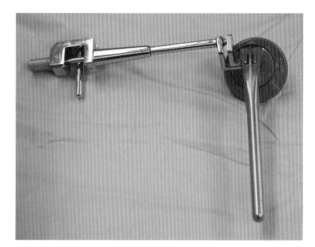

图 29.8　将试验性假体与假体支架相连

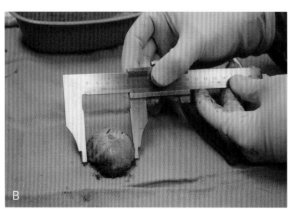

图 29.6　选择合适直径的肱骨头假体。参考原始肱骨头较短的直径

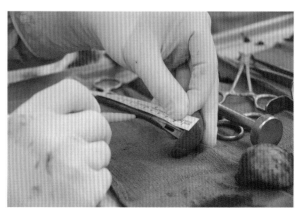

图 29.9　使用哥特拱顶技术时肱骨试验性假体的高度应与骨折内侧面所标记的位置相一致

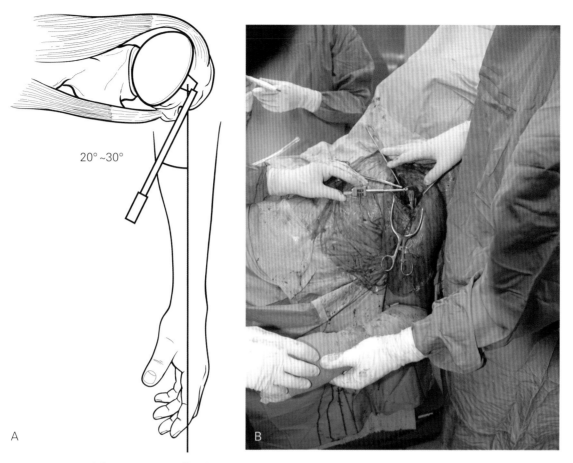

图 29.10　调整假体支架与前臂的成角为 20°~30°，该角度即为肱骨后倾角

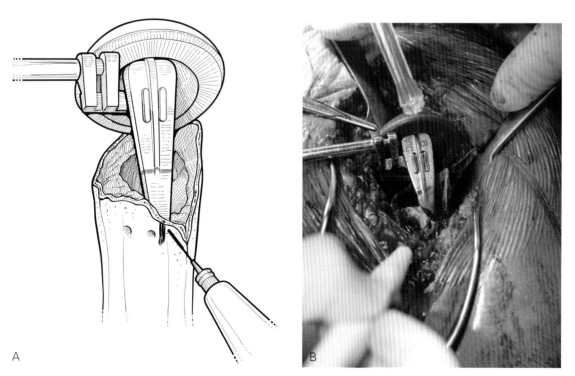

图 29.11　确定了合适的倾角后，用电刀在肱骨骨干上标记假体背翅的位置

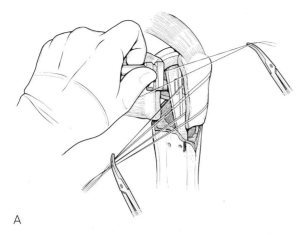

A

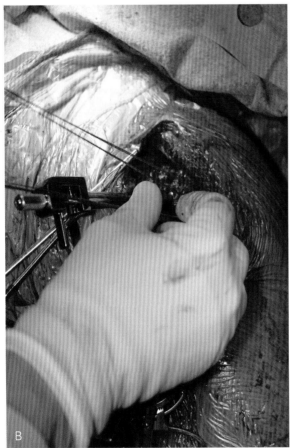

B

图 29.12　助手尝试复位结节，主刀医生通过假体支架维持试验性假体的位置

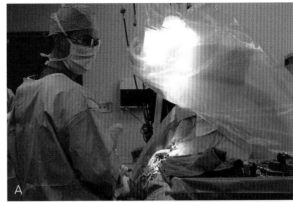

A

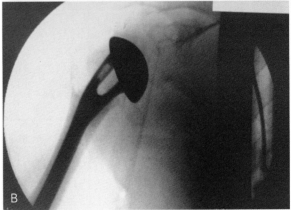

B

图 29.13　通过术中 X 线透视评估肱骨试验性假体的位置

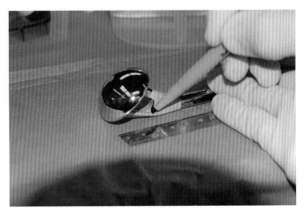

图 29.14　在最终肱骨假体上做标记，平面与内侧骨折线相一致

非限制性肱骨头置换术治疗骨折中植骨的准备

从肱骨头骨折块上取自体骨进行移植，其目的有二：首先，植骨能增强大小结节之间及结节与肱骨干之间的愈合；其次，由于大结节骨折块往往只剩一层菲薄的骨壳，植骨可以使大结节的位置更偏外侧，从而更接近解剖位置。我们倾向于先在骨折专用假体中置入植骨，而后安装假体。

使用专用的取骨器在肱骨头骨折块取移植骨栓。将取骨器的翼状螺钉缩到底，用锤子将刀刃从骨松质表面敲入关节面（图29.15，29.16）。当取骨器的刀刃彻底贯穿肱骨头后，取下剩余的肱骨头并放好。轻推取骨器的翼状螺钉，挤出植骨栓被关节软骨覆盖的部分（图29.17）。

使用大号咬骨钳去除植骨栓上的关节软骨（图29.18）。之后将植骨栓完整挤出取骨器（图29.19）。以非限制性肱骨头置换术治疗骨折时需要重复该操作，再准备一块植骨栓。

使用大号咬骨钳将肱骨头骨折块中剩余的松质骨取出并咬碎（图29.20）。注意在咬碎植骨的时候不要带入关节软骨。将其中一块植骨栓轻轻地植入肱骨假体的窗口，然后将第二块放置在假体和外侧的大结节之间。

非限制性肱骨头置换术治疗骨折中肱骨假体组件的植入

在肱骨髓腔中植入骨水泥髓腔塞，做成1 cm的远端骨水泥鞘（图29.21）。将两股带襻的2号不可吸收编织缝线先由内向外后由外向内，先

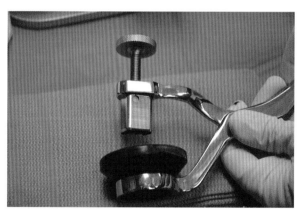

图29.15 将取骨器的翼状螺钉缩到底

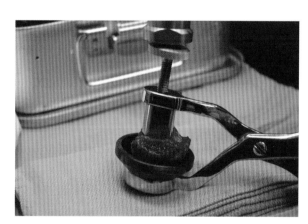

图29.16 将取骨器敲入肱骨头

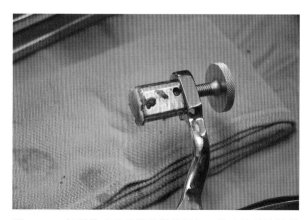

图29.17 轻微推出取骨器的翼状螺钉，挤出植骨栓被关节软骨覆盖的部分

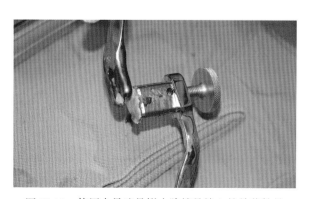

图29.18 使用大号咬骨钳去除植骨栓上的关节软骨

后穿过 2 个事先钻在肱骨干肱二头肌腱沟旁的孔（图 29.22）。冲洗肱骨髓腔并彻底干燥。混合骨水泥［我们倾向使用 DePuy CMW2 骨水泥（DePuy, Inc., Warsaw, Indiana），因为其能加快凝固时间至短于 8 分钟］，使用导管式接头注射器将其注入肱骨干。

将与假体支架相连的肱骨假体插入肱骨干，分别通过假体及肱骨干上的标记确定植入的高度及倾角正确（图 29.23）。在骨水泥凝固过程中反复确认假体位置，以确保没有发生移动。

去除所有多余的骨水泥，特别注意去除假体窗口和肱骨干骨折部位的骨水泥。确认假体位置合适且多余骨水泥去除干净后，可使骨水泥完全凝固，从而完成肱骨假体组件的植入。

反式肩关节置换术治疗骨折

反式肩关节置换术治疗骨折中肱骨干的探查与准备

反式肩关节置换术治疗骨折中肱骨干的探查与准备和前文所述的非限制性肱骨头置换术的操作几乎一样。控制了大小结节后，探查肱骨干。对肱骨干逐步扩髓，直到使用的钻头直径与待植入假体的直径相当（图 29.24）。然而，由于大多数患者骨质疏松严重，故进入髓腔的钻头不能过大，以免造成医源性骨折。找到肱二头肌腱沟，在肱骨干骨折部位以远约 1 cm、肱二头肌腱沟的两侧分别钻 2 个 2 mm 的孔，之后用于固定结节（见图 29.5）。通常肱二头肌长头的关节内部分存在至少部分撕裂，故予以切除，并使用 1 号不可吸收编织缝线以第 5 章中描述的 8 字缝合法将肌腱残端固定于胸大肌腱上[2]。

反式肩关节置换术治疗骨折中肱骨假体的选择与假体定位

选择试验性假体时，柄部的直径与扩髓所使用的最大骨干钻头直径相同。以正确的高度及倾角植入假体仍然是反肩置换术治疗骨折所面临的最困难的挑战。使用肱骨假体安装装置上的倾角杆，系统地将肱骨试验性假体以 25° 后倾角放置（图 29.25）。倾角杆应与患者前臂呈一直线。确定倾角正确后，使用电刀在肱骨干上标记假体背翅的位置。通过试验确定理想的肱骨高度和张力，也可确定试验性聚乙烯内衬的最佳厚度。助手可绕试验性假体复位结节，从而进一步确认假体位置合适。在高度计的辅助下插入最终肱骨假体组件，将高度计与肱骨假体安装装置相连，以便再次于合适高度植入假体（图 29.26）。

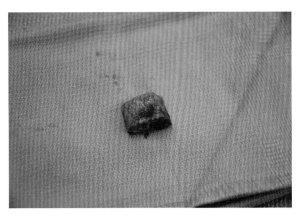

图 29.19　使用取骨器取下的植骨栓

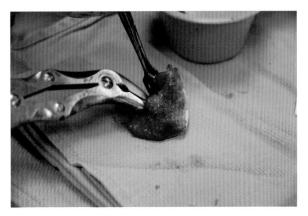

图 29.20　从肱骨头骨折块取下所有剩余的松质骨

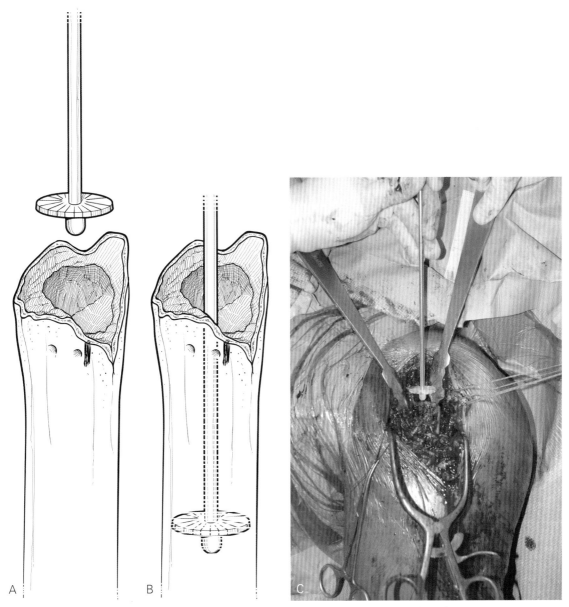

图 29.21　在骨干植入骨水泥髓腔塞，做成 1 cm 的远端骨水泥鞘

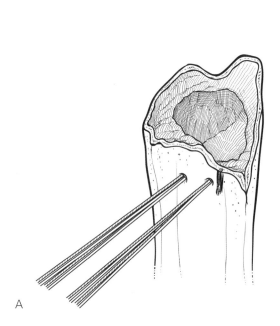

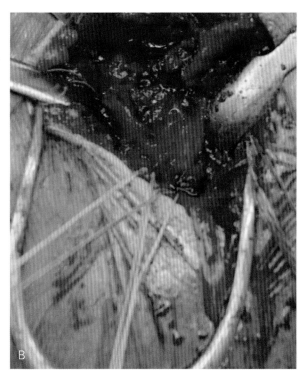

图 29.22　将两股带襻 2 号不可吸收编织缝线以由外向内的方向穿过其中一个事先钻在肱骨干上肱二头肌沟旁的孔。之后，再将缝线由内向外穿过另一个预钻孔

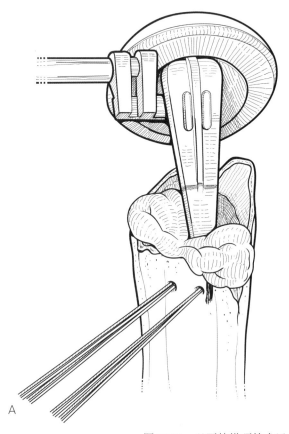

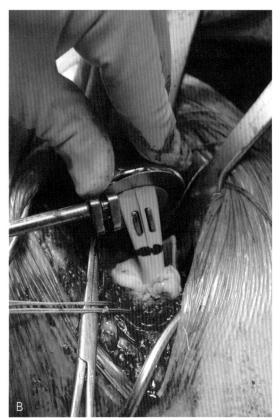

图 29.23　以哥特拱顶技术置入肱骨假体，使之高度合适

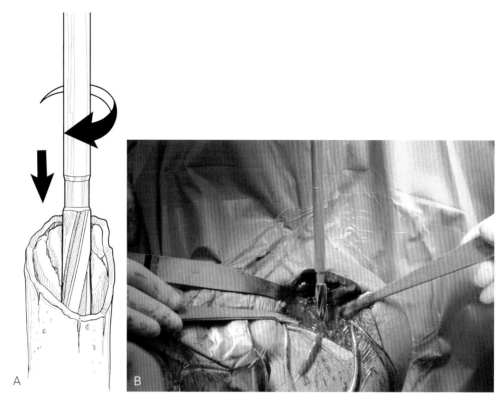

图 29.24　对肱骨干进行逐步扩髓，直到使用的钻头直径与待植入假体的直径一致

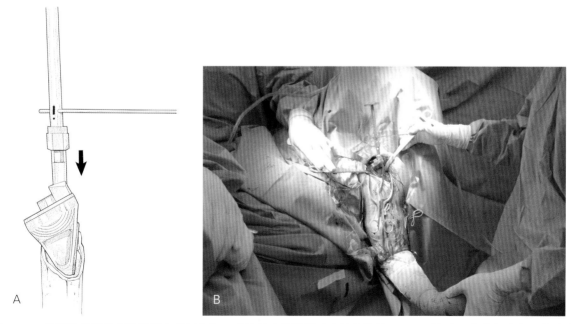

图 29.25　使用肱骨假体安装装置上的倾角杆，系统性地将肱骨试验性假体植于 25° 后倾角。倾角杆应与患者前臂呈一直线

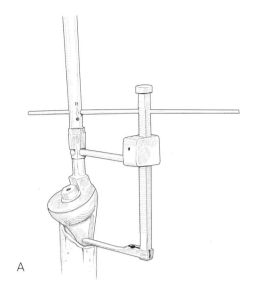
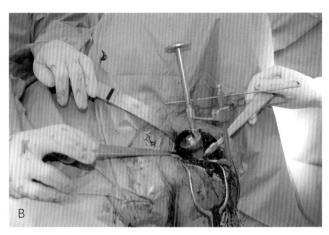

图 29.26　在高度计的辅助下插入最终肱骨假体组件，将高度计与肱骨假体安装装置相连，以便再次于合适高度植入假体

反式肩关节置换术治疗骨折中植骨的准备

反式肩关节置换术治疗骨折中植骨的准备和前文所述的非限制性肱骨头置换术中的操作几乎一样，但有一点例外：相比于非限制性肱骨头置换治疗骨折时使用 2 块植骨栓，反式肩关节置换术治疗骨折时仅使用 1 块。图 29.15~29.20 展示了取骨及植骨的准备。

反式肩关节置换术治疗骨折中肱骨假体组件的植入

反式肩关节置换术治疗骨折中使用的骨水泥技术和前文所述的非限制性肱骨头置换术中的一样。在肱骨髓腔中植入骨水泥髓腔塞，做成 1 cm 的远端骨水泥鞘。将两股带襻 2 号不可吸收编织缝线以由外向内的方向穿过其中一个事先钻在肱骨干上肱二头肌沟旁的孔。之后，再将缝线由内向外穿过另一个预钻孔。冲洗肱骨髓腔并彻底干燥。混合骨水泥，使用导管式接头注射器将其注入肱骨干。

连接肱骨假体与假体支架，按之前确定的高度设置高度计，倾角杆设置为 25°。将假体插入肱骨干，直至到达高度计设置的合适高度及倾角杆决定的后倾角（图 29.27）。反复确认假体位置以保证假体在骨水泥凝固过程中没有发生移动。

去除多余的骨水泥，特别注意去除假体窗口和骨干骨折部位的骨水泥。确认假体位置合适并去除多余骨水泥后，可使骨水泥完全凝固。这时，使用试验性聚乙烯内衬，确保软组织张力合适（图 29.28）。选定最终聚乙烯内衬的尺寸后，安装内衬（图 29.29），完成反式肱骨假体组件的安装。

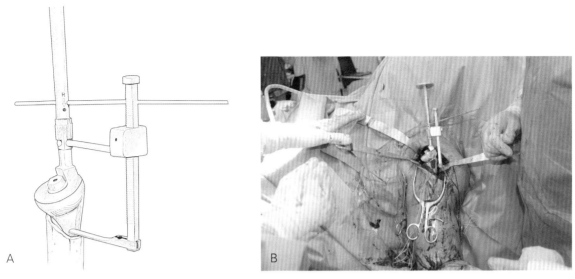

图 29.27　使用骨水泥，在引导下将最终肱骨柄固定在位

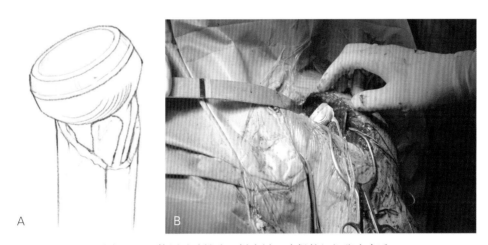

图 29.28　使用试验性聚乙烯内衬，确保软组织张力合适

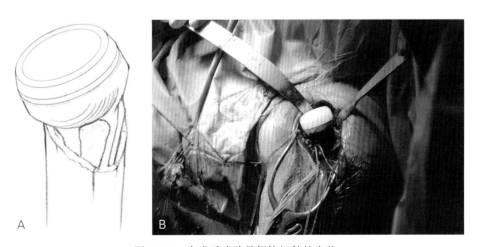

图 29.29　完成反式肱骨假体组件的安装

（赵金忠　谢国明　译）

参考文献

1.Boileau P, Coste JS, Ahrens PM, et al: Prosthetic shoulder replacement for fracture: Results of the multicentre study. In Walch G, Boileau P, Molé D, editors: 2000 Prosthèses d'Epaule…Recul de 2 à 10 Ans, Paris, 2001, Sauramps Medical, pp 561–578.

2.Dines D, Hersch J: Long head of the biceps lesions after shoulder arthroplasty. Paper presented at the 8th International Congress on Surgery of the Shoulder, April 2001, Cape Town, South Africa.

3.Krishnan SG, Pennington SD, Burkhead WZ, et al: Shoulder arthroplasty for fracture: Restoration of the "gothic arch," Tech Shoulder Elbow Surg 6:57–66, 2005.

第30章 结节复位与固定

肱骨近端骨折治疗的预后难以令人满意的首要原因是大小结节的并发症，包括结节畸形愈合和骨不连，这二者是我们需要极力避免的情况[1]。而避免这些并发症的第一步是通过正确的术前计划和准确的肱骨假体定位于正确的解剖位置复位结节（第 27、29 章）。第二步则是结节的固定。结节的固定包括两个主要部分：使用可靠且具有可重复性的缝合线固定技术提供初始稳定性，以及使用植骨帮助结节愈合并提供长期稳定性（第 29 章）。本章详细介绍我们推崇的结节固定以及植骨技术，这些技术可以巩固结节位置并增强愈合。我们的结节复位固定技术在非限制性肱骨头置换术和反式肩关节置换术治疗骨折中是相同的。

结节复位和固定技术

我们使用缝线固定技术实现结节的固定，该技术具有可重复性，包括 4 根带襻的横向套扎缝线（2 根围绕大结节，2 根围绕大结节和小结节）和 2 根纵向带襻套扎缝线（图 30.1）。用于横向套扎的缝线在控制大结节时留置（第 28 章），包含 1 根在冈上肌与冈下肌交界处穿过肩袖的带襻 2 号不可吸收编织缝线和 1 股在冈下肌与小圆肌交界处穿过肩袖的带襻 2 号不可吸收编织缝线。纵向套扎的缝线包括 2 股带襻的 2 号不可吸收编织缝线，在植入骨水泥之前留置于肱骨干（如第 29 章所述）。

将控制大结节的缝线绕过假体颈部的内表面，该处被打磨光滑（图 30.2）。进行非限制性关节置换时，在假体颈部外侧放置一块植骨栓以填补此处的骨质缺失，并可使大结节的位置更靠外，从而更接近解剖位置（图 30.3）。沿骨干骨折线放置咬碎的植骨，以促进大结节和小结节于肱骨干上愈合（图 30.4）。之后，以带襻缝线为过线，各带过另 2 根带襻缝线，从而各留置 2 根带襻缝线分别绕过大结节的上表面和下表面（图 30.5）。所有带过的线在图 30.6 上都有描绘。带过的 4 根带襻缝线带针。去除其中 2 根针。使用 Lahey 钳轻柔夹持大结节并复位（图 30.7）。将一上一下 2 根控制大结节的带襻缝线打 "ranking hitch" 结，从而固定大结节（图 30.8）[2, 3]。 "ranking hitch" 技术的分解步骤见图 30.9~30.12[2, 3]。缝线打一个圈（图 30.9）并将游离端穿过线圈，这样就做出了 racking hitch 结（图 30.10）。如需收紧 racking hitch 结，先同时牵拉缝线游离端，后分别单独牵拉每一根缝线端（图 30.11）。之后以四个半结构成 racking hitch。四个半结具有更高的线结安全性，且优于 1 个、2 个或 3 个 racking hitch 半结（图 30.12）[3]。

余下的 2 根带襻缝线带针，一上一下控制大结节，随针在肩胛下肌于小结节骨性止点的内侧穿过肩胛下肌腱。使用预留的缝线复位小结节，将围绕的缝线打 racking hitch 结固定结节（图 30.13）。使用先前穿过肱骨干预钻孔的 2 根带襻缝线纵向固定结节。将 1 根缝线随针于骨性止点的内侧穿过冈下肌和冈上肌腱，并以 racking hitch 结固定（图 30.14）。第二根缝线随针于骨性止点的内侧穿过肩胛下肌和冈上肌腱，并以 racking hitch 结固定（图 30.15）。完成结节修补后必须通过检查肩关节活动度来评估结节固定的可靠性。结节和肱骨假体的活动应是一体的。

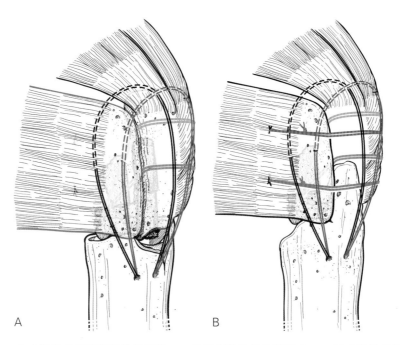

图 30.1　大小结节的缝线固定技术概况。A. 非限制性肱骨头置换术。B. 反式肩关节置换术

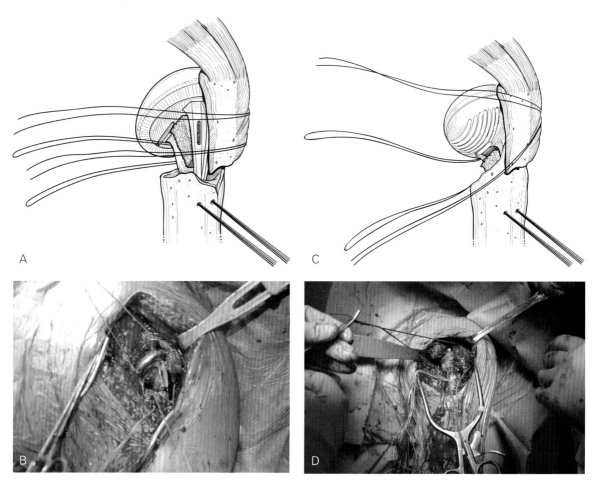

图 30.2　控制大结节的缝线绕过假体颈部内表面，该处被打磨光滑。A、B. 非限制性关节置换。C、D. 反肩置换

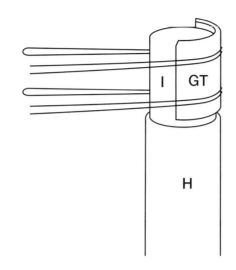

GT，大结节；H，肱骨干；I，植入物。

图 30.2（续） E. 缝线位置的示意图

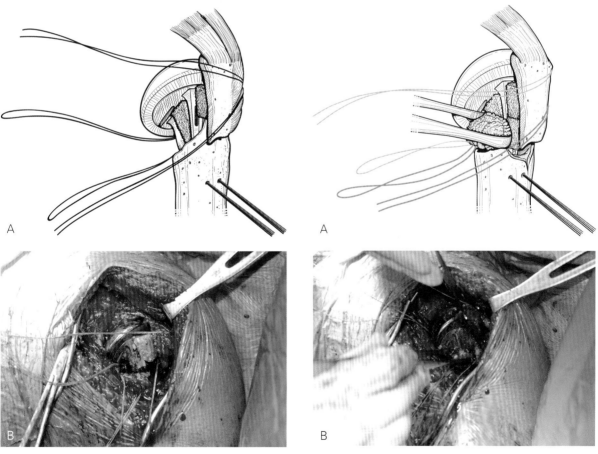

图 30.3 进行非限制性关节置换时，在假体颈部外侧放置一块植骨栓以填补此处的骨质缺失，并使大结节的位置更靠外，更接近解剖位置

图 30.4 沿骨干的骨折线放置咬碎的植骨，以促进大结节和小结节在肱骨干上的愈合

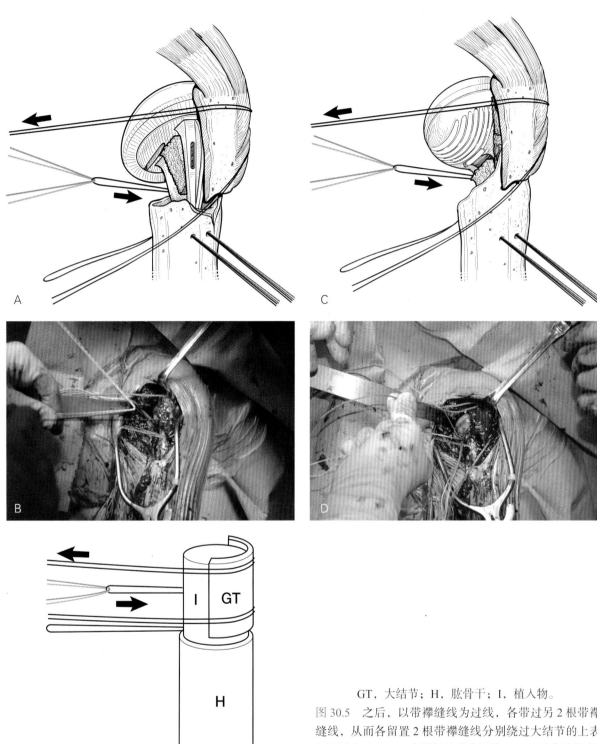

GT，大结节；H，肱骨干；I，植入物。

图 30.5　之后，以带襻缝线为过线，各带过另 2 根带襻缝线，从而各留置 2 根带襻缝线分别绕过大结节的上表面和下表面。A、B. 非限制性关节置换。C、D. 反肩置换中。E. 缝线位置的示意图

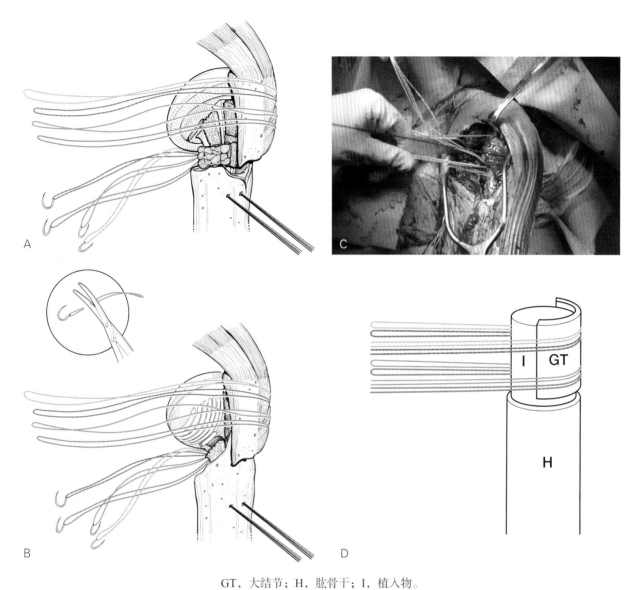

GT，大结节；H，肱骨干；I，植入物。

图 30.6 所有穿过的缝线。A. 非限制性关节置换。B、C. 反肩置换。插图示 4 根带襻缝线带针。在上方和下方各去除一根带襻缝线的针。D. 缝线位置的示意图

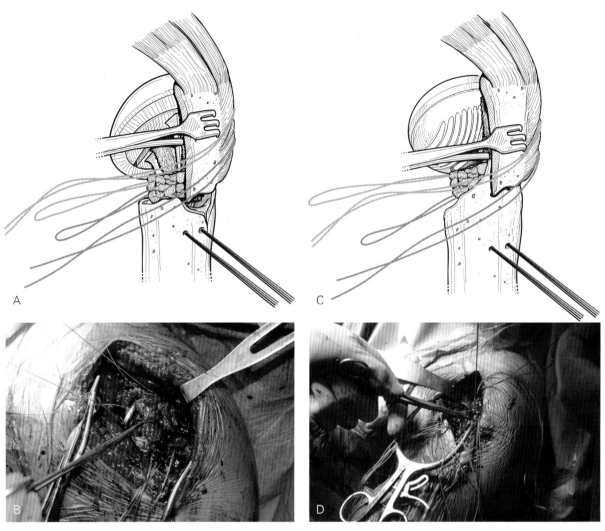

图 30.7　使用 Lahey 钳轻柔夹持大结节并复位。A、B. 非限制性关节置换。C、D. 反肩置换

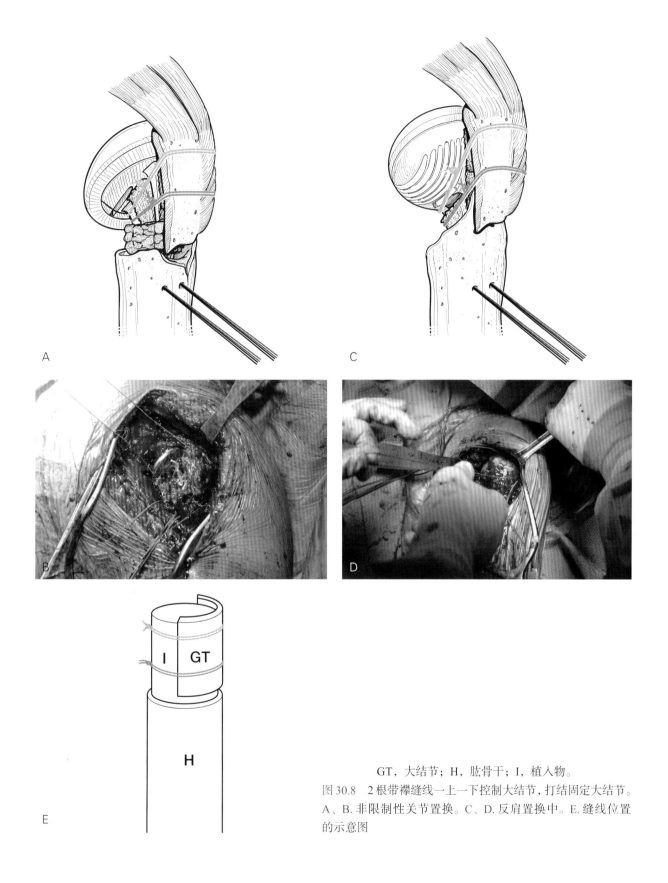

GT，大结节；H，肱骨干；I，植入物。

图30.8　2根带襻缝线一上一下控制大结节，打结固定大结节。A、B.非限制性关节置换。C、D.反肩置换中。E.缝线位置的示意图

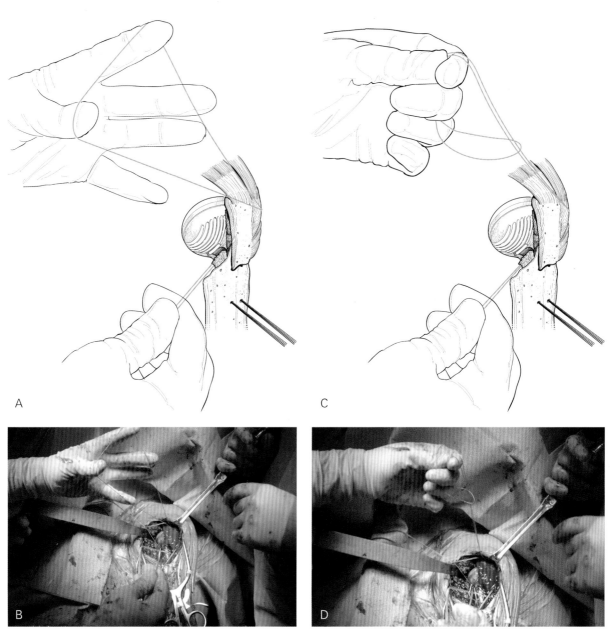

A

C

B

D

图 30.9　racking hitch 的第一步：缝线打一个圈

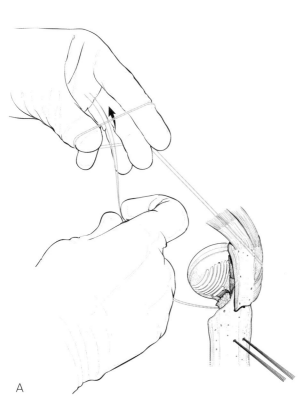

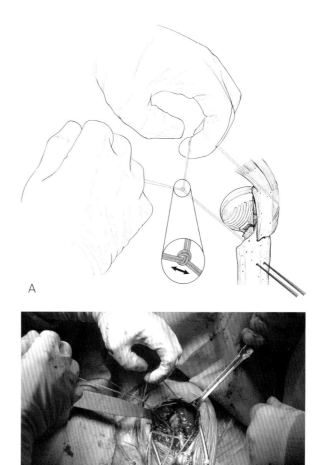

图 30.11 racking hitch 的第三步：牵拉游离端收紧 racking hitch 结

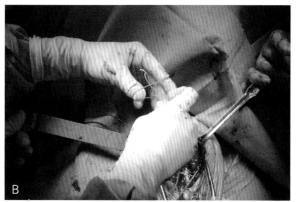

图 30.10 racking hitch 的第二步：将缝线的游离端穿过线圈

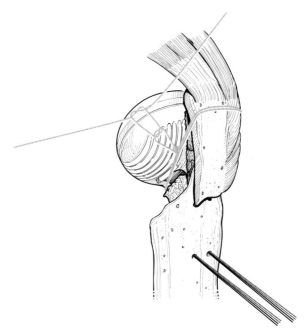

图 30.12 之后以四个半结构成 racking hitch

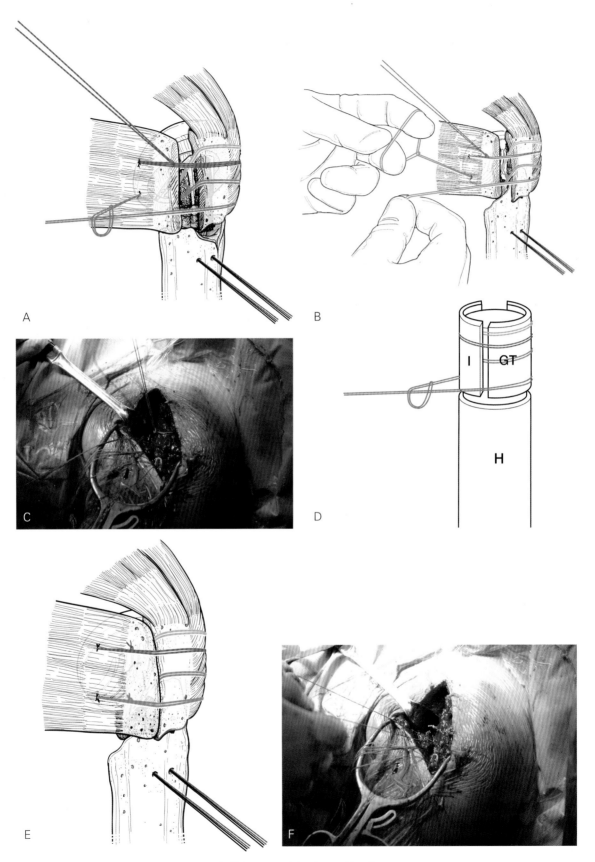

GT，大结节；H，肱骨干；I，植入物。

图 30.13 余下的 2 根带襻缝线一上一下控制大结节，随针在肩胛下肌于小结节骨性止点的内侧穿过肩胛下肌腱。A. 非限制性关节置换。B、C. 反肩置换中，使用预留的缝线复位小结节，以围绕的缝线打 racking hitch 结固定结节。D~G. 小结节固定的图像、照片和示意图

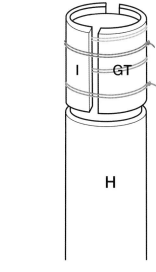

G

图 30.13（续）

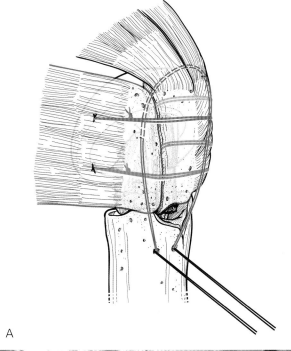

A

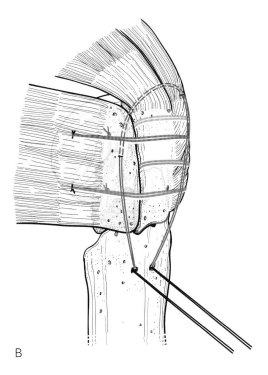

B

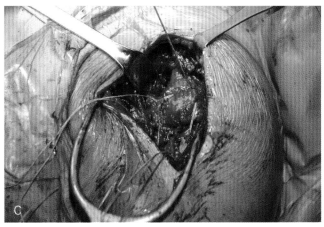

C

图 30.14 结节的纵向固定。将 1 根缝线随针于骨性止点的内侧穿过冈下肌和冈上肌腱，并以 racking hitch 结固定。A. 非限制性关节置换。B、C. 反肩置换

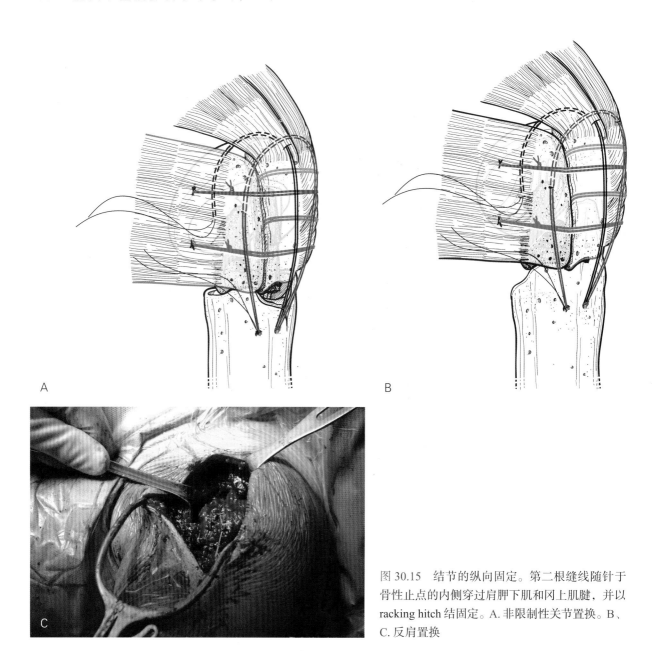

图 30.15 结节的纵向固定。第二根缝线随针于骨性止点的内侧穿过肩胛下肌和冈上肌腱，并以 racking hitch 结固定。A. 非限制性关节置换。B、C. 反肩置换

（赵金忠 赵松 译）

参考文献

1. Boileau P, Coste JS, Ahrens PM, et al: Prosthetic shoulder replacement for fracture: Results of the multicentre study. In Walch G, Boileau P, Molé D, editors: 2000 Prostheses d' Epaule… Recul de 2 à 10 Ans, Paris, 2001, Sauramps Medical, pp 561–578.

2. Chokshi BV, Ishak C, Iesaka K, et al: The modified racking hitch(MRH) knot—a new sliding knot for arthroscopic surgery, Bull NYU Hosp Jt Dis 65(4): 306–307, 2007.

3. Kelly JD, Vaishnav S, Saunders BM, et al: Optimization of the racking hitch knot: How many half hitches and which suture material provide the preatest security?, Clin Orthop Relat Res 472: 1930–1935, 2014.

第**31**章 伤口闭合与术后矫形器的佩戴

手术过程的最终步骤是伤口闭合和术后支具的佩戴。相比于针对慢性疾病患者的肩关节置换术，骨折患者所使用的术后支具类型不同。

伤口闭合技术

结节固定完成后，使用冲洗针筒，以 800 mL 含抗生素的无菌盐水（每升灭菌盐水 50 000 单位杆菌肽）冲洗伤口。检查伤口确认止血彻底。必要时使用电刀控制残留出血。采用关节置换术治疗骨折时我们常规留置引流。使用中号闭合伤口负压引流器（Bard, Inc., Covington, Georgia）术后引流 24 小时（图 31.1）。使用配套的穿刺针，在三角肌胸大肌间隙的深度穿刺，并于皮肤切口末端部分以远大约 3 cm 处穿出皮肤（图 31.2）。引流管近端部分以重型剪刀修剪，以便近端能到达肱骨上表面（图 31.3）。注意不要沿侧孔剪切引流管，因为这样可能在拔除引流时引起断裂（图 31.4）。使用半英寸（1.27 cm）Steri-Strips（不用剪裁）将引流管紧贴皮肤穿刺点远端固定（图 31.5）。

伤口闭合与非限制性关节置换术中描述的方法一样（第 15 章）。我们不关闭三角肌胸大肌间隙，而从其浅表的筋膜层开始关闭。使用 0 号编织可吸收缝线间断 8 字缝合关闭该层。注意穿线不要经过或是包绕引流管。每次缝线穿过筋膜层后，都需要检查引流管，确保它能滑动自如。以 2-0 可吸收编织缝线间断 8 字缝合关闭浅筋膜。以 3-0 未染色可吸收单丝缝线连续皮内缝合关闭皮肤。

去除切口附近的封闭铺巾，用吸含生理盐水的海绵清洗皮肤上的血迹并擦干。切口以半英寸（1.27 cm）Steri-Strips 贴覆。将无菌纱布置于切口上，无菌棉垫覆盖纱布。敷料以 3 英寸（7.62 cm）泡沫胶带固定。之后去除其余手术铺巾。

保留敷料至术后第三天，之后去除敷料。术后第一天上午松开敷料远端部分以拔除引流。术后第三天去除敷料后，患者可以淋浴，但是术后 2 周内不能在浴缸中浸泡切口。当 Steri-Strips 与皮肤失去黏性时患者可逐步将其去除，尤其是术后 10~14 天时。

术后矫形器的佩戴

患者在手术室中敷料固定稳妥后应立刻佩戴支具，支具包括中立旋转位的前臂悬吊（图 31.6）。该悬吊避免了内旋，因为内旋位会增加大结节固定处的张力（图 31.7）。保持前臂悬吊 4~6 周以保护结节修补。对于骨质较好且结节固定可靠的患者，悬吊时间可短至 4 周。对于骨质较差或结节固定欠可靠（或二者都是）的患者，悬吊需持续到术后 6 周。患者只有在个人清洁和康复锻炼时才可取下悬吊。不鼓励患者在取下悬吊前内旋或外展手臂，因为这可能造成结节移位。

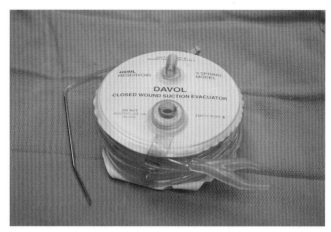

图 31.1　骨折病例使用的中号闭合伤口负压引流器

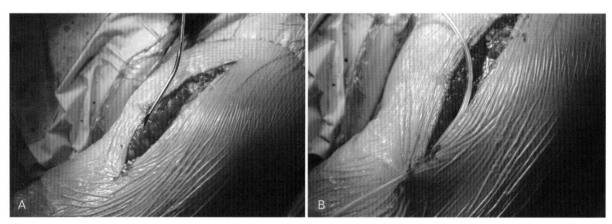

图 31.2　使用配套的穿刺针放置引流

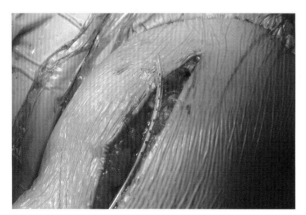

图 31.3　引流管的近端部分

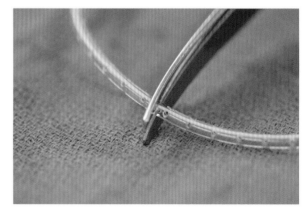

图 31.4　注意不要沿侧孔剪切引流管，因为这样可能在拔除引流时造成断裂

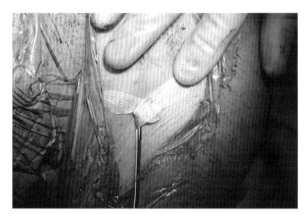

图 31.5　使用半英寸（1.27 cm）Steri-Strips（不用剪裁）将引流管紧贴皮肤穿刺点远端固定

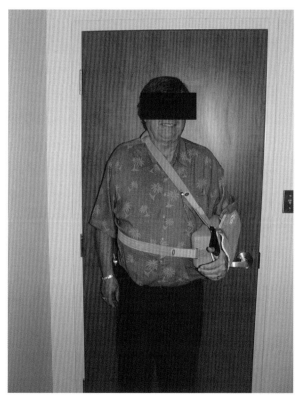

图 31.6　肩关节置换术治疗骨折后使用的中立旋转位悬吊

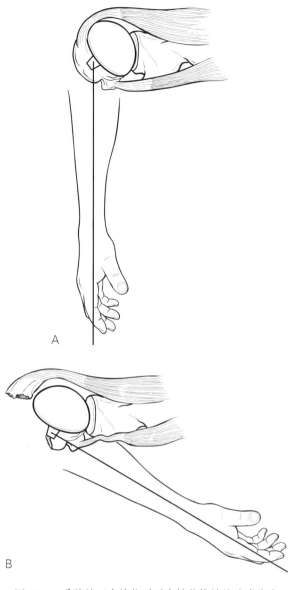

A

B

图 31.7　手臂处于内旋位时对大结节修补处造成张力

（赵金忠　赵松　译）

第 *32* 章　手术结果与并发症

多位学者报道了非限制性肩关节置换术治疗骨折的结果。总体结果并不能令人满意，无法与慢性疾病（例如原发性骨关节炎）患者的手术结果相提并论。而本章描述的非限制性关节置换术在植入物和手术技术方面的进步则大大改善了结果。幸运的是，与非限制性肩关节置换术相比，反式肩关节置换术治疗骨折的结果令人满意，早期结果有所改善。据我们所知，法国 Nice 于 2001 年发表的报道是迄今关于非限制性肩关节置换术治疗骨折手术结果的最大样本量的研究[1]。该研究纳入的患者人数众多，结论可靠，具有指导意义。我们的结果在很大程度上与 Nice 研究的结果相似。本章利用 Nice 数据库和我们于 2003 年所建立的关节置换术前瞻性研究数据库中的信息，阐述了非限制性肩关节置换术和反式肩关节置换术治疗肱骨近端骨折的效果。此外，也概述了最常见的并发症及处理方法。

手术结果

非限制性肩关节置换术治疗肱骨近端骨折的结果在很大程度上与两个预后因素有关：年龄及是否存在肱骨结节区并发症（骨不连、畸形愈合）。这两个因素相互关联，因为老年患者更有可能患有结节区骨质疏松，更容易出现结节并发症。尽管年龄相关的骨质疏松症超出了外科医师的控制范围，但假体设计和结节固定技术的不断进步会降低结节相关并发症的发生率。表 32.1 详述了非限制性及反式肩关节置换术治疗肱骨近端骨折的结果[2]。该表格通过主动活动度、患者满意度及 Constant 评分评价手术结果，Constant 评分是一个肩关节专用的预后评分量表，内容包含疼痛、活动度、肌力，以及根据年龄及性别校准的 Constant 评分[3, 4]。

表 32.1	非限制性以及反式肩关节置换治疗肱骨近端骨折的手术结果				
	Constant 绝对评分（分）（术后）	Constant 校准评分（%）（术后）	主动前屈（度）（术后）	主动外旋（度）（术后）	优/良 主观结果（%）
Nice 系列（*n* = 300）[2]					
半肩置换术治疗骨折（*n* = 300）	54	74	103	21	39
作者的前瞻性数据库（*n* = 76）					
半肩置换术治疗骨折（*n* = 39）	49	62	106	25	68
反肩置换治疗骨折（*n* = 37）	71	102	154	31	92

术中并发症

肩关节置换术治疗肱骨近端骨折的术中并发症不常见，一般涉及神经血管损伤或医源性肱骨干骨折。

神经血管结构

肩关节置换术很少造成肩周神经血管结构的灾难性损伤，然而在骨折病例中，这种并发症相较非骨折病例更为常见。许多肱骨近端骨折患者伴有腋神经轻度失用性损伤，应在手术前临床检查时予以记录。此外，术前应与患者详细讨论骨折继发腋神经损伤的影响。腋神经损伤的治疗方法主要是密切观察，待其功能恢复，少于 2% 的患者会罹患永久性腋神经缺陷[5]。

肩关节置换术治疗骨折时的血管损伤通常是腋动脉损伤。这种损伤通常归因于内侧过度分离或牵拉（或二者兼而有之），以及衰老（斑块、钙化）所致的血管损害。如果发生这些损伤，首先使用血管夹夹闭受损的结构，并且需要血管外科术中紧急会诊修复。

肱骨干骨折

肩关节置换术治疗肱骨近端骨折时，术中发生肱骨干骨折十分罕见。因为这些病例几乎不存在术中肩关节僵硬的问题，因此在操作手臂时肱骨干上的扭转应力很低。更常见的情况是在对肱骨干扩髓时发生的肱骨损伤。许多老年患者骨干的骨皮质非常薄，因此骨干穿透的风险较高。这种并发症发生后通常难以发现（图 32.1）。

肩胛盂骨折

在肱骨近端骨折的病例中，术中肩胛盂骨折仅发生于反式肩关节置换术。但与肱骨损伤相比，肩胛盂骨折的危害更大。这种情况下发生的术中肩胛盂骨折的处理方法应与非骨折病例在反式肩关节置换术中发生肩胛盂骨折的处理方法类似（参见第 25 章）。

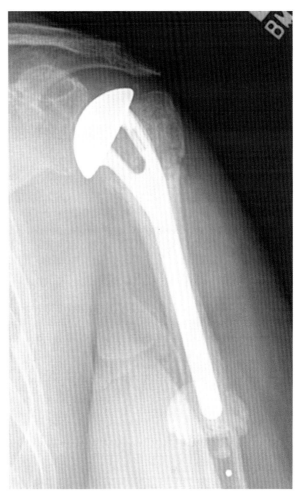

图 32.1　肱骨近端骨折骨干穿孔的 X 线片，术中未发现穿孔，植入肱骨柄时骨水泥外溢

术后并发症

术后并发症比术中并发症更加常见。非限制性肩关节置换术治疗骨折的术后并发症发生率高达 50%，而反式肩关节置换术治疗骨折的病例，术后并发症发生率也较高（高达 20%）[5, 6]。大多数并发症涉及大结节或小结节（或二者兼有），但也可涉及伤口问题（伤口裂开、血肿）、肩胛盂问题、肱骨问题、肩关节不稳、僵硬以及感染。

结节并发症

肩关节置换术治疗骨折最常见的并发症是大小结节骨不连和畸形愈合，在非限制性肩关节置换术病例中尤为如此（图 32.2）。发生结节并发症将严重损害非限制性肩关节置换术治疗骨折的手术结果，而其对反式肩关节置换术结果的影响程度相对较小。处理结节并发症的最佳方法在于，使用本节中介绍的技术在并发症发生之前避免其发生。如果结节并发症已经发生，则缺乏简单而又能得到可靠结果的解决方案。几乎在所有病例中，即使是早期发现结节移位并对其重新固定，结果也不能令人满意。对畸形愈合的病例行结节截骨，效果同样不佳。采用非限制性肩关节置换术治疗骨折，若出现结节并发症，采用关节置换翻修术将关节假体替换为反式假体能获得最为可靠的结果（图 32.3，参见第六篇）。

反式肩关节置换术治疗骨折出现结节并发症者并不常见。与非限制性肩关节置换术相比，行反式肩关节置换术后，结节骨折似乎更容易愈合，然而原因尚不明了。在少数情况下，骨折病例行反式肩关节置换术后大结节无法愈合者，行保守治疗即可。对这类患者进行宣教十分重要，尽管其主动上举功能或能令人接受，主动外旋功能则很可能受限（图 32.4）。

伤口问题

肩关节置换治疗骨折后可能较早出现伤口问题。通过在手术过程中广泛使用电刀止血并在术后 24 小时进行闭合负压引流，可以避免血肿发生。发生血肿时，采用非手术对症处理（热敷、镇痛药）。外科引流适用于持续渗出淤血超过 1 周或怀疑发生感染的情况（请参阅下文），并且很少是必要的。

有时易感患者对皮下缝线的溶解过程有反应，可能发生伤口裂开。根据是否出现少量的浆液性引流可将这种并发症与更严重的深部感

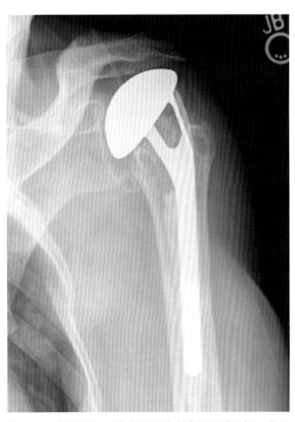

图 32.2　非限制性肩关节置换治疗肱骨近端骨折，出现大结节移位

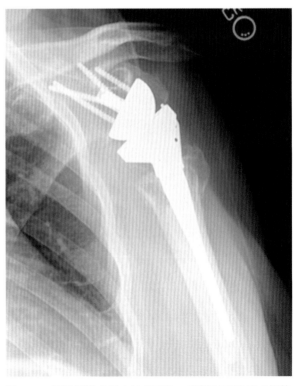

图 32.3　半肩置换术后大结节移位，翻修时更换反式假体

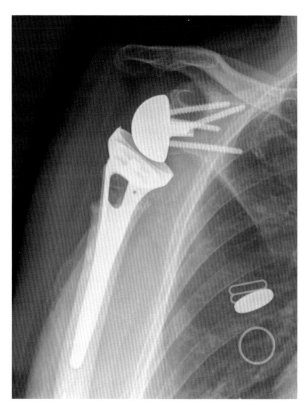

图 32.4 反式肩关节置换治疗肱骨近端骨折，出现大结节移位，该患者的治疗方法是保守治疗

染区分开。浅表伤口裂开应予局部伤口护理，包括去除所有残留未溶解缝线材料，以及使用硝酸银棉签对创面所有肉芽组织进行化学烧灼促其新鲜化。

肩胛盂问题

非限制性肩关节置换术治疗骨折极少出现肩胛盂问题。半肩关节置换术治疗骨折后，可能发生肩胛盂软骨和骨性肩胛盂的侵蚀。治疗肩胛盂侵蚀通常需要行翻修手术，对肩胛盂进行表面置换或以反式肩关节假体翻修。

反式肩关节置换术治疗术后出现肩胛盂问题者并不常见，这也与标准的反肩置换术预期的情况相似。骨折患者行反式肩关节置换术后发生肩胛盂并发症的处理与非骨折病例处理相似（参见第 25 章）。

肱骨干问题

肱骨近端骨折行肩关节置换治疗后极少出现肱骨干问题，包括肱骨假体组件松动和肱骨假体周围骨折。

与非骨折病例相比，骨折病例中肱骨柄的无菌性松动更为常见，这主要是因为植入物缺乏干骺端的支持。建议在骨折病例中使用骨水泥，以利于防止这种潜在的并发症。每当肱骨柄发生松动时，必须排除感染（请参阅下文）。在少数情况下，当骨折病例行非限制性肩关节置换术后出现肱骨假体组件症状性无菌性松动时，治疗方法是对肱骨柄进行翻修，通常采用反式假体，因为这种并发症常伴发结节骨不连（参见第六篇）。

肱骨假体周围骨折多是由于跌倒或类似低能量的创伤造成的。这些骨折大多紧贴肱骨柄尖端的远侧发生，其中大部分可以通过非手术方式治疗。非手术治疗包括骨折支具固定、调整活动、镇痛药和密切的影像学监测。如果骨折在 3 个月内仍未愈合，我们会加用外用骨生长刺激器（OL 1000 Bone Growth Stimulator, Donjoy Orthopedics, Vista, California）。即使采取了这些措施，肱骨假体周围骨折保守治疗后可能需要超过 9 个月才能治愈[7]。对假体周围骨折进行手术治疗，我们建议手术指征（翻修手术，参见第六篇）包括完全移位、成角大于 30°、肱骨假体组件松动或非手术治疗失败。

肩关节不稳

非限制性肩关节置换术治疗骨折后的不稳定通常与结节骨不连或假体对线不良有关，其中假体对线不良的情况相对少见。结节骨不连可能会导致肱骨向上或向前上方发生静态移位，这与肩袖损伤性关节病患者行半肩置换的情况相似。在大多数情况下，重新固定结节并不能解决肩关节不稳的问题，因此，我们使用反式假体行翻修置换术治疗（图 32.5，参见第六篇）。

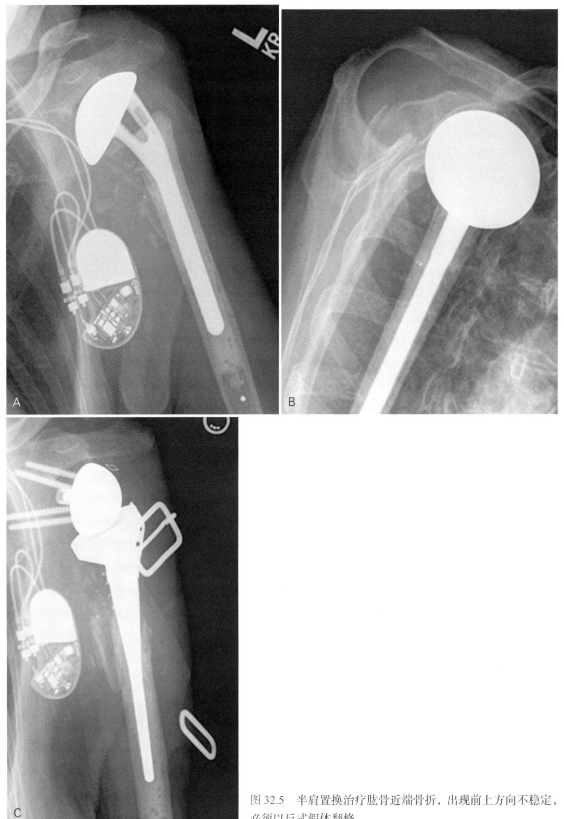

图 32.5　半肩置换治疗肱骨近端骨折，出现前上方向不稳定，必须以反式假体翻修

相对少见的情况是假体对位不良导致的肩关节不稳，且不稳与结节是否愈合无关。这种不稳定是由于倾角对线不良（过度后倾导致后向不稳定或过度前倾导致前向不稳定）或由肱骨柄在肱骨干中植入高度不当而引起的（图32.6）。在这种情况下，必须翻修肱骨柄，改善假体位置（见第六篇）。如果假体对线不良导致肩胛盂软骨磨损，应考虑进行肩胛盂表面置换。

尽管在治疗非骨折病例时肩关节不稳很常见，但在我们的实际工作中，反式肩关节置换术治疗骨折术后极少出现肩关节不稳。我们认为，采用本书中描述的手术技术，对结节进行正确的处理及张力调节，可以最大程度减少骨折病例在反式肩关节置换术后发生肩关节不稳。对于反肩置换治疗骨折的情况，最可能造成不稳定的原因或许是肱骨假体的高度不适和结节

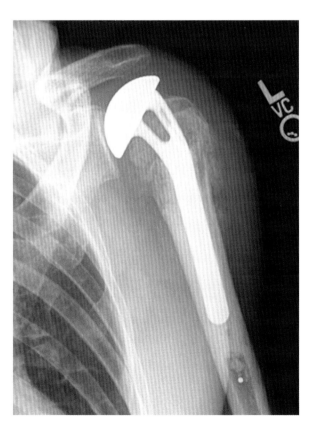

图 32.6　由于肱骨柄植入肱骨干的位置太靠近端而导致肩关节不稳

固定欠妥。有关反式肩关节置换术后不稳定的原因及治疗的更多信息参见第 25 章。

僵　硬

盂肱关节僵硬是非限制性肩关节置换术治疗骨折后的常见并发症，与关节囊挛缩或假体（或二者兼有）有关。如前所述，导致僵硬的假体问题不外乎植入的肱骨假体组件过大或肱骨假体组件的位置不佳。可以尝试通过康复锻炼拉伸关节囊，以改善活动度。如果康复锻炼无效（康复锻炼 6 个月而没有改善），则有指征进行翻修手术，包括调整肱骨假体组件对线或减小肱骨头假体的尺寸，以及切开行关节囊挛缩松解。

与关节囊挛缩有关的僵硬几乎都能从水中运动性康复的治疗中获益（参见第 43 章）。如果患者的活动度在 6 个月的康复过程中没有改善，且没有明显的假体问题，我们认为该患者适合行关节镜下关节囊挛缩松解。

反式肩关节置换术治疗骨折后很少出现盂肱关节僵硬。植入反式假体后活动度受限通常与假体设计上的机械性限制有关，而与关节囊挛缩无关。我们尚缺乏处理反肩置换术后关节囊挛缩的经验。

肩胛骨撞击

是否应将肩胛骨撞击考虑为一种并发症虽然仍有争议，但在接受反式肩关节置换的患者中有多达一半的患者在术后 2 年内出现了肩胛骨撞击。因为骨折行反肩置换后肩胛骨撞击的发生与其他指征下反肩置换的情况并无不同（参见第 25 章）。

感　染

骨折病例行肩关节置换术后很少出现感染，然而相比其他指征行初次关节置换的情况，感染的发生率还是较高。感染风险最高的是患有系统性疾病（糖尿病）和软组织损伤（开放性

骨折）的患者。感染最常见的病原体是金黄色葡萄球菌或痤疮丙酸杆菌。肩关节置换术后的感染可分为围手术期（手术后6周内）感染和晚期（血源性）感染。

治疗早期围手术期感染首先应进行多次（2次或3次）冲洗和清创，如果结节修复仍完好，则应保留肱骨假体组件。按计划在最后一次冲洗和清创术时，将内含抗生素的可吸收珠粒（Osteoset, Wright Medical Technology, Inc., Memphis, TN）置入肩周软组织中。请感染科专家会诊，通常建议静脉使用针对引起感染的特定病原体的抗生素最少6周（若感染明确但培养结果始终阴性，也可使用能覆盖最可能引起感染的病原体的抗生素）。如果该治疗方法无效或感染导致结节修复失效，则取出肱骨假体组件，并以与迟发性感染相同的方法来进行治疗。

如第六篇所述，可通过取出假体和静脉滴注抗生素来治疗迟发性感染。根据患者情况选择是否进行肩关节翻修性置换术或进一步行关节切除成形术。有关假体周围感染的诊断和治疗的其他信息参见第36章。

（赵金忠　董士奎　译）

参考文献

1. Walch G, Boileau P: Presentation of the multicentric study. In Walch G, Boileau P, Molé D, editors: 2000 Prosthèses d' Epaule…Recul de 2 à 10 Ans, Paris, 2001, Sauramps Medical, pp 11–20.

2. Hubert L, Dayez J: Results of the standard Aequalis prosthesis for proximal humeral fractures: The entire series. In Walch G, Boileau P, Molé D, editors: 2000 Prosthèses d' Epaule…Recul de 2 à 10 Ans, Paris, 2001, Sauramps Medical, pp 527–529.

3. Constant CR, Murley AH: A clinical method of functional assessment of the shoulder, Clin Orthop Relat Res 214: 160–164, 1987.

4. Constant CR: Assessment of shoulder function. In Gazielly D, Gleyze P, Thomas T, editors: The cuff, New York, 1997, Elsevier, pp 39–44.

5. Schild F, Burger B, Willems J: Complications of prostheses for fractures. In Walch G, Boileau P, Molé D, editors: 2000 Prosthèses d' Epaule…Recul de 2 à 10 Ans, Paris, 2001, Sauramps Medical, pp 539–544.

6. Namdari S, Horneff JG, Baldwin K: Comparison of hemiarthroplasty and reverse arthroplasty for treatment of proximal humeral fractures: a systematic review, J Bone Joint Surg Am 95(18): 1701–1708, 2013.

7. Kumar S, Sperling JW, Haidukewych GH, et al: Periprosthetic humeral fractures after shoulder arthroplasty, J Bone Joint Surg Am 86: 680–689, 2004.

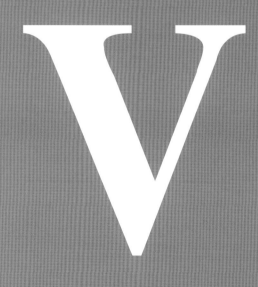

第五篇

传统肩关节置换术
的替代选择

V

第 *33* 章 无柄肩关节置换术

现代肩关节置换术的设计是从 20 世纪 50 年代 Charles Neer 博士的设计发展而来的[1-3]。肱骨侧假体传统上是带柄的假体。时过境迁，带柄假体的尺寸从长柄演变为如今更常用的短柄。多数人认为当前的肱骨柄为第四代[2]。

Stephen Copeland 博士在 20 世纪 80 年代率先进行了肱骨头表面置换[4]。肱骨头表面置换涉及保留肱骨头，并在原始肱骨头上使用钻头并嵌入金属肱骨置换帽。肱骨头完整表面置换的优势主要在于软骨下骨的保留[4]。

将肱骨头带金属帽的表面置换与无柄或保留肱骨管的肱骨置换区分开来十分重要。肱骨头表面置换涉及保留肱骨头，而使用无柄肱骨假体则需要沿肱骨解剖颈切下标准的肱骨头（如第 11 章所述）。使用无柄肱骨假体时沿肱骨解剖颈切下标准的肱骨头，可以实现肩胛盂假体植入所需要的显露，这与使用带柄肱骨假体进行全肩关节置换术时的显露相同。在我们的实际工作中，与使用传统带柄或无柄肱骨假体的肱骨头置换术相比，肱骨头表面置换的情况越来越少见了。

无柄或保留肱骨管的肱骨假体于 2004 年首先在欧洲上市[3]。无柄的肱骨假体可实现干骺端固定，并且不会破坏肱骨管。作为带柄假体的替代选择，无柄假体有助于减少并发症。尽管肱骨侧失效在肩关节置换术中是一种罕见的失效类型，但无柄假体在理论上还是具有一些优势的，可以降低术中和术后发生肱骨骨折的概率、便于关节置换翻修以及保留骨量[3]。无柄肱骨假体同样允许肱骨头假体按解剖学结构进行位置尺寸选择和安装，这不取决于柄或干

骺 – 骨干关系[3]。带柄的肱骨假体很少出现无菌性松动，但长期随访显示，使用带柄的肱骨假体后会出现内侧骨距骨量丢失，目前尚不清楚这是否是由应力遮挡或肩胛盂聚乙烯假体磨损引起的继发性溶骨[3, 5]。使用保留肱骨管的肱骨假体能否降低这种内侧骨距骨量丢失的发生率，这一点有待观察。目前，在美国唯一已上市的以无柄肱骨假体行非限制性全肩关节置换术的结果是一项为期 2 年的多中心前瞻性研究，临床结果显示效果良好，没有证据表明肱骨假体发生移位、下沉、溶骨或松动[3]。

欧洲有以无柄肱骨假体行非限制性全肩置换的中期随访（最少 5 年随访）数据[6, 7]。数据显示功能预后良好，没有患者由于肱骨假体松动而进行翻修，但 34.9% 的患者表现出"大结节处松质骨密度降低"[6]。在以无柄肱骨假体行非限制性全肩关节置换术的病例中也有类似的发现，47 例患者中有 17 例（36.2%）术后影像显示假体稳定，但假体上方及外侧出现了透光带[8]。没有病例因肱骨假体松动而进行翻修[8]。此后，有学者采用 CT 在尸体标本中进一步研究了这种无柄肱骨假体的影像学表现[9]。其结论是透光带似乎是"成像伪影"，而在调节成像序列电压后，X 线"光晕"消失。这种"光晕效应"在低骨密度的标本中更为明显[9]。无柄假体的早期临床结果似乎令人满意，但仍需要长期随访，以证实其早期的影像学及临床表现。

可供选择的无柄假体的数目正在增多，在欧洲至少有 8 种可用[7]。美国目前有 1 种无柄假体可购。另有 2 种无柄假体是美国食品药品

监督管理局（FDA）的试验用医疗器械豁免制度研究规程的一部分[7]。目前，美国尚无可用于反式肩关节置换术的无柄肱骨假体。

另外，在欧洲，用无柄肱骨假体进行反式肩关节置换术已有报道，最早可以追溯到2006年[7]，治疗结果令人满意。但我们对于中期或长期的影像学表现和假体生存情况尚且知之甚少。

本章将介绍我们以美国唯一可商业购买的无柄假体进行非限制性全肩关节置换术的经验和技术（图33.1）。

无柄非限制性全肩关节置换术的适应证与禁忌证

迄今为止，因该手术在美国使用的经验较少，已确定的以无柄肱骨假体行非限制性肩关节置换术的适应证较窄，但随着时间推移和更多结果的发表，我们预计其适应证将会扩大。目前，在美国唯一发表的研究包括原发性骨关节炎或创伤性关节炎的患者[3]。在欧洲发表的

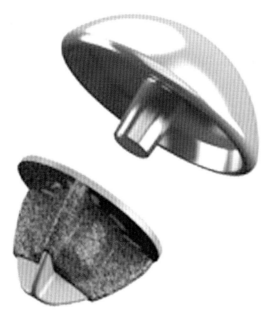

图33.1 Simpliciti 无柄肩关节置换术（Wright Medical N.V.）

部分使用经验还包括不稳性关节病和伴有类风湿关节炎的感染后关节炎、骨质疏松症以及被认为是禁忌证的大型肱骨软骨下骨囊肿[6]。除了标准的非限制性肩关节置换术的禁忌证外（参见第6章），我们认为任何会损害假体与肱骨固定的情况都是无柄肱骨假体使用的禁忌证（比如肱骨骨量丢失、广泛的肱骨近端骨坏死）。已发表的美国经验手术技术指出，在切开解剖颈后检查干骺端骨，发现囊性结构或骨间隙是无柄肱骨假体植入的禁忌证[3]。此外，建议行"拇指试验"，即以拇指尝试挤压干骺端的切面[3]。若骨质被轻易压缩则不可植入无柄假体。

无柄非限制性全肩关节置换术的手术技术

手术室的设置、麻醉、患者的体位、皮肤准备、外科铺巾和手术入路与使用带柄假体的非限制性肩关节置换术相同（参见第3、4和8章）。

如第10章所述，从肩胛盂颈部完成关节囊下方松解后，开始肱骨准备。取下肱骨头牵开器，并极度外旋外展手臂使肱骨头脱位。将放置在喙突上方的 Hohmann 牵开器移至肱骨头关节面裸区（冈上肌与冈下肌交界处）的边缘，然后将一把改良的 Hohmann 牵开器置于肱骨外科颈的内下方。这样就完成了肱骨近端的显露（图33.2）。有时肱骨头可能存在不同程度的骨赘，这与潜在诊断相关。尽管诸如原发性骨关节炎之类的疾病通常具有大型骨赘，但诸如类风湿关节炎之类的其他病变却少有骨赘发生。前后位 X 线片有助于确定肱骨骨赘的存在和程度。为了确定真正肱骨解剖颈的位置，用0.5英寸（1.27 cm）的直线型骨刀去除骨赘（图33.3）。通常，在骨赘和原始肱骨之间存在一层脂肪组织，这有助于识别肱骨头关节面的正常边缘（图33.4）。冈下肌的止点应很容易在肱骨后部看到。显露冈下肌对于切除肱骨头时

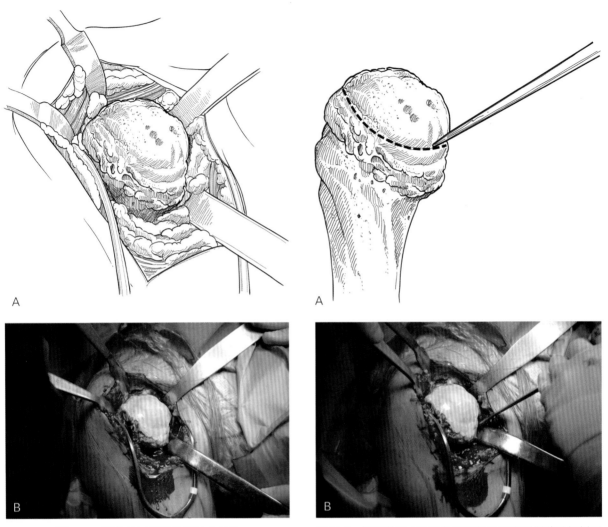

图 33.2　脱位的近端肱骨显示出骨赘　　　　图 33.3　使用骨刀去除肱骨周围的骨赘以显露肱骨解剖颈

防止后肩袖损伤至关重要。此外，当使用解剖型设计的无柄肱骨假体时，后肩袖（冈下肌）的位置决定了肱骨倾角（在前倾 7° 到后倾 48°间），因此也决定了肱骨头切除的角度[10]。探查明确冈下肌的止点后，用摆锯将肱骨头从肱骨解剖颈切除（图 33.5）。

我们目前使用的是美国唯一市售的无柄肱骨假体（Tornier Simpliciti，Wright Medical Group N.V.）。解剖性切除肱骨头后，只要对切面进行检查，确定可适用无柄假体后，就可以开始无柄肱骨假体的准备。如前所述，在解剖颈切开后需要检查干骺端骨质，发现囊性结构或骨间隙则考虑为无柄肱骨假体植入的禁忌证[3]。此外，建议行"拇指试验"，即以拇指尝试挤压干骺端的切面[3]。若骨质被轻易压缩则不可植入无柄假体。

可以使用 3 种不同的尺寸测定盘来确定假体的合适尺寸（1、2 或 3，图 33.6）。在任何位置都不超出肱骨皮质的情况下选用最大尺寸的尺寸测定盘（图 33.7）。将尺寸合适的测定盘置于肱骨切面的正中，将一根导针穿过测定盘的中心孔，插入外侧皮质（图 33.8）。取下测定盘并检查导针，确保它位于肱骨切面的中心，并且轨迹垂直于切面（图 33.9）。

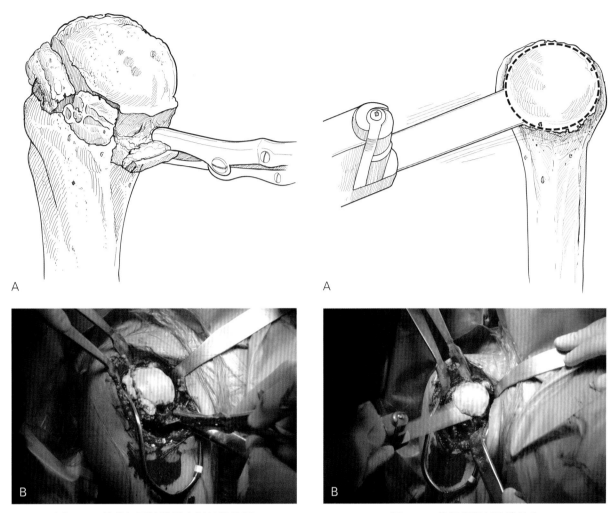

图 33.4　骨赘与原始肱骨之间的脂肪层　　　　　　图 33.5　使用摆锯切除肱骨头

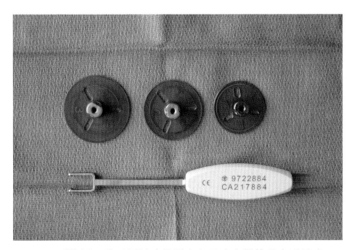

图 33.6　可使用 3 种不同尺寸的测定盘以确定假体的合适尺寸

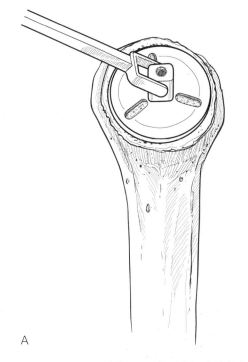

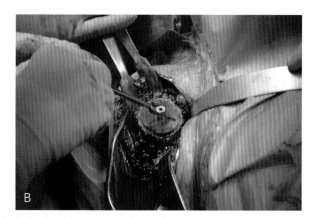

A

B

图 33.7　在不会超出肱骨皮质的情况下选择最大尺寸的尺寸测定盘

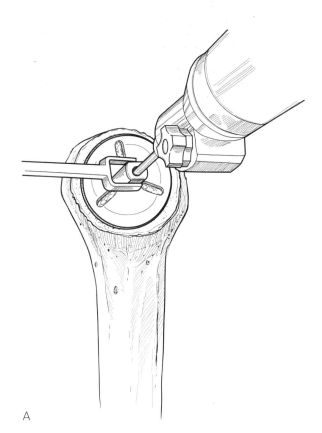

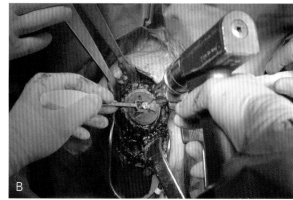

A

B

图 33.8　将测定盘置于肱骨切面的正中，将一根导针穿过测定盘的中心孔，插入外侧皮质

使用平面刨刀进行干骺端表面准备。空心平面刨刀尺寸应与选用测定盘的尺寸（1、2或3）一致（图 33.10）。在导针上方启动刨刀开始"钻"，并靠近骨。刨刀具有窗口，可以观察刨钻的表面，并可查看干骺端表面上的同心参考标志，以确保刨钻适当。观察刨钻的表面，确保刨钻技术和平坦表面的深度正确。启动空心电钻沿导针推进，直到轴环与切开的肱骨表面齐平为止（图 33.11）。

建立假体的干骺端翅片槽，将三翅刀头敲入干骺端骨质，调整方向使一片翅片指向上外侧（图 33.12）。翅片刀头的尺寸必须与匹配的

圆盘相对应（1、2或3）。敲进翅片刀头，直到轴环到达肱骨切面（图 33.13）。不要将翅片刀头的轴环过度敲入干骺端骨质中。此时再次检查干骺端的骨质。如果发现刀头不稳定，则不适合使用无柄肱骨假体，并进行带柄肱骨假体的准备。如果刀头稳定，则认为该骨适合使用无柄假体，并继续进行肱骨准备。

若准备安装肩盂假体，则需在肱骨切面上覆盖肱骨切面保护盘，而后过渡到肩胛盂操作，以避免肱骨切面在准备肩胛盂和植入假体的过程中受损（图 33.14）。

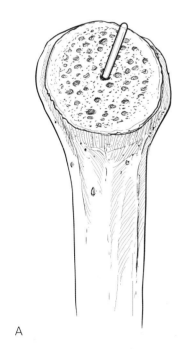
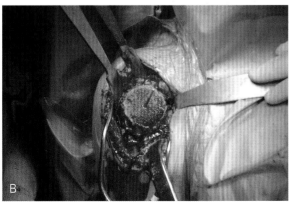

图 33.9　导针的最终位置

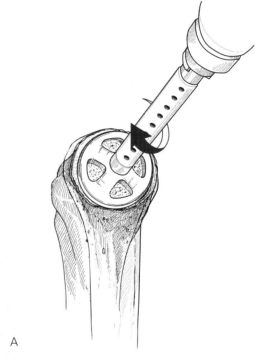
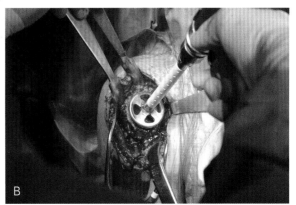

图 33.10　使用平面刨刀进行干骺端表面准备

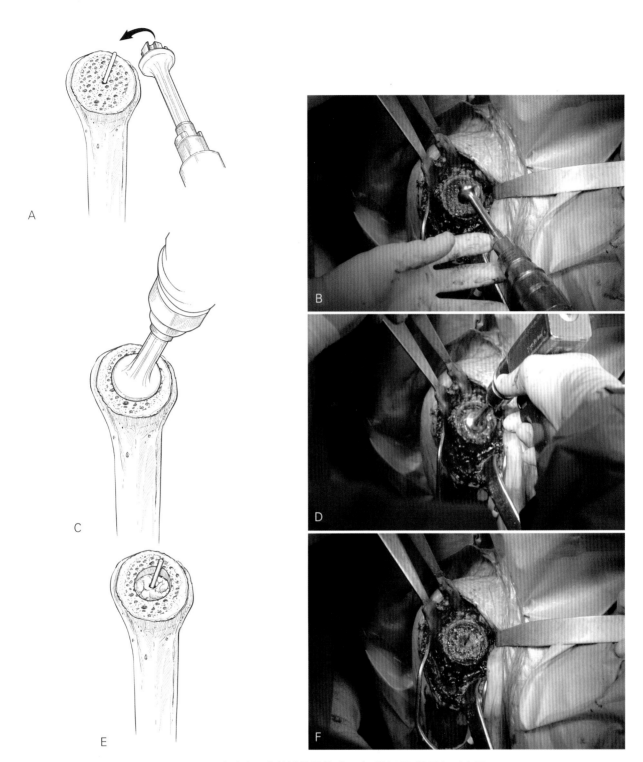

图 33.11　启动空心电钻沿导针推进，直到轴环与肱骨切面齐平

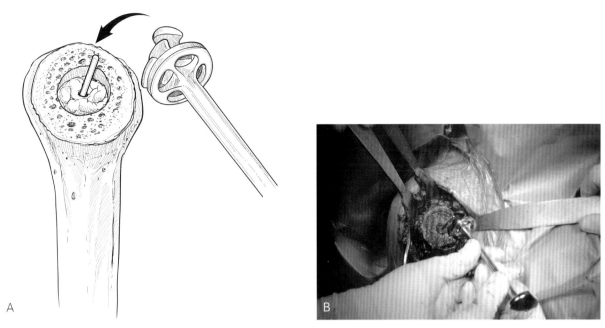

图 33.12　将三翅刀头敲入干骺端骨质

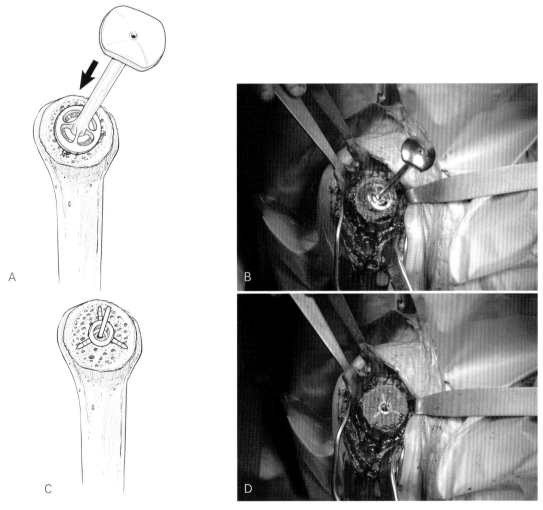

图 33.13　敲进翅片刀头，直到轴环到达肱骨切面

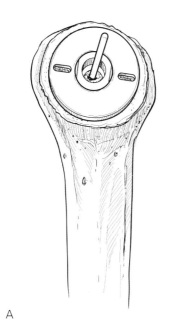

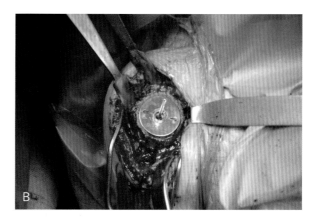

图 33.14　以肱骨切面保护盘覆盖肱骨切面

选择与切下的肱骨头大小相匹配的试验性肱骨头假体（图 33.15）。大多数肱骨头略呈椭球形，在这种情况下，选择时应参考较短的直径。另外，如果切除肱骨头的大小处于假体系统中可用的两个尺寸之间，则首先选择较小的尺寸，以避免"过度填充"盂肱关节。选择合适尺寸后安装试验性假体，确定其良好贴合（图33.16）。注意不要使假体头向前、向上和向后突出，以免与肩袖撞击。而向下方突出尽管并不理想，但也可以接受。如果发现突出过多，可能是所选头的尺寸过大。肱骨切面不能被假体头完全覆盖的区域，可以使用咬骨钳进行修整，以形成更好的贴合。

在进行全肩关节置换术时，需进行二头肌腱的切断或固定（如第 5 章所述），处理肩胛盂（如第 12 章所述），以及平衡软组织（如第13 章所述）。然后将肱骨假体敲入，同时确保假体在安装过程中没有发生意外旋转或意外倾斜（图 33.17）。将 3 根 2 号不可吸收编织缝线穿过肩胛下肌腱在肱骨上的残端，穿入小结节，从肱骨的切面穿出，之后用于肩胛下肌的重新固定（图 33.18）。用 3 种不同型号的血管钳标记这些缝合线，并区分为上、中和下（我们在上方使用 Kelly 弯钳，中间缝线使用蚊式钳，下方使用常规血管钳）。手工将最终肱骨头假体放置就位（图 33.19）。使用肱骨头敲击器安装莫氏锥，并完成假体在肱骨切面上的安装。

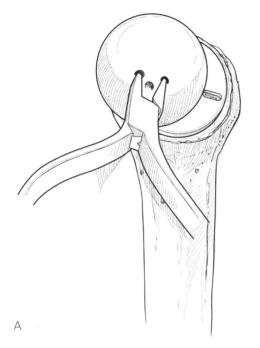

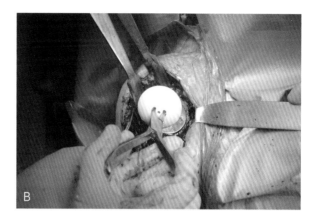

图 33.15　选择与切下的肱骨头大小相匹配的试验性肱骨头假体

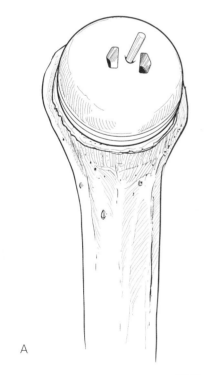

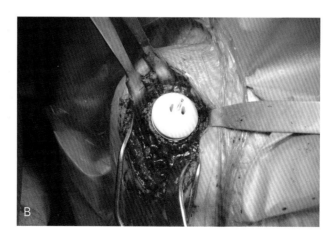

图 33.16　安装试验性肱骨头假体

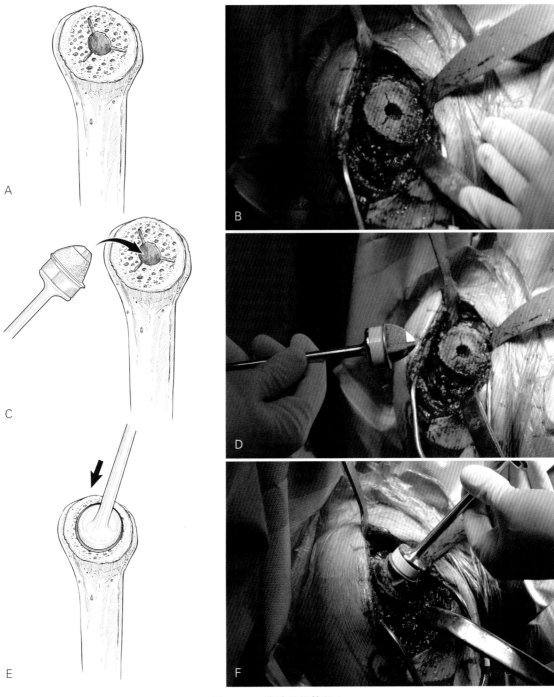

图 33.17　将肱骨假体敲入

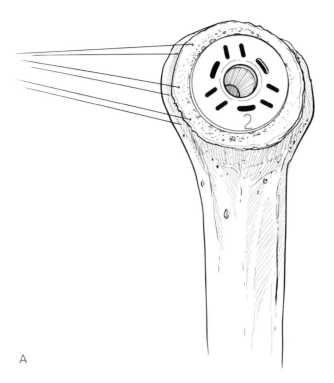

A

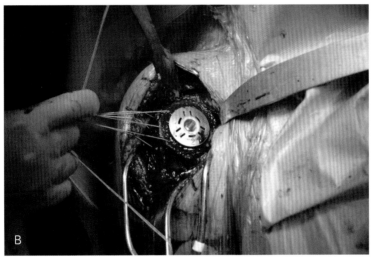

B

图 33.18 将 3 根 2 号不可吸收编织缝线穿过肩胛下肌腱在肱骨上的残端,穿入小结节,并从肱骨切面穿出

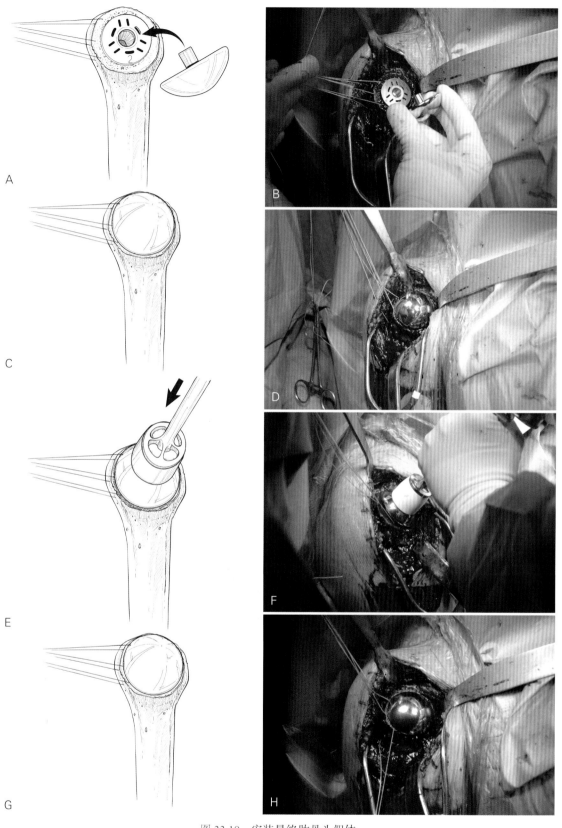

图 33.19 安装最终肱骨头假体

（燕晓宇　董士奎　译）

参考文献

1. Neer CS, II: Articular replacement for the humeral head, J Bone Joint Surg Am 37: 215–228, 1955.

2. Churchill RS: Stemless shoulder arthroplasty: current status, J Shoulder Elbow Surg 23: 1409–1414, 2014.

3. Churchill RS, Chuinard C, Wiater JM, et al: Clinical and radiographic outcomes of the Simpliciti canal-sparing shoulder arthroplasty system a prospective two-year multicenter study, J Bone Joint Surg Am 98: 552–560, 2016.

4. Levy O, Copeland SA: Cementless surface replacement arthroplasty of the shoulder. 5- to 10-year results with the Copeland Mark-2 prosthesis, J Bone Joint Surg Br 83: 213–221, 2001.

5. Raiss P, Edwards TB, Deutsch A, et al: Radiographic changes around humeral components in shoulder arthroplasty, J Bone Joint Surg Am 96: e54(1-9), 2014.

6. Habermeyer P, Lichtenberg S, Tauber M, et al: Midterm results of stemless shoulder arthroplasty: a prospective study, J Shoulder Elbow Surg 24: 1463–1472, 2015.

7. Churchill RS, Athwal GS: Stemless shoulder arthroplasty—current results and designs, Curr Rev Musculoskelet Med 9: 10–16, 2016.

8. Collin P, Matsukawa1 T, Boileau P, et al: Is the humeral stem useful in anatomic total shoulder arthroplasty?, Int Orthop 41(5): 1035–1039, 2017.

9. Hudek R, Werner B, Abdelkawi AF, et al: Radiolucency in stemless shoulder arthroplasty is associated with an imaging phenomenon, J Orthop Res 35(9): 2040–2050, 2017.

10. Boileau P, Walch G: Anatomical study of the proximal humerus: surgical technique consideration and prosthetic design rationale. In Walch G, Boileau P, editors: Shoulder arthroplasty, Berlin, 1999, Springer, pp 69–82.

第 34 章

肩关节置换术的生物替代选择

在我们的实际工作中，肱骨头生物材料表面置换与传统的使用带柄或新型无柄肱骨植入物的肱骨头置换术相比，很少会更加有利。另外，在许多情况下，使用生物置换材料会妨碍显露肩胛盂，导致无法安装肩胛盂假体。然而，当病变存在肱骨头局灶性关节软骨缺损时，有指征进行生物材料表面置换。与之类似，在我们的实际工作中，肩胛盂生物材料表面置换与传统的使用聚乙烯肩胛盂假体组件的肩胛盂表面置换相比，很少会更加有利。

本章概述了我们推荐的生物材料肱骨表面置换术和生物材料肩胛盂表面置换术的操作方法，以及使用这些技术的情况。

生物材料肱骨表面置换术

使用生物材料进行肱骨头不完全表面置换是治疗肱骨头局灶性关节软骨缺损的一种选择。符合肱骨头不完全表面置换适应证的情况很少，但在某些特定情况下，使用生物材料植入物可能是有效的。

生物材料表面置换术的适应证是：年轻患者（<30 岁），肱骨头关节软骨局灶性的全层缺损，且经其他治疗无效。在我们的实际工作中，当遇到年轻患者存在肱骨头关节软骨全层病损时，我们首先采用非手术方法治疗，包括非甾体消炎药、选择性休息和调整活动，持续 6~12 周。如果这种治疗方法无效，我们通过关节镜进行病损清理，并在软骨下骨钻孔以刺激纤维软骨形成。如果经关节镜治疗 6 个月后症状仍然持续，我们会以相匹配的同种异体骨软骨移植物进行生物材料表面置换术。根据我们的经验，以关节镜手术治疗局灶性关节软骨病损往往有一定效果，这大大减少了局部表面置换术的适应证。

生物材料表面置换术所特有的禁忌证包括：软骨病损直径大于 35 mm、存在非局灶性病变以及缺乏足够的骨质支持同种异体骨软骨移植物。

生物材料表面置换术的手术技术

肱骨表面置换术的手术室设置、麻醉、患者体位、皮肤准备、外科铺巾和手术入路与其他肩关节置换术相同（参见第 3、4 和 8 章）。肩胛下肌的处理如第 33 章所述，与无柄肩关节置换术相同。在生物材料表面置换术前，需要进行更多准备，因为必须让提供肱骨近端同种异体移植物的公司找到合适尺寸的标本。将已缩放校准的近端肱骨 X 线片和 CT 扫描资料提供给同种异体移植物供应商，以便选择合适的标本。我们的供应商通常能够在接收术前影像学资料后的 6 周内提供标本。获得标本后，安排手术。

使肱骨头脱位，显露关节软骨病损（图 34.1）。使用器械套件中的模具测量病损大小（Arthrex, Inc., Naples, Florida，图 34.2），并在模具指引下于肱骨头关节软骨病损的中心置入 1 根导针（图 34.3）。使用专用的空心钻标记病损周围（图 34.4），并使用空心三刃钻头制造骨性缺损，用以植入同种异体骨软骨移植物（图 34.5）。如果除关节软骨病损之外还伴有骨坏死，则根据术前影像学资料，将钻头钻入足够深度，清除坏死骨。如果没有或仅有少量骨坏死，则至少应将钻头钻入 10 mm 深，从而为同种异体骨软骨移植物提供足够的贴合界面。图 34.6 显示了磨钻完成后的肱骨。

将肱骨近端同种异体移植物放置在切割夹具中，并用外科记号笔标记选定的供区（图 34.7）。将合适直径的切割导向器组装到切割夹具上，然后使用空心钻获取同种异体骨软骨移植物栓（图 34.8）。将同种异体移植物栓放置在专用钳具中，并用骨锯修整其深面，以匹配三刃钻头所穿透的深度（图 34.9）。将骨栓逐步敲进准备好的肱骨缺损处，直至完全就位（图 34.10）。

使用 2 号永久性腱腱编织缝线间断缝合关闭肩胛下肌。以 1 号可吸收编织缝线连续缝合加强。如同其他肩关节置换术一样关闭伤口。

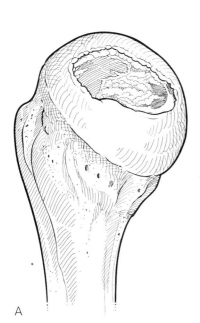

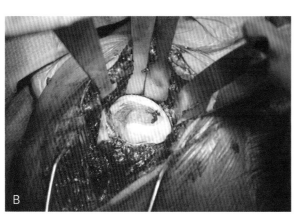

图 34.1 完成肱骨头的显露

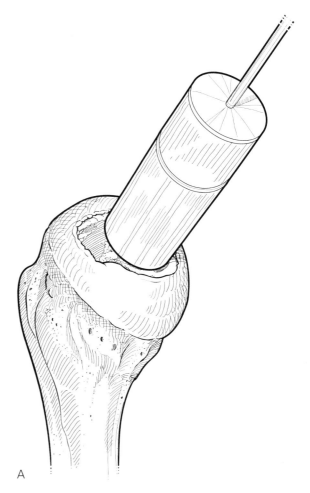

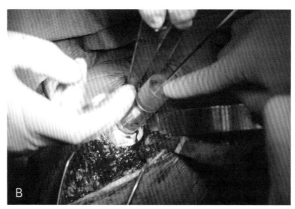

图 34.2 测量肱骨头关节软骨病损的尺寸

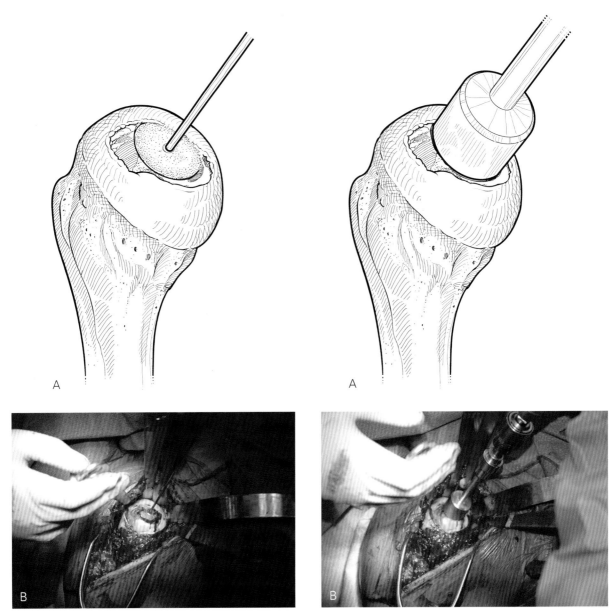

图 34.3　在病损中央置入导针　　　　　图 34.4　使用特殊器械标记病损的周围

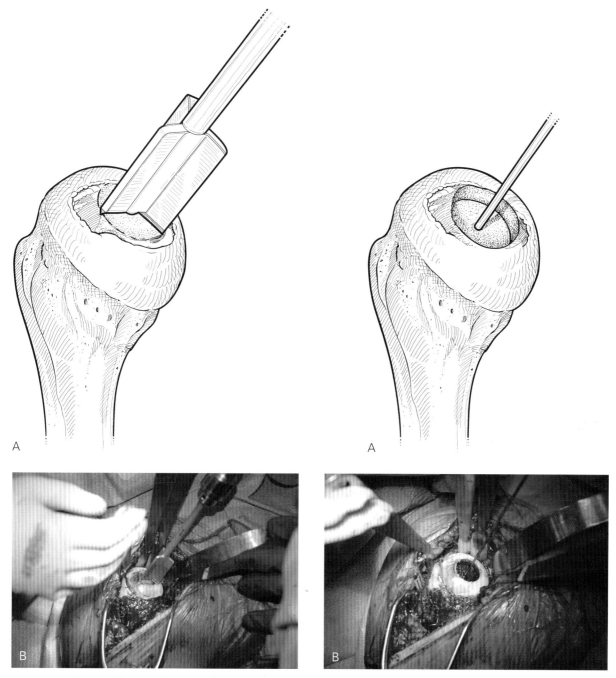

图 34.5 使用三刃钻头磨钻肱骨头

图 34.6 完成肱骨准备

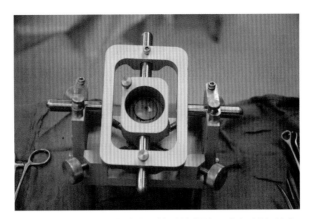

图 34.7　将肱骨近端同种异体移植物放置在切割夹具中

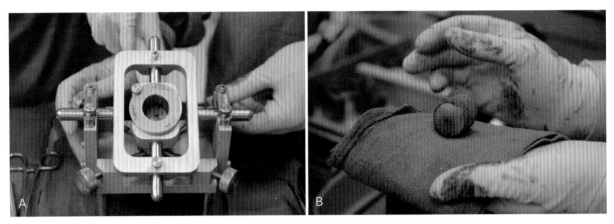

图 34.8　使用空心钻获取同种异体骨软骨移植物栓

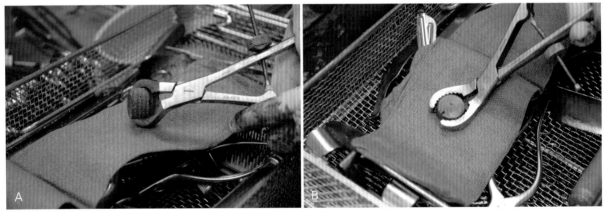

图 34.9　使用骨锯修整同种异体移植物的深面

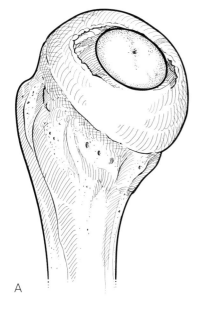
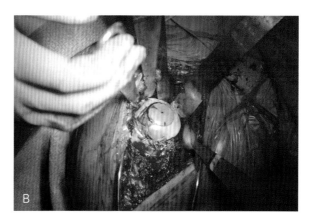

图 34.10 将同种异体移植物栓置于准备好的肱骨上

生物材料肩胛盂表面置换术

可用于肩胛盂的生物材料表面置换的材料有多种，包括自体阔筋膜、同种异体阔筋膜、同种异体半月板以及同种异体跟腱[1]。生物材料肩胛盂表面置换术的主要优势在于其为肩胛盂提供了新的关节表面，同时避免了与聚乙烯磨损及失效相关的远期并发症。因此，考虑在年轻患者中进行生物材料肩胛盂置换最为合理。对于年轻患者或因创伤导致的局灶性肩胛盂关节软骨病损，也可以使用生物材料肩胛盂表面置换技术进行表面置换。我们在实际工作中几乎总是将生物材料肩胛盂表面置换与肱骨头置换术（半肩置换或生物材料表面置换）相结合，因为肩胛盂软骨病变的患者几乎都合并肱骨头关节软骨病变。

在可用于肩胛盂表面置换的生物材料中，我们推荐自体阔筋膜。使用患者自身的组织最大程度减少了进行同种异体移植时可发生的移植物排斥反应。此外，阔筋膜供区病损的发生率很低。

适应证与禁忌证

在我们的实际工作中，生物材料肩胛盂表面置换术的适应证仅限于患有肩胛盂病变的年轻患者（<40 岁）；对于老年患者，我们建议使用肩胛盂假体组件。我们进行生物材料表面置换术最常见的适应证是多发性关节炎（如盂肱关节软骨溶解症，图 34.11），但也会用于治疗局灶性创伤性肩胛盂关节软骨病损。若年轻患者诊断为青少年类风湿关节炎，我们会选择肩胛盂假体组件。

罕见的情况下我们会使用生物材料肩胛盂表面置换术对肩袖有功能的病例进行翻修：该病例行半肩置换术造成肩胛盂腐蚀并出现症状，且尚存的骨量不足以行假体表面置换（图 34.12）。在这种情况下，生物材料表面置换是切除关节成形术的替代方法（更多有关翻修性肩关节置换术的适应证参见第 35 章）。有些老年患者有行非限制性肩关节置换术的指征，但其肩胛盂骨量不足以进行假体表面置换，对于大部分此类病例，我们通常单行半肩置换术，因为即使不行假体或生物材料肩胛盂表面置换，大多数患者仍能得到令人满意的结果，包括疼痛缓解以及功能恢复（尽管这些结果比不上全肩关节置换所取得的效果）。

生物材料肩胛盂表面置换术的禁忌证包括非限制性肩关节置换术的标准禁忌证。此外，任何肩胛盂本身条件不足以固定生物材料的情况都是生物材料表面置换的禁忌证（图34.13）。

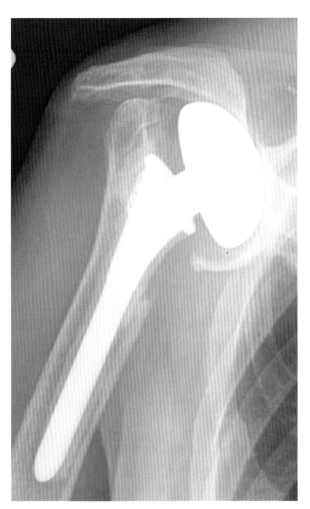

图 34.12　半肩置换术造成肩胛盂腐蚀，尚存的骨量不足以安装肩胛盂假体组件

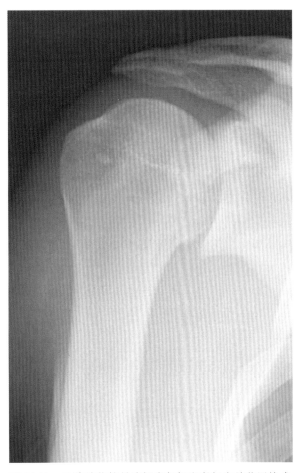

图 34.11　盂肱关节软骨溶解症年轻患者行肩关节置换术后的 X 线片

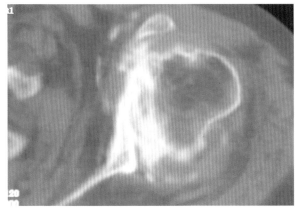

图 34.13　肩胛盂条件不足以固定生物材料表面置换的移植物

生物材料肩胛盂表面置换的手术技术

自体阔筋膜移植物的获取

手术室设置、麻醉、患者体位、皮肤准备、外科铺巾以及手术入路与其他肩关节置换术相同。此外，对侧下肢和髋部也需要准备与铺巾（图34.14）。使用对侧下肢可使助手在主刀医生进入肩关节的同时关闭获取阔筋膜的切口。切口长8 cm，起自股骨大转子远端3 cm处，沿股骨纵轴向远侧延伸（图34.15）。可使用针尖式电刀止血，并分离皮下至阔筋膜层次。清除阔筋膜上覆盖的皮下脂肪，完成显露（图34.16）。用手术刀获取一段8 cm长、3 cm宽的阔筋膜片段（图34.17）。冲洗伤口，无须关闭阔筋膜上留下的缺损（图34.18）。以2-0可吸收编织缝线间断缝合关闭皮下组织。以3-0可吸收单丝缝线连续皮内缝合关闭皮肤。伤口覆盖Steri-Strips和无菌敷料。折叠阔筋膜使其厚度翻倍，并在边缘以2-0可吸收编织缝线缝合（图34.19）。

自体阔筋膜移植物的植入

如第8章所述，取标准的三角肌胸大肌入路。如果计划行半肩关节置换术，则按第9章所述的方法处理肩胛下肌。如果计划进行生物材料肱骨头表面置换，则需保留旋肱前血管。从肩胛盂颈部松解盂肱关节下方关节囊以显露肩胛盂（图34.20）。必要时使用Cobb剥离器或动力打磨头去除肩胛盂上所有残留的关节软骨，从而完成关节面准备。如存在非同心的磨损，可使用打磨头或钻头进行矫正（参见第12章）。可选择两种方式固定移植物。如果盂唇外周皆完好，则可以直接将自体移植物缝到完好的盂唇上。如果盂唇缺失或其病变程度会妨碍移植物固定，则可以使用生物可吸收的带线骨锚钉固定移植物（我们使用2.9 mm的Bioraptor锚钉，Smith Nephew, Inc., Andover, Massachusetts）。

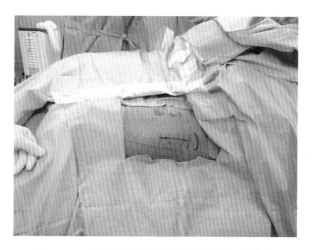

图34.14 获取自体阔筋膜移植物的准备与铺巾

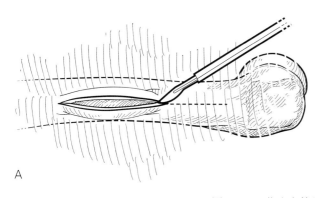

A

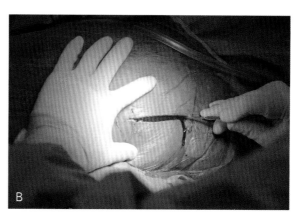

B

图34.15 获取自体阔筋膜移植物的切口

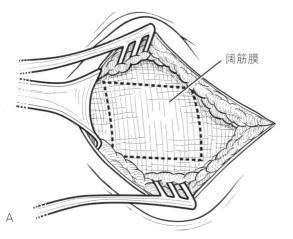
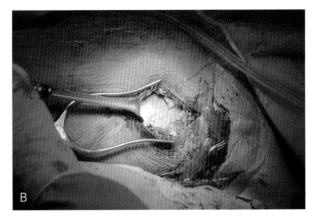

图 34.16　完成阔筋膜移植物的显露

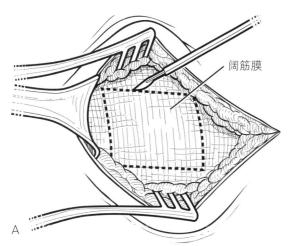
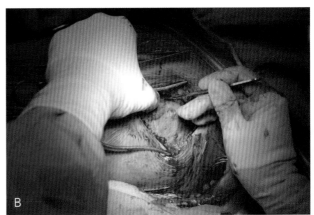

图 34.17　使用手术刀获取自体阔筋膜移植物

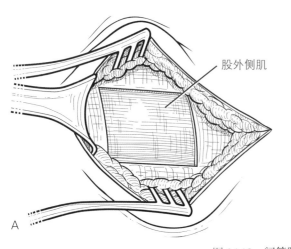
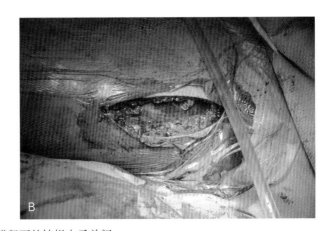

图 34.18　阔筋膜留下的缺损未予关闭

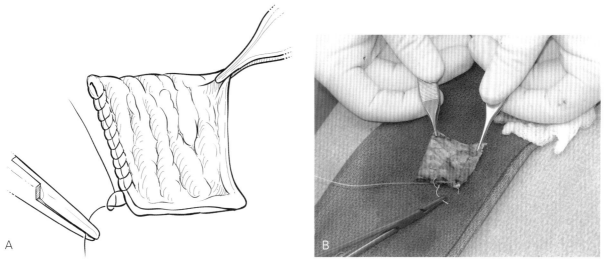

图 34.19　阔筋膜移植物的准备包括对折及缝合 3 条"游离"边

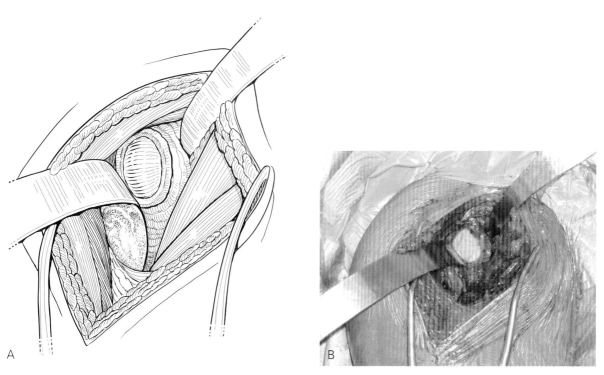

图 34.20　生物材料表面置换前肩胛盂的显露

对于盂唇完好的病例，使用 2 号永久性编织缝线穿过盂唇的 12 点、2 点、4 点、6 点、8 点和 10 点钟位置（图 34.21）。在缝线上夹上血管钳将其彼此分开。调整自体移植物的方向使其非缝合侧朝上。将肩胛盂一侧各位置上的缝线穿过移植物边缘的相应位置（12 点、2 点、4 点、6 点、8 点和 10 点钟位置，图 34.22）。然后将移植物沿缝线推下，直到停在肩胛盂表面（图 34.23）。缝线依序打结，完成表面置换（图 34.24）。另一种情况，即对于盂唇条件不足的病例，在肩胛盂各个象限的边缘植入生物可吸收的带线骨锚钉，每枚锚钉都带双线（总

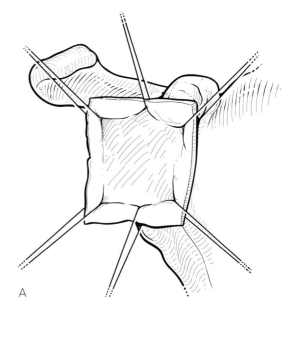

A

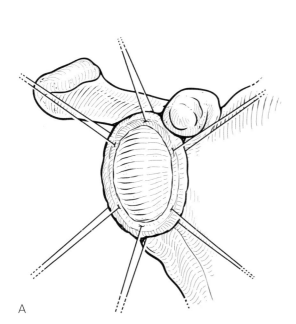

A

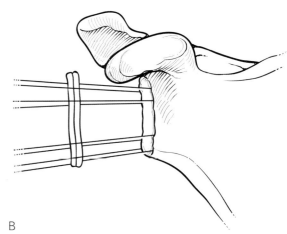

B

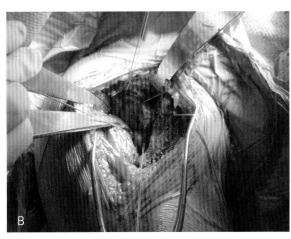

B

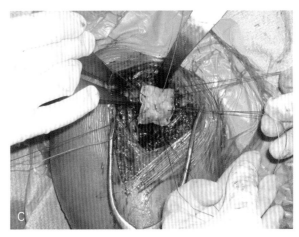

C

图 34.21　绕盂唇一周留置缝线，用以固定自体阔筋膜移植物

图 34.22　缝线穿过自体移植物并拉至伤口外，以便进行移植物的安放与固定

共4个锚钉），并使用与前述相同的缝合方法（图34.25）。使用锚钉固定时，每个位置要预先钻一个2.9 mm的孔，并以标准植钉技术植入锚钉。

我们还对肩胛盂关节软骨不全缺损的病例进行生物材料肩胛盂表面置换。在这种情况下，只在全层软骨缺损的区域使用Cobb剥离器或动力打磨头进行准备。以前文描述的方法准备自体阔筋膜移植物，不同之处在于这时要对

其精心修剪以适合肩胛盂关节软骨的缺损（图34.26）。在这种情况下，使用带线骨锚钉十分有助于将移植物紧贴着剩余完好的肩胛盂关节软骨固定（图34.27）。图34.28显示了肩胛盂上半表面置换后的最终情况。

完成生物材料肩胛盂表面置换后，再进行肱骨部分的手术操作，与进行非限制肩关节置换术一样关闭肩胛下肌和伤口。

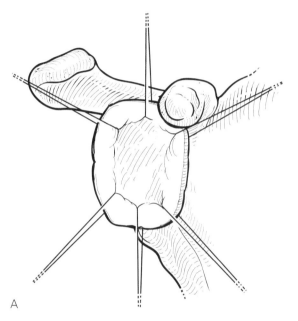

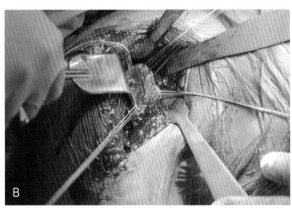

图34.23 将移植物沿缝线送至肩胛盂表面

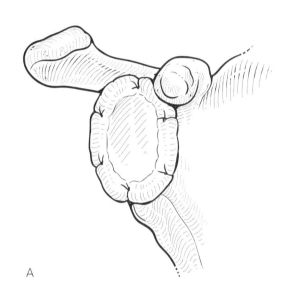

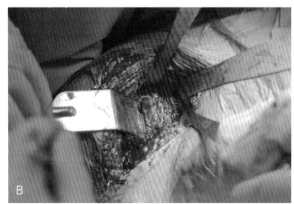

图34.24 所有缝线打结，最终完全肩胛盂表面置换

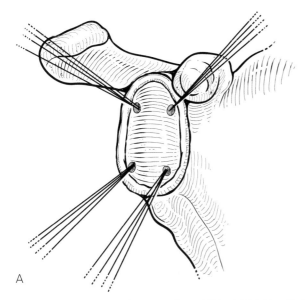

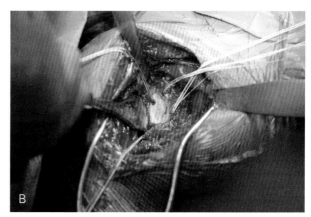

图 34.25　在盂唇缺损病例中植入带线骨锚钉，进行生物材料肩胛盂表面置换

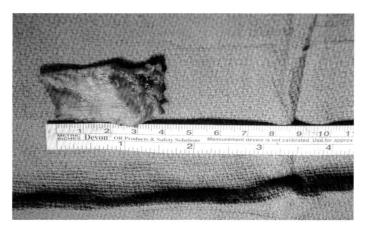

图 34.26　使用自体阔筋膜移植物对肩胛盂上半行表面置换，该年轻患者肩胛盂下半的关节软骨完好

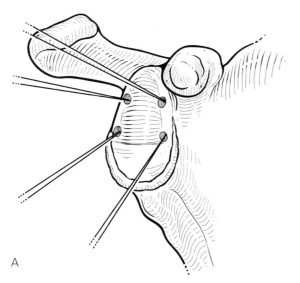

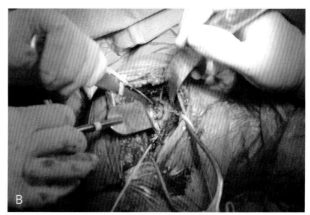

图 34.27　植入带线骨锚钉以固定自体阔筋膜移植物，使用该移植物进行上半肩胛盂的表面置换

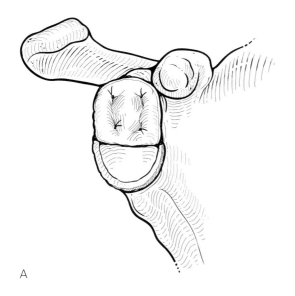

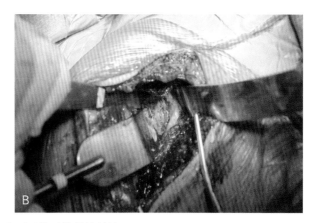

图 34.28 上半肩胛盂表面置换后的最终结构

（燕晓宇 徐才祺 译）

参考文献

1. Burkhead WZ, Jr, Hutton KS: Biologic resurfacing of the glenoid with hemiarthroplasty of the shoulder, J Shoulder Elbow Surg 4: 263–270, 1995.

第六篇

肩关节置换术的翻修

VI

第 *35* 章 适应证与禁忌证

就像髋和膝关节置换术一样，肩关节置换术的数量每年都在增加，因此需要实施肩关节置换手术的患者也越来越多。肩关节置换手术的适应证多种多样，其可能与关节盂假体、肱骨假体以及相应软组织（肩袖、关节不稳）有关。在极少的情况下，术后早期感染及迟发性的血源性感染也会成为手术的指征。因肱骨近端骨折行非限制性肩关节置换术的患者可能出现大、小结节愈合不良的相关并发症。最后，假体周围骨折也是行肩关节置换术的指征之一。本章详细罗列了肩关节置换术的手术指征及手术禁忌证。

与关节盂相关的问题

在我们的临床工作中，关节盂相关的肩关节置换问题是我们最常遇见的。一类患者是本身肩关节盂存在问题，如半肩关节置换术后造成的关节盂磨损；另一类患者是与全肩关节置换术放置的关节盂假体相关的问题。

关节盂磨损

半肩置换术后关节盂的磨损是一个多因素的问题[1]。其可能发生在术后早期，也可能发生在术后晚期，并且似乎与一些易于辨别的危险因素无关。磨损通常由于金属的肱骨头假体逐步侵蚀较软的关节盂所造成（图 35.1）。最开始，疼痛可能是唯一显现的症状。而随着侵蚀逐步向里进展，肩袖的长度－张力关系可能会受到破坏并导致显著的力弱（图 35.2）。

肩盂的磨损可能是中心性的，也可能是周围性的。如果在最初骨性关节炎发生时，肩袖是完整的，则最常见的肩盂磨损是中央性的，第二常见的磨损是周围性的（图 35.3）。如果肩袖阙如，则最常见的肩盂磨损是上方磨损（图 35.4），第二常见的是前方磨损（如果肩胛下肌阙如，图 35.5）。

如果肩盂有足够多的正常骨质可进行肩盂假体的植入，则可以通过对肩盂表面进行打磨来解决肩盂磨损的问题（见第 36 章）。为了暴露肩盂，肱骨假体往往需要进行翻修，而外科医生有两个选择。在非限制性肩关节置换中，我们会更换一个更小号的肱骨头假体（图 35.6）或者进行反式肩关节假体置换。总的来说，对于肩袖功能正常的患者，我们选择非限制性肩关节假体进行翻修。如果肩袖功能严重受损，则使用反式肩关节假体进行翻修。

肩盂假体失效

肩盂假体失效的方式可能为隐匿的假体松动和因严重的肩盂骨质丢失造成的假体上移（图 35.7）。另外，假体发生机械性失效使得翻修手术成为必要（图 35.8）。当肩盂假体失效需要考虑行翻修手术时，手术医生需要考虑是单纯地取出肩盂假体还是取出假体后进行肩盂骨质的重建。如果是体质虚弱的患者只是想减轻疼痛，则单纯地取出肩盂假体可能是最佳选择。单纯取出肩盂假体可以通过关节镜手术或者切开手术实现。对于另外一些患者来说，则需要使用髂嵴移植骨进行肩盂重建。对于需要实施非限制性肩关节置换术的患者来说，我们第一期手术会先使用髂嵴移植骨块进行肩盂的重建。

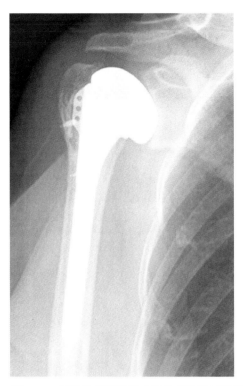

图 35.1 行肩关节半置换术后关节盂的骨性侵蚀

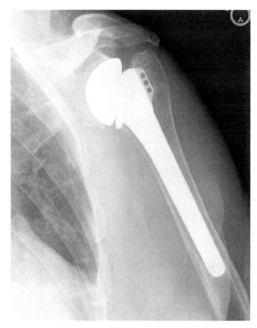

图 35.2 进行性关节盂侵蚀造成的肱骨头媒介化

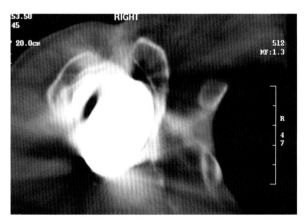

图 35.3 CT 扫描示原发性骨关节炎行半肩关节置换术后关节盂中心的侵蚀

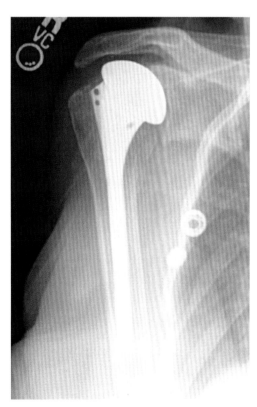

图 35.4 肩袖损伤患者行半肩关节置换术后出现关节盂上方侵蚀

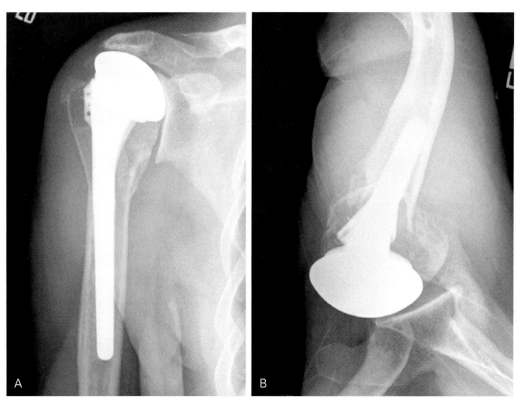

图 35.5　前上方肩袖覆盖不良患者行半肩关节置换术后出现关节盂前上方侵蚀

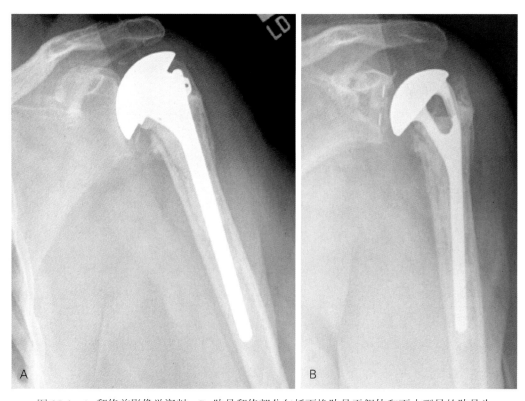

图 35.6　A. 翻修前影像学资料。B. 肱骨翻修部分包括更换肱骨干假体和更小型号的肱骨头

4~6个月后，待移植骨完全长好后，如果肩关节仍然疼痛，我们会采取第二期手术来植入一个新的肩盂假体（图 35.9）。使用反式肩关节假体进行翻修手术时，如果其肩盂假体的中柱或中央螺钉能够牢固固定在肩盂正常骨质上，则可以考虑一期行肩盂重建和肩关节翻修（图 35.10）。

如同肩盂磨损的情况一样，因肩盂假体问题而需要行翻修手术的患者通常也需要行肱骨假体的翻修来暴露肩盂，而外科医生可以在行非限制性肩关节置换术时将假体头更换为小一号或者更换术式为反式肩关节置换。如同前文所述，如果患者的肩袖功能正常，则考虑使用非限制性肩关节假体实施翻修手术；如果肩袖功能严重受损，则考虑实施反式肩关节翻修术。

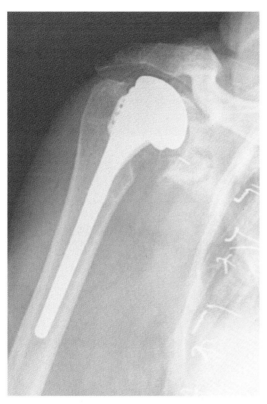

图 35.7 关节盂假体松动

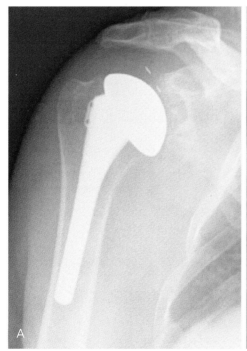

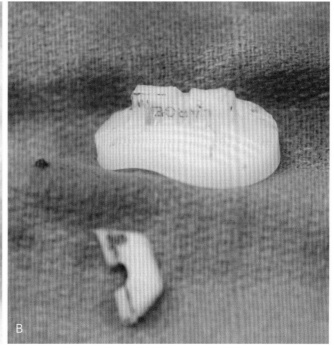

图 35.8 关节与假体的机械性损伤

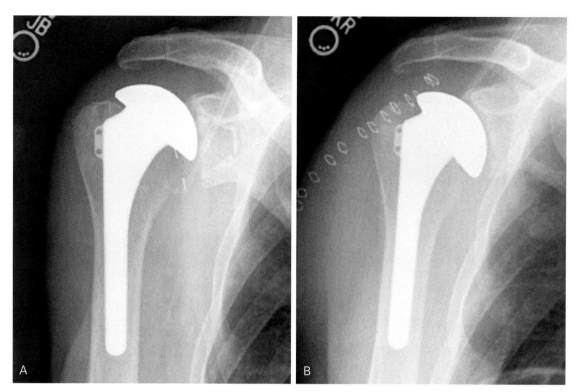

图 35.9 取出松动的关节盂假体的同时在关节盂骨缺损处植骨的术前（A）与术后（B）影像

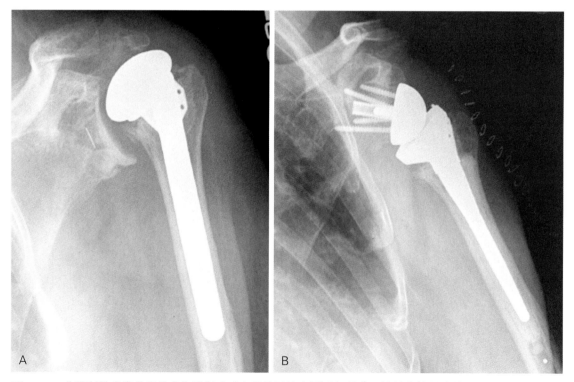

图 35.10 非限制性肩关节置换术失败行反式肩关节置换术同时行关节盂植骨翻修的术前（A）与术后（B）影像

反式肩盂假体

在我们的经验中，反式肩盂假体相较于非限制性肩盂假体更不容易失效。我们观察到的最容易发生的问题是不小心将肩盂假体朝上放置（图 35.11）。这种情况通常发生在采用上方手术入路来进行反式假体的放置时。虽然影像学下发现这种情况并不意味着一定需要行翻修手术，但如果这个问题涉及早期的肩盂假体松动，则应当实施翻修手术（图 35.12）。

另一个与反式肩盂假体相关的影像学改变是肩盂下方切迹。这种改变可能与肩盂假体放置过于靠上有关（图 35.13）。即便切迹很严重，只要没有造成肩盂假体松动的倾向，则没有必要行翻修手术。

在极少的情况下，创伤可能引起反式肩盂假体的机械性失效（图 35.14）。针对此类病例需要行翻修手术来解决此问题。

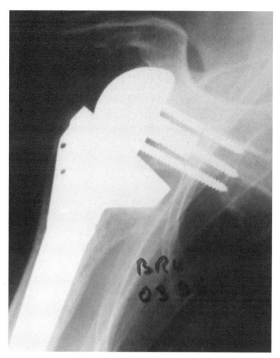

图 35.11　上方入路行反式肩关节置换术后关节盂假体位置偏向上方

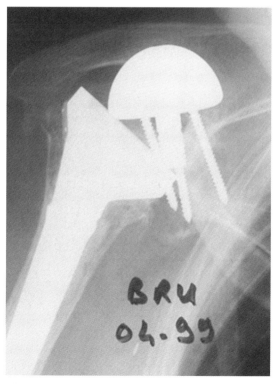

图 35.12　反式肩关节置换术后关节盂假体脱位。关节盂假体在植入后位置偏向上方

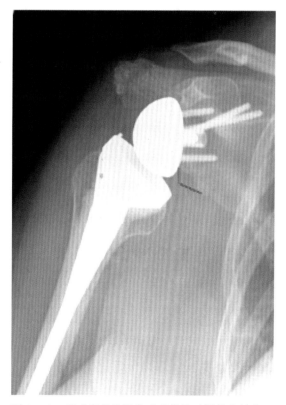

图 35.13　反式肩关节置换术后关节盂假体在关节盂面放置位置偏上造成的肩胛骨缺损。图中红线为原关节盂的边缘

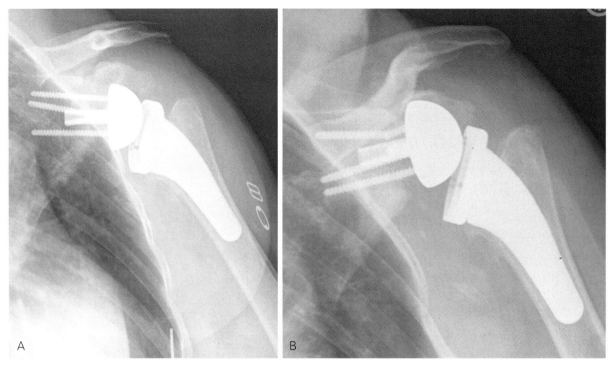

图 35.14　摩托车事故导致的创伤性反式关节盂假体脱位

与肱骨相关的问题

相对于肩盂假体来说，因肱骨假体问题而需要翻修的情况更少见。尤其是非限制性肱骨假体和反式肱骨假体的无菌性松动都很罕见。更多的是，肱骨假体因为放置位置不良或者假体大小不合适而行翻修手术。

非限制性肱骨假体

导致我们对非限制性肱骨假体进行翻修的最主要原因是肱骨假体头太大（图 35.15）。这会导致肩关节僵硬、肩盂相关并发症和肩袖并发症。如果肱骨假体柄放置的位置可以接受，则只需要换一个小一点的肱骨假体头。

另一些更少发生的情况是肱骨假体放置位置不良，主要是假体的倾角较差。与假体倾角相关的问题会导致假体不稳定，非同心的肩盂负荷，磨损及松动，以及肩胛下肌修补失效。这些情况是肱骨假体翻修的指征。

反式肱骨假体

在一些病例中，即便是肱骨假体放置的位置合适，三角肌也会"拉伸"而导致假体丧失稳定性，并且最终导致脱位。肱骨近端骨量减少的患者发生此并发症的风险最大（图 35.16）。在这些情况下，有时候有必要加长肱骨假体的长度来增加三角肌的张力从而恢复假体的稳定性。这通常可以通过将最初放置的聚乙烯衬垫更换为更厚、限制性更好的衬垫，或者增加一个更厚的金属托盘，或者两个方法一起采用来得以实现（图 35.17）。通过增加假体的长度来增强三角肌的张力通常并不需要取出肱骨假体柄。当使用金属托盘进行增强且最厚的聚乙烯衬垫也不能有效地稳定假体时，则可以考虑增大肩盂假体球的大小来进一步增强稳定性（图 35.18）。

很罕见的是，肱骨近端骨量丢失严重到需要使用定制的假体或者需要使用肱骨近端植骨（异体植骨 - 假体复合重建，图 35.19）。

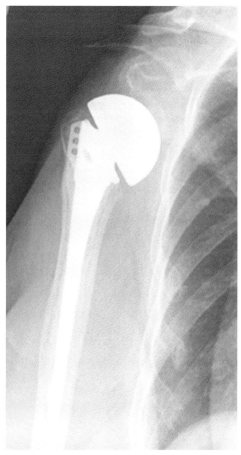

图 35.15 非限制性肩关节置换术使用了过大的肱骨头假体

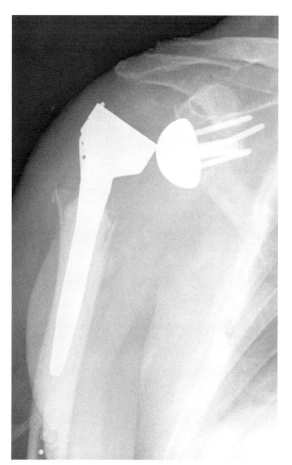

图 35.16 患者肱骨近端骨质严重缺失导致的反式假体脱位

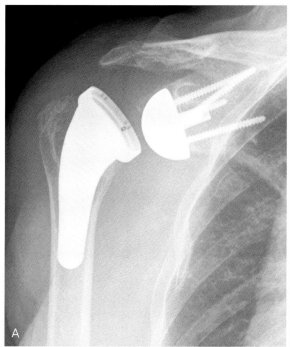

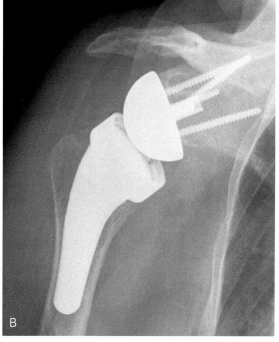

图 35.17 反式假体脱位的术前（A）、术后（B）影像，增加更厚的金属托盘，上有一个更厚、更稳定的聚乙烯垫片以增加三角肌张力和假体稳定性

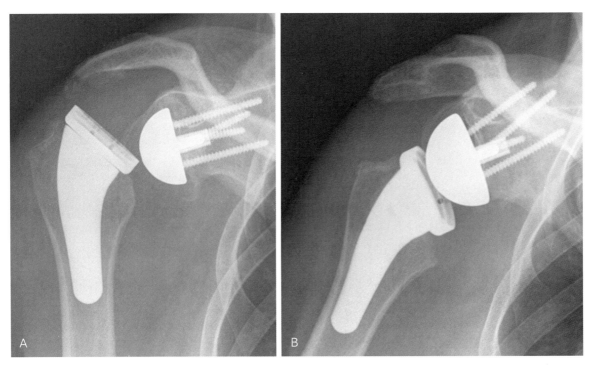

图 35.18　反式假体脱位的术前（A）、术后（B）影像，更换更大半径的关节盂球面，增加更厚、更稳定的聚乙烯垫片以增加假体稳定性

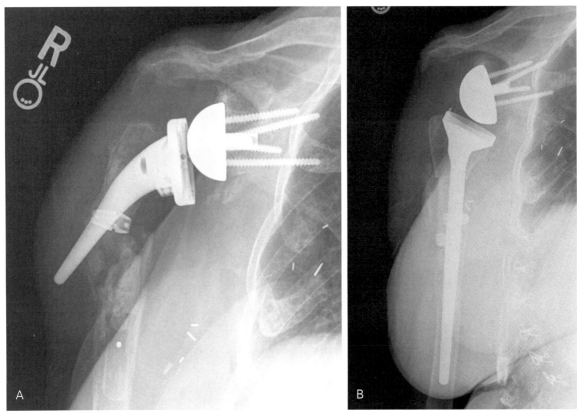

图 35.19　肱骨近端骨质丢失严重到需要使用近端肱骨复合骨移植物（自体骨－假体复合重建）

与软组织相关的问题

因软组织问题而需要行假体关节翻修术的情况可以分为两种，一是肩关节不稳定，二是肩袖相关问题。这两个问题通常同时发生，因为肩袖的阙如能够导致盂肱关节假体不稳定。

肩胛下肌问题

某些时候，在行非限制性肩关节置换术后会发生肩胛下肌开裂。大多数情况下，术后肩胛下肌修补失效通常没有症状或者只有轻微的症状，是翻修手术的禁忌证。如果患者早期（术后 6 周内）出现肩胛下肌失效而不合并肩关节的不稳定，则在假体大小适当和良好安置的前提下可以保留假体并行肩胛下肌修补。如果患者主诉力弱和疼痛而不合并肩关节的不稳定并且存在慢性肩胛下肌功能不全，则在假体大小适当和良好安置的前提下可以保留假体并行喙突下胸大肌转位。

如果在行非限制性肩关节置换术后出现肩胛下肌功能不全合并动态或者静态的肩关节前向不稳定，我们的经验是只有使用反式肩关节假体进行翻修才能可靠地恢复盂肱关节稳定性（图 35.20）。

其他肩袖的问题

非限制性肩关节置换术后出现肩袖问题者十分罕见。如果在非限制性肩关节置换术后出现巨大（2 个或者更多肌腱）肩袖撕裂并导致严重的功能障碍和静态或者动态的盂肱关节假体的不稳定，则可以考虑实施反式肩关节假体置换术（图 35.21）。

肩关节不稳定

非限制性肩关节置换术后出现盂肱关节不稳定通常发生于两种情况。第一是因肩袖不足而导致的肩关节不稳定，如前文所述。第二，通过实施非限制性肩关节置换术治疗合并后方肩盂磨损和后方关节囊松弛的原发性骨关节炎导致的肩关节不稳定（图 35.22）。这种情况下，我们发现单纯的软组织手术对于恢复盂肱关节稳定性来说效果难以预测。因此我们选择

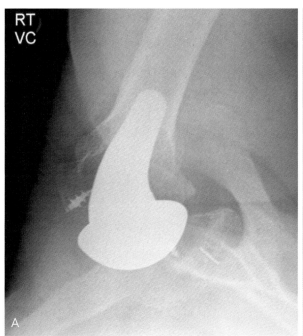
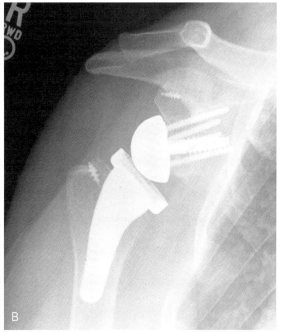

图 35.20 因肩胛下肌功能不全导致动态的关节盂肱骨假体不稳定患者（A）行反式假体翻修术后（B），上肢可以活动

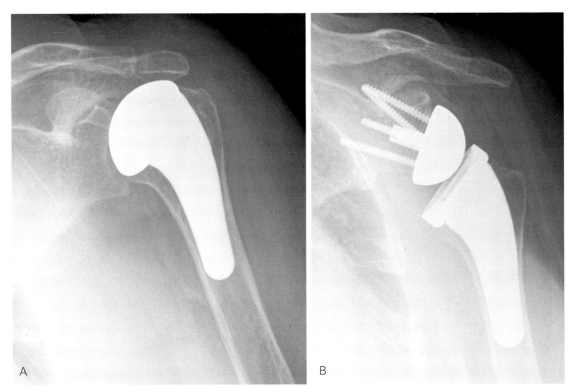

图 35.21　A.患者行非限制性肩关节置换术后发生无法修复的巨大肩袖损伤。B.由于肱骨假体在静态下向上移位，故翻修术使用反式假体

使用反式肩关节假体进行翻修手术治疗（图 35.23）。

　　另一个不常见的导致肩关节不稳定的原因是非限制性肩关节假体放置倾角不正确（图 35.24）。这是肱骨假体翻修的指征，需要调整其放置于正常的倾角。

感　染

　　肩关节置换术后感染可以分为围手术期感染（术后 6 周以内）和迟发性感染（血源性）。早期的围手术期感染可以通过 2~3 次的灌洗清创并保留假体，替换所有非固定的假体组件（如聚乙烯衬垫、肱骨假体头）来治疗。在最后一次计划的灌洗清创时，将可吸收的抗生素骨水泥串珠（Stimulan, Biocomposites, Inc., Staffordshire, England）围绕肩关节周围的软组织进行放置，并对最终的非固定组件进行替换。

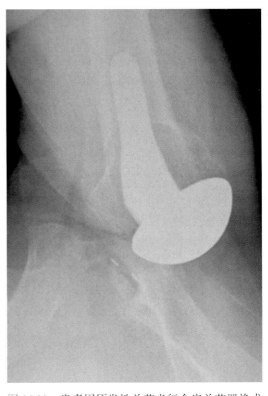

图 35.22　患者因原发性关节炎行全肩关节置换术后由于关节盂后方疲劳发生后脱位

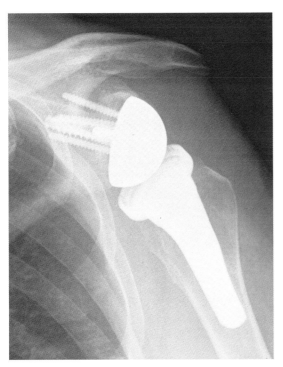

图 35.23　将后方脱位的非限制性肩关节置换翻修为反式假体

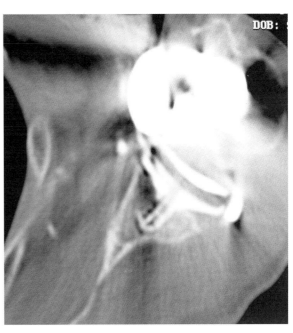

图 35.24　CT 扫描示患者的肱骨假体植入时前倾角过大导致前向不稳

咨询感染学方面的专家，推荐于静脉输注对造成感染的微生物敏感的抗生素至少 6 周（如果培养为阴性且有明显的感染，则可以使用覆盖大部分可能导致感染的微生物的抗生素）。如果此方法无效，则需要取出假体，并根据患者的选择行分期翻修术或者切除成形术。

迟发性感染需要移除假体内植物，安放抗生素骨水泥旷置物，并静脉输注抗生素。接下来实施肩关节翻修术还是肩关节切除成形术由患者选择。在控制好感染后可以考虑二期行肩关节翻修术（图 35.25）。假体周围感染的详细诊治信息见第 7 章。

特殊情况：非限制性肩关节置换治疗骨折术后的大结节问题

非限制性肩关节置换治疗肱骨近端骨折术

后大结节不愈合或者愈合不良是反式肩关节翻修术的指征之一（图 35.26）。在我们的经验中，一旦发生大结节上移，则往往难以实现可靠的愈合。

假体周围骨折

假体周围移位的骨折不能通过非手术治疗或者切开复位内固定治疗（因不能提供近端足够的固定而无法完成）是肩关节翻修术的指征之一（图 35.27）。这种情况下，最好取出之前的肱骨柄假体并替换为一个长柄的肱骨干假体来达到髓内固定的效果。同时行骨折周围异体植骨并使用钢缆环扎（图 35.28）。另外，任何导致肱骨柄假体松动的假体周围骨折都是采用同样技术行肱骨干假体翻修术的适应证。

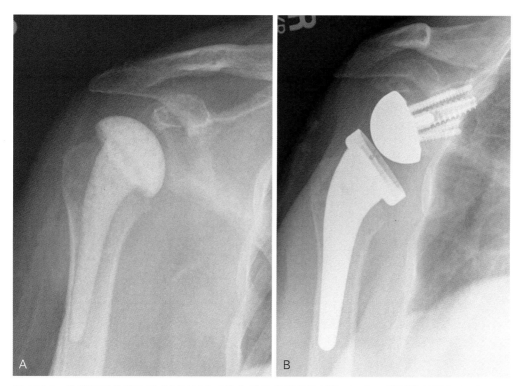

图 35.25　患者行肩关节置换术同时植入含抗生素垫片后发生感染（A），需要进行翻修（B）

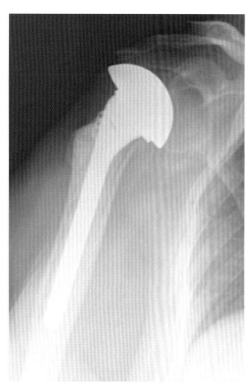

图 35.26　近端肱骨骨折行半肩置换术后发生粗隆间骨不连

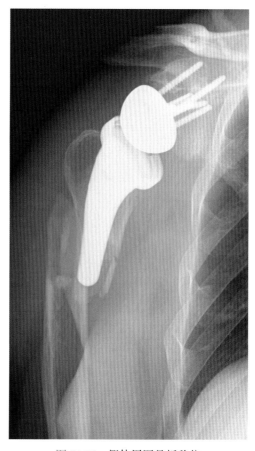

图 35.27　假体周围骨折移位

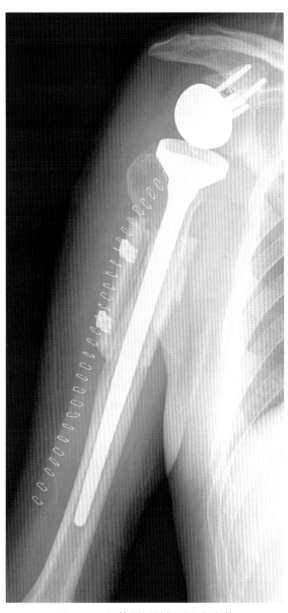

图 35.28 假体周围骨折后进行翻修

肩关节翻修术的禁忌证

表 35.1 中列出了肩关节翻修术的禁忌证。其中一些是绝对禁忌证，一些是相对禁忌证。

禁忌证	绝对或相对 禁忌证	建议
一般健康状况差	相对禁忌证	合适的围手术期治疗
活动性感染	绝对禁忌证	首先清除感染，可选择二期行翻修手术
腋神经麻痹	绝对禁忌证	更适合行切除成形术
三角肌功能不全	绝对禁忌证	更适合行切除成形术
肱骨骨量不足	相对禁忌证	可行近端肱骨重建以恢复骨量
关节盂骨量不足	相对禁忌证	分期手术以恢复骨量
患者活动度差	绝对禁忌证	

表 35.1 肩关节置换术后翻修的禁忌证

（燕晓宇 徐才祺 译）

参考文献

1. Hertel R, Lehmann O: Glenoid erosion after hemiarthroplasty of the shoulder. In Walch G, Boileau P, Molé D, editors: 2000 Prosthèses d' Epaule... Recul de 2 à 10 Ans, Paris, 2001, Sauramps Medical, pp 417–423.

第36章

术前计划、影像学检查与特殊检查

肩关节置换翻修手术总体上来说比初次置换术更具有挑战性。翻修手术的术前计划十分重要，一旦考虑行置换手术，就应当着手开始制定。翻修手术绝不是手术当日的突发奇想。肩关节翻修的术前计划如同初次肩关节置换术一样，需要综合评估患者的病史、体格检查、影像学检查、二次影像评估以及相关的特殊查体，但同时也更为复杂。本章回顾了我们采用的肩关节翻修术术前计划的制定方法。

病史与体格检查

虽然说对肩关节病史和体格检查的详尽描述超出了本书的范畴，但必要的病史回顾和体格检查对肩关节翻修术术前计划的制定是必不可少的。仔细询问患者的主诉，包括症状的类型（疼痛、僵硬、无力），症状的持续时间（几周、几月、几年），初次置换术的手术指征，初次置换术的手术结果（所有症状均缓解、部分症状缓解、手术后没有改善），目前任何感染的征象（既往感染史、发热、切口红肿、切口渗液）。这些肩关节相关的症状可帮助医生决定哪些患者需要进行翻修手术。如果患者只是主诉轻微疼痛、无力或者僵硬，即便影像学提示半肩置换术后关节盂存在磨损也应该首先考虑非手术治疗。同样的，如果患者主诉突然出现的肩关节相关症状，则很有可能出现的问题与急性、一过性的肩袖肌腱炎相关，而非与肩关节置换相关。这种情况下，一段时间的保守治疗是很有必要的。有一些可能使得翻修手术变得异常困难的因素需要被特别注意。所有肩关节既往手术的数量和类型，包括关节置换术或非关节置换术，都应当被记录在患者的病史里。长期使用非甾体消炎药会导致术中大量出血，因此需要在术前1周停用。

任何系统性疾病（糖尿病、心脏病等）都应当在制定术前计划时被充分考虑。尽管这些因素可能并不会影响手术的实际操作，但却会使患者术后的处理变得复杂。合适且充分的医疗会诊在术前就应当实施。并且在手术前就需要确认相关系统疾病的治疗可行性及会诊意见。

我们收治的所有患者都会进行系统全面的体格检查，其中大部分在第7章中有详尽的描述。对于肩关节翻修术来说，肩关节的视诊将会提供有用的信息。手术瘢痕的存在及其位置得以确认。术前计划应当包括是否完全或者部分使用之前的手术切口，还是选择另一个全新的手术切口（图36.1）。对于体型瘦小的患者，因为前上肩袖的缺失造成的肱骨头假体向前上脱出将会非常明显（图36.2）。需要注意患肩三角肌的状况，尤其是既往因为手术原因有损伤的情况（图36.3）。冈上肌及冈下肌的损伤也需要被注意（图36.4）。

主动活动度及被动活动度都需要被记录，正如第7章中所述。尤其需要对三角肌的状况进行仔细评估。如果体格检查发现三角肌的收缩性受到损伤，则在进行翻修手术之前需要通过肌电图及神经传导检查来进一步评估。

通过体格检查确认肩袖的完整性（见第7章）。在翻修手术术前计划的制定中，这些检查是至关重要的。尽管小的肩袖撕裂，如单纯的冈上肌撕裂对术前计划的制定并无大的影响，但更大的肩袖撕裂（2个、3个甚至是4个肌腱的撕

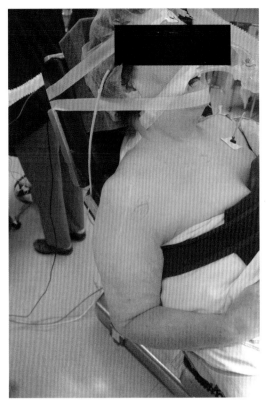

图 36.1　之前行肩关节置换术时使用的皮肤切口

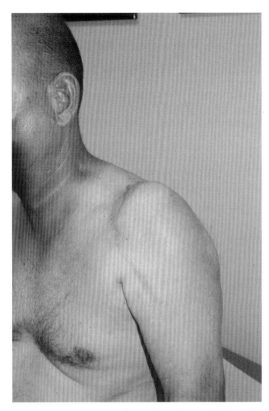

图 36.2　继发于前上脱出，位于皮下的半肩置换术后假体

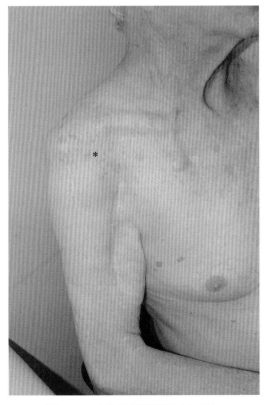

图 36.3　三角肌前缘萎缩（星号）

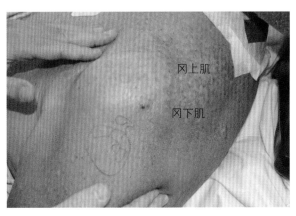

图 36.4　冈上肌和冈下肌萎缩

裂），尤其是当合并静态或动态的盂肱关节不稳时，则可能会影响肩关节假体的选择（使用反肩关节假体而不是非限制性假体）。

病史及体格检查都应当被仔细记录在患者的病历中，在制定术前计划前进行详细回顾。

影像学检查

需要获取考虑行肩关节翻修手术患者近 3 个月内放大的 X 线片。同时也需要获取初次肩关节置换术的相应 X 线片，包括手臂中立位的盂肱关节前后位片、腋位片、肩胛骨出口位片。另外，需要拍摄肱骨全长正侧位片来评估皮质骨质量（图 36.5）。在这些影像学资料上仔细检视前次肩关节置换术，看是否有任何关节盂或者肱骨假体松动或机械断裂的迹象（图 36.6），假体大小及位置是否合适，是否有静态或者动态的关节

不稳（图 36.7），以及是否有感染的迹象（图 36.8）。

术前影像学的测量在计划翻修手术前十分有用，尤其是对一些肱骨近端缺损的病例。肱骨近端缺损因而进一步造成肩袖损伤的情况，是翻修手术中选择反式肩关节假体的指征之一。对于肱骨近端存在骨量丢失的患者，应当拍摄双侧肱骨放大的全长前后位片。通过这些 X 线片来帮助判断假体插入深度以及可能行肱骨近端异体植骨的长度。通过肱骨全长位片，在非患侧肱骨 X 线片上标出反式肩关节假体放置的合适位置，以及肱骨干骺端和骨干连接处的高度（图 36.9）。测量经肱骨远端内、外侧髁连线与肱骨长轴轴线相交点与此连接点的距离（图 36.10）。将上述同样的标记点标记在患侧肱骨 X 线片上。在肱骨干最近端的位置上标上第二个标记点（图 36.11）。据此测量假体在干骺端和骨干连接点

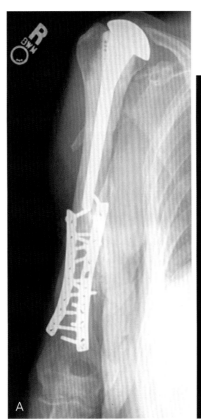
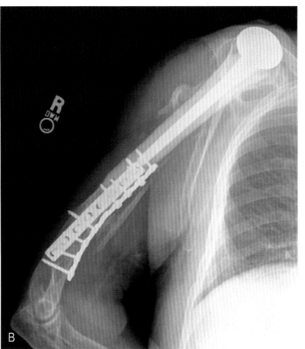

图 36.5 肩关节翻修术前的肱骨全长正位片

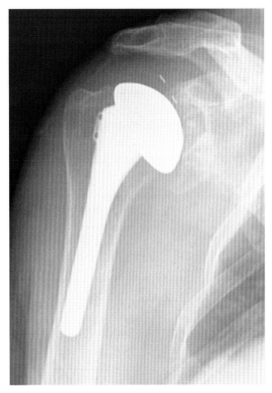

图 36.6 前后位片上发现关节盂假体倾倒造成的机械性损伤

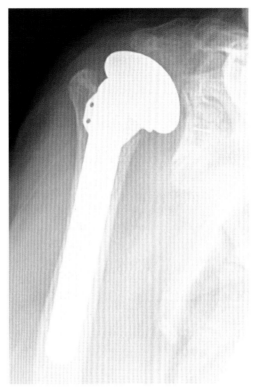

图 36.7 全肩关节置换术后假体发生静态向上移位

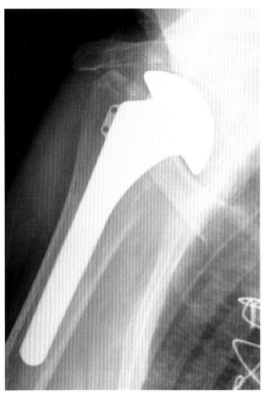

图 36.8 关节盂与肱骨假体周围均发生骨溶解意味着感染

与肱骨干最近端之间的理想距离（图 36.12）。在术中使用尺子测量此距离，并在肱骨假体柄或者肱骨异体植骨上做标记，以此获得最理想的假体放置位置（图 36.13）。此术前计划方法仅是为手术提供参考，并且可能被术中实际的观测所代替。

二次影像学检查

所有需要行肩关节翻修手术的患者均需要通过关节部位 CT 评估肩袖及肌肉的情况（图 36.14）。这样做还可以帮助医生进一步评估假体松动的情况。行非限制性全肩关节置换术的大部分患者可以在关节盂假体周围发现一放射透亮带。使用 CT 分辨假体底部材料的反差可帮助医生判断假体是否确实出现松动（图 36.15）。CT 同时能为医生提供最详尽的关节盂骨质情况，并

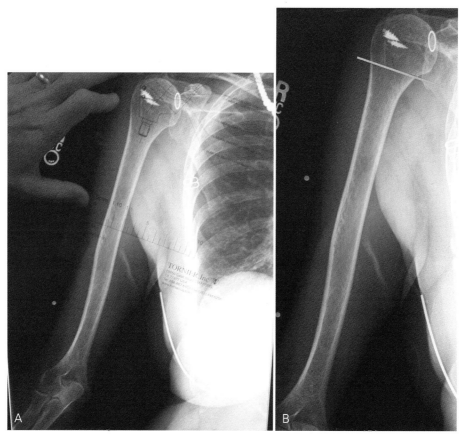

图 36.9　A. 将反式假体的理想位置标记在术前肱骨正位片上。B. 标记肱骨部分的干骺端－骨干结合部位置

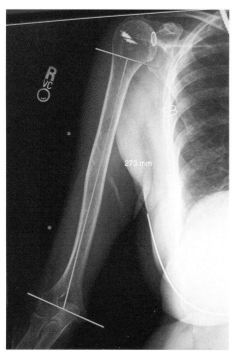

图 36.10　测量肘部的内外上髁轴线至肱骨干骺端－骨干结合部位置的距离

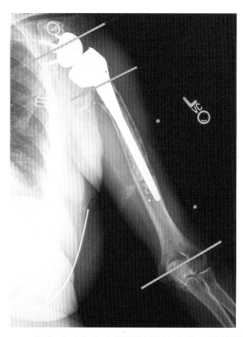

图 36.11　在术后正位片上测量肘部的内外上髁轴线至肱骨干骺端－骨干结合部位置的距离。第二个标记为肱骨干最近端

且有助于发现关节盂骨质的缺损大小及范围。半肩关节置换术后可能因为磨损导致骨质丢失（图36.16）。针对此类患者，CT可以帮助医生决定关节盂是否有充足的骨量来满足关节盂假体的植入。骨质的缺损通常伴随着关节盂假体的松动（图36.17）。在这些病例中CT可以将骨质缺损分为中央缺损和边缘缺损（图36.18）[1]。

评估肩袖的肌腱连续性和肌肉质量（脂肪浸润）。需要注意肱二头肌长头腱的情况，尤其是肌腱的位置（在位、半脱位、脱位或是破裂），以便于在手术时方便寻找。

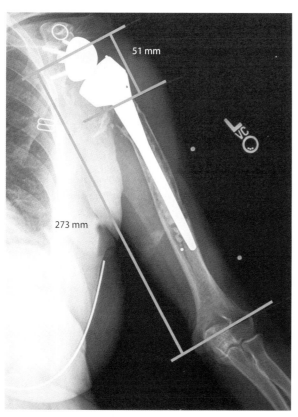

图36.12 测量肱骨假体干骺端–骨干结合部位置至肱骨干最近端的距离

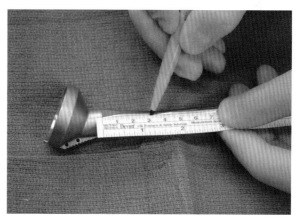

图36.13 术中用尺子测量并标记近端肱骨自体骨水平以获得理想的假体位置

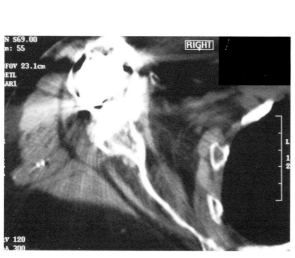

图36.14 利用CT关节内造影术评估肩袖肌腱与肌肉组织

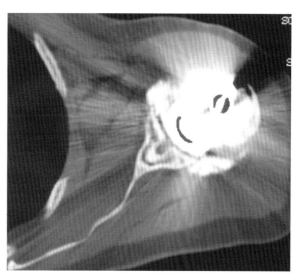

图36.15 CT关节内造影术发现关节盂假体松动。注意关节盂假体周围的材料对比

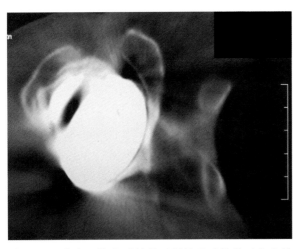

图 36.16　半肩置换术后关节盂侵蚀造成关节盂中央骨量不足

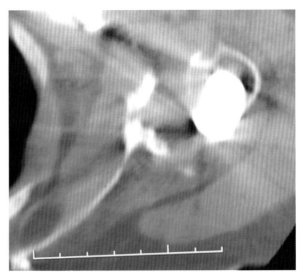

图 36.17　关节盂假体松动造成的关节盂骨量不足

特殊检查

　　所有准备行肩关节翻修手术的患者，无论是否有感染征兆，均应行相关血液术前检查，包括全血细胞计数、血沉以及C反应蛋白。另外，在行关节CT时需要做透视引导下的关节穿刺，所获取的标本需要行需氧菌、厌氧菌、真菌及分枝杆菌培养，培养时长为21天，以便允许检出丙酸杆菌和表皮葡萄球菌。同时，穿刺液也需要做 α-防御素检测［Synovasure Alpha Defensin Test（Zimmer, Inc., Warsaw, IN）］，以判断是否有感染。如果相关检查提示有感染（关节穿刺液中血沉增快，C反应蛋白增高，白细胞、中性粒细胞增多），则在行肩关节翻修时需要计划取组织冰冻切片。需要告知患者如果术中冰冻切片更

进一步支持感染的可能，则手术需要分期实施。如果穿刺液与感染相关的术前检查结果为阳性或者 α-防御素的结果为阳性，则认为存在感染，应当实施相对应的手术。所有感染的肩关节成形术患者，均需要于术前请相应感染方面专业的医生会诊。

　　当体格检查发现有神经损伤的征象时，需要行相应的肌电图及神经传导检查。尤其需要注意，查体时如果患者不能明确地收缩三角肌，则在肩关节翻修手术前应行神经检查。如果三角肌受损，则需要请相应的神经科医生会诊。肩关节翻修手术需要等到三角肌及腋神经恢复后才能实施。如果患者三角肌的功能不良是永久性的，则禁忌实施肩关节置换翻修术而应当实施肩关节切除翻修术。

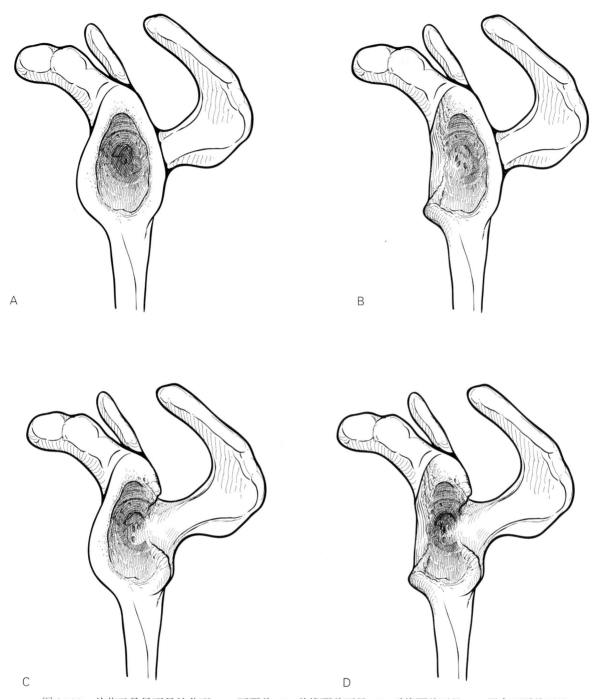

图 36.18　关节盂骨量不足的分型。A. 可覆盖。B. 前缘覆盖不足。C. 后缘覆盖不足。D. 混合型覆盖不足

（燕晓宇　戚文潇　译）

参考文献

1. Antuna SA, Sperling JW, Cofield RH, et al: Glenoid revision surgery after total shoulder arthroplasty, J Shoulder Elbow Surg 10: 217–224, 2001.

第**37**章　手术入路

　　我们实施的所有肩关节翻修手术均采用三角肌胸大肌入路。该入路的实用性使得其对于肩关节翻修手术来说非常理想。三角肌胸大肌入路能够非常容易地延长成为到达肱骨干的前外侧入路，其在取出肱骨干假体及固定假体周围骨折中十分必要。采用三角肌胸大肌入路最困难的部分在于需要处理之前手术留下的瘢痕组织，因其会使得在初次置换术中易于分辨的组织层次变得模糊。不同的患者，其瘢痕的多少及分辨组织层次所遇到的困难差异很大，而我们需要通过可靠的术前评估来帮助判断哪一个层面的分离会尤其困难。瘢痕可能存在于整个手术入路，并且使得三角肌胸大肌间隙、胸大肌与联合腱的肱二头肌短头、喙肱肌之间的平面以及联合腱和肩胛下肌腱的平面变得模糊。另外，在翻修手术时，会时常遇到三角肌下的粘连。

　　在实施肩关节翻修手术时，外科医生必须要能够到达肱骨干，这需要将三角肌胸大肌入路延长为可到达肱骨干的前外侧入路。当需要进行肱骨截骨来取出肱骨柄假体及手术治疗肱骨假体周围骨折时，此切口的可延长性则显得非常必要。在这些场合中，通常需要对肱骨干进行环扎固定。在进行环扎固定前，一定要确认桡神经，并且在整个过程中对其小心地保护。外科医生必须要能够分离桡神经才能安全地实施肩关节翻修手术。

三角肌胸大肌入路技术

　　肩关节翻修手术所使用的三角肌胸大肌入路与肩关节初次置换术的入路技术原则相同（见第 8 章）。患者的体位与肩关节初次置换术相同。不同的是，肩关节翻修手术铺巾时只需要向上到肘关节，以便当需要时手术切口能向远端延伸（图 37.1）。用消毒的记号笔标出之前所有的手术切口（图 37.2）。这使得在消毒后切口瘢痕更加容易辨识及使用消毒巾封盖。如果可行的话，可以使用之前的皮肤切口。如果之前的皮肤切口与我们的标准三角肌胸大肌皮肤切口相距小于 5 cm，正如第 8 章所述，则我们将使用

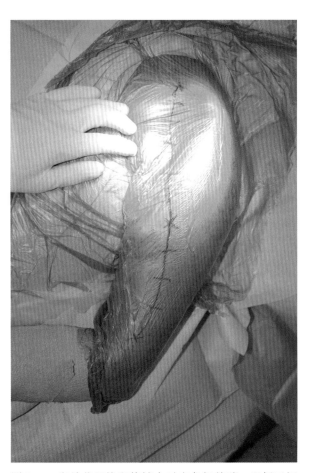

图 37.1　肩关节置换翻修铺巾时应备好前臂，以便于切口延伸

之前的皮肤切口（图 37.3）。如果之前的切口与我们标准的三角肌胸大肌切口相距太远，则我们将使用一个新的切口。如果之前的手术切口导致

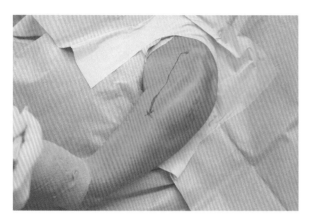

图 37.2　铺洞巾前应标记好皮肤切口

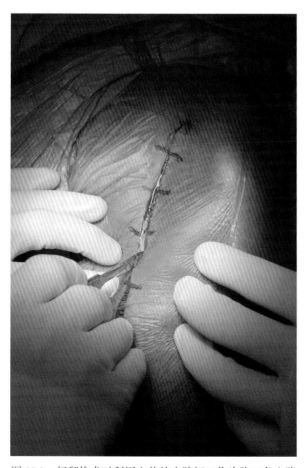

图 37.3　行翻修术时利用之前的皮肤切口作为胸三角入路

了过度增生的瘢痕，则使用 10 号手术刀将瘢痕切除（图 37.4）。根据患者的体型，手术切口长10~15 cm。某些时候，原来的手术切口比我们认为必要的手术切口长。在这种情况下，我们将仅仅使用原来切口的一部分。为了尽量减少出血，在整个手术过程中，我们使用电刀进行皮下组织及大部分深部组织的分离。在此入路中我们使用中等大小的拉钩进行切口的暴露。

如果头静脉还存在，则可以根据其辨认三角肌及胸大肌的间隙。在许多肩关节翻修手术的病例中，头静脉都没有被找出确认。在这种情况下，三角肌胸大肌间隙可以通过确认三角肌近端与胸大肌之间缺乏肌肉组织的一个三角形区域较为容易地找到（图 37.5）。一旦定位成功，头静脉将被很容易地用 Metzenbaum 剪从胸大肌上分离下来。我们倾向于将头静脉向外侧拉开，因为头静脉的大部分分支位于三角肌内。同胸大肌一起向内侧拉开头静脉将导致三角肌分支静脉的破裂及不必要的出血。

根据瘢痕的严重程度不同，通过相应程度的钝性分离及联合使用 Metzenbaum 剪、电刀打开三角肌胸大肌间隙。打开三角肌胸大肌间隙后，使用 Army-Navy 拉钩对间隙进行充分暴露。确认胸大肌在肱骨上的止点。适当剥离胸大肌止点的上部以便暴露肩胛下肌下部及腋神经（图37.6）。三角肌通常与三角肌下滑囊和肱骨近端外侧面相粘连。在这种情况下，随着手臂慢慢内旋，使用电刀逐步小心地将三角肌从三角肌下滑囊上剥离（图 37.7）。使用一个自锁定的小脑型拉钩维持三角肌胸大肌间隙的暴露。接着，辨认出联合腱并一直向近端找到其在喙突上的止点。使用一把 Mayo 大弯剪，将剪刀置于紧邻喙突的上方并张开，以此在喙突上形成一个间隙。将Hohmann 拉钩头放置于喙突基底的后面，以便向近端牵拉（图 37.8）。在肩关节翻修手术中，胸大肌时常与联合腱粘连。在这种情况下，通常使用 Metzenbaum 剪或者 Cobb 剥离器将胸大肌松解下来（图 37.9）。

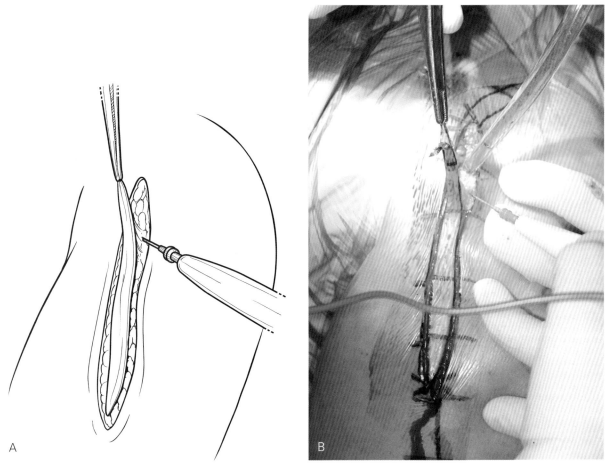

图 37.4 切除之前的增生性瘢痕

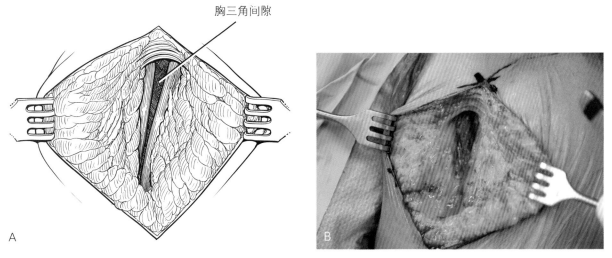

图 37.5 针对无法区分头静脉的患者，通过定位近端缺乏肌肉组织来区分近端的胸三角间隙

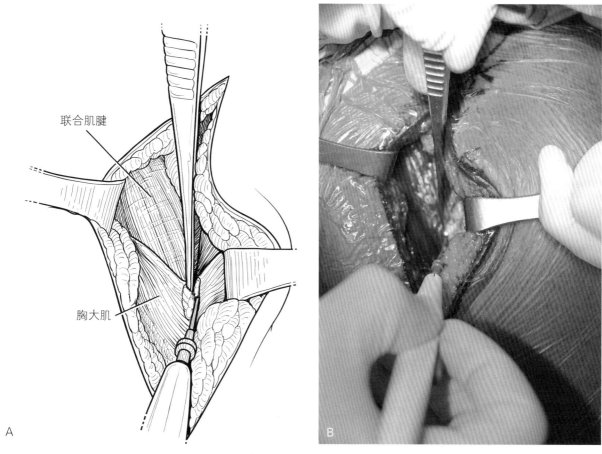

图 37.6　通过松解胸大肌肌腱的上部来加强肩胛下肌下端的暴露

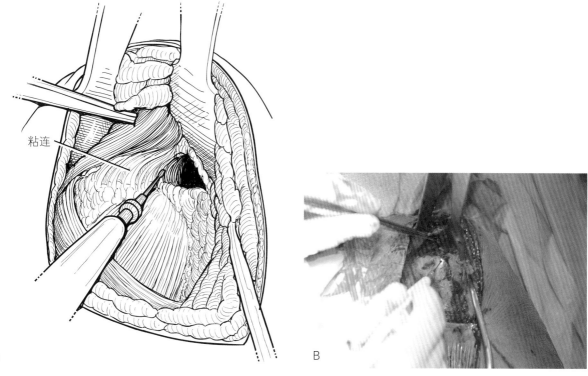

图 37.7　进行三角肌下粘连松解

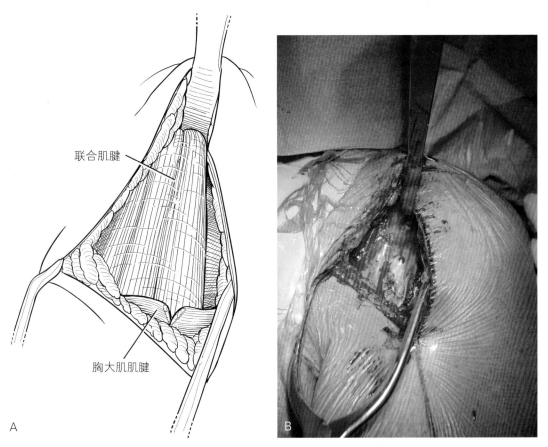

联合肌腱

胸大肌肌腱

A

B

图 37.8 利用 Hohmann 牵开器在喙突后进行近端牵开

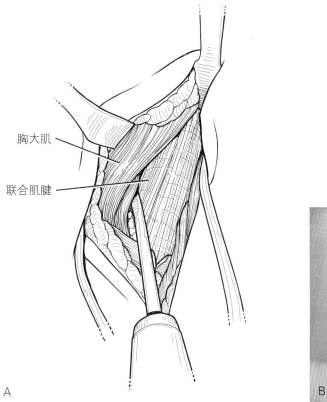

胸大肌

联合肌腱

A

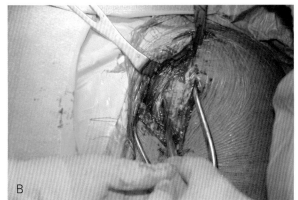

B

图 37.9 胸大肌以下自下方联合肌腱始进行松解

将上臂放置于内收外旋位，则可以看到由喙肩韧带及联合腱在喙突上的止点组成的尖端。通过电刀显露此尖端。如果计划使用非限制性假体，则需要保留喙肩韧带。如果准备使用反式肩关节假体，则用电刀切除此韧带以便更好地暴露，尤其是当肱骨头已经存在上移时。如果肩胛下肌腱还存在，则使用电刀松解联合腱的外侧以便对其进行暴露。大多数情况下，联合腱的深面与肩胛下肌的前面存在瘢痕组织，而对其进行松解是十分必要的。可以使用 Metzenbaum 剪或者 Cobb 剥离器沿着肩胛下肌的表面进行松解（图 37.10）。肌皮神经于喙突尖远侧 4 cm 以内进入喙肱肌，需要十分小心不要对其造成损伤。松解完毕后，使用窄的 Richardson 拉钩将联合腱拉向内侧以便暴露肩胛下肌。在肩关节翻修手术时，

旋肱前血管（"三姐妹"）通常阙如。将前臂外旋，如果旋肱前血管仍然存在，则同初次肩关节置换术一样，使用 0 号可吸收编织缝线于肩胛下肌下缘处对其进行缝扎。

如果希望暴露腋神经，则于此位置可以直接用肉眼看到。将窄的 Rchardson 拉钩沿着联合腱稍微向下移动到肩胛下肌的下缘。将上臂于旋转中立位前屈，通过腋窝的脂肪层张开 Metzenbaum 剪的尖端进行向下、向深面钝性分离直到肩胛下肌。在一些病例中，暴露腋神经有助于在整个过程中对其进行确认和保护。

如果患者肩胛下肌完好，则同初次肩关节置换术一样对其进行相应处理。使用 2 根 2 号不可吸收缝线在腱腹交界处对其进行缝合。确认肱骨假体颈部，并用手术刀沿着颈部将肩胛下肌腱及

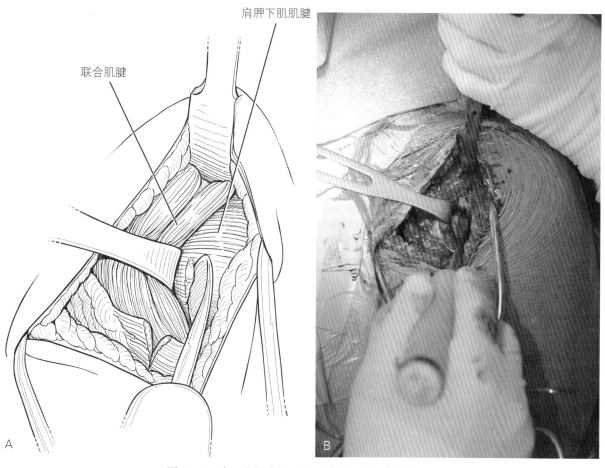

图 37.10 自下方的肩胛下肌肌腱始进行联合肌腱松解

关节囊切开。如果既往关节置换术修补肩胛下肌的不可吸收缝线还存在，并且基本在假体颈部的适当位置，则可以将其作为肩胛下肌切除的引导线（图 37.11）。在处理肩胛下肌下部时，如果旋肱前血管仍然存在，则使用电刀而非手术刀将既往结扎的旋肱前血管电凝止血。将一个肱骨头拉钩放置于盂肱关节，并将肱骨头假体向后牵拉。在非限制性肩关节假体置换术中，需要对肩胛下肌周围组织连同盂肱上、中、下韧带进行松解。将肩胛下肌用钳子塞进肩胛下窝，并用盂唇拉钩对其进行阻挡。如果准备用反式肩关节假体进行翻修，则不要在肩胛下窝放置止血海绵，因其可能被穿出前方肩胛骨皮质的固定关节盂假体的螺钉困住。如果肩胛下肌腱阙如，则将肩胛下窝滑囊切除以便暴露盂肱关节，接着放置肱骨头拉钩

及关节盂拉钩。如果肱二头肌长头腱存在，则其关节内部分按照第 5 章所述进行处理（肌腱固定或肌腱切断）。

延长三角肌胸大肌入路至肱骨干的前外侧入路的手术技巧

在肩关节翻修手术中，时常需要将三角肌胸大肌入路延长到达肱骨干的中部。在肩关节翻修手术中使用延长的手术入路的主要指征为需要取出牢固固定的肱骨假体和处理肱骨假体周围骨折。对于任何肩关节翻修手术，医生均需要做好延长手术切口的准备。

在标记出原手术切口及计划的翻修手术使用的三角肌胸大肌切口后（这些通常都一样），

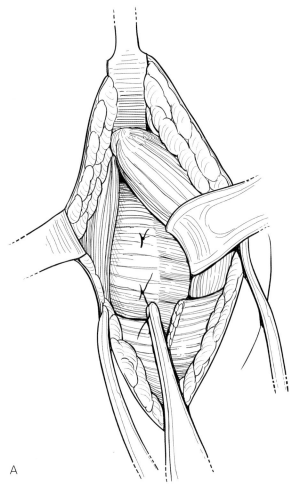

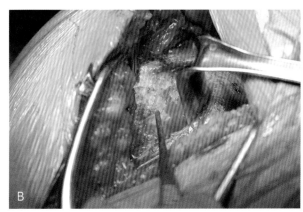

图 37.11　行肩关节置换术进行肩胛下肌修复时的不可吸收缝合线

接着继续使用标记笔沿着肱二头肌的外缘向远端画出直到肱骨干的前外侧入路的皮肤切口（图37.12）。在已经决定需要延长切口后，使用10号刀片将皮肤切口延长（图37.13）。使用电刀分离皮下组织及肱二头肌外侧缘（图37.14）。沿着前外侧肱骨干分离接着会看到肱肌。纵向劈开肱肌暴露肱骨干（图37.15）。如果需要，可以围绕肱骨干进行骨膜下分离来完成暴露（图37.16）。更往近端，能够确认三角肌在肱骨干上的止点并对其进行保护（图37.17）。

在一些病例，尤其是有假体周围骨折的患者，可能需要在肱骨干中段放置环扎钢丝。在这些病例中，应当暴露桡神经并对其进行保护，以免其被切断或钳夹。最简单的方法是，在远端找到桡神经，并向近端及后方探查其走行区域。在肘关节近端，即其走行于肱肌及肱桡肌之间的区域，

找出桡神经（图37.18）。从此处开始，向近端探查桡神经，并保护其不被环扎肱骨干的钢丝损伤（图37.19）。

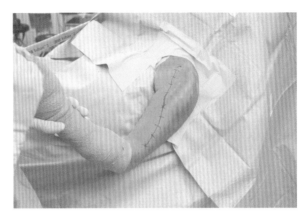

图37.12 将胸三角入路进行延展成为至肱骨干的前外侧入路所规划的皮肤切口

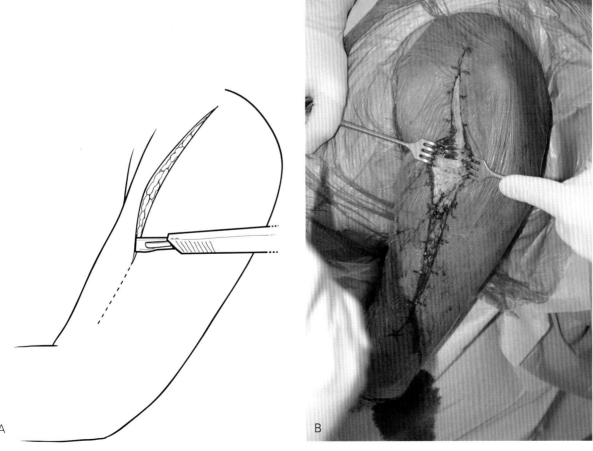

图37.13 将皮肤切口进行延展成为至肱骨干的前外侧入路

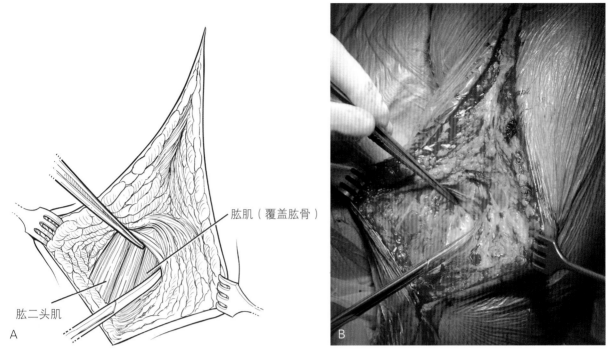

肱肌（覆盖肱骨）

肱二头肌

图 37.14　延肱二头肌旁侧切开

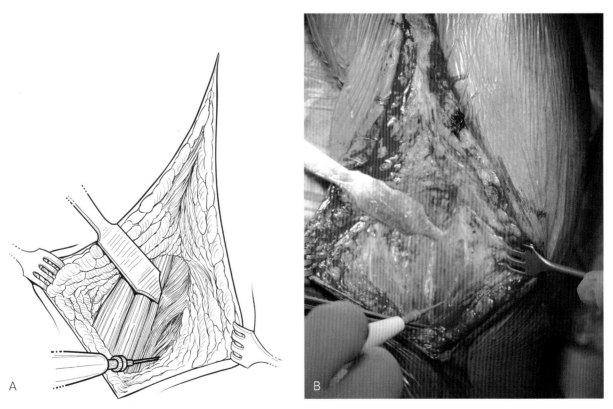

图 37.15　分开肱肌以暴露肱骨干

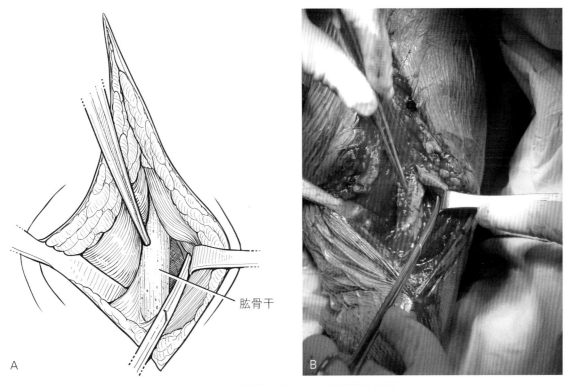

图 37.16 肩关节翻修术时完全暴露肱骨干

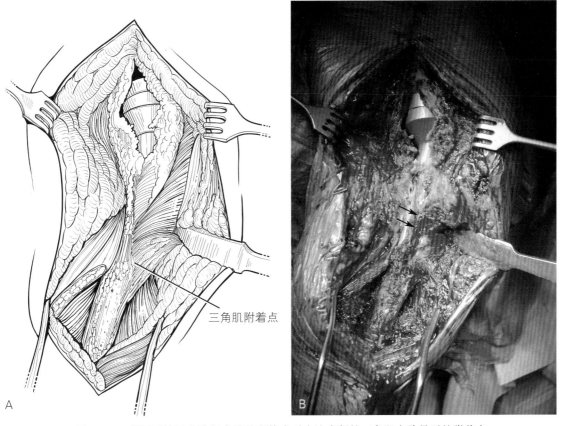

图 37.17 利用可扩展入路行肩关节翻修术时应注意保护三角肌在肱骨干的附着点

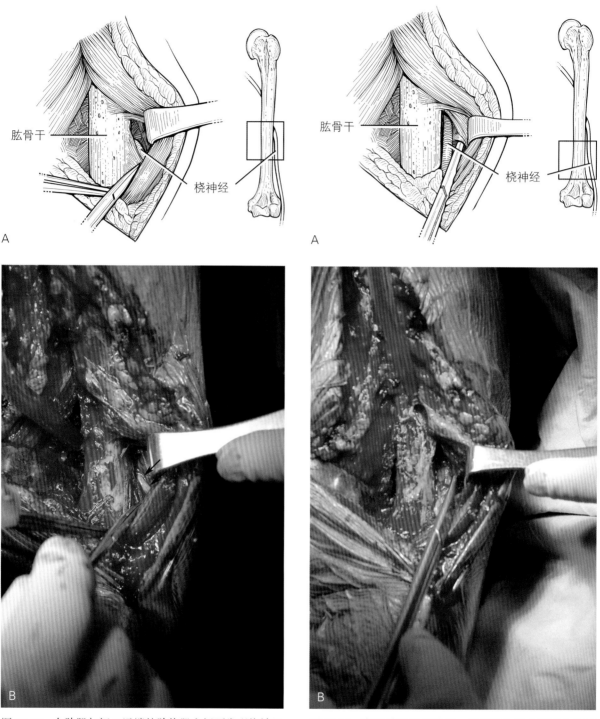

A

A

B

B

图 37.18　在肱肌与切口远端的肱桡肌之间可发现桡神经

图 37.19　向近端追踪桡神经，并在整个手术过程中进行保护

（燕晓宇　戚文潇　译）

第**38**章 肱骨干假体取出及关节盂的暴露

在肩关节翻修手术中，肱骨干假体的取出既可能很简单，也可能很复杂及耗时。详细的术前计划对于肩关节翻修术中肱骨干假体的取出十分重要。虽然光滑压配的肱骨干假体比较容易取出，但表面多孔的假体则难以取出，尤其是配合使用骨水泥固定的假体。通过术前影像学检查及获取初次手术的手术记录可以帮助医生获得假体的品牌和型号，从而便于获取相应的工具进行肱骨干假体的取出（图 38.1）。操作谨慎地取出肱骨干假体，即便是需要进行截骨，也比暴力地取出固定完好的肱骨干假体并造成肱骨近端骨折要好。

肱骨干假体取出后，肩盂的暴露在很大程度上和初次手术肩盂的暴露步骤相似（见第 10 章）。本章详细介绍了在肩关节翻修术中，我们采用的肱骨干假体取出及肩盂暴露的操作技术。

肱骨干假体取出技术

如果肩胛下肌完好，则需要切开肩胛下肌腱并松解盂肱上、中、下韧带（见第 9 和 37 章）。

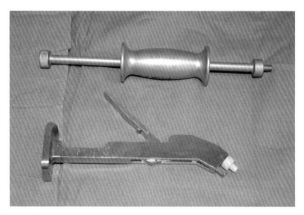

图 38.1　一品牌专用的肱骨干假体取出器

如果肩胛下肌腱阙如，则切除所有的肩胛下肌滑囊从而暴露肱骨假体的前面（图 38.2）。使用一个肱骨头拉钩将肱骨近端向后牵拉（图 38.3）。如果此举能够充分暴露前方的关节盂以及下方的关节囊，则继续进行下方关节囊的松解，方法和下文中描述肩盂暴露的方法相同。然而，因为肱骨假体较大，其经常阻挡肩盂的暴露以至于妨碍下方关节囊的松解。在这种情况下，需要先取出肱骨干假体再行肩盂的暴露。

在尝试取出肱骨干假体之前必须先使肱骨近端脱位。在脱位的时候必须非常小心，避免造成肱骨的损伤。关节囊的僵硬经常使得单纯外旋及后伸难以将肩关节脱位。如果这种手法在初次尝试时不成功，则实施肱骨基底下方关节囊的松解（图 38.4）。使用尖头电刀对肱骨内下方的关节囊进行进一步的松解，以使得肱骨近端能够脱位。必须十分小心电刀需要紧贴肱骨进行松解，以免损伤腋神经。在翻修术中，肱骨往往骨量减少且骨质较差，因此脱位的手法必须缓慢及轻柔，以免造成骨折（图 38.5）。

肱骨脱位后，使用尖头电刀将肱骨头假体周围的纤维组织清除以便对其进行充分暴露（图 38.6）。几乎到目前为止所有遇到的翻修手术，都有一个模块化的肱骨头通过莫尔斯锥度机制与一个肱骨干假体相连接。然而，对于不熟悉此种假体的医生来说，从制造商处获取关于假体所有的有效信息显得十分重要。医生必须知道假体为组装假体或者单一假体，以及任何可能的肱骨头假体与肱骨干假体装配的其他辅助机制。如果肱骨头假体仅仅是通过莫尔斯锥度机制与肱骨干假体相固定，则通过使用 Cobb 剥离器于肱骨头假体的下方进行反向冲击将很容易将其取出（图38.7）。通常，纤维组织会覆盖肱骨干假体的近端（图 38.8）。使用尖头电刀彻底清除纤维组织，以显示出肱骨干假体近端的轮廓（图 38.9）。此时可以对上方及后方的肩袖情况进行评估（图38.10）。

当肱骨干假体近端周围的软组织都被松解后，如果可以的话，则安装假体取出器（图38.11）。接着可以通过取出装置尝试取出假体（通常来说通过一个配套的滑锤操作）。如果一开始取出假体的尝试不成功，则将假体取出装置卸下，并使用薄骨刀小心轻柔地将肱骨近端与肱骨假体的近端相分离（图 38.12）。重新装上假体取出装置，并再次尝试取出肱骨假体。如果还不能成功，则可以通过肱骨截骨来取出肱骨假体（见后）。

如果没有配套的假体取出装置可用，则可以

在将肱骨干假体近端周围的软组织清除后，使用小而薄的骨刀小心地将肱骨近端与肱骨假体的近端进行分离。使用一个大的 Cobb 剥离器于假体的内侧对其进行敲击，以使肱骨假体从肱骨近端松动（图 38.13）。Cobb 剥离器需要尽量与肱骨干假体相平行。如果使用这种技术不能成功取出假体，则需要实施肱骨截骨。

肱骨截骨

如果需要进行肱骨截骨，则向远端延长手术切口，正如第 37 章所描述的一样。从肱骨近端一直暴露到胸大肌止点的远端区域（图38.14）。使用尖头电刀对截骨位置进行标记，并沿着肱骨前方延伸，即从紧邻结节间沟内侧开始并沿着胸大肌止点与三角肌止点之间向远端延伸（图 38.15）。向远端劈开肱骨的长度取决于

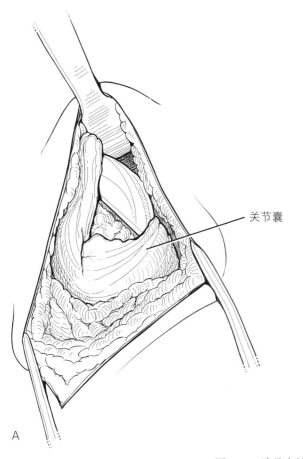

关节囊

A

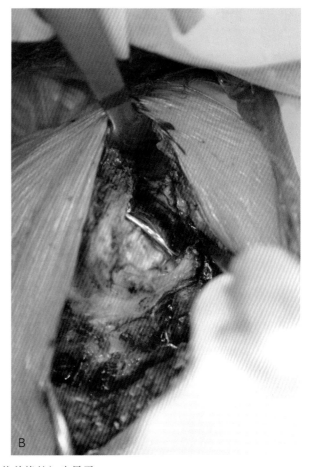

B

图 38.2　肱骨内植物前缘的初步暴露

需要取出的肱骨假体的长度。在劈开肱骨之前，需要先放置环扎的钢丝，以便后续对肱骨进行固定。根据劈开肱骨的长度不同，我们一般放置 2~3 根由编织的高分子聚乙烯包绕的单纤维尼龙线（Kinamed Inc., Camarillo, California）。通过配套提供的过线工具将线缆放置于骨膜下（图 38.16）。如果劈开肱骨的长度已经超过肱骨的中三分之一，则在从肱骨后穿过线缆之前需要找到并保护桡神经（见第 37 章）。当线缆穿过肱骨后，使用 Kocher 钳夹住线缆的尾端（图 38.17）。

使用摆锯沿着肱骨轴线，从截骨标记点一直到肱骨假体，将肱骨前方皮质锯穿，以此完成肱骨的单皮质截骨（图 38.18）。使用一个 1.5

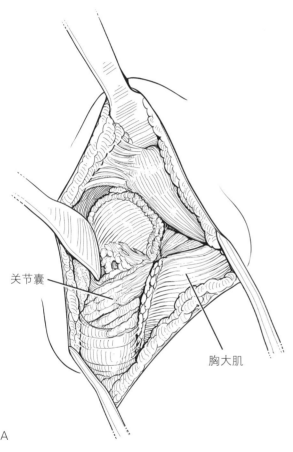

关节囊

胸大肌

A

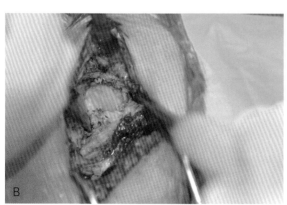

B

图 38.3　取出原肱骨假体前，先用肱骨头牵开器将近端肱骨向后方牵拉

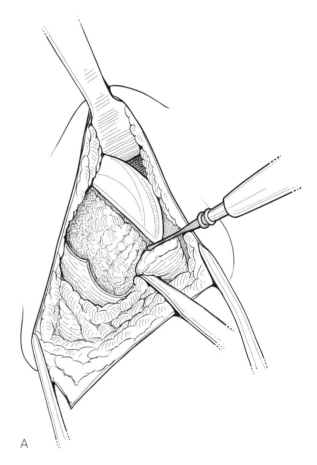

A

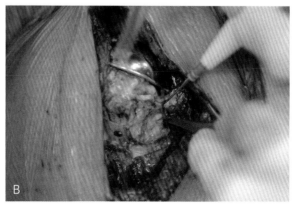

B

图 38.4　使用电刀行肱骨下侧关节囊松解，使近端肱骨脱位

英寸（3.81 cm）的直骨刀插入截骨的近端（图 38.19）。转动骨刀并通过塑性变形使截骨处扩大（图 38.20）。接着便可以通过取出器或者通过 Cobb 剥离器的击打（如前文所述）取出肱骨干假体（图 38.21）。

在取出肱骨干假体及关键的骨水泥后，则需要固定劈开的肱骨。首先要将肱骨近端准备好，

以便使用工具插入翻修肱骨假体。尝试性插入适当的肱骨假体，并使用收紧装置将线缆拉紧（图 38.22）。线缆的收紧需要按照从下到上的顺序。如果本身肱骨皮质极薄，则使用新鲜冰冻异体皮质骨并于收紧线缆前将其绕着肱骨置于线缆下，以此为肱骨提供额外的支撑（图 38.23）。

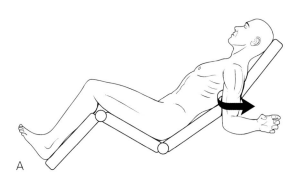

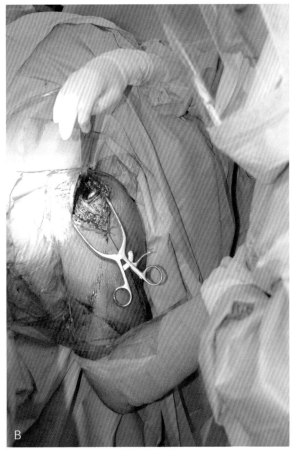

图 38.5 将上臂轻柔地外旋、外展，使关节脱位

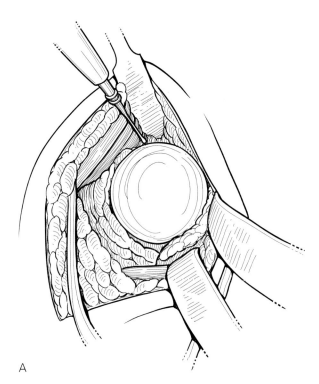

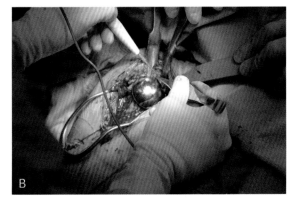

图 38.6 盂肱关节脱位后，使用电刀去除肱骨假体周围的所有纤维组织

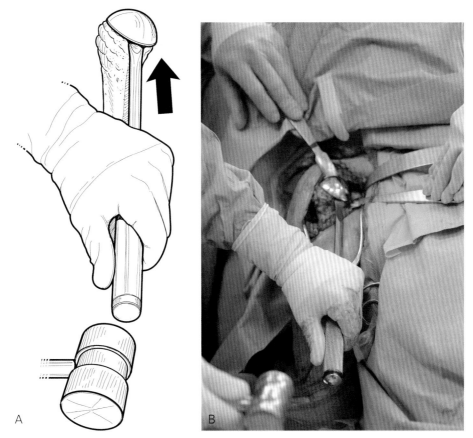

图 38.7　莫氏锥度固定肱骨头的标准化肱骨假体，使用 Cobb 剥离器作为撞击器则能容易地取出

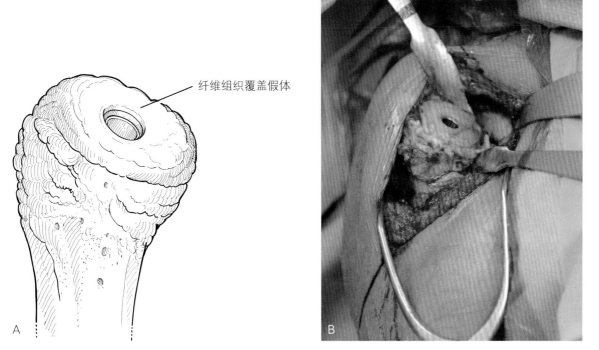

纤维组织覆盖假体

图 38.8　取出标准化肱骨头后，可发现肱骨干假体近端覆盖有纤维组织

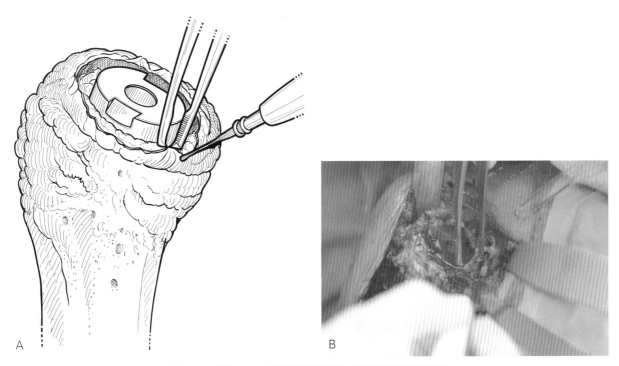

图 38.9 使用电刀去除肱骨干假体近端覆盖的纤维组织

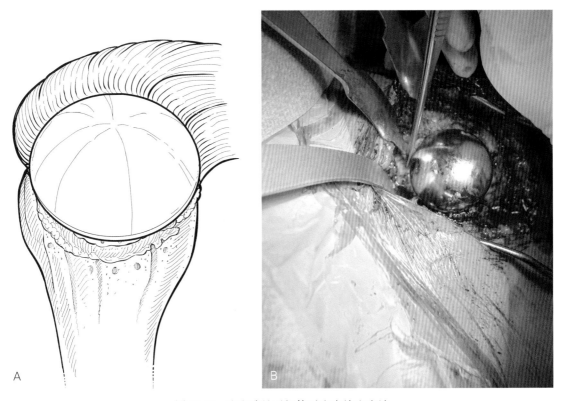

图 38.10 取出肱骨干假体时应先检查肩袖

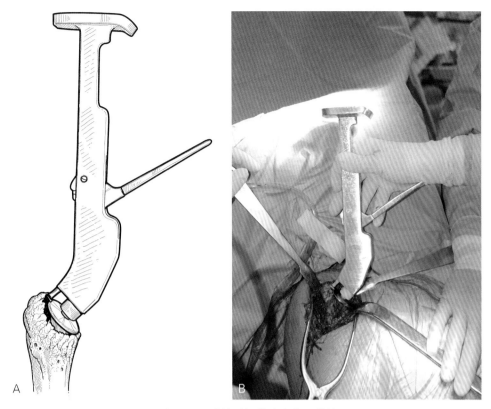

图 38.11　肱骨干假体取出装置的放置

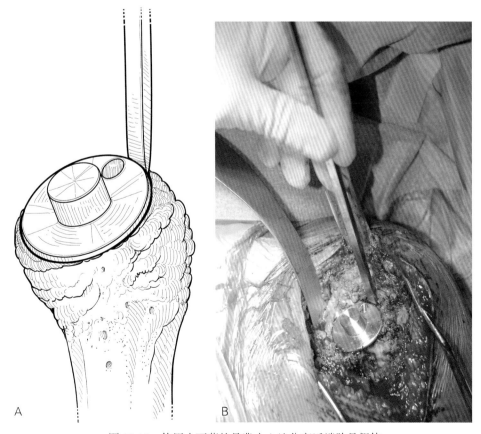

图 38.12　使用小而薄的骨凿小心地分离近端肱骨假体

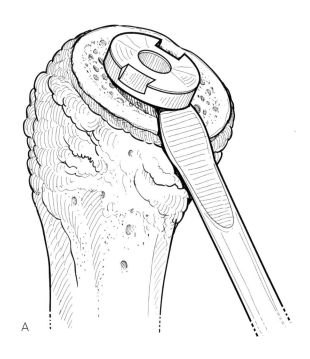

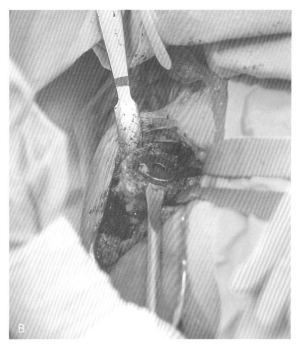

图 38.13　通过击打较大的 Cobb 剥离器的中间部分将肱骨假体与近端肱骨分离

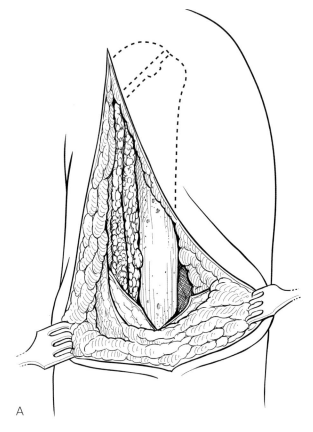

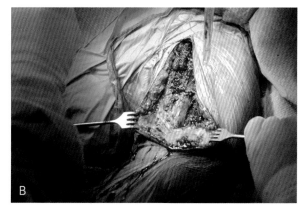

图 38.14　行肱骨截骨术前的肱骨暴露准备

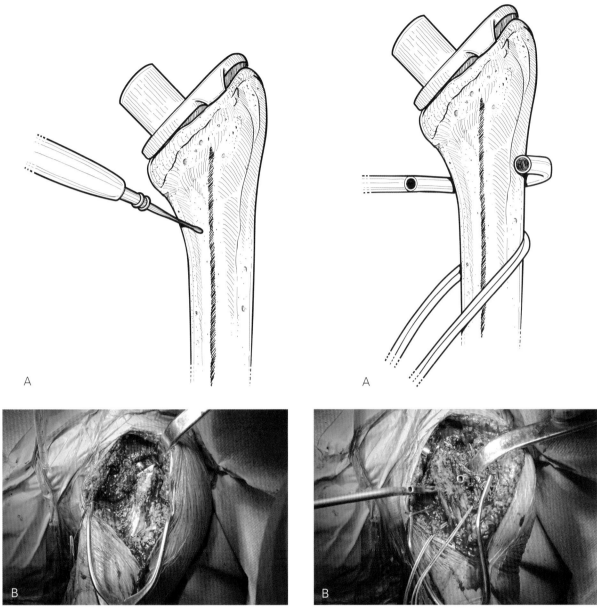

图 38.15　计划的截骨部位已用电刀标记

图 38.16　放置钢丝为后续截骨术提供固定

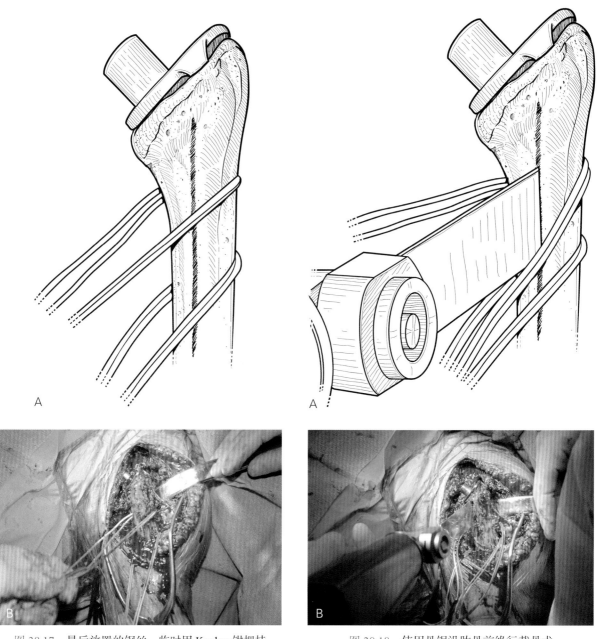

图 38.17　最后放置的钢丝，临时用 Kocher 钳把持　　　　图 38.18　使用骨锯沿肱骨前缘行截骨术

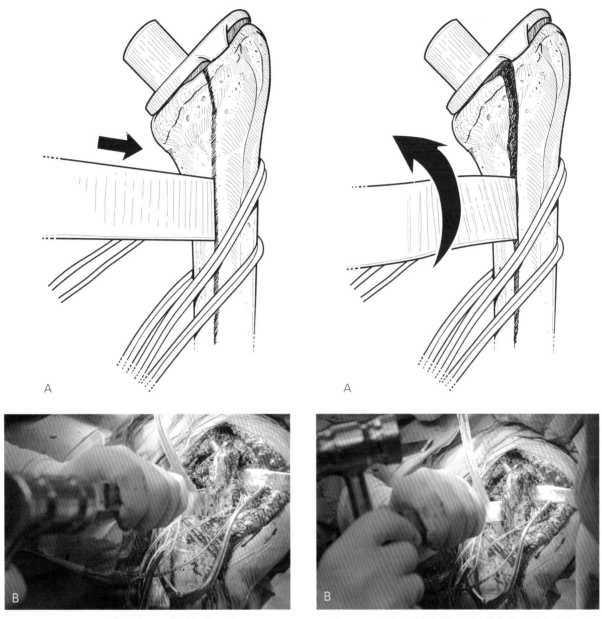

图 38.19 将骨凿置入截骨部位近端　　　　图 38.20 利用塑性变形，使用骨凿将截骨部位打开

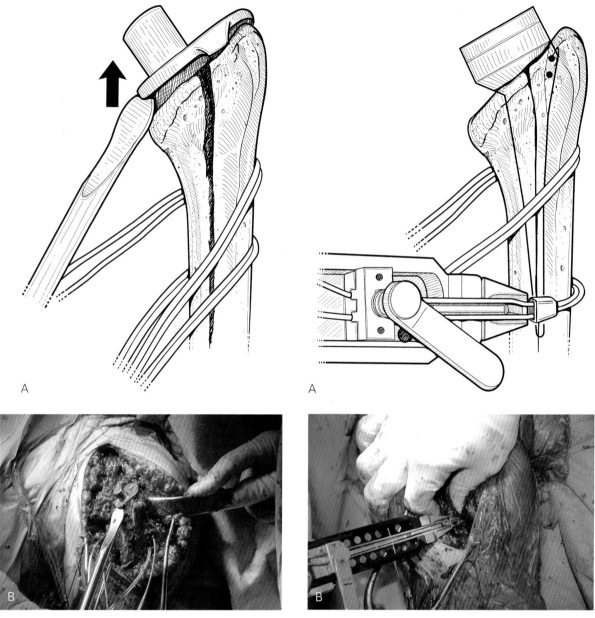

图 38.21 取出肱骨干假体　　　图 38.22 使用钢丝固定肱骨干假体试模

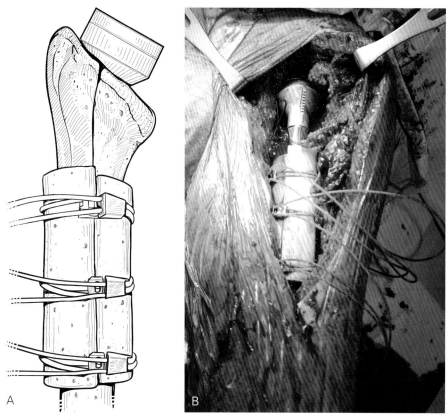

图 38.23 对于严重骨量不足患者，可使用同种异体皮质骨来加强近端肱骨

骨水泥的取出

取出骨水泥型肱骨假体时，有以下两个情况需要取出残留的骨水泥，一是其在肱骨内松动，二是其阻挡肱骨干翻修假体的插入。任何牢固附着于肱骨干髓腔以及不会干扰翻修假体插入的骨水泥可以留置不做处理[1]。

翻修的肱骨假体能够成功地插入稳定的骨水泥层。肱骨髓腔内松动的骨水泥可以使用垂体镊轻松地取出（图 38.24）。取出牢固附着于肱骨髓腔的骨水泥来为翻修假体的插入提供空间更具有挑战性。我们使用一套包含各种形状及大小的骨水泥取出专用骨凿（Moreland 骨凿，图38.25）。组合使用弯形及直形 Moreland 骨凿可清除近端的骨水泥层（图 38.26）。任何掉入肱骨髓腔内的骨水泥均使用垂体镊取出。只有充分地清除骨水泥才能使翻修肱骨假体顺利插入。一边清除骨水泥一边尝试插入翻修的肱骨假体以评

估骨水泥清除是否足够。在某些情况下，需要取出远端的骨水泥帽才能插入翻修的肱骨干假体。

在这种情况下，通常需要劈开肱骨来取出骨水泥帽，而避免造成肱骨干的穿孔或损伤。当劈开肱骨并延长至骨水泥帽后，使用骨凿于劈开处弹性地将肱骨远端打开，并使用垂体镊将骨水泥帽从肱骨髓腔中取出。如果存在骨水泥限深器，则使用垂体镊将其取出。

肩盂暴露的技术

肱骨假体取出后，开始进行肩盂的暴露。对于既往没有安装肩盂假体的患者，使用尖头电刀从喙突基底部开始，一直向下直到右肩 5 点钟位置（如果是左肩则是 7 点钟位置），将所有残留的盂唇组织切除。通过此举可以确认肩盂的骨性前缘。几乎所有的病例都需要松解下方关节囊来

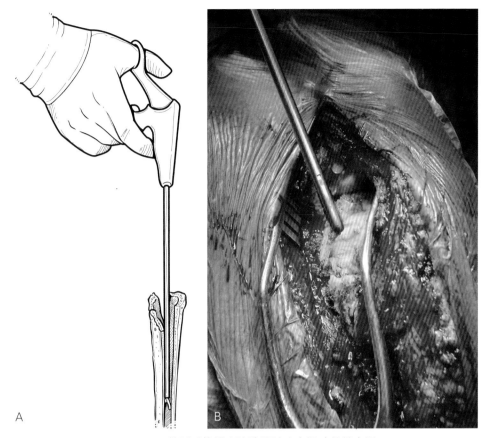

图 38.24　使用垂体钳去除肱骨髓腔内松动的骨水泥

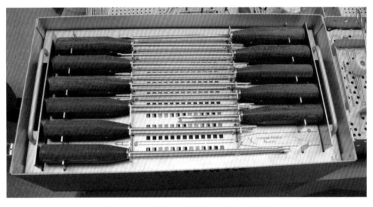

图 38.25　用于去除骨水泥的骨凿

对肩盂进行适当的暴露。如同第一次全肩关节置换术，使用电刀尖端对下方关节囊进行松解，使其与关节盂边缘分开。为了避免损伤腋神经，电刀的尖端应当紧贴肩盂骨面。向内侧的松解范围需要足够大，以便完全切开关节囊并暴露肱三头

肌长头腱在下方肩盂止点处的肌性纤维。影像学资料（CT、MRI）上肱骨头向后方半脱位的程度决定了后方的松解程度。对于肱骨头没有向后半脱位的病例，如果是右肩，则松解需要一直到达 8 点钟（左肩则是 4 点钟）位置。对于合并肱

骨头向后半脱位的病例，无论是否存在后向的肩盂缺损，松解都只到达 6 点钟位置。这类患者的后方关节囊被拉伸，所以不能做过多松解，必须要避免后方结构的进一步损伤。如果在接下来肩盂打磨的过程中发现仅仅松解到 6 点钟位置还不够，届时才考虑进一步松解。可以用一个 Cobb 剥离器来检查松解是否彻底。

如果既往手术安装了肩盂假体，则该假体的取出一般十分简单，因为大部分翻修的时候假体都是松动的。在取出肱骨假体后，使用肱骨头拉钩将肱骨近端拉向后方。使用尖头电刀将肩盂周围一圈的软组织都清除掉（图 38.27）。与没有安装肩盂假体的情况一样，需要对下方关节囊进行松解。当肩盂假体周围一圈的软组织均被清理后，使用一个 1/2 英寸（1.27 cm）的弯头骨凿轻柔地将肩盂假体从肩盂上撬离（图 38.28）。使用镊子以及咬骨钳将掉落的骨水泥及纤维组织清理干净。使用 1/4 英寸（0.64 cm）的直骨凿将紧紧黏在肩盂上的残留骨水泥清除掉。

只有彻底清除掉骨水泥以及纤维组织后，肩盂真正的骨缺损才能被准确地评估，并被区分为中央缺损和边缘缺损（图 38.29）。

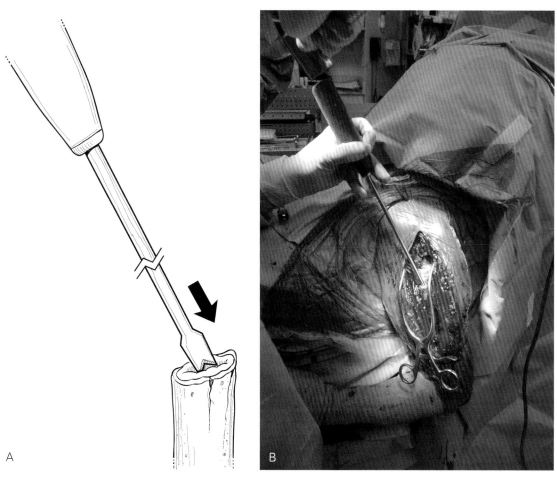

A   B

图 38.26 专用于去除近端骨水泥覆盖的骨凿

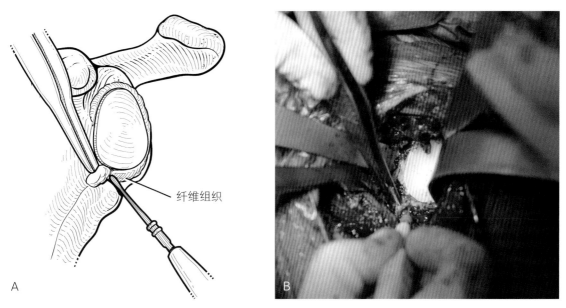

纤维组织

A

B

图 38.27　去除关节盂假体周围的软组织

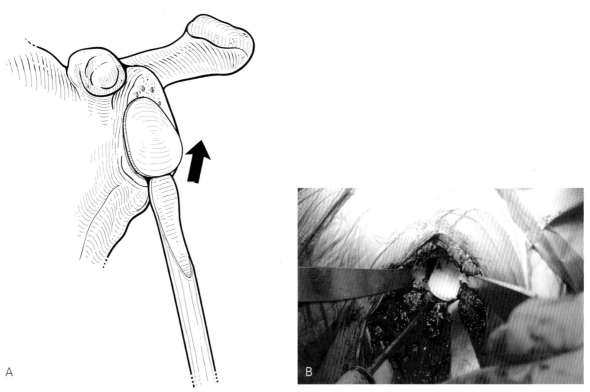

A

B

图 38.28　用弯曲的骨凿轻柔地分离关节盂假体与骨面

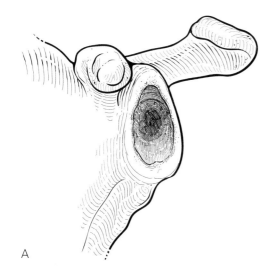

A

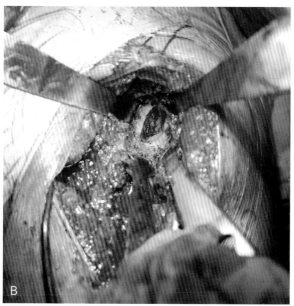

B

图 38.29　关节盂假体与骨水泥取出后，关节盂部位仍存在骨性缺损

特殊情况

假体周围骨折

如果在术前或术中遇到假体周围骨折，骨折处可以被用来取出肱骨假体。但需要确认并保护好桡神经。通过骨折处，使用球形击入及骨锤通过击打肱骨假体的远端可以尝试将肱骨干假体取出（图 38.30）。此举只能在充分松解并暴露肱骨近端后才能实施。有时候此技术可以避免肱骨截骨。

感　染

如果有确认的或者可疑的感染（基于术前感染的诊断，见 36 章），则术前不要使用抗生素。打开盂肱关节后，取样本进行多重培养，包括需氧菌、厌氧菌及分枝杆菌，培养需要一直持续到21 天以便对丙酸杆菌及表皮葡萄球菌进行检测。我们常规对渗液及软组织进行检测分析。标本送检后，再使用标准的围手术期抗生素。

如果是可疑感染（术前穿刺检测阴性，但有其他的感染指标阳性），则需要将多处滑膜活检标本送术中冰冻切片检测。手术医生可以一边等待病理报告，一边继续将原来的假体取出。如果冰冻切片的结果提示有感染征象（在 5 个连续的高倍镜视野下有超过 5 个核分叶白细胞）或者提示确认的感染（术前穿刺液培养阳性），则假体取出后放入一个模具塑形的混合抗生素的聚甲基丙烯酸甲酯骨水泥间置器，作为需要分两期进行的翻修手术的第一期（图 38.31）[2]。在感染的病例中，我们对于肱骨近端骨水泥的取出更加激进，只要不损伤肱骨近端，就要尽量多地取出第一次置换术的骨水泥。另外，对于所有可疑感染的病例，都需要使用脉冲冲洗器并配合至少 9 L抗生素混合的无菌生理盐水进行彻底冲洗（每升无菌生理盐水配合 50 000 单位抗生素）。任何看上去坏死的组织都应当被果断地清除。

使用快速成型骨水泥（DePuy CMW 2,DePuy, Inc., Warsaw, Indiana）制作骨水泥间置器。每袋骨水泥中加入并混合 2 g 万古霉素。对于一般身材的患者通常需要 2 袋骨水泥。对于万古霉素过敏的患者，则将 2.4 g 妥布霉素与一袋骨水泥进行混合替代使用。术前培养阳性的患者，可以根据抗生素敏感性指导混入骨水泥的抗生素种类。当抗生素变黏稠后，将其放入抗生素骨水泥间置器的模具并使其发生聚合。

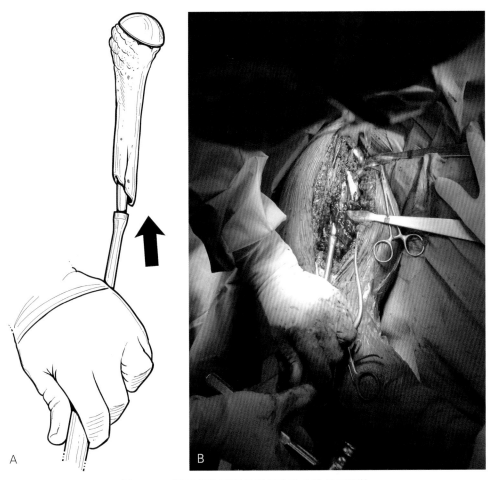

图 38.30　通过假体周围骨折部位取出肱骨干假体

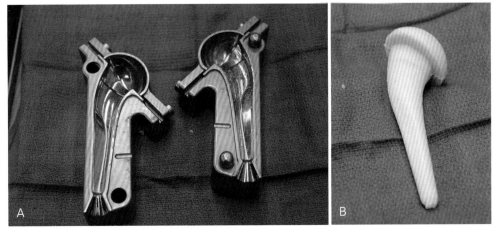

图 38.31　A.制作抗菌骨水泥间置器的模具。B.抗菌骨水泥垫片往往用于感染后的分期关节翻修术

有时候我们需要处理肩关节置换术后慢性感染的患者，而这部分患者不会进行分期的翻修手术。此种情况下，我们取出假体植入物，冲洗并清理，最后放入抗生素混合的可吸收硫酸钙链珠（Stimulan, Biocomposites, Ltd., Wilmington, North Carolina）。使用 1 g 万古霉素或者 1.2 g 妥布霉素（如果万古霉素过敏）同 10 mL 链珠进行混合使用。通常来说，2 包 10 mL 的链珠足以填补假体取出后的缺损（图 38.32）。

参考文献

1. Walch G, Edwards TB, Boulahia A: Revision of the humeral stem: technical problems and complications. In Walch G, Boileau P, Molé D, editors: 2000 Prosthèses d' Epaule…Recul de 2 à 10 Ans, Paris, 2001, Sauramps Medical, pp 443–454.

2. Feldman DS, Lonner JH, Desai P, et al: The role of intraoperative frozen sections in revision total joint arthroplasty, J Bone Joint Surg Am 77: 1807–1813, 1995.

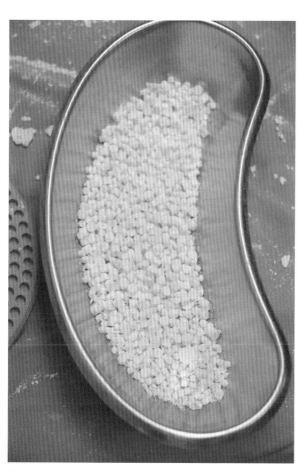

图 38.32　对于关节置换术后感染但不适合行分期关节翻修术的患者，可使用含抗生素的可吸收骨水泥颗粒

（向明　杨金松　译）

第*39*章 肱骨假体

肩关节翻修术中重建肱骨近端可能会是一个非常困难的步骤。在取出之前的肱骨干假体的时候，要尽可能地保留更多肱骨近端的骨质（见38章）。肱骨近端及肩袖的总体情况对于决定翻修手术使用何种假体来说至关重要（非限制性假体或限制性假体）。如果肩袖的功能良好，为了保留大、小结节则应当使用相应的翻修假体。决定好翻修假体的种类后，肱骨近端的准备以及假体的植入就和初次置换术一样了。本章详细介绍了我们在肩关节翻修术中重建及准备肱骨近端及肱骨假体植入的技术。

肱骨近端准备的技巧

肱骨近端的准备在很大程度上取决于肱骨干假体取出后肱骨近端残余的骨性解剖。对于取出既往肱骨干假体十分顺利且对于肱骨近端的干骺端和大、小结节损伤较小的病例，肱骨近端的准备将会非常简单容易，正如第一次肩关节置换术一样。对于肱骨近端的骨性解剖在术前或者术中取出肱骨干假体时遭到破坏的病例，肱骨近端的准备将会更加困难。

若肱骨近端的骨性解剖保留良好，无论是使用非限制性假体柄还是反式肩关节假体柄，肱骨近端的准备均同初次置换术相似。

非限制性肱骨干假体

在翻修术中如果我们将使用非限制性肱骨近端假体柄，只要条件允许，我们倾向于使用非骨水泥的短柄。如果干骺端于假体固定处有可能受到损伤，则我们将替换使用一个稍长一点的假体

柄（图39.1）。仅仅是在假体周围骨折或者是为了需要跨过之前因取出肱骨假体而实施的肱骨截骨的情况下，我们才会使用长柄的骨水泥肱骨假体（图39.2）。只有当压配型假体被认为不够稳定时，我们才会使用骨水泥型肱骨假体。

当使用短柄假体时，需要对肱骨干进行测量，此项操作与初次非限制性肩关节置换术一样（图39.3，见第11章）。根据肱骨近端骨质的好坏，相应使用短柄或者稍长柄假体，并用相应的铰刀对肱骨近端进行扩髓（图39.4）。

选定肱骨干假体的型号后，如果需要，可以适当打磨肱骨近端以匹配肱骨假体的倾斜角（图39.5）。将合适大小的肱骨头假体试模安装在最后扩髓的铰刀上。合适的肱骨头假体应当充分覆盖肱骨近端的干骺端，但同时在任何一个地方都不能超出肱骨。我们使用的置换系统能够满足从内到外、从前到后不同程度的补偿。将肱骨头假体装于肱骨干假体试模的不同补偿位置，以便选取最合适的补偿偏倚（图39.6）。选择好合适的补偿偏倚后，复位盂肱关节并评估肱骨倾斜角。将上臂放于中立位，如果肩盂的骨性形态完好且没有偏心的磨损，则肱骨头假体的中心需要与肩盂的中心相匹配（图39.7）。在肩盂形态非圆形或者肩盂骨质遭到破坏的病例中，我们通过将假体放置于与前臂长轴为参照后倾30°的位置进行肱骨倾角的评估（图39.8）。肱骨假体柄相对于前臂的后倾角度还可以通过连于手柄上的倾角杆进行测量。如果肱骨干假体试模的倾角非常不合适，则使用肱骨翻修刀对肱骨头切除的原始平面进行调整，以达到增加前倾或后倾的目的，直到盂肱关节复位试验证实倾角满意。重新装入肱

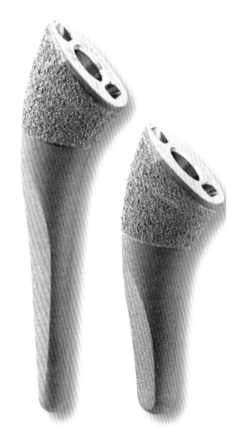

图 39.1 肩关节置换翻修术使用的非限制性肱骨干假体

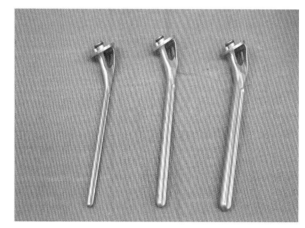

图 39.2 治疗假体周围骨折或肱骨干假体取出时采取肱骨干截骨术，此时可使用长肱骨干非限制性植入物

骨假体试模并重复复位试验以确保肱骨倾角得到满意的纠正。

反式肱骨干假体柄

若使用反式肱骨干假体作为肩关节翻修术的假体，且肱骨近端的骨质保留的相对完好，则肱骨近端的准备方法与初次肩关节反式置换术相似（见第 21 章）。使用反式短柄肱骨干假体时，对于肱骨干及干骺端的处理对此种非限制性短柄假体来说至关重要（图 39.3~39.5）。在一些病例中，可以用来指导假体倾角的解剖标志会有阙如（比如后方肩袖），则可以通过以前臂为参照的假体植入器将肱骨铰刀放置于 30° 的后倾位置。使用电刀在肱骨近端上标记出肱骨假体外侧的位置（图 39.9）。

如果肱骨近端的骨质不足，则需要使用移植骨进行肱骨近端的骨性重建。通常来说，在肩袖止点损伤且肩盂有足够骨量的情况下，我们会使用反式肩关节假体来实施翻修手术。如果肱骨近端仅仅是干骺端的骨量不足，则不需要进行植骨，因为反式肩关节假体可以被放置于部分破坏的肱骨近端（图 39.10）。如果肱骨近端的骨量丢失累及整个干骺端及近端的骨干，则需要进行植骨重建（图 39.11）。在一些病例中，肱骨近端骨干只有一部分是不足的（前方或者后方）。此种情况下，我们倾向于只重建不足的地方，而尽量将原来的骨质保留。使用来源于异体胫骨的新鲜冰冻条状皮质骨来进行重建（图 39.12）。

当肱骨近端需要使用异体骨进行重建或者需要进行肱骨近端截骨来取出肱骨假体柄时，我们

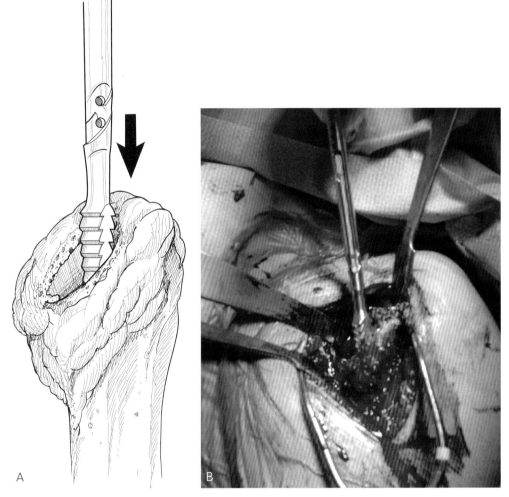

图 39.3　探测肱骨干髓腔以确定肱骨假体的合适尺寸

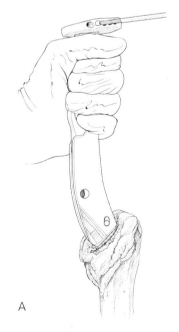

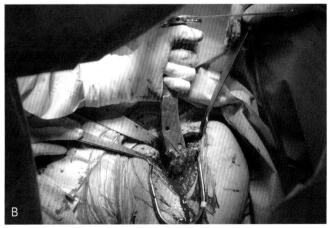

图 39.4　肱骨近端扩髓

会使用 2~3 根由编织的高分子聚乙烯包绕的单纤维尼龙线（Kinamed Inc., Camarillo,California），并通过配套提供的过线工具将线缆放置于残余肱骨的骨膜下（图 39.13）。在取出肱骨干假体试模柄前需要收紧环扎的线缆（见第 38 章）。如

果本身肱骨皮质极薄，则使用新鲜冰冻异体皮质骨并于收紧线缆前将其绕着肱骨置于线缆下，以此为肱骨提供额外的支撑（见第 38 章）。取出肱骨干假体试模柄后，如果需要，则继续处理肩盂。

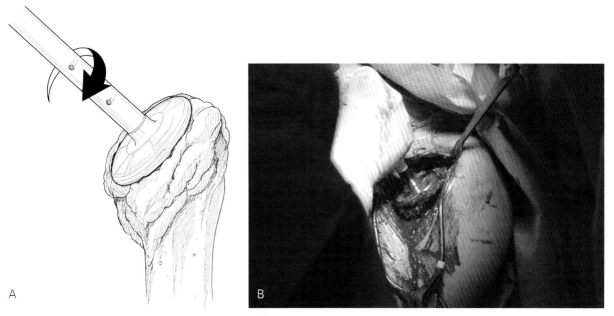

图 39.5　必要时可将肱骨近端挫平与肱骨假体的倾斜度相匹配

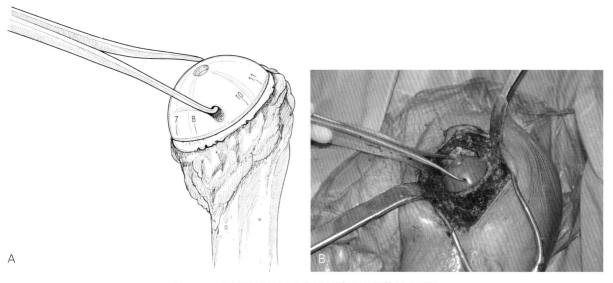

图 39.6　将试装过的尺寸合适的肱骨头假体植入髓腔

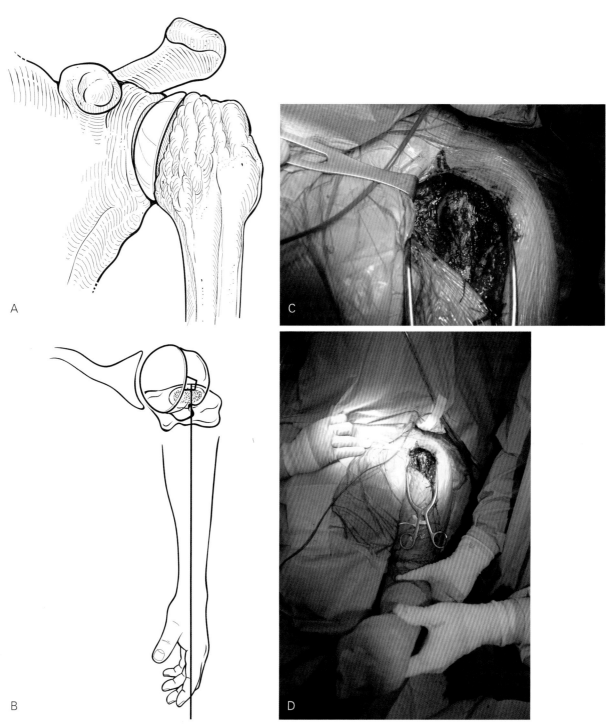

图 39.7　肩关节翻修术中判断肱骨朝向时，应保证在前臂处于旋转中立位时将肱骨头假体置于关节盂中心

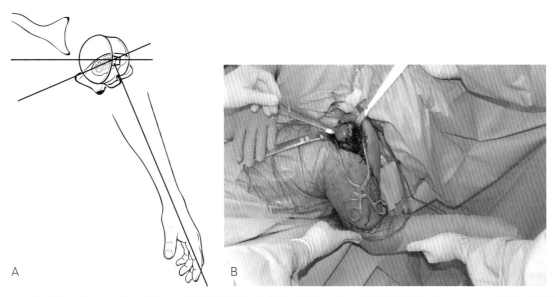

图 39.8 在关节盂偏心性磨损或关节盂骨性结构缺损患者行肩关节翻修术中判断肱骨朝向时，应保证肱骨干假体与前臂长轴相对后倾 30°

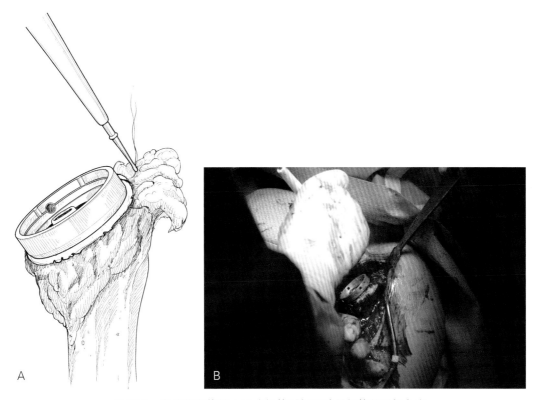

图 39.9 肩关节翻修植入反式假体时标记肱骨假体的后倾角度

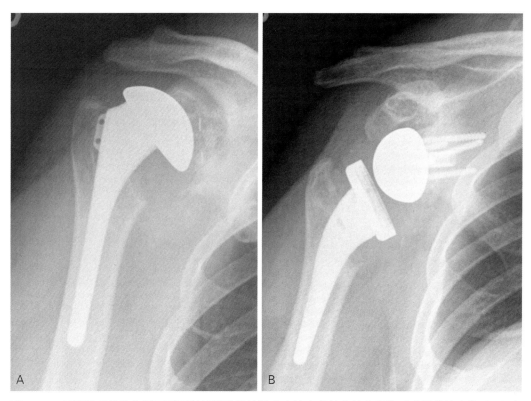

图 39.10　近端肱骨骨缺失但不需要行近端肱骨植骨重建的患者行肩关节翻修反式假体植入前（A）和植入后（B）图像

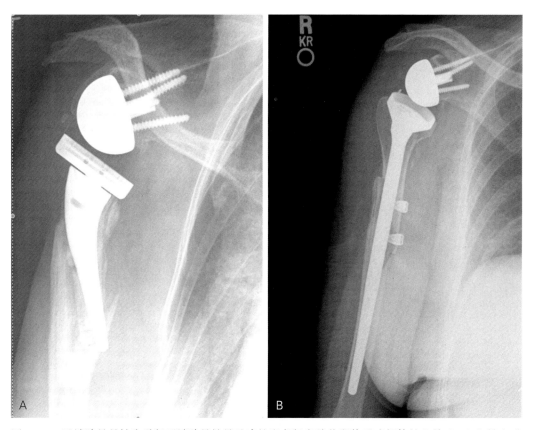

图 39.11　近端肱骨骨缺失需行近端肱骨植骨重建的患者行肩关节翻修反式假体植入前（A）和植入后（B）图像

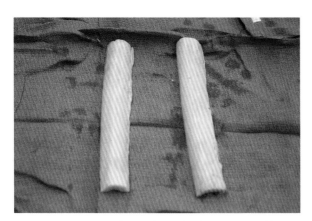

图 39.12 用于近端肱骨重建的新鲜冰冻的同种异体胫骨植骨块

使用异体骨进行肱骨近端重建

严重的肱骨干骺端骨质缺损对于翻修手术来说依然是一个严峻的挑战，新的肩关节假体已被用于日益增多的反式肩关节翻修手术。通过压配固定的可调节肱骨翻修假体已经可供选择。这些可调节的肱骨干假体拥有更长的长度选择来应对严重的肱骨缺损，并且可以在肱骨自身的骨干内进行固定以便增加三角肌的张力。在我们的病例中，这些假体在插入固定时均联合了肱骨近端异体植骨。

基于术前计划（见第 36 章），获取一个合适大小的异体骨。在后方的桌上对肱骨异体骨进行预处理。沿着肱骨的解剖倾角，使用髓内截骨导向器对肱骨头实施部分切除（图 39.14）。使用直径 36 mm 的髋臼磨钻对骨骺端进行成形，需要注意磨钻的方向应该与肱骨截骨的平面相垂直（图 39.15）。进一步进行骨干的打磨，直到磨钻能够到达肱骨内侧的骨皮质，才算获得满意的骨干直径（图 39.16）。基于术前计划，将异体骨切短至合适的长度（图 39.17）。根据患者肱骨近端的残余形态，可以使用阶梯形截骨来帮助移植骨的固定（图 39.18）。

测量残余的肱骨干大小以决定肱骨干假体的选择（图 39.19）。接着插入肱骨干假体的骨干部分（图 39.20）。再接着放置异体植骨（图 39.21）。最后，通过在阶梯形截骨的连接处收紧环扎线缆或者使用桥接支撑异体骨来完成移植骨块的固定（图 39.22）。

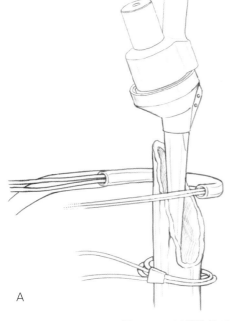
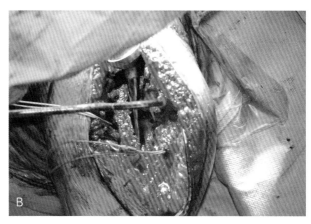

图 39.13 近端肱骨重建时用于固定异体内植物块的钢丝通道

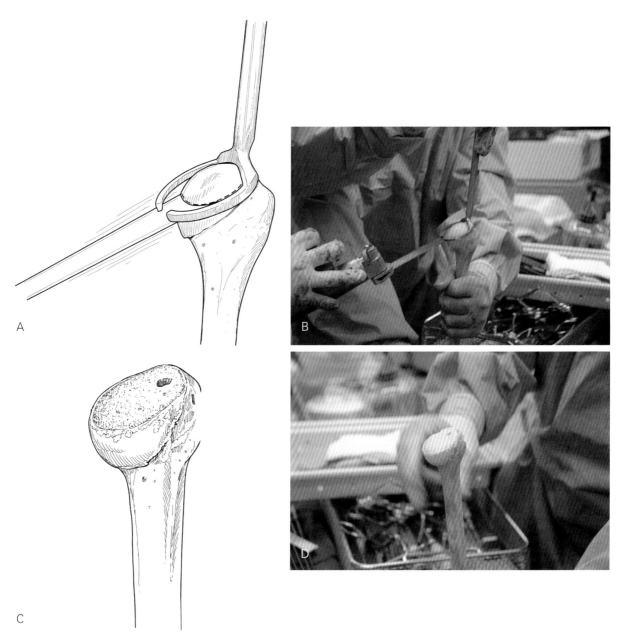

图 39.14　近端肱骨骨缺失严重的患者使用肱骨异体植骨块时应切除肱骨头

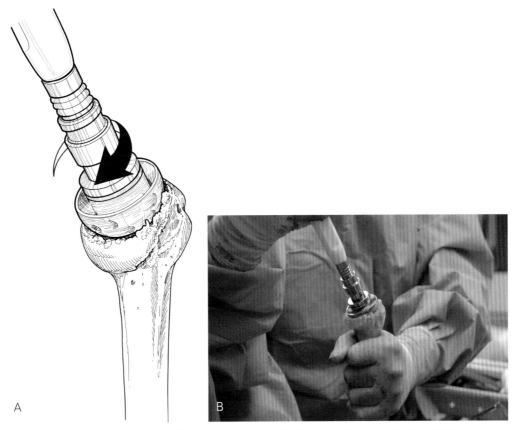

图 39.15　近端肱骨骨缺失严重的患者使用肱骨异体植骨块时在干骺端扩髓腔

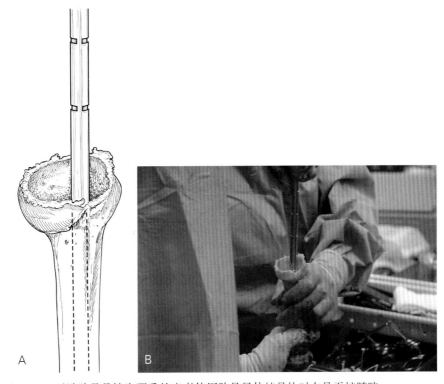

图 39.16　近端肱骨骨缺失严重的患者使用肱骨异体植骨块时在骨干扩髓腔

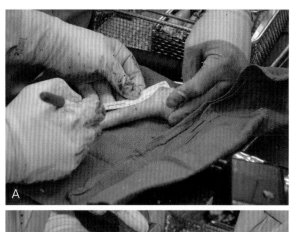

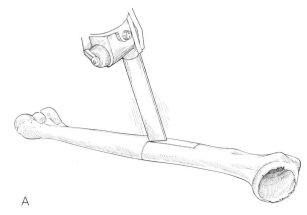

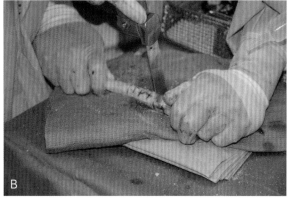

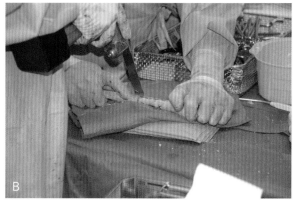

图 39.17　根据术前规划将异体植骨块切成合适的长度

图 39.18　根据患者近端肱骨剩余的形态，对植骨块进行阶梯切割方便植骨块固定

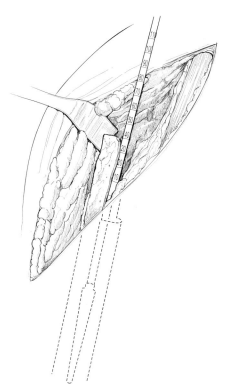

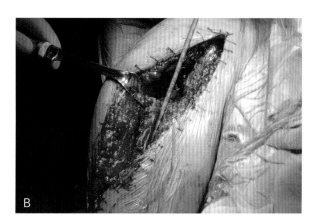

图 39.19　患者自体剩余的肱骨部分作为肱骨假体的骨干

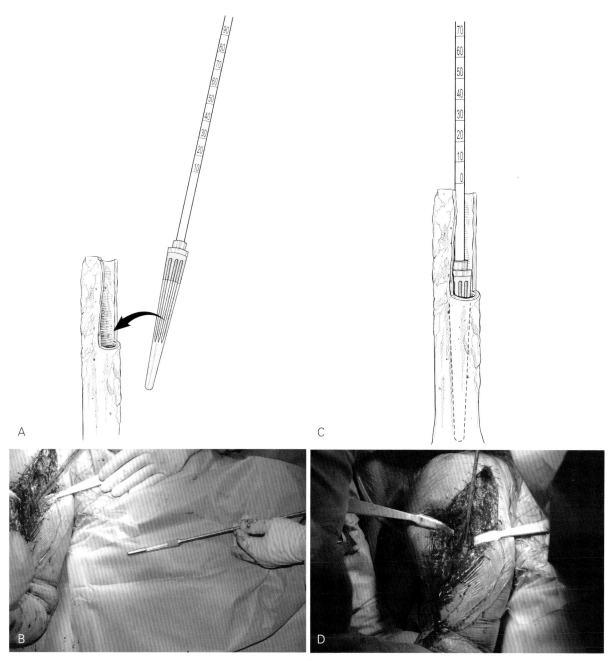

图 39.20　假体远端的植入

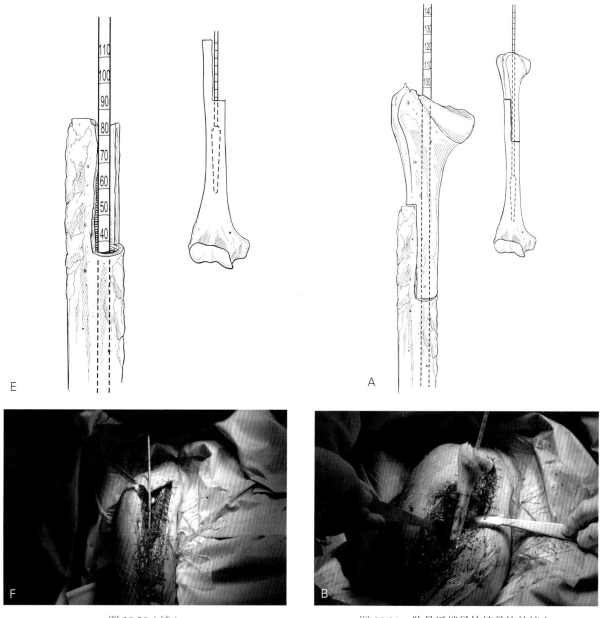

图 39.20（续）

图 39.21 肱骨近端异体植骨块的植入

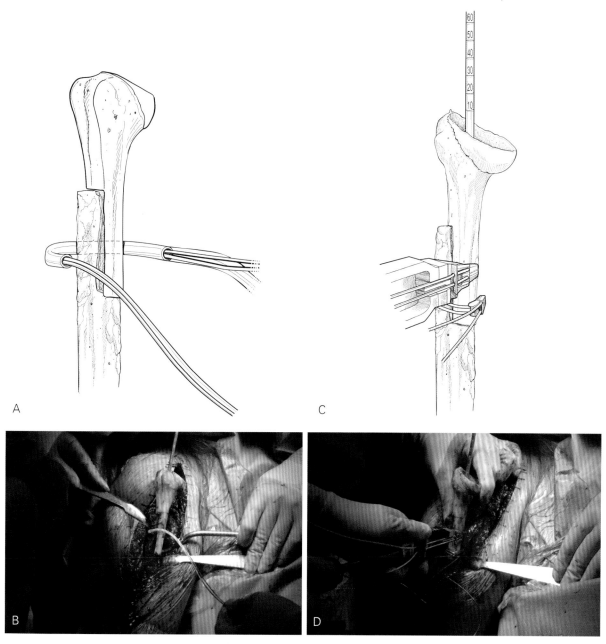

图 39.22　对异体植骨块进行阶梯切割或桥接固定于自体肱骨

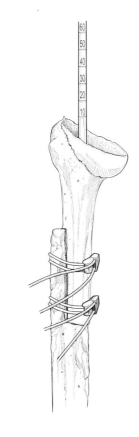

E

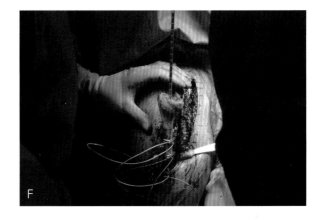

F

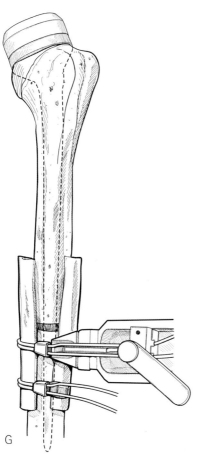

G

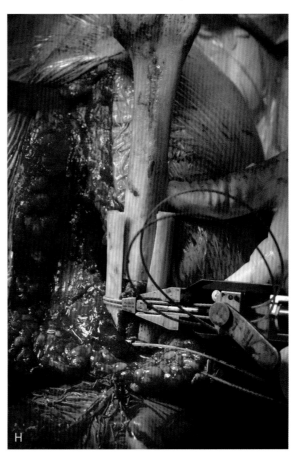

H

图 39.22（续）

插入肱骨干翻修假体柄的技巧

处理好各种肩盂的病理情况后，接着开始肱骨干假体柄的安置。如果考虑使用非限制性肩关节置换假体，则在处理好肩盂后将肱骨头试模替换掉，并评估盂肱关节的稳定性。将肩关节外旋30°，并于肱骨近端施加一个向后的力，正如初次非限制性肩关节假体置换术一样。此情况下肱骨头假体应当向后半脱位肱骨头直径的30%~50%，并且在撤销向后脱位的力量后自动复位。如果肱骨头不能自动复位，则可以考虑行后方关节囊的缝合紧缩术（见第13章）。相反，如果肱骨头向后方移动没有超过肱骨头直径的30%，则可以考虑行相应的关节囊松解术。

当肩关节已经确定平衡后，即可安装肱骨干假体。仅仅只有当压配型假体不能牢固固定时，才考虑使用骨水泥型假体。使用3根不可吸收2号缝线先穿过肩胛下肌腱止点的肱骨骨桩，然后经过小结节并经肱骨髓腔穿出，以备后续缝合肩胛下肌腱使用，其操作与初次非限制性肩关节假体置换术一样（图39.23）。使用3个不同的止血钳将3组缝线分组夹好，以区分上、中、下组（上组我们使用弯的 Kelly 钳，中组我们使用蚊式钳，下组使用常规的止血钳）。使用无菌生理盐水冲洗肱骨髓腔，并用吸引器及纱布将其擦干。最终的肱骨干假体被植入到计划位置（图39.24）。使用预先留置的经骨缝线修补肩胛下肌腱，正如初次肩关节置换术一样。

使用反式肩关节假体针对肱骨近端没有明显骨缺损的患者行翻修手术时，肱骨干假体柄的植入与初次反式肩关节置换术一样。安置好肩盂假体后，安置一个6 mm的聚乙烯肱骨假体衬垫并复位盂肱关节（图39.25）。检查关节的稳定性及活动度，并据此调整衬垫的厚度，正如初次置换术一样（见第23章）。如果需要，可以使用限制性聚乙烯衬垫来增强额外的稳定性。选择好合适的托盘和聚乙烯衬垫后，拔除肱骨假体试模并安放真的肱骨假体（图39.26，图39.27）。如果肩胛下肌腱还存在并能被修补，则在放置假体之前，使用3根不可吸收2号缝线先穿过肩胛下

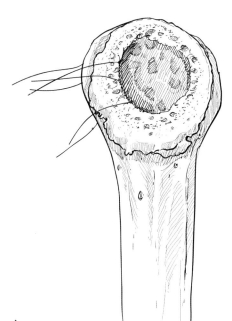
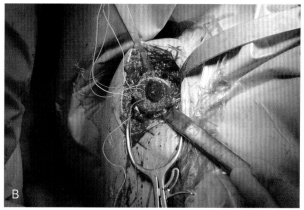

图 39.23 在植入肱骨干假体前植入经骨缝线用于后期的肩胛下肌重附着

肌腱止点的肱骨骨桩，然后经过小结节并经肱骨髓腔穿出，以备后续缝合肩胛下肌腱使用，其操作与初次及翻修非限制性肩关节假体置换术一样。

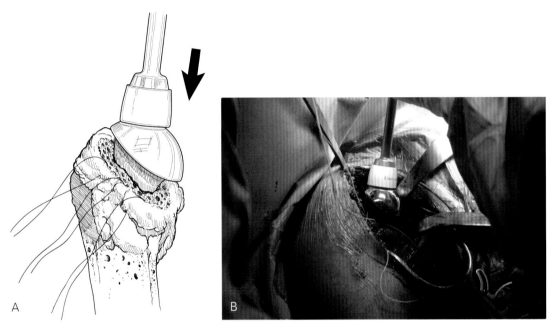

图 39.24　将肱骨假体打入合适位置

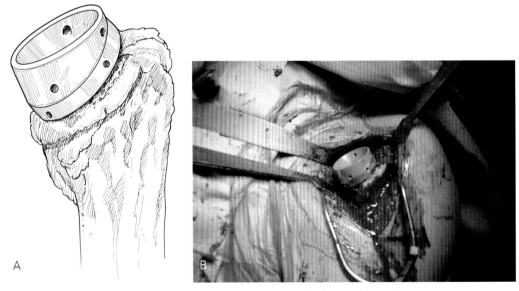

图 39.25　用不同型号的聚乙烯垫片与肱骨干进行试装

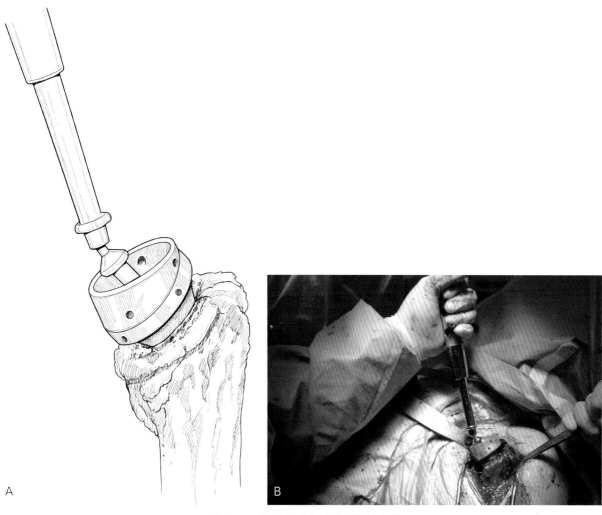

A

B

图 39.26 取出试装的肱骨干假体试模

正如前文所述，如果肱骨近端骨质缺损较多并需要行异体植骨重建，则使用可调节的肱骨假体并且经由异体植骨逐步组装。通过测量针测量后，将假体远端插入到如前文所述的位置（见图 39.20）。选取适当长度的骨干放置于测量探针的前方，并用探针将其推向远端肱骨原本的骨干，直到其与肱骨假体的尖端接触（图 39.28）。接着将肱骨干骺端假体沿着测量探针放入（图 39.29）。使用一个合适长度的连接螺钉将假体各个组件安装在一起（图 39.30）。使用一个锁定钉帽进一步保障连接螺钉的固定（图 39.31）。开始尝试安装不同的聚乙烯垫片，正如第 23 章描述的一样。一旦获得合适的张力，即可安装最终的聚乙烯垫片（图 39.32）。

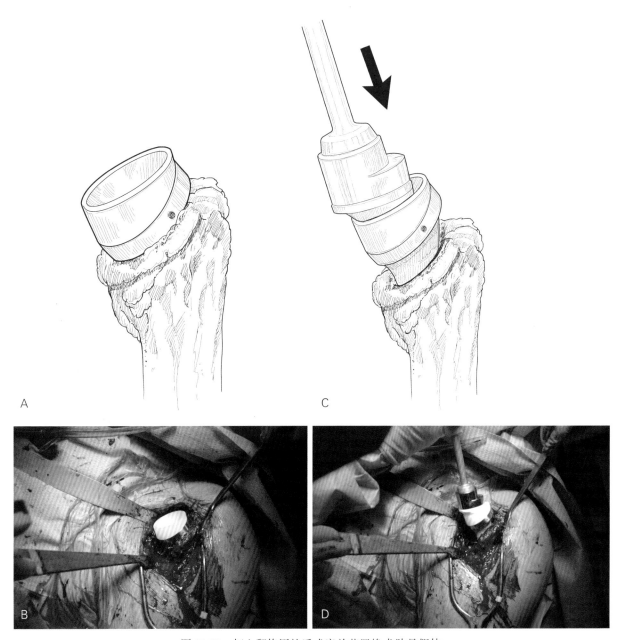

图 39.27　打入翻修用的反式肩关节置换术肱骨假体

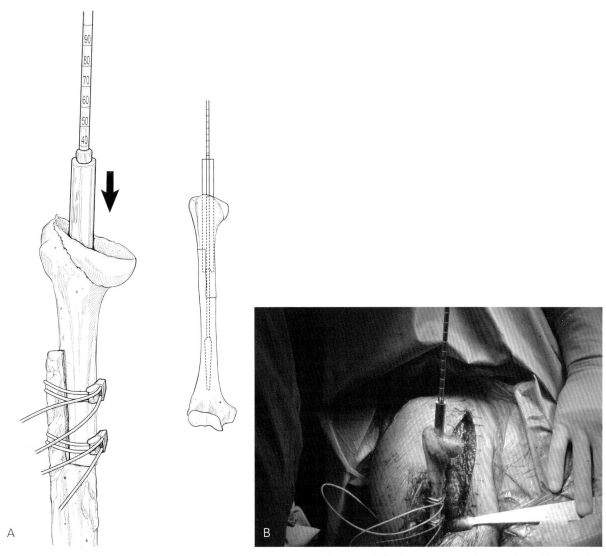

图 39.28　将校准的钉棒植入合适长度的异体植骨块骨干部分并打穿进入自体肱骨骨干，使内植物尖端与自体骨相接触

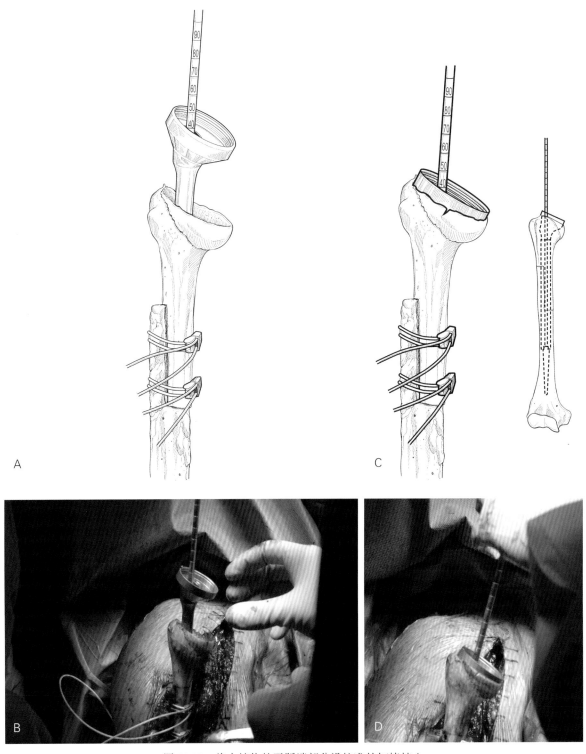

图 39.29 将内植物的干骺端部分沿校准的钉棒植入

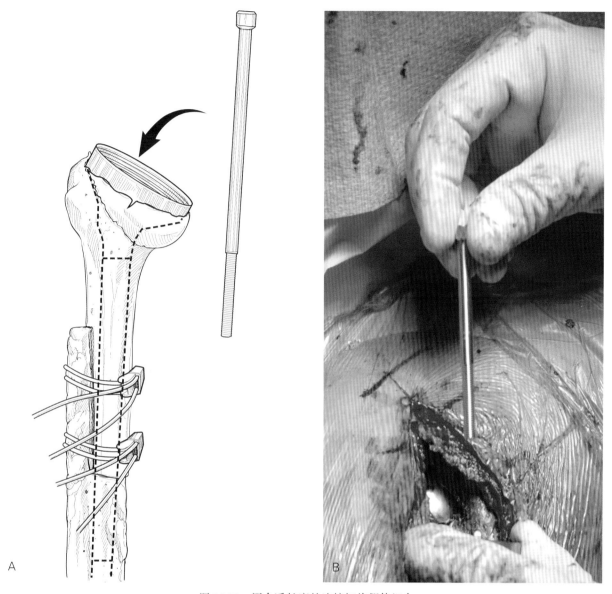

图 39.30　用合适长度的连接钉将假体组合

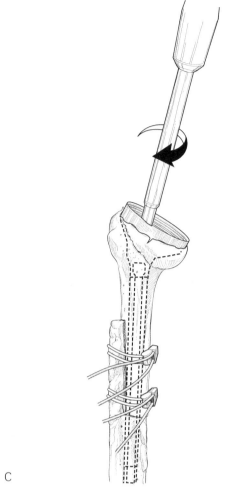

C

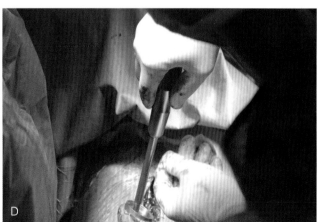

D

图 39.30（续）

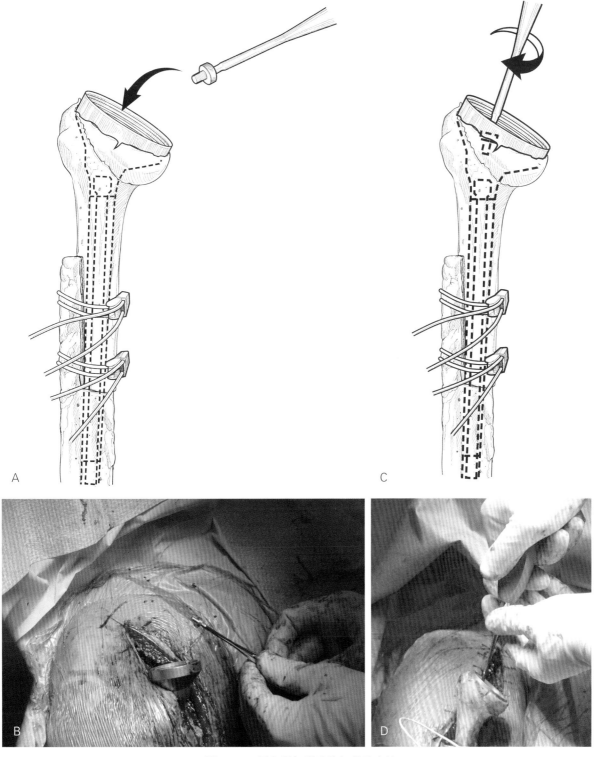

图 39.31 固定帽加强连接钉的稳定性

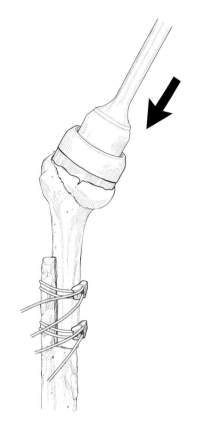

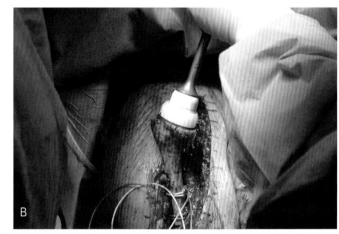

图 39.32　植入聚乙烯垫片

特殊情况

假体周围骨折

假体周围骨折的病例，在放置肱骨翻修假体柄之前必须要先复位骨折。骨折及相关结构（如桡神经）的暴露在第 37 章中有详尽的描述。从骨折处向远端骨干放入铰刀并对远端骨干进行扩髓（图 39.33）。骨折近端的肱骨使用选择的肱骨干假体柄相应的工具进行扩髓。在对肱骨近端进行准备时，可以使用一个骨钳固定住肱骨近端，此举有利于整个操作（图 39.34）。

肱骨近端准备好后，复位骨折并插入肱骨干假体柄（图 39.35）。应当选用假体柄长度超过骨折远端至少 2 个皮质骨直径的假体（图 39.36）[1]。肱骨两边分别放置来源于异体胫骨的新鲜冰冻条状皮质骨并以骨折为中心进行放置。我们放置 2 根或 4 根由编织的高分子聚乙烯

包绕的单纤维尼龙线（Kinamed Inc., Camarillo, California）并通过配套提供的过线工具将线缆放置于骨膜下，同时需要注意避免损伤后方的桡神经。通过张力器对线缆进行收紧（图 39.37）。最后安放肱骨头假体或者反式聚乙烯假体来完成肱骨的重建（图 39.38）。

可变肱骨干假体柄

目前有一些公司能够生产一类可变肱骨假体柄，此类假体柄允许假体从非限制性肩关节假体变为反式肩关节假体，反之亦然。遇到要从非限制性肩关节假体变为反式肩关节假体的情况，如肩袖损伤时，如果之前安放的是可变的假体柄，则可以保留该假体并改变肩关节的置换方案。

进行假体变换时，先使用一个音叉一样的工具取出肱骨头假体（图 39.39）。清除假体柄表面上所有的纤维组织，并检查假体稳定性（图 39.40）。此时，对肩盂进行仔细的翻修处理。

接着将肱骨近端脱位并尝试插入反式可变假体。我们使用的翻修系统能够允许恢复 145° 的肱骨颈倾斜角。了解初次手术肱骨干假体柄的倾斜角十分重要，我们需要据此选择合适的翻修假体。选择并安放合适的托盘及聚乙烯衬垫，如同第 21 章所描述的那样对其进行调整（图 39.41）。接着复位假体关节并对其进行评估，以便确认假体是否合适（见第 23 章）。确认好合适的假体后，将最终真假体安放好，需要注意确保 Morse 锥体的清洁和干燥（图 39.42）。

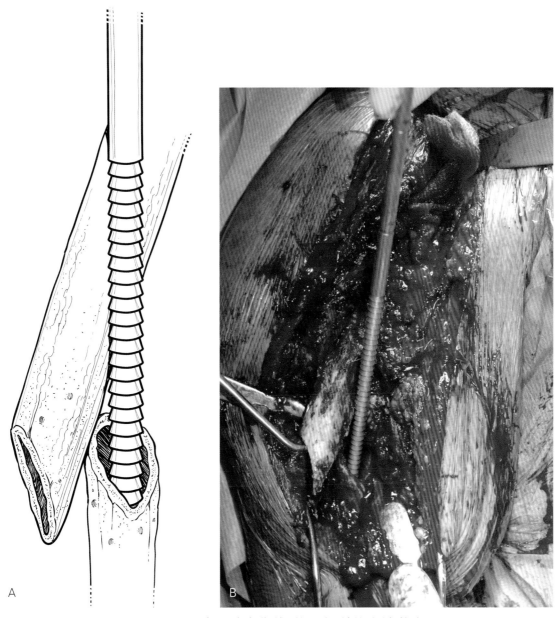

图 39.33　在肱骨骨折部位利用铰刀对远端骨干进行扩髓

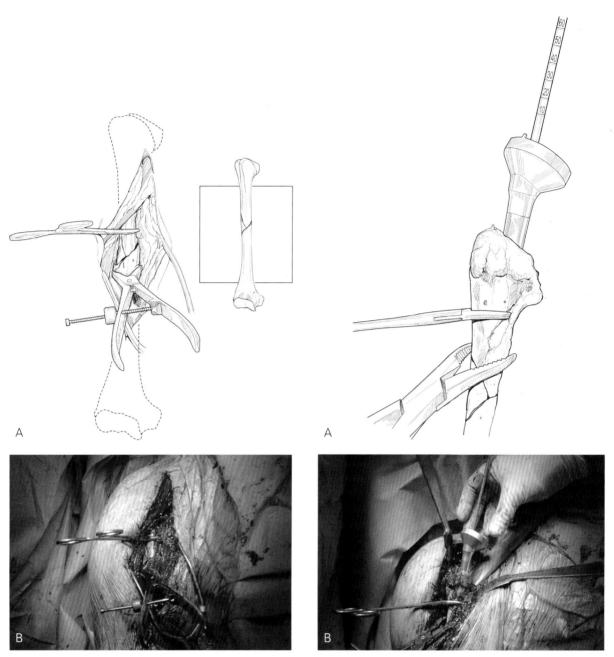

图 39.34　骨折部位使用复位钳进行复位

图 39.35　骨折部位处于复位状态的同时进行肱骨假体植入

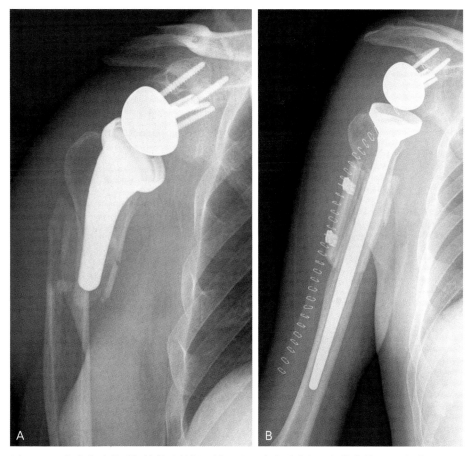

图 39.36 患者的肱骨干假体越过骨折远端至少 2 个皮质直径。翻修术前（A）与术后（B）影像学资料

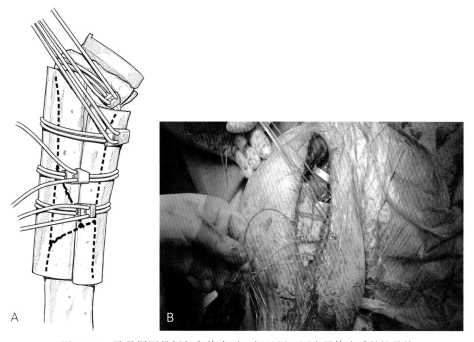

图 39.37 肱骨周围骨折行翻修术时，钢丝用于固定异体皮质骨植骨块

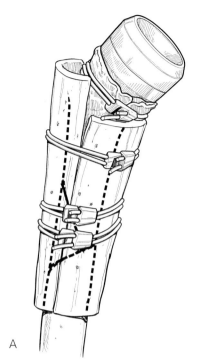

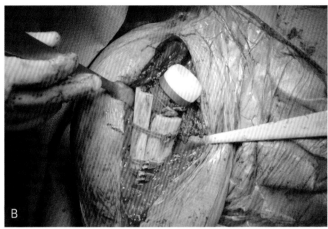

图 39.38 最后植入聚乙烯垫片完成肱骨重建

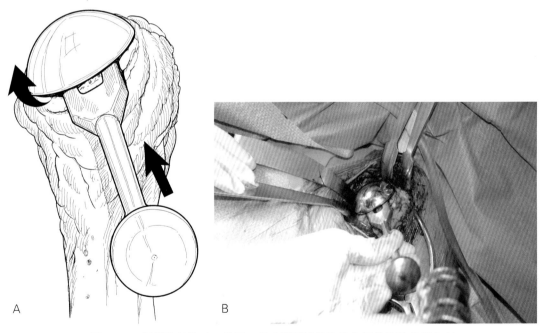

图 39.39 行假体转换时，使用一音叉样器械将肱骨头假体从肱骨干分离

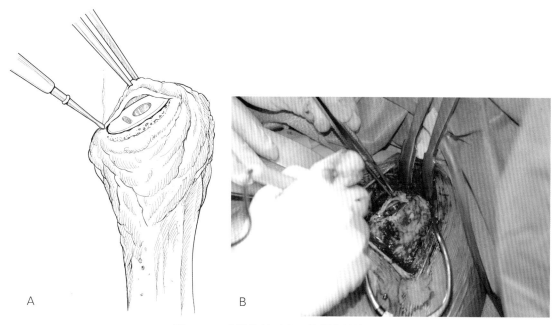

图 39.40 去除肱骨干表面的所有纤维组织

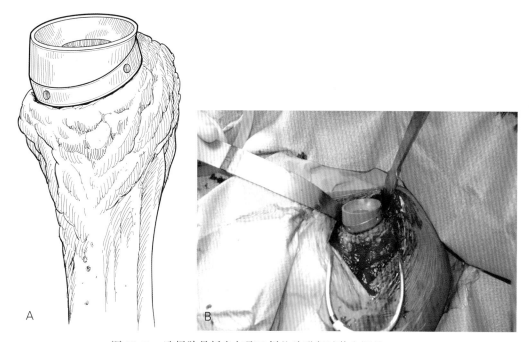

图 39.41 选择肱骨托盘与聚乙烯垫片进行试装和调整

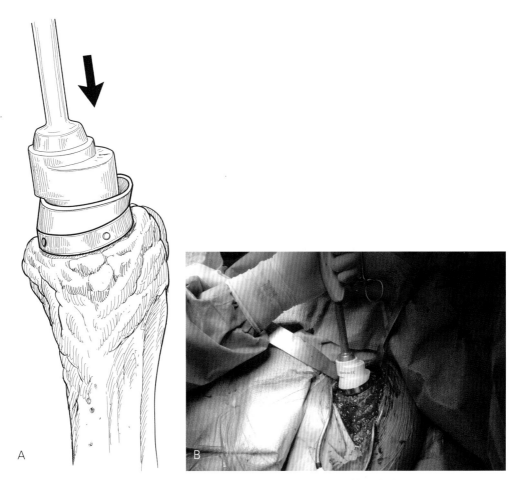

图 39.42　植入最终选择的内植物，应注意使 Morse 锥体保持清洁和干燥

（向明　杨金松　译）

参考文献

1. Johansson JE, McBroom R, Barrington TW, et al: Fractures of the ipsilateral femur in patients with total hip replacement, J Bone Joint Surg Am 61: 1435–1442, 1981.

第*40*章 肩盂部分

肩盂的问题通常是翻修手术的指征。此类问题包含既往全肩关节置换肩盂假体的失效以及半肩关节置换肩盂的骨性磨损。通常来说，肩盂问题往往有骨质的实质性损伤并且需要进行复杂的重建。要想成功处理肩关节置换失效问题，处理肩盂问题的能力是必不可少的。本章将详尽描述各种不同肩盂问题的处理办法。

不需要移植骨的肩盂翻修

半肩关节置换术后肩盂的磨损是肩关节翻修术的一个常见的指征并且通常在两种情况下发生：①伴有肩袖缺损、肩盂上部磨损伴随肱骨头静力状态下向上（或者前上）移位（图 40.1）；②肩袖完好，伴有疼痛症状的肱骨头中央、前方或者后方的磨损（图 40.2）。通常来说，磨损并没有严重到需要使用移植骨，但是外科医生应该于术前通过计算机扫描成像来判断肩盂骨性缺损的严重程度（图 40.3）。

不需要肩盂植骨的非限制性肩关节翻修术

对于肩袖功能完好，半肩关节置换术后肩盂磨损的患者，使用全肩关节假体对半肩关节假体进行翻修的方法和初次非限制性肩关节置换术的方法类似。在这些病例中，如果肱骨假体的尺寸和安放均合适，则外科医生在翻修时可以保留原肱骨假体。此种情况下通常需要替换原假体组的肱骨头假体。于术前了解患者假体类型及此种假体不同大小肱骨头假体的曲线半径十分重要。一种品牌的肩盂假体可以与不同品牌的肱骨假体相

匹配，只要在翻修术中计算和注意二者的匹配差异即可（见第 12 章中对于假体不匹配及其在非限制性肩关节置换术中的意义的讨论）。一般来说，半径相差 5.5~10 mm 就应该十分谨慎，并且据此仔细地选择合适尺寸的肩盂假体[1]。如果肱骨假体的大小不合适或安装位置不良，甚或肩盂的暴露因肱骨假体的遮挡而不够充分，则需要取出肱骨假体，正如第 38 章所描述的一样。

当肩盂充分暴露后，如同初次非限制性肩关节置换术一样，在肩盂上植入一个挂钩式或中轴式的肩盂假体（图 40.4）。此种植入非限制性肩盂假体的技术在第 12 章有详细的描述。

不需要肩盂植骨的反式肩关节翻修术

在半肩关节置换术后肩盂磨损的患者以及肩袖无功能的患者，需要实施从半肩关节置换到反式肩关节置换的翻修手术，方法与初次反式肩关节置换相似。在这种情况下，半肩关节假体需要被取出，并且同时需要暴露肩盂，如同第 38 章描述的一样。如果初次置换使用的是一种可转换的假体，则只需要取出肱骨头假体的部分，将肱骨干假体部分留置（见第 39 章）。安置反式肩盂假体的方法如同初次置换术一样，在此章后续部分有相关描述，细节部分见第 22 章。

有时候，根据需要，可以在肩盂骨质缺损较小的患者中将全肩关节假体翻修成为反式肩关节假体（如巨大肩袖撕裂）。大多数这类患者的肩盂假体牢固固定或只有轻微的松动。在取出肩盂假体后，之前钻出的中央孔道可以被用来安置反式肩关节的肩盂假体（图 40.5）。而最初为了安置钉柱式非限制性肩盂假体外周的孔道，则

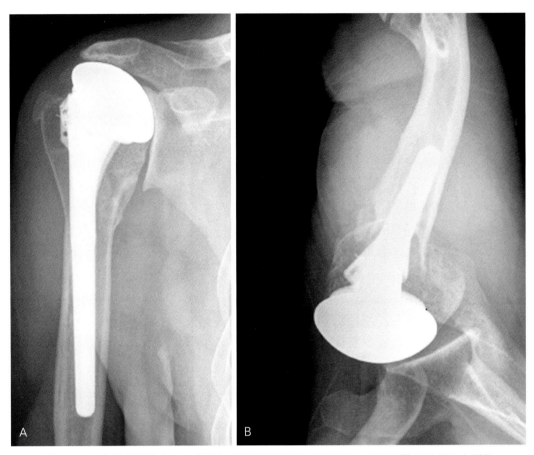

图 40.1 半肩关节置换术后，在关节盂无明显骨缺失的情况下，关节假体发生前上方脱位

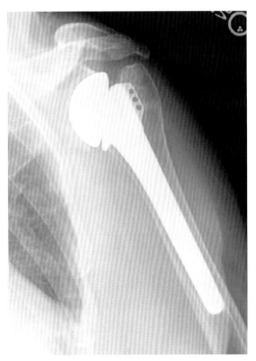

图 40.2 半肩关节置换术后发生伴疼痛症状的
关节盂中央侵蚀

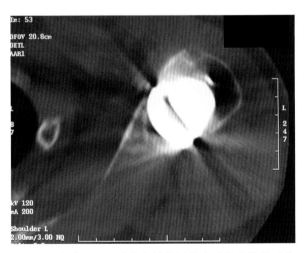

图 40.3 患者 CT 显示半肩关节置换术后发生关节盂中
央侵蚀，然而该患者关节盂骨量足够，故在安放关节盂
假体时未行植骨

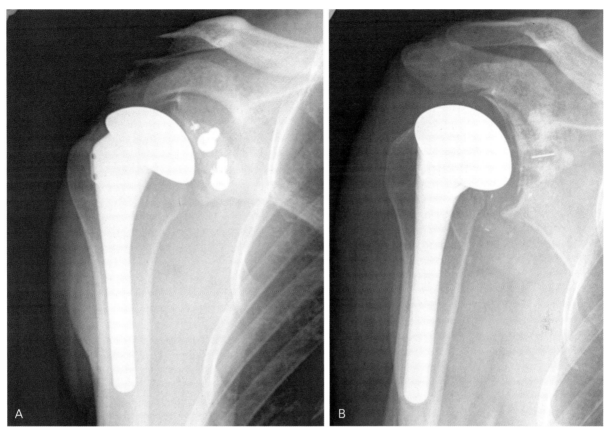

图 40.4　患者从半肩关节置换术转为全肩关节置换翻修的术前（A）与术后（B）影像学资料

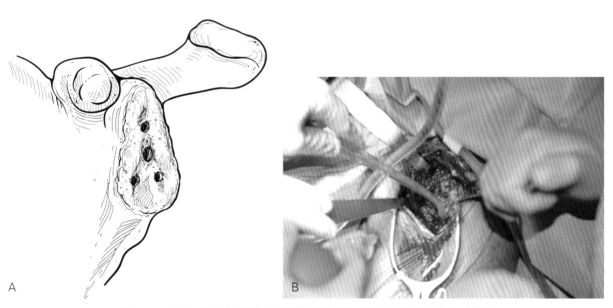

图 40.5　用于固定解剖型关节盂假体的中央孔可用于安装反式关节盂假体

可以忽略。将剩余的肩盂打磨成一个平面（图40.6）。在这种情况下，我们推荐使用带有中央螺钉的翻修专用底座。这种底座的安置方法见第 22 章。因为使用肩盂上之前的孔道安放反式底座将使得底座的位置变得比最理想位置更高，所以应该使用一个下方补偿的肩盂球假体（图40.8）。图 40.9 展示了最终的结构。

需要植骨的肩盂翻修

半肩关节置换术后出现中等或者重度肩盂骨性缺损的患者，以及初次肩盂假体失效的患者，需要使用自体髂嵴移植骨进行肩盂重建[2]。我们之前的经验表明，使用松质骨、异体骨，以及

骨替代物会导致移植骨的高吸收率，因此我们采用现在这种技术。

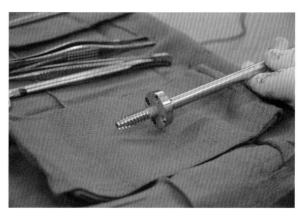

图 40.7 翻修使用的带有中央钉的基板

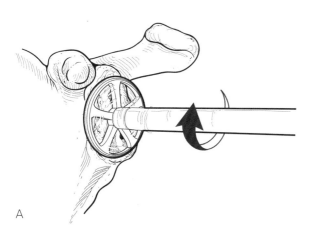

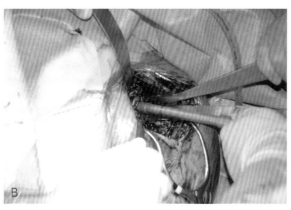

图 40.6 利用之前的中央孔对剩余的关节盂进行扩髓，形成一个平面

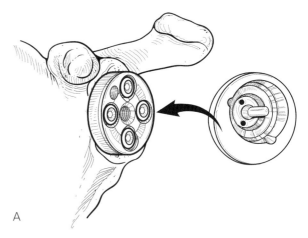

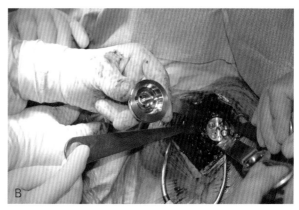

图 40.8 使用上述中央孔安装反式假体基板会使基板比设计的更偏上，故使用一个下方补偿的关节盂球面假体

需要行肩盂植骨的非限制性肩关节翻修术

半肩关节置换术后极少出现中度或重度的肩盂骨质缺损，或是肩盂骨量很少以至于妨碍非限制性肩盂假体的植入（图40.10）。在这种情况下有两种选择：①转成肩关节切除成形术，仅仅取出肱骨假体；②使用髂嵴植骨重建肩盂。相似的，对于肩盂假体失效的病例（松动、假体周围骨折），可以考虑的选择有切除成形术、取出肩盂假体而保留肱骨假体，以及使用髂嵴植骨重建

肩盂（图40.11）。我们会告知选择肩盂植骨重建并计划实施非限制性肩关节翻修术的患者，在经计算机扫描成像证实移植骨已经愈合后（通常在植骨后6个月），会实施二期手术来安放聚乙烯肩盂假体（图40.12）。对于选择切除成形术或者取出肩盂假体的患者（通常老年患者只想减轻疼痛），仅仅需要取出肱骨干或者肩盂假体，或者两个一起取出，就可以达到目的，正如第38章所述（图40.13）。

实施肩盂重建之前，需要先取自体髂嵴移植

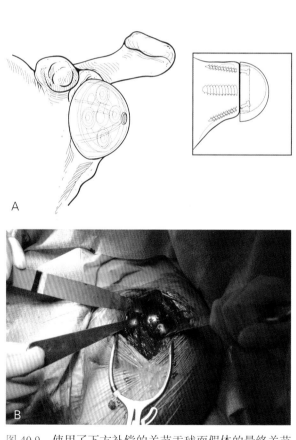

图40.9 使用了下方补偿的关节盂球面假体的最终关节盂结构

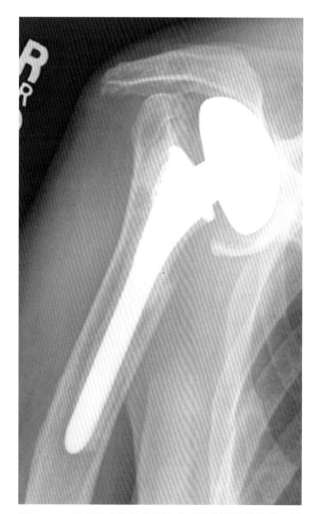

图40.10 患者行半肩关节置换术后发生严重的关节盂侵蚀，无法进行单纯的关节盂假体植入

骨，在本章后续部分有相关描述。去除所有覆盖在肩盂表面的软组织来明确肩盂的骨性边界（图 40.14）。确定缺损区域。如果肩盂缺损的部位位于其中央，则可以将移植骨打磨得与骨缺损的形状相匹配，且不再需要使用其他的内固定（图 40.15）。对于四周的缺损，则有必要使用内固定来保证移植骨不会发生移位。对于前方或者后方存在骨性缺损的情况，我们通常选择中空的部分螺纹带垫片的 4.0 mm 直径螺钉将移植骨固定在完好的肩盂上。对于肩盂中央骨质缺损（难以实施移植骨形状匹配）以及肩盂上方骨质缺损，我们选择使用 1.5 mm × 60 mm 可吸收针进行固定（SmartPin, Linvtec, Inc., Largo, FL）。

中央骨质缺损

要想在肩盂中央骨质缺损中使用移植骨形状匹配来固定，先使用一个 5 mm 的圆形磨钻对肩盂表面进行轻微打磨（图 40.16）。使用骨刀或者摆锯将三面皮质的髂嵴骨块打磨成与骨缺损相应的形状并且略微偏大（图 40.17）。先将松质骨放置于中央的肩盂缺损处，然后将三面皮质的移植髂骨放置于骨缺损处，并用大的骨击入器将其压实并使之与肩盂正常骨质平面平齐（图 40.18）。在安放移植骨时需要注意其方向，要使得皮质骨的一面朝向外侧（图 40.19）。

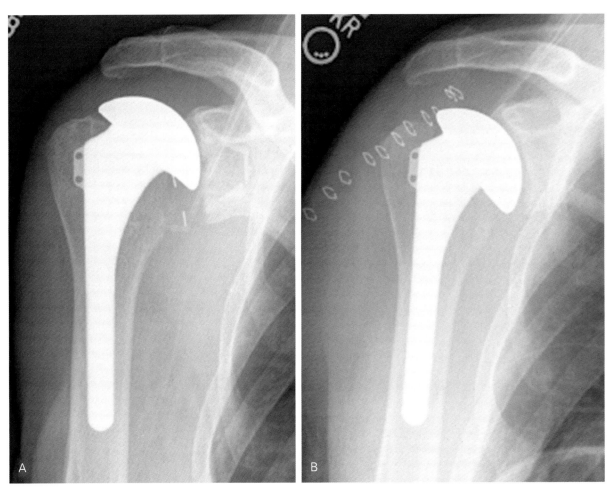

图 40.11　考虑对非限制性肩关节置换术后关节盂假体失败（松动、假体骨折）患者进行翻修时，选项包括切除成形术、去除关节盂假体保留肱骨假体或利用自体髂嵴进行关节盂重建

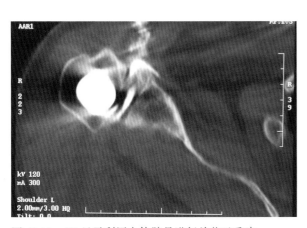

图 40.12 CT 显示利用自体髂骨进行关节盂重建

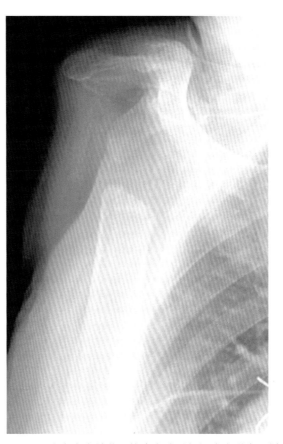

图 40.13 患者在肩关节置换术失败后行切除成形术以缓解疼痛

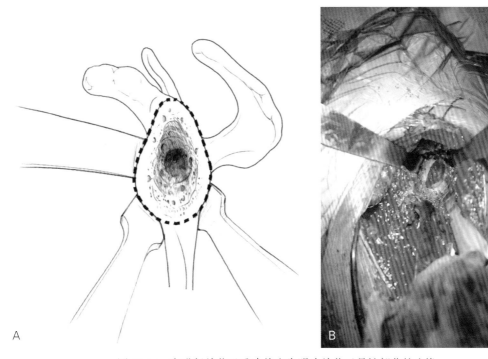

A

B

图 40.14 在进行关节盂重建前应先明确关节盂骨性部分的边缘

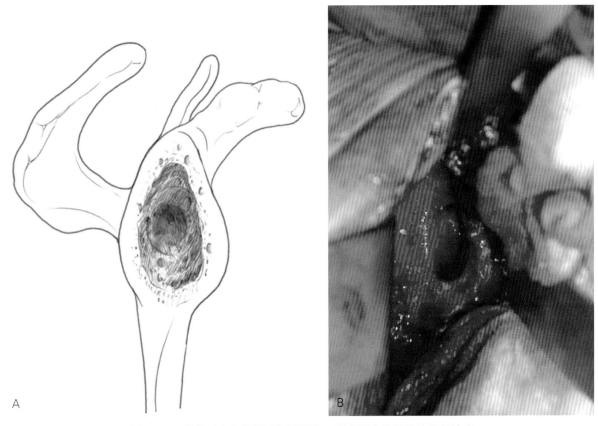

A

B

图 40.15　关节盂中央缺损可使用干涉－配合固定的植骨块进行治疗

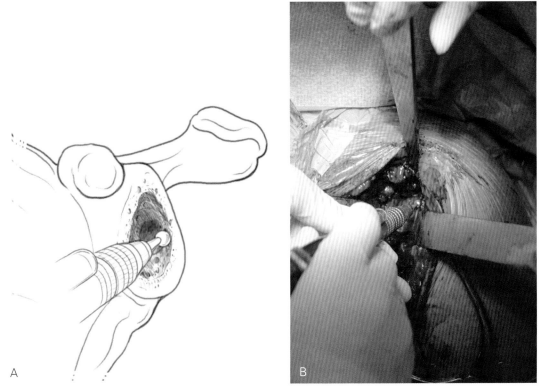

A

B

图 40.16　用 5 mm 圆形磨钻进行关节盂准备

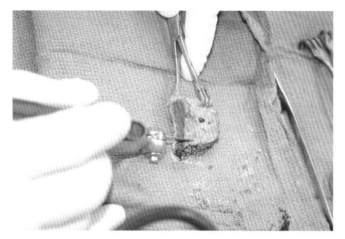

图 40.17　在植入关节盂前应对髂骨块进行形态修整

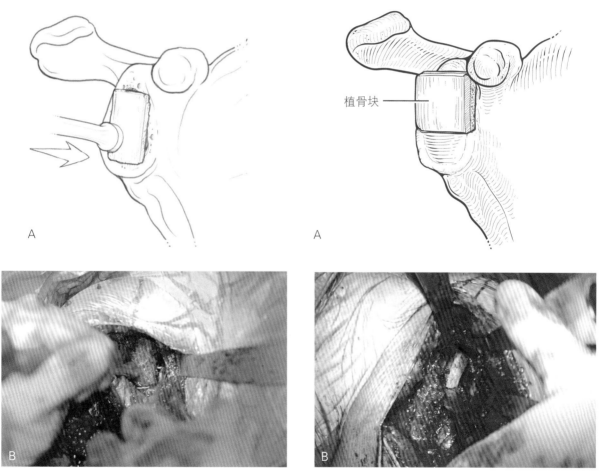

图 40.18　击入关节盂植骨块

图 40.19　关节盂植骨块植入时皮质骨应朝向外侧以抵御肱骨头的内移

周围骨质（前方或者后方）缺损

在肩盂前方或者后方缺损需要实施骨移植重建的病例中，需要使用骨刀将三面皮质的移植髂骨打磨得与缺损处相匹配，并使得有一面皮质朝向外侧（图40.20）。将2个4.0 mm螺钉的导针穿过移植骨、肩盂穹顶及肩盂对侧皮质（图40.21）。需要注意钻入导针的方向，避免与肩盂穹顶的中央相冲突，以免阻碍之后肩盂假体的安装（图40.22）。对于前方肩盂缺损来说，可以通过胸大肌三角肌入路来钻入导针。对于后方肩盂缺损来说，可以于肩关节后方经皮钻入导针（图40.23）。通过导针来测量螺钉的长度（图40.24）。将钻套入导针进行扩孔（图40.25）。在导针的引导下安放合适长度的带垫片螺钉，并充分拧紧（图40.26）。

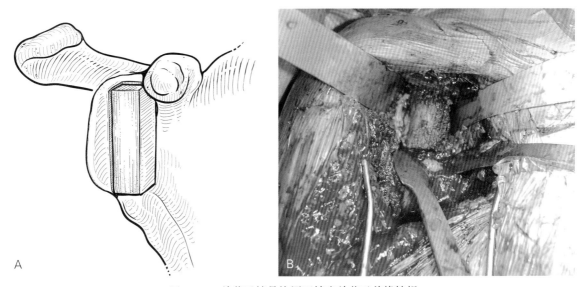

图40.20 关节盂植骨块用于填充关节盂前缘缺损

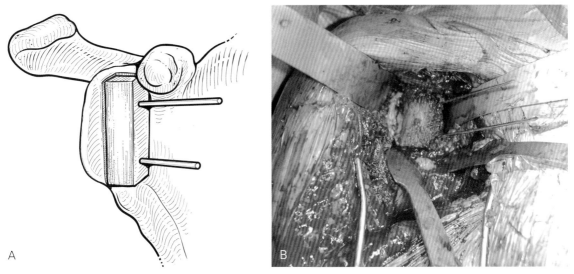

图40.21 用植骨块重建关节盂前缘缺损时可用导针引导4.0 mm空心螺钉的植入

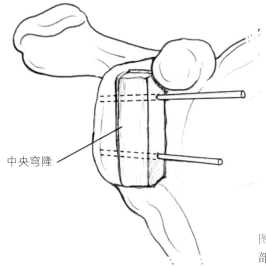

中央穹隆

图 40.22　安装导针时要注意占用关节盂穹隆的中央部分，以免后期关节盂假体的植入受到阻碍

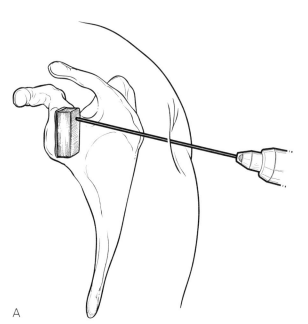

A

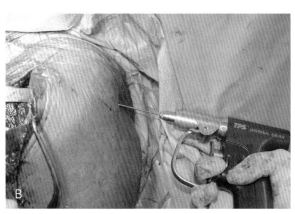

B

图 40.23　经皮关节盂后缘缺损修复

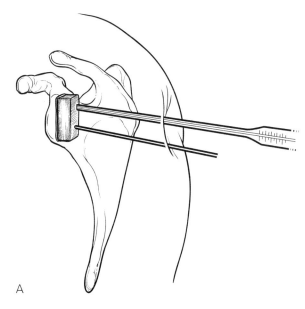

A

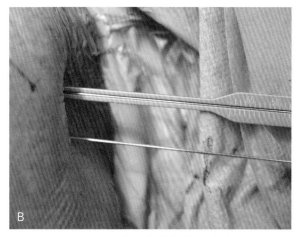

B

图 40.24　利用导针测量螺钉长度

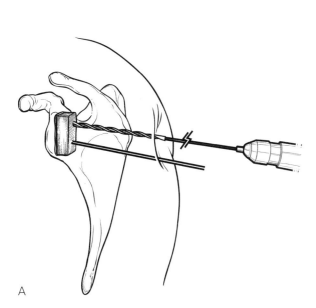

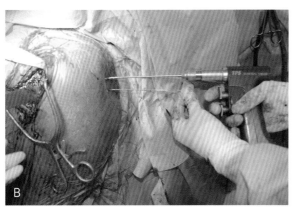

图 40.25　导针引导下进行空心螺钉的钻孔

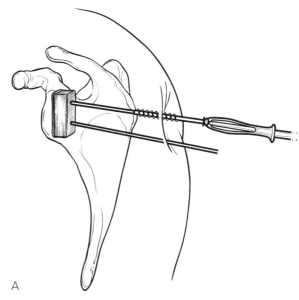

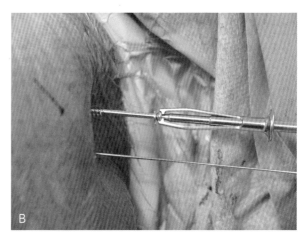

图 40.26　利用螺钉和垫圈进行植骨块的固定

在实施肩盂植骨重建时，我们避免同时安置非限制性肩盂假体。一期实施肩盂植骨重建和肩盂假体的安置会导致肩盂假体难以接受的高失效率（图 40.27）。在这种情况下，肩盂重建植骨 6 个月后，如果计算机扫描成像证实了移植骨已经愈合长入并且肩盂有足够的骨量来满足肩盂假体的植入，我们便会进行肩盂假体的安置（图 40.28）。此时，翻修肩盂假体的植入即可采用与初次肩盂假体植入相同的打磨方式进行安置（见第 12 章）。有些时候对年轻患者行肩盂重建时，我们会使用阔筋膜对肩盂表面进行铺垫（图 40.29，见第 34 章）。

周围联合骨缺损（前方和后方）

对于前方联合后方肩盂骨性缺损的病例，使用可吸收的克氏针固定移植骨块来防止其移位（图 40.30）。需要先使用 2 个 0.062 英寸（0.15 cm）的克氏针向内穿过移植骨及正常的肩盂来固定移植骨块。需要有意地使这 2 个克氏针互相不平行（图 40.31）。取出一根克氏针，并将一根可吸收的克氏针使用专用工具击入该拔出的克氏针留下的孔道中（图 40.32）。使用另外一根克氏针沿着与之前 2 个克氏针均不同的方向建立另一个孔道，并使用同样的方法再击入一根可吸收克氏针（图 40.33）。重复此过程，直到至少放置

4根可吸收克氏针。为了增强固定效果，我们避免使任何2个克氏针平行。克氏针遗留在外的部分使用一个大的咬骨钳修建得与移植骨块相平，以此来完成最终的固定（图40.34）。对于上方缺损可以使用同样的技术进行固定。将骨缺损处打磨准备好，并将移植骨块打磨得与缺损相匹配后，使用多个可吸收克氏针将移植骨块固定好（图40.35）。

需要使用肩盂移植骨块的反式肩关节翻修术

对于初次实施半肩关节置换术并且准备使用反式肩关节假体进行翻修手术的病例，有时需要对肩盂进行植骨重建。对于肩袖阙如的患者，肩盂缺损通常位于上方；而对于半肩关节置换术后

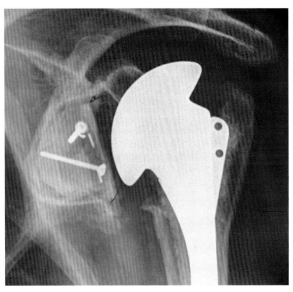

图40.27 一期行髂骨植骨块关节盂重建与非限制性肩关节假体植入术后发生关节盂假体失败

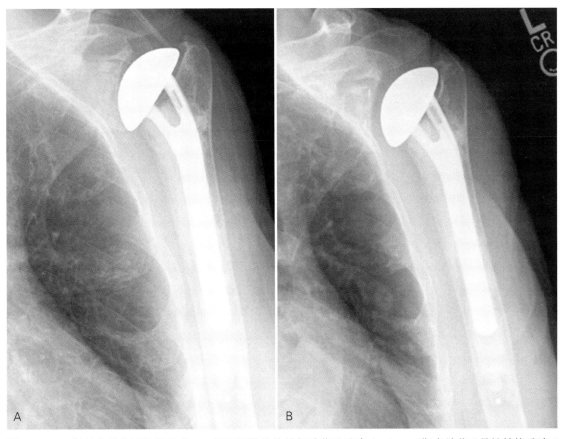

图40.28 二期行肩关节置换翻修术。一期利用植骨块进行关节盂重建（A），二期在关节盂骨性结构重建6个月后进行关节盂假体植入（B）

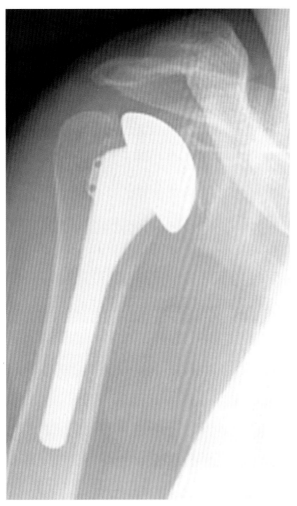

图 40.29　利用植骨块对关节盂骨性结构进行重建后，关节盂发生生物性表面修复

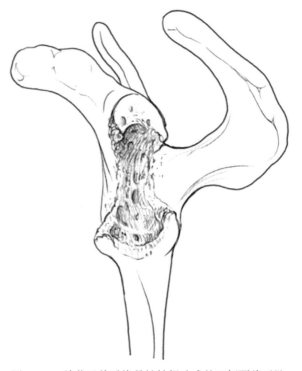

图 40.30　关节盂前后缘骨性缺损造成的双侧覆盖不足

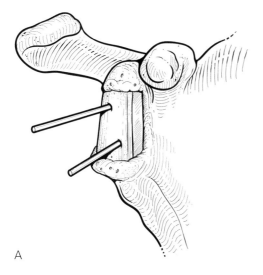

A

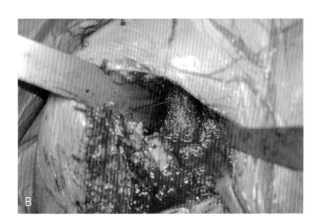

B

图 40.31　使用可吸收针固定植骨块前应先植入克氏针

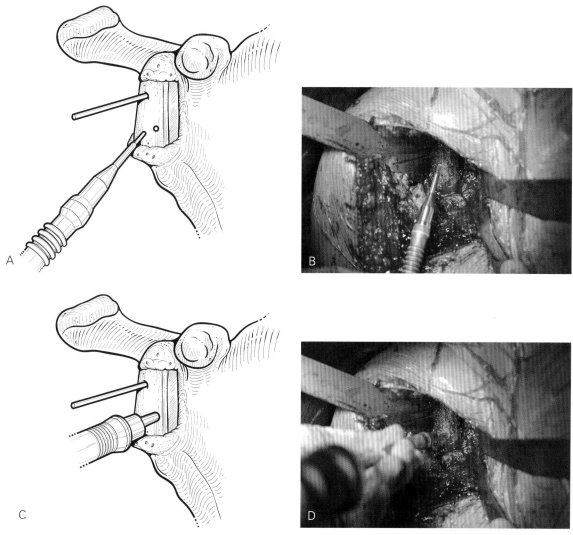

图 40.32　安装可吸收针固定植骨块

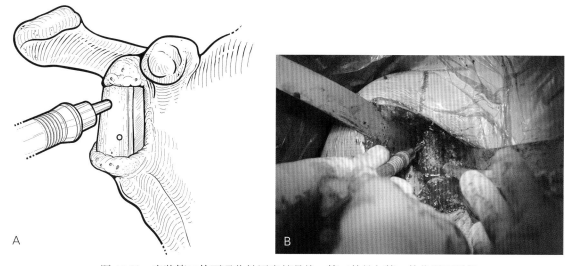

图 40.33　安装第二枚可吸收针固定植骨块。第二枚针与第一枚位置不平行

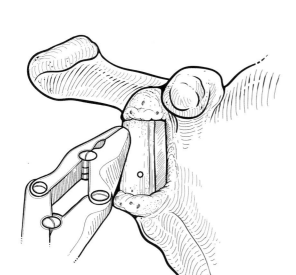

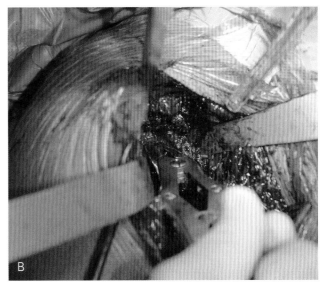

图 40.34　使用咬骨钳对可吸收针进行修整，使其与植骨块平面保持平整

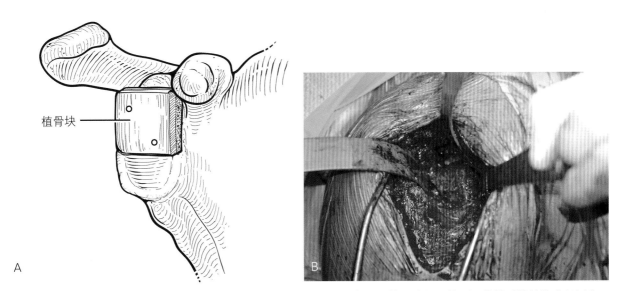

植骨块

图 40.35　对植骨块进行修整以适合上缘缺损，及对缺损面进行准备后，使用多根生物可吸收针对植骨块进行固定

假体不稳定的患者，骨质缺损通常位于前方或者后方（图 40.36）。相似的，肩盂假体失效以及肩袖阙如的患者是肩盂重建及反式肩盂假体植入的指征（图 40.37）。采用与非限制性肩关节翻修术中使用自体髂骨移植物进行肩盂重建相同的技术进行肩盂重建。采用反式肩盂假体翻修与采用非限制性肩盂假体翻修的主要区别在于，使用反式肩盂假体可以实现一期植骨重建及假体安置的可能。如果反式肩盂假体的大部分中央柱或者中央螺钉能够植入正常的肩盂骨，则反式肩盂假体即可以在一期进行植入（图 40.38）。可以使用一种为翻修手术设计的替代性底座。这种底座有比标准底座更长的中柱或中央螺钉。在重建移植骨块的作用下，该底座中柱额外的长度可以牢固地固定于正常肩盂骨质（图 40.39）。

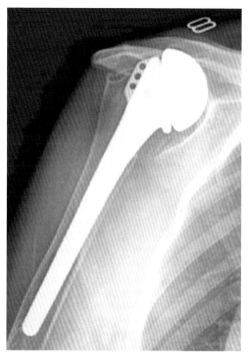

图 40.36　半肩关节置换术失败考虑反式假体。关节盂上缘的骨缺损应行髂骨植骨块关节盂重建

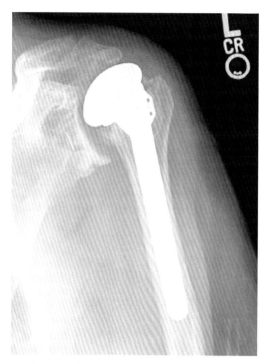

图 40.37　全关节置换术后失败发生肩袖缺损

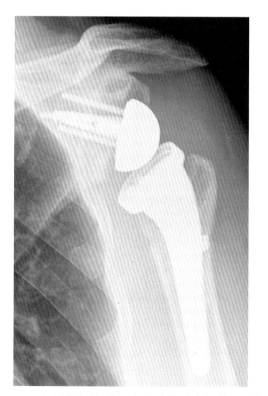

图 40.38　大部分患者可行一期手术将反式假体基座中心柱植入关节盂自体骨

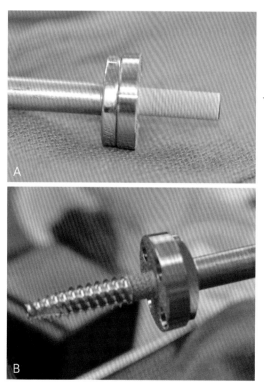

图 40.39　翻修使用的基座的中心柱或钉往往比标准基座要长，这有利于中心柱在植骨块重建的情况下仍能植入患者关节盂自体骨

Pascal Boileau 等描述了一种骨性填补的反式肩关节翻修技术（BIO-RSA），该方法使用肱骨头上原本用于初次反式肩关节置换术中外移肩盂的移植骨块（见第22章）[3]。在需要移植骨块且原来的肱骨头不可取的翻修病例中，BIO-RSA 技术可以通过使用 Tom Norris 等所描述的一种改良技术获取的髂嵴移植骨块来得以实现[4]。

这种暴露并获取自体髂嵴移植骨块的技术将在稍后描述。一旦前方髂嵴暴露完成，对于 BIO-RSA 技术来说，其获取移植骨块的方法同从肱骨头上获取移植骨块的方法一样（见第22章）。

将导针植入髂嵴的中心（由内到外）（图40.40），同时保证导针平行于髂骨的内板和外板。使用 BIO-RSA 移植骨磨钻打磨髂嵴直到获得一个平整的表面（图40.41）。使用一个套管钻在中心钻一个孔使其与肩盂假体底座的中央孔相匹配（图40.42）。取出导针，将反式肩关节假体的底座（长柱或长螺钉）插入髂嵴的中央孔中（图40.43）。使用一个1英寸（2.54 cm）的

弯头骨凿完成 BIO-RSA 磨钻打磨过的髂嵴的截骨并获取三面皮质的移植骨块（图40.44）。取出假体底座连同其上的移植骨块（图40.45）。可以使用摆锯、磨钻以及咬骨钳对移植骨块进行塑形，使得其能够与肩盂的骨缺损相匹配（图40.46）。

在准备好装配于长柱或长螺钉假体底座上的 BIO-RSA 移植骨块后，重新暴露肩盂。正如初次反式肩关节置换术一样，在反式假体植入的过程中，我们避免使用 Fukuda 盂肱关节拉钩，因为底座的固定螺钉有可能卡住拉钩。将一根导针植入肩盂穹顶，为放置假体中柱或螺钉做准备（图40.47）。根据术前的影像资料以及术中的观察，我们倾向于将导针放置在肩盂骨量最多处。接着将导针继续往深处钻，直到穿过肩胛骨的内侧皮质（图40.48）。将底座/移植骨的联合结构通过骨锤的冲击或者拧入螺钉（螺纹底座）放置于肩盂中央孔中（图40.49）。如果使用带螺纹底座，则需要在拧入螺钉时使用一种专用的钳子来防止骨块的旋转（图40.50）。

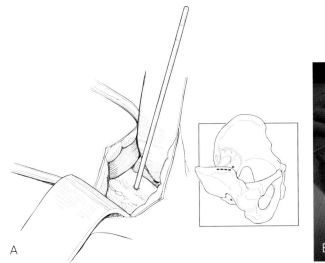
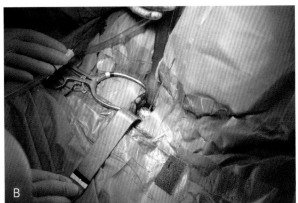

图40.40　导针应放置在髂骨块的中央（从中央移向旁侧），同时应保证导针与内外板平行

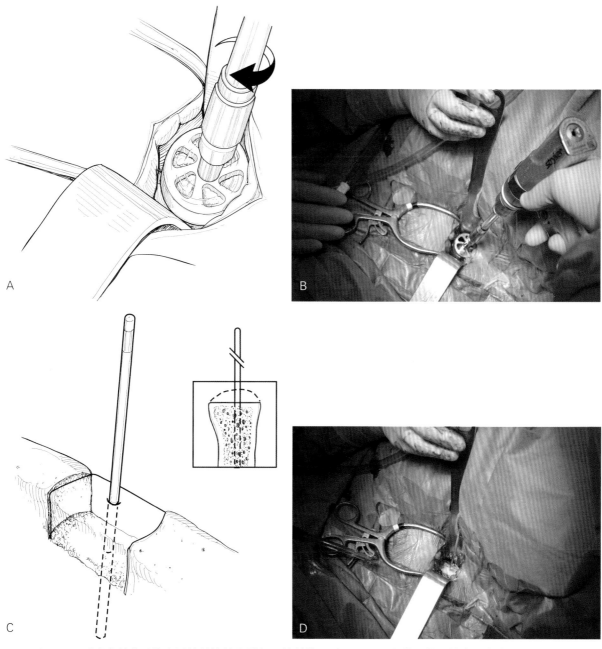

图 40.41 反式肩关节置换术因植骨块偏差增加 – 补偿技巧（BIO–RSA）使用扩孔钻直到将髂骨植骨块锉平

安装好底座后，使用与初次反式肩关节置换术同样的方法植入周围的螺钉进行固定（见第22章）。最先植入下方的螺钉来维持肩盂假体的下倾。将套筒植入底座下方的钉孔。在套筒的引导下用钻（3.0 mm）钻出一个双皮质的骨孔（图40.51）。钻的方向应该使得拧入的螺钉能够获得最大的长度以便保证固定强度的最大化。通常需要将钻的方向调整为垂直于肩盂到底座所能允许的最大向下倾斜的中间位置。在第二层骨皮质被穿破后，使用测深尺或者带有刻度的钻头来测量骨孔的长度。如果使用的是支柱型底座，则拧入 4.5 mm 螺钉直到螺钉头的螺纹刚好与底座的丝口接触。如果下方螺钉的钉头螺纹已经与底座的丝口接触，则底座与移植骨块之间不能进一步加压。上方锁定螺钉的钻入方向应该朝着喙突基底。使用同样的方法测量上方锁定螺钉的长度。

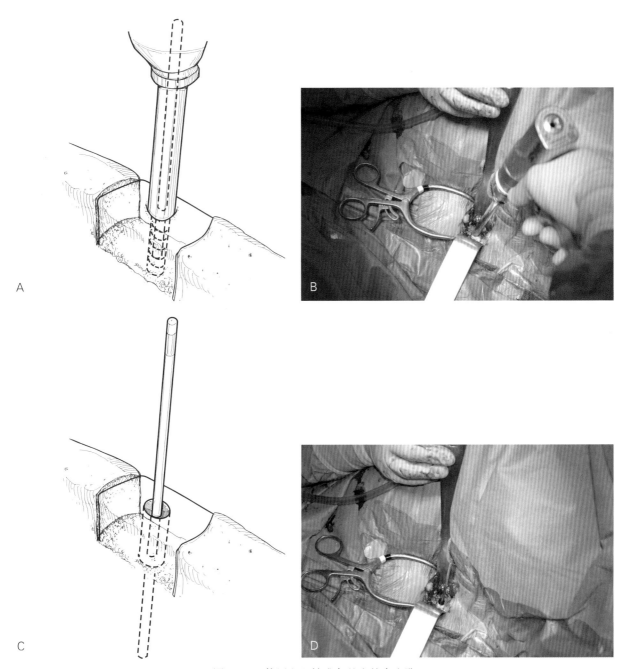

图 40.42 使用空心钻准备基座的中央孔

接着拧入上方的螺钉，同样要确保不要接触底座。对于前方及后方螺钉的植入，钻的方向通常朝着底座中柱的方向并稍微偏上或者偏下，直到穿过对侧皮质（比如，前方的钻孔方向朝着中柱的方向并偏上，同时在肩盂穹顶范围内穿过后方的骨皮质；后方的钻孔方向朝着中柱的方向并偏下，同时在肩盂穹顶范围内穿过前方的骨皮质）。使

用测深尺或者带刻度的钻头来测量并选择螺钉的长度，接着植入前方和后方的螺钉并充分拧紧来保证移植骨块与假体底座之间的充分加压。在前方和后方的螺钉都完全拧紧后，再依次拧紧下方和上方的螺钉来最终完成假体底座的固定。有时，因为潜在的骨量减少，前方和后方的螺钉不能够获得足够的把持力。在这种情况下，将螺钉安放

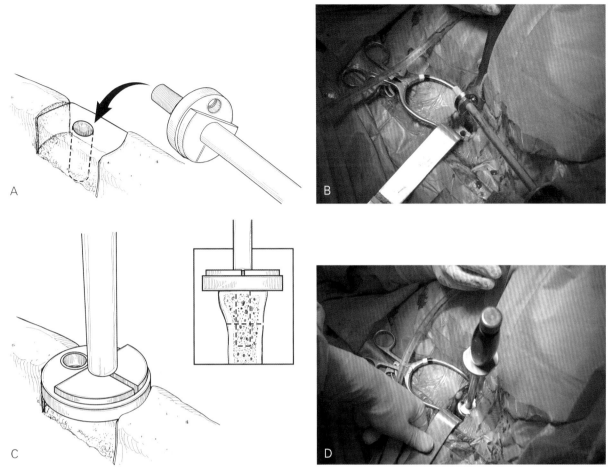

图 40.43　将反式关节盂假体基座植入准备好的髂骨块中央孔中

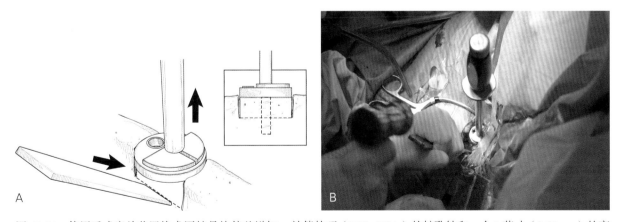

图 40.44　使用反式肩关节置换术因植骨块偏差增加－补偿技巧（BIO-RSA）的扩孔钻和一个 1 英寸（2.54 cm）的弯的骨凿完成髂骨块的截骨并获取三面皮质骨髂骨块

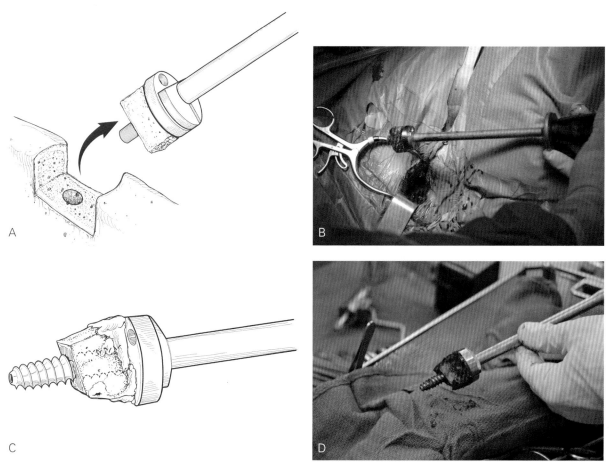

图 40.45　将基座与附着在上的髂骨块取出。长中央柱（A、B）或长骨钉（C、D）的基座均可使用

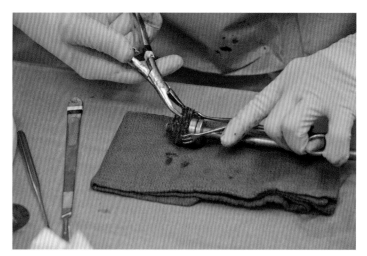

图 40.46　为与关节盂缺损相匹配，植骨块可用骨锯、骨钻或咬骨钳进行修整

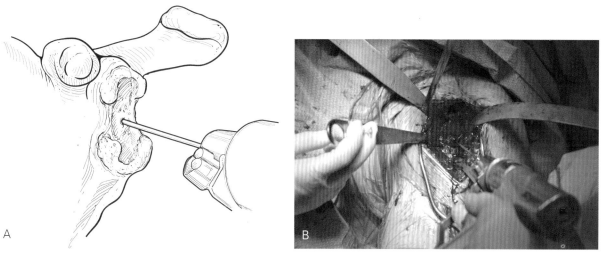

图 40.47 在关节盂穹隆放置引导针以植入中央棒或钉

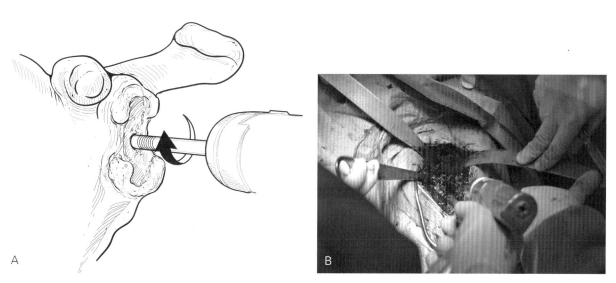

图 40.48 引导针穿透肩胛骨内侧皮质

在钉道中起到对肩盂假体松动的干扰作用。如果使用的是带螺纹的底座，则需要拧紧所有 4 个螺钉直到与锁定孔丝口充分锁定（图 40.52）。

将底座四周和中央的软组织以及血迹擦拭干净，并使用螺丝刀将肩盂球假体安装到底座上。假体球通过四周环形的 Morse 椎与底座卡紧，并通过中央的螺钉保证进一步的稳定。使用击入工具将假体球与底座充分卡紧，并拧入中央螺钉来完成肩盂假体的最终固定（图 40.53）。

完成肩盂假体的安装后，可以考虑行一期翻修术。如果反式假体底座的大部分中柱或中央螺钉能够稳定地固定于正常的肩盂骨质，则可以尝试一期反式肩关节假体翻修术，并接着将注意力转向肱骨假体部分（图 40.54）。如果底座中柱不能稳定地固定于肩盂正常的骨质，则应该实施分期手术。此时则不应该植入肱骨假体。一期术后 6 个月，在二期手术时植入肱骨假体（图 40.55）。

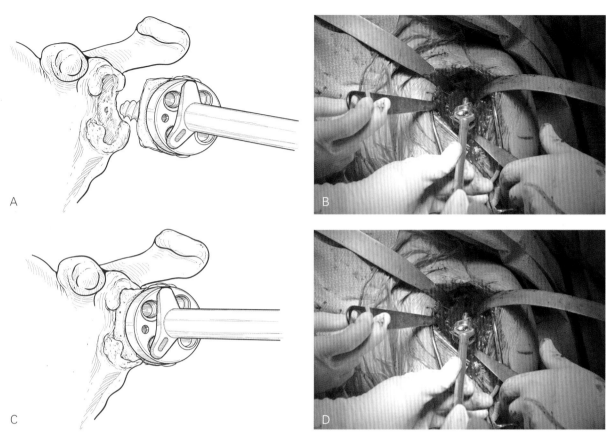

图 40.49　将基座 / 植骨块植入中央孔

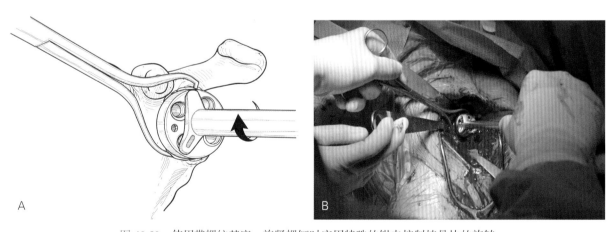

图 40.50　使用带螺纹基座，旋紧螺钉时应用特殊的钳夹控制植骨块的旋转

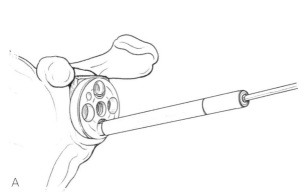
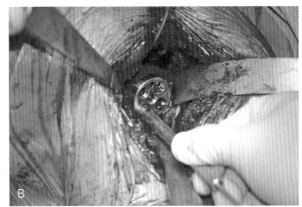

图 40.51　外周螺钉钻孔

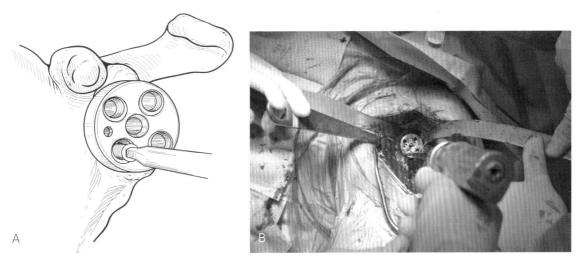

图 40.52　使用带螺纹基座时，外周应放置锁定钉

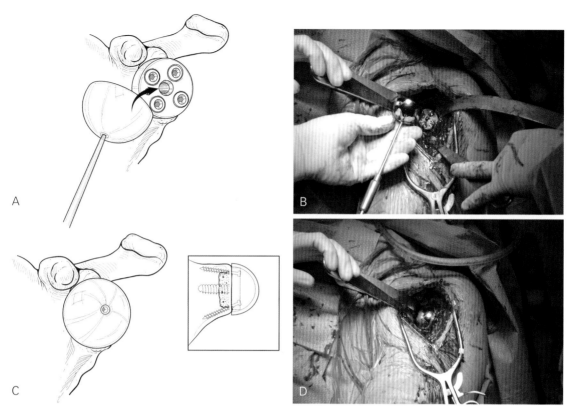

图 40.53　放置关节盂球形假体（A、B）并完成关节盂重建（C、D）

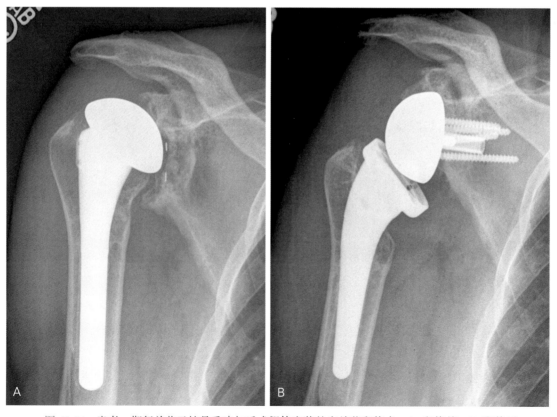

图 40.54　患者一期行关节盂植骨重建与反式假体安装的肩关节翻修术。A. 翻修前。B. 翻修后

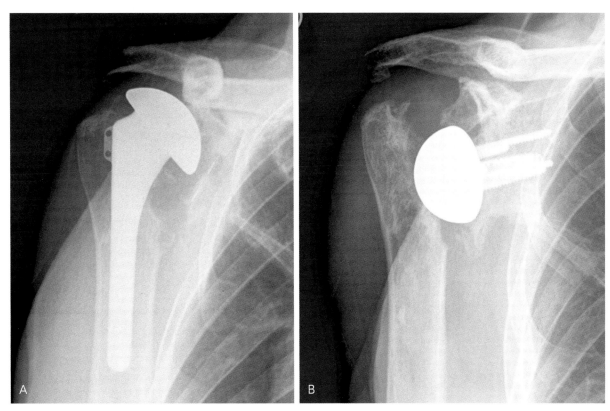

图 40.55　患者分两期行关节盂植骨重建与反式假体安装的肩关节翻修术。A. 翻修前。B. 一期翻修后随访

获取自体髂嵴移植骨块的技术

在需要行植骨重建肩盂的病例中，我们选择使用自体髂前上棘三面皮质骨块。在大多数病例中，我们选择手术侧肩关节对侧的髂嵴。这样可以使得术前准备及消毒铺巾更加方便，并且更重要的是，如果条件允许，可以让另一组手术人员同时进行取骨的操作。在我们的医疗机构中，常常是一名外科医生在其他医生对患肩进行操作的同时进行髂骨移植骨块的取骨。以下情况例外，即该患者既往曾取过患肩对侧髂骨的移植骨块（这并不是绝对禁忌证，只要取骨超过 1 年且影像检查提示髂前上棘重新长出足够的骨量即可）或者患者特地要求我们取用患肩同侧的髂嵴。

术肩的术前准备方法同第 4 章所描述的一样。整个对侧髂嵴区域都应该做好术前准备。先用异丙基酒精对皮肤进行清洁，接着使用聚维酮碘（Betadine）进行擦洗。使用毛巾将术区擦

干并用 Betadine 溶液进行消毒（图 40.56）。如果患者对 Betadine 过敏，则使用 4% 洗必泰葡萄糖盐溶液（Betasept）进行擦拭消毒。使用无菌水将该溶液冲洗掉，并涂上异丙基酒精溶液。用无菌巾对术区进行铺巾，并用皮钉进行固定（图40.57）。对侧肩关节常规进行消毒铺巾，见第 4 章。透过巾对髂前上棘进行触诊，并用绷带在其上剪出一个洞。将任何手术部位残留的 Betadine 擦干。将手术部位盖上一个封闭的有黏性的手术巾。我们倾向于使用含有 Betadine 的封闭式手术巾；然而，对 Betadine 过敏的患者，我们则使用相同的不含 Betadine 的手术巾。图 40.59 展示了完整的髂前上棘取骨铺巾。

以髂嵴为中心，使用 10 号刀片做一个切口，切口从触诊到的髂前上棘向后 4 cm 开始一直沿着髂嵴向后延伸 8 cm（图 40.60）。一定不要将切口向前延伸，以免对股外侧皮神经造成损伤。使用尖头电刀逐层从皮下分离至髂骨骨膜（图

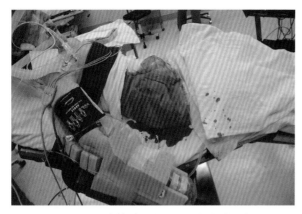

图 40.56 自体髂骨块取骨处的皮肤准备

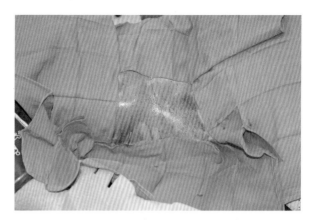

图 40.57 对髂骨结节处进行铺巾

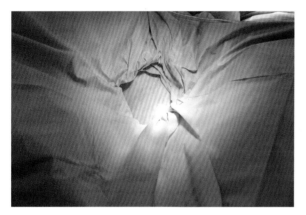

图 40.58 在髂骨结节上方的铺巾上剪一个洞暴露取骨点

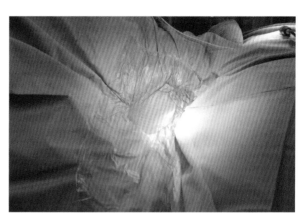

图 40.59 完成皮肤准备，完成髂骨块取骨点的铺巾

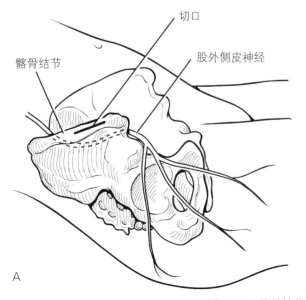

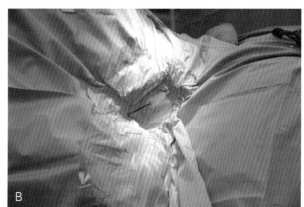

图 40.60 髂骨结节前侧取骨的皮肤切口

40.61）。使用自限拉钩对切口维持暴露。使用电刀沿着髂嵴的长轴逐步分离并拨开骨膜（图40.62）。使用 Cobb 骨膜起子暴露髂嵴的内板和外板（图 40.63）。将 Hohmann 拉钩放置于髂嵴的两侧来维持暴露（图 40.64）。此时，就可以实施 BIO-RSA 的 Norris 改良操作，正如本章之前所描述的一样。

如果需要的移植骨块难以通过 Norris BIO-RSA 技术获取，则可以使用 1 英寸（2.54 cm）的直骨刀或者小的摆锯将髂嵴在间隔 3 cm 处的两个地方横向切断（图 40.65）。在每个切口处骨凿或者摆锯的深度都应该到达至少 2 cm（图40.66）。使用 1 英寸（2.54 cm）的弯骨凿将髂嵴上两个垂直的骨切口连通，并获取三面皮质的移植骨块（图 40.67）。在最终取出骨块前需要使用一个 Lahey 钳将其夹住以避免污染。

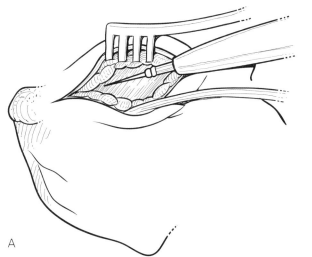
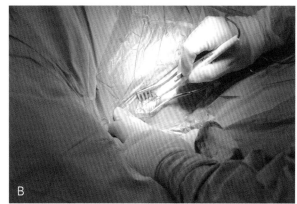

图 40.61　电刀分离皮下组织

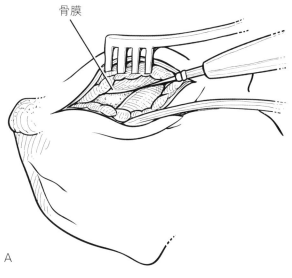
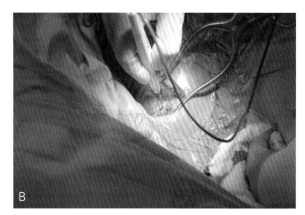

图 40.62　用电刀分离髂骨结节骨膜

外板

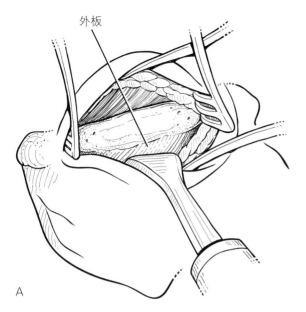

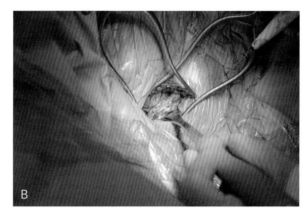

图 40.63　用 Cobb 起子暴露髂骨结节的内外板

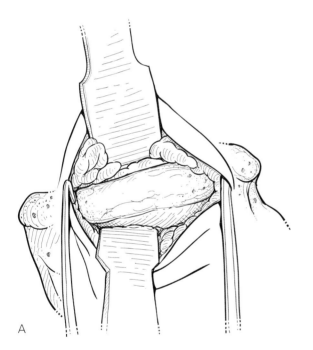

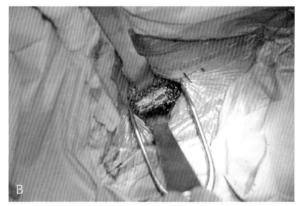

图 40.64　使用 Hohmann 牵开器保持髂骨结节的暴露

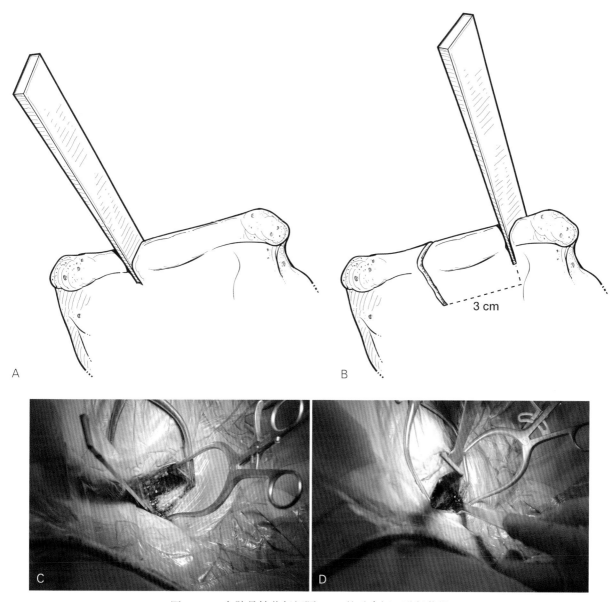

图 40.65 在髂骨结节行间隔 3 cm 的垂直切口进行截骨

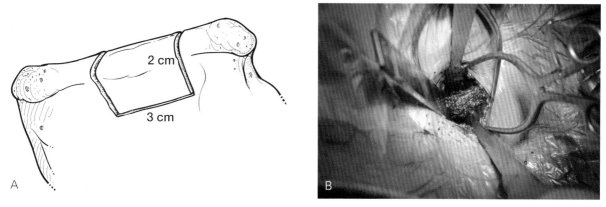

图 40.66 垂直切口为 2 cm 深

　　将三面皮质的骨块放置在专用的手术车上，并用不同型号和大小的刮匙将剩余的松质骨从骨盆上清除干净（图40.68）。使用注射器将取骨部位用加入抗生素的无菌盐水（每升无菌盐水加入50 000单位抗生素）冲洗干净。可以暂时塞入含有凝血酶的凝胶海绵（Pfizer，New York，NY）以止血。如果取骨部位的骨面持续出血，则可以使用一个中号的封闭式引流管并在术后一天拔出（图40.69）。使用0号编织可吸收缝线间断缝合关闭骨膜。可以局部注射麻药来减轻术后疼痛。皮下组织使用2-0编织可吸收缝线进行间断缝合。皮肤使用3-0单纤维可吸收缝合线进行连续缝合。使用无菌敷贴及无菌敷料对切口进行包扎（图40.70）。

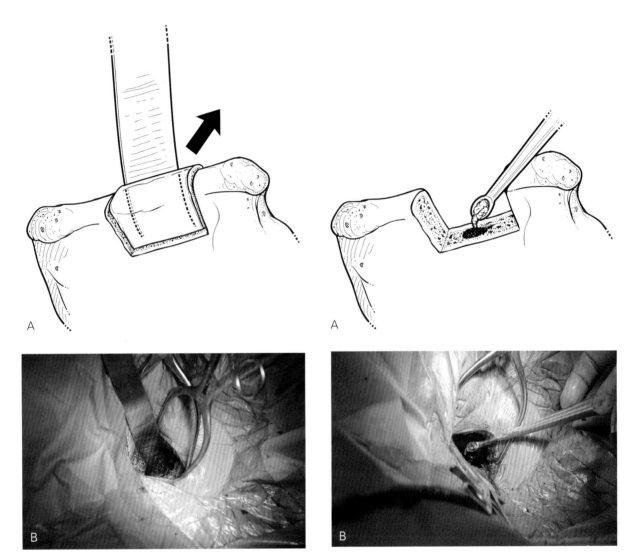

图40.67　使用1英寸（2.54 cm）弯骨凿连通髂骨结节两垂直切口并取下三面皮质髂骨块

图40.68　使用刮匙去除松质骨

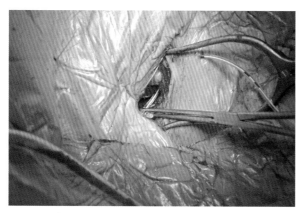

图 40.69　在髂骨结节取骨处放置一根中号闭式引流管

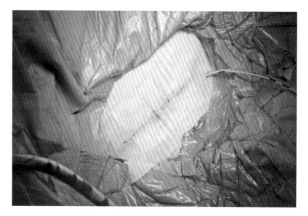

图 40.70　闭合髂骨取骨处创口

（向明　杨金松　译）

参考文献

1. Walch G, Edwards TB, Boulahia A, et al: Adenleine P. The influence of glenohumeral prosthetic mismatch on glenoid radiolucent lines results of a multicenter study, J Bone Joint Surg 84-A(12): 2186–2191, 2002.

2. Neyton L, Walch G, Nové-Josserand L, et al: Glenoid corticocancellous bone grafting after glenoid component removal in the treatment of glenoid loosening, J Shoulder Elbow Surg 15: 173–179, 2006.

3. Boileau P, Moineau G, Roussanne Y, et al: Bony increased-offset reversed shoulder arthroplasty minimizing scapular impingement while maximizing glenoid fixation, Clin Orthop Relat Res 469: 2558–2567, 2011.

4. Norris TR, Kelly JD, Humphrey CS: Management of glenoid bone defects in revision shoulder arthroplasty: a new application of the reverse total shoulder prosthesis, Tech Should Elbow Surg 8(1): 37–46, 2007.

第 *41* 章　伤口闭合与术后矫形器的佩戴

翻修手术的最后一步是伤口闭合及术后固定。翻修手术的伤口闭合同其他关节置换术相似。翻修手术的切口往往较长，使其伤口关闭较为费力。翻修手术的种类决定了术后使用矫形器的类型和使用时间。

伤口闭合技术

当复位假体及关闭肩胛下肌（如果存在）后，通过注射器使用 800 mL 含有抗生素的无菌盐水（每升无菌盐水含有 50 000 单位抗生素）灌洗切口。仔细检查切口确保止血良好。尽量用电刀减少残余的出血。使用一个中号的闭合式引流管来防止术后血肿的形成，方法与反式肩关节假体一样，详见第 24 章。

先使用 0 号编织可吸收缝合线将深层的筋膜层进行间断 8 字缝合。正如初次肩关节置换术一样，我们不关闭三角肌胸大肌间隙。浅筋膜使用 2-0 编织可吸收缝线进行间断 8 字缝合。皮肤则使用皮钉进行缝合（图 41.1）。针对大多数病例我们使用皮钉进行皮肤缝合，因为之前手术存在的瘢痕会导致皮肤的缝合变得困难。另外，翻修手术的切口会很大，尤其是需要延长切口的情况。使用皮钉会使关闭这样的大切口变得更加容易（图 41.2）。

当皮肤关闭后，如果使用了引流管，则应当仔细检查确保其位置没有发生变化。从引流管穿出皮肤的位置小心地掀开手术巾。清洁并擦干此区域的皮肤。围绕引流管使用 1/2 英寸（1.27 cm）的无菌敷贴将其固定于皮肤上，防止其无意中被拔出，我们常使用 2~3 条无菌敷贴（图 41.3）。

掀开切口周围其他的手术巾，使用浸有生理盐水的海绵清除切口周围的血迹并擦干。用无菌纱布对切口进行包扎，并在其上放置无菌吸水棉垫。使用 3 英寸（7.62 cm）的泡沫贴对敷料进行固定。若条件允许，在引流管上贴上标签并打开吸引。移去剩余的手术巾。

如果使用引流管，则无论引流量多少，都应当在术后 1 天拔除。保持切口敷料直到术后 3 天将其取下。取下敷料后，患者可以洗澡，但要避免将切口浸泡在浴缸中直到术后 2 周。术后 2 周在门诊将皮钉拆除。

术后矫形器的佩戴

包扎完手术切口后应当立即安装好矫形器。对于非限制性肩关节翻修术且没有实施后方关节囊紧缩术的患者，我们仅仅使用一个吊带进行固定，患者可以在术后 2~4 周时取下，只要其无不适感即可。对于反式肩关节假体翻修术或者实施非限制性肩关节翻修术合并后方关节囊紧缩术的患者来说，我们使用一个旋转中立位的吊带（Ultrasling, Donjoy, Inc., Vista, California, 图 41.4）。患者在行手、腕及肘关节活动锻炼以及清洁个人卫生时可以取下吊带。

对于反式肩关节翻修术，应该根据是否存在肱骨干骺端的骨量丢失来决定矫形器使用时间的长短。对于不复杂且干骺端骨量足够的病例，术后 3 周可以取下吊带并开始理疗。对于干骺端骨量丢失的病例，术后吊带的使用时间应该再延长 1 周，并于之后开始理疗。

对于行非限制性肩关节翻修术合并后方关节

囊紧缩术的病例，应当使用旋转中立位吊带 4 周来保护后方紧缩的关节囊。患者仅仅在行功能锻炼及清洁个人卫生时取下吊带。术后康复锻炼的方法在第 43 章有详尽的描述。

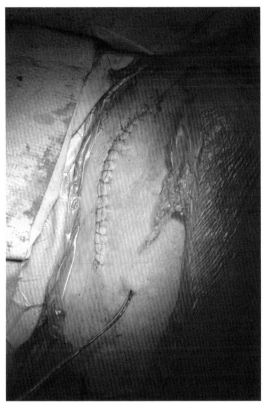

图 41.1 缝皮钉关闭皮肤切口

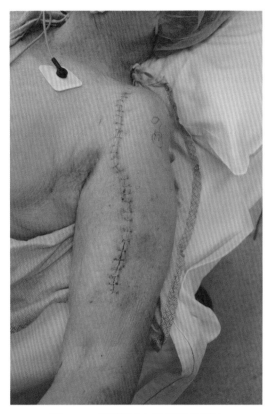

图 41.2 使用缝皮钉关闭延长切口

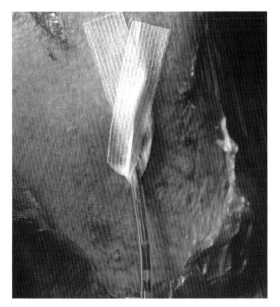

图 41.3 使用无菌胶布将引流管固定在合适的位置，避免脱落

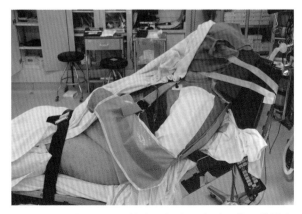

图 41.4 肩关节置换翻修术后部分患者需要使用旋转中立位的支具

（向明 杨金松 译）

第 *42* 章　手术结果与并发症

肩关节翻修术的结果与其手术指征一样多变。总的来说，翻修手术的结果没有初次肩关节置换术那样令人满意。因为肩关节翻修术后的结果缺乏相关文献的报道，所以本章报道了我们自己的肩关节置换术的手术结果。另外，也列出了最常见的手术相关并发症及其治疗方法[1, 2]。

手术结果

肩关节翻修术的手术结果难以评判，因为翻修术的手术指征差异很大。简单的手术指征如因为肩盂磨损而将半肩关节假体翻修成为全肩关节假体，理所应当地比因为慢性感染而行多次灌洗及清创后实施反式肩关节翻修术的手术结果更好。不幸的是，因为肩关节翻修病例相对较少，所以不能对手术结果有一个明确的结论。表 42.1 详尽展示了根据我们建立于 2003 年的前瞻性数据库得到的肩关节翻修术手术结果。评估指标包括关节活动度、患者满意度、Constant 评分（一项整合了疼痛、活动度、活动能力、力量的评分）及根据年龄和性别调整的肩关节专用的 Constant 评分[1, 2]。

术中并发症

肩关节翻修手术术中并发症十分常见，并且可以分为与肱骨、肩盂、肌肉肌腱等软组织（肩袖）以及血管神经相关的并发症。

肱　骨

术中与肱骨相关的并发症十分常见。最常见的肱骨相关并发症是医源性骨折，通常是因为在软组织没有完全松解前就过于激进地使肱骨脱位，也可发生于取出一个牢固固定的肱骨干假体的情况下。骨量减少的患者和肩关节严重僵硬的患者出现该并发症的风险尤其大。这一类型的骨折通常发生在肱骨干或者肱骨近端累及大、小结节。累及肱骨干的骨折应该复位后使用长柄的肱骨干假体固定。骨量减少的患者可以使用异体植骨和钢缆环扎进行固定（图 42.1）。

术中累及大结节或小结节（或者均累及）的骨折通常是由于取出肱骨柄假体造成的。大部分此类骨折能够通过缝线成功固定。如果结节骨折经过缝线固定仍然不牢固，则应该考虑使用反式肩关节假体作为翻修假体。

肩　盂

术中肩盂骨折通常发生在肩关节翻修取出肩盂假体以及打磨肩盂的时候。有骨量减少的患者风险最大。骨折可能只累及肩盂的外周或者同时延伸到关节面。充分松解关节囊可以将肩盂骨折的风险降到最低。另外，应该使用一个电动磨钻（不是钻头）来打磨准备肩盂关节面。应该先将电动磨钻开启，然后再将其与肩盂关节面进行接触并施加适当压力。这样可以避免磨钻卡在肩盂的边缘，造成肩盂骨折。

准备植入非限制性肩盂假体时，仅仅累及肩盂外周一小部分的肩盂骨折不需要特殊治疗，肩盂假体可以正常安装。延伸至肩盂中央的肩盂骨折应当使用自体髂嵴植骨并避免安装肩盂假体。在骨折累及肩盂中心的情况下安装肩盂假体可能会导致早期的假体失效。

表42.1 2003—2014 年前瞻性数据库中根据肩关节翻修假体选择的类型分类的肩关节翻修术结果

翻修术选择的假体类型	绝对评分（分）		调整评分（%）		主动前屈度（度）		主动外旋度（度）		主观结果（优/良）（%）
	术前	术后	术前	术后	术前	术后	术前	术后	
反向假体（n=94）	18	49	24	66	38	115	13	19	72
全肩关节置换术（n=8）	33	45	40	56	100	103	28	40	80
半肩关节置换术（n=13）	25	54	30	66	65	127	13	36	76

当准备植入反式肩盂假体时，仅仅累及肩盂外周一小部分的肩盂骨折不需要特殊的治疗，肩盂假体可以正常安装。延伸至肩盂中央的肩盂骨折应当使用自体髂嵴植骨。反式肩盂假体可以帮助移植骨块的固定以及对骨折起到内固定作用。如果反式假体的中柱或中央螺钉（可以使用长柱/螺钉的翻修底座）能够牢固固定于肩盂正常的骨质上，则可以考虑同时放置肱骨假体。如果肩盂假体看上去并不牢固，或者肩盂底座的中柱或者螺钉不能牢固固定在肩盂正常骨质上，则应该等6个月后骨折愈合时再考虑植入肱骨假体（图42.2）。6个月后，可以在二期手术时植入肱骨假体。相应的，如果在术中出现肩盂骨折，则可以对肩盂骨折进行植骨，并且可以放置一个带有半肩假体适应装置的肱骨假体。在骨折愈合以及塑形完成后（大约初次尝试反式肩关节翻修术后6个月），可以考虑在二期手术时行肩盂假体的植入。

肩 袖

肩关节翻修术时肩袖的损伤通常发生在手术入路以及盂肱关节暴露时。初次的肩关节置换术通常已经使解剖位置发生了改变。应该缓慢并且小心地分离组织以避免损伤肩袖。如果在手术过程中对肩袖造成了较大的实质性损伤，则可以考虑选用反式肩关节假体作为翻修假体。

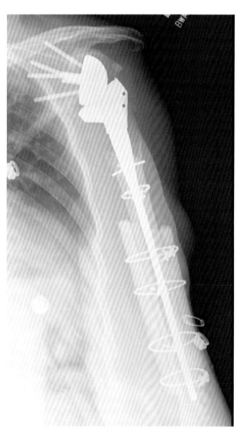

图 42.1　患者行肩关节翻修术时发生术中肱骨干骨折，采取长肱骨干假体与异体植骨块钢丝环扎术治疗

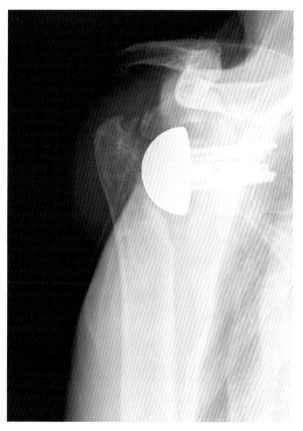

图 42.2　肩关节翻修术时发生关节盂骨折，由于关节盂假体基座的中央钉没有牢固地固定在患者未骨折的关节盂自体骨上，导致关节盂假体不稳。故在6个月后待骨折愈合后进行肱骨假体植入

神经血管结构

在肩关节翻修术中血管神经的灾难性损伤是比较少见的。腋神经和肌皮神经是翻修术中最容易损伤的神经。如果实施肱骨截骨或者因为假体周围骨折实施翻修术，则桡神经也有损伤的风险。神经损伤的方式可能为神经牵拉损伤或者神经切断。牵拉造成的神经损伤主要发生在腋神经，但同时也可能发生在任何臂丛神经。需要注意将患者的体位保持在颈椎中立位，以免对臂丛神经造成牵拉。当使用翻修术治疗假体周围骨折以及为了取出肱骨假体而实施肱骨截骨时，应当小心暴露桡神经并加以保护。仔细暴露桡神经的过程常常导致桡神经一过性功能障碍。术前对患者神经功能障碍的告知尤为重要，如果术前了解了这些损伤的可能，患者往往更容易接受。腋神经和桡神经的功能障碍需要密切观察，大多数患者术后3~4个月可以恢复。

肩关节翻修术中神经切断的损伤是十分罕见的。术中仔细地确认有损伤风险的神经（腋神经、桡神经）是预防神经损伤最有效的方法。如果确实发生了神经切断，则应该咨询显微外科医生以寻求帮助。

虽然头静脉损伤十分常见且没有严重的后果，但在翻修术中动脉血管及静脉血管的损伤虽然少见但确实发生过。在翻修术中广泛暴露时（假体周围骨折、肱骨截骨），肱动脉最容易受到损伤。一旦发生这种情况，在钳夹损伤血管的同时，应当立刻咨询血管外科医生以寻求帮助。

术后并发症

肩关节翻修术后并发症的发生比初次肩关节置换术更为常见。最常见的术后并发症包括，切口问题（切口裂开、血肿）、肩盂问题、肱骨问题、不稳定、肩袖损伤、僵硬、感染以及使用反式肩关节出现的肩峰问题、肩胛盂切迹。

伤口问题

伤口问题在肩关节翻修术后早期发生。通过在术中广泛的电刀止血可以很轻松地避免血肿的发生。当使用反式肩关节假体进行翻修时，术后保留闭合式引流24小时。如果发生了血肿，则可以采取保守对症治疗（加压热敷、止痛治疗）。如果伤口持续渗液1周以上且怀疑存在感染（见后），则可以考虑手术清除血肿，但此种情况十分少见。

大多数翻修病例使用不锈钢皮钉进行皮肤切口的关闭。与皮钉相关的并发症极其罕见。在极少数情况下，一些敏感的患者对皮下的可吸收缝线有反应。这种情况下伤口会有少量血清样渗出液流出，据此可与深部更为严重的感染相鉴别。表浅的伤口裂开通过局部伤口护理进行治疗，包括去除所有残留的可吸收缝线以及使用硝酸银喷头对肉芽组织进行化学烧灼。

肩盂问题

肩盂的并发症主要与肩关节翻修术的类型相关，包括半肩置换术、非限制性全肩关节置换术或者反式肩关节置换术。初次半肩置换术后可能发生肩盂软骨以及肩盂骨质的磨损。要想成功处理肩盂磨损，通常需要更进一步在翻修术中对其进行表面打磨。

使用非限制性全肩关节假体进行翻修手术后肩盂假体的失效主要是因为假体从骨质上松动或肩盂假体的机械性破裂（图42.3）。肩盂假体的相关问题如果引起症状，则通常需要进一步的翻修。

如同初次反式肩关节置换术一样，反式肩关节翻修术后发生肩盂假体的失效主要与肩盂假体朝上放置、术中安装肩盂假体时存在肩盂骨折或者肩盂假体插入时其中柱仅仅与移植骨块固定相关。这些并发症最好能够避免。正如初次反式肩关节置换术一样，我们通过三角肌胸大肌入路实施反式肩关节翻修术以避免不小心将肩盂假体朝上放置，而这种情况在使用上外侧入路时可能发生。如果术中发生肩盂骨折，处理方法在本章前文已有描述。发生肩盂骨折时，需要行更进一步的翻修手术，主要包括肩盂重建以及转换成半肩关节置换。

肱骨问题

肩关节翻修术后的肱骨并发症很少见，主要可以分为肱骨假体的松动以及肱骨假体周围的骨折。只要条件允许，我们在肩关节翻修术中均使用非骨水泥型肱骨假体。该假体很少发生无菌性松动。只要肱骨假体发生松动，都需要排除感染的可能（见后）。即便少见，如果非限制性肱骨假体发生有明显症状的无菌性松动，则应该进一步对其进行翻修。

翻修术后反式肩关节肱骨假体发生松动的情况并不常见。反式肱骨干假体发生无菌性松动的最危险因素在于肱骨近端骨量的丢失（图42.4）。任何时候只要反式肱骨干假体发生了松动，都需要排除感染的可能，处理方法与非限制性肱骨干假体发生松动一样（见后）。即便少见，如果翻修的反式肱骨假体发生有明显症状的无菌性松动，则应该进一步对其进行翻修，方法通常为对肱骨近端进行异体植骨重建来为翻修假体提供近端的骨性支撑。

翻修的反式肱骨假体发生机械性断裂的概率极低，主要与聚乙烯衬垫有关。翻修术时聚乙烯衬垫未能完全安装稳固可能是其从肱骨干假体分离的原因（图42.5）。在这种情况下，需要实施更进一步的翻修手术以更换聚乙烯衬垫。大多数

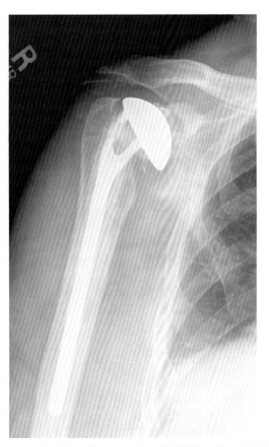

图42.3　肩关节翻修术3年后，非限制性关节盂假体发生松动

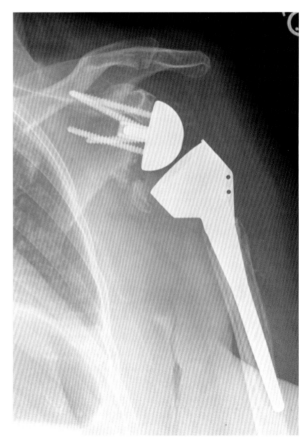

图42.4　反式肱骨干假体发生无菌性松动

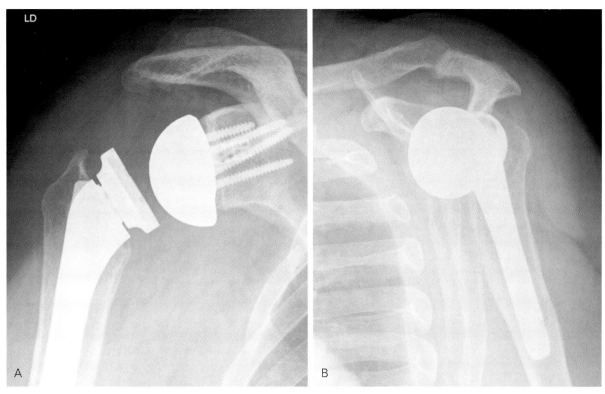

图 42.5 影像学示反式肩关节置换术后聚乙烯内衬脱位。注意观察关节盂肱骨干假体连接之间的轻度不匹配征象

病例中，磨损发生在聚乙烯衬垫的内侧，这在翻修术中取出衬垫时得到证实。这是肩胛盂切迹的结果，将在后面进一步讨论。

肩关节翻修术后的肱骨假体周围骨折比肱骨假体松动更常见，且几乎总是源于摔倒或者相似的低能量创伤。大多数这种类型的骨折发生在肱骨干假体尖端的远端，并且多数仅需要保守治疗。保守治疗的手段包括使用支具、活动限制、药物镇痛，以及严密的影像学监测。如果 3 个月内骨折还没有愈合，我们将会使用外部骨生长刺激器（OL 1000 Bone Growth Stimulator, Donjoy Orthopedics, Vista, CA）。即便使用这一系列的方法，肱骨假体周围骨折也可能需要 9 个月才能愈合[3]。肱骨假体周围骨折的手术指征为骨折完全移位、成角大于 30°、肱骨假体松动或者保守治疗失败。

肩关节不稳定

非限制性肩关节翻修术后肩关节不稳定

非限制性肩关节翻修术后肩关节不稳定往往与下列 3 个因素中的一个或多个有关，影响因素包括假体（匹配、型号）、关节囊以及肩袖。因为假体问题导致肩关节动态或者静态不稳定的病例需要通过纠正来解决不稳定的情况。假体问题可能和肱骨端（过度后倾，造成后向不稳定；过度前倾，造成前向不稳定；假体太小，造成整个肩关节不稳定）或者肩盂端有关（没能纠正肩盂后方的磨损，造成后向肩关节不稳定）。与假体问题相关的肩关节不稳定需要更进一步的翻修治疗。

非限制性肩关节翻修术后因为关节囊的问题而导致的肩关节不稳定发生率非常低。在这种情况下，软组织手术不能为盂肱关节提供足够的稳定性，我们通常使用反式肩关节假体来实施进一步的翻修治疗。

肩袖损伤在非限制性肩关节翻修术后可能造成静态的或者动态的肩关节不稳定。在非限制性肩关节翻修术后，肩袖的损伤通常造成肩关节静态不稳定。这类患者需要使用反式肩关节假体实施进一步的翻修手术来解决不稳定。非常少见的是，患者之前的肩袖正常，在非限制性肩关节翻修术后变为巨大肩袖撕裂并最终导致静态肩关节不稳定。这类患者，如果有症状，则最好使用反式设计的肩关节假体进行更进一步的翻修手术。

非限制性肩关节翻修术后肩关节动态不稳定通常表现为前向不稳定，主要原因是肩胛下肌修复失败。此情况通常发生在翻修术后，因为肩胛下肌遭受了多次的损伤。在翻修术中，如果患者有症状，我们会选择反式设计的肩关节假体而不会仅仅尝试修复受损的肩胛下肌。

反式肩关节假体翻修术后肩关节不稳定

反式肩关节翻修术后不稳定的发生率是初次反式肩关节置换术的2倍。反式肩关节翻修术后肩关节脱位通常发生在术后早期（翻修术后6周内）。其不稳定发生的原因多种多样。在翻修病例中，肱骨近端骨量的丢失似乎是反式假体脱位的最危险因素。在这种情况下，三角肌的张力常常是假体稳定的唯一力量，因为此时已经没有肩袖或者关节囊来提供稳定性。即便刚开始三角肌的张力尚可，但其可能逐渐变松而导致脱位。使用 Grammont 反式肩关节假体时另一个脱位的重要风险因素是肩胛下肌不足，而肩胛下肌不足是使用反式肩关节假体翻修常常遇到的问题。与肩胛下肌不足相关的肩关节不稳定问题，在使用新式的反式肩关节假体后明显改善。然而，需要额外的数据来证实我们的经验。

反式肩关节假体脱位的不常见原因之一是机械撞击造成假体衬垫从肩盂假体上被撬开。这种撞击通常发生在肩关节内收时，并且常常与肩盂假体放置得太靠上有关，见第25章的详细示意图。最后，在反式肩关节翻修手术前需要检查腋神经的完整性及功能，因为该神经的阙如或失用可能导致假体的脱位。

大多数初次反式肩关节置换术后脱位的患者，可以先尝试闭合复位及使用一段时间的支具固定来治疗。闭合复位应该在手术室进行，且患者需要充分镇静或者实施全身麻醉。在透视的引导下尝试进行复位。如果成功复位假体，则应当在透视下检查确保机械撞击不是造成肩关节不稳定的原因。如果不是机械撞击造成的且假体复位成功，则使用支具来维持，使得肱骨假体的中心与肩盂假体的中心一致，通常要求肩关节外展90°及前屈30°（图42.6）。患者全天佩戴该支具6周，并且每隔7~10天拍摄X线片来确保假体匹配在位（图42.7）。6周后取下支具并接着开始正常的功能锻炼。

如果闭合复位失败、机械撞击导致脱位或者是闭合复位联合支具固定失败，那么需要行切开复位并更换更厚的限制性聚乙烯衬垫或者更大直径的肩盂球头（图42.8）。如果需要，可以通过小心地清除肩盂下方外侧的骨质来同时解决机械撞击。术后，患者采用和反式肩关节假体脱位闭合复位术后一样的支具原则进行处理。

肩袖问题

非限制性肩关节翻修术后出现有症状的肩袖损伤常导致肩关节不稳定，见前文。我们观察到的术后最常见的肩袖问题是肩胛下肌修补失败。如果肩胛下肌修补失败症状轻微或无症状，则不

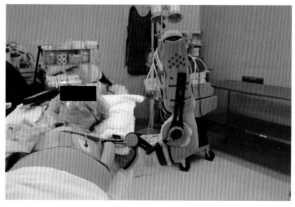

图 42.6　反式肩关节假体脱位闭合复位术后使用支具进行治疗

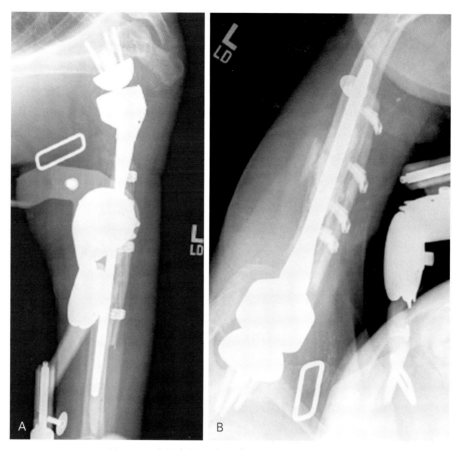

图 42.7　支具保护下行影像学检查示假体已复位

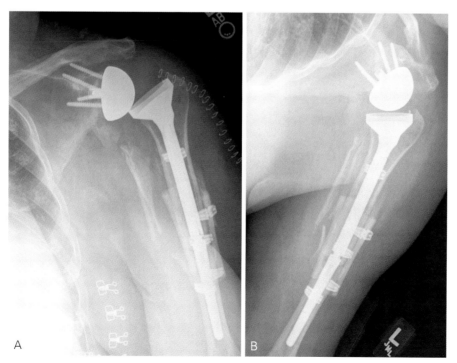

图 42.8　翻修后反式假体脱位的治疗（A），植入一块更厚、限制力更强的聚乙烯垫片和一个更大直径的关节盂球面假体（B）

需要特殊的治疗。如果有症状，则处理的方法在前文"肩关节不稳定"部分有相应的描述。

非限制性肩关节翻修术后单纯的内旋力量减弱并不能作为肩胛下肌失效的诊断标准。初次肩关节置换术后，因肩胛下肌切断后修补导致的内旋力量的减弱十分常见，且在肩关节翻修术后该问题更加突出。肩胛下肌失效在考虑手术治疗之前，应该用计算机扫描成像做好记录。

肩关节僵硬

肩关节翻修术后盂肱关节僵硬主要与关节囊挛缩或者假体因素相关，也有可能和二者均相关。使用非限制性肩关节假体比使用反式肩关节假体更容易造成肩关节僵硬。假体原因造成的肩关节僵硬通常是由于翻修术中非限制性肱骨假体过大或者假体位置安放不良造成的（图 42.9）。可以尝试通过关节囊的拉伸康复锻炼提高活动度。如果关节囊拉伸疗效不佳，则需要考虑进一步行翻修手术，包括更换小号的肱骨头假体以及松解任何可见的关节囊挛缩。

包括水疗在内的康复锻炼通常可以对因为关节囊挛缩引起的肩关节僵硬起到良好的疗效（见第 43 章）。如果患者在 6 个月后活动度仍然没有改善并且没有明显的假体并发症，对于接受非限制性肩关节翻修术的患者我们会考虑使用关节镜进行挛缩部位的松解。对于使用反式肩关节假体进行翻修且出现关节囊挛缩的患者，我们还没有治疗经验。

感 染

肩关节翻修术后感染的发生率要比初次肩关节置换术高。初次肩关节置换术失败并使用反式肩关节假体进行翻修的患者的感染风险显著增加[4]。另外，有系统疾病（糖尿病）、软组织受损（反射引起的骨坏死、创伤后关节炎）、炎症性关节病（类风湿关节炎）的患者，感染风险增高。感染通常由于金黄色葡萄球菌或者痤疮丙酸杆菌引起。肩关节翻修术后感染可以分为围手术期感染（术后 6 周内）以及迟发性感染（血源性）。

早期的围手术期感染可以通过 2~3 次的灌洗清创并保留假体的方式来治疗。每次灌洗和清创时，都需要取下肱骨假体的聚乙烯衬垫并对假体进行充分清洗。在最初的 1~2 次灌洗清创时，可以在清洁后替换聚乙烯衬垫。在最后一次计划的灌洗清创时，将可吸收的抗生素骨水泥串珠（Stimulan, Biocomposites, Inc., Staffordshire, England）围绕肩关节周围的软组织进行放置，并替换聚乙烯衬垫。咨询感染学方面的专家，推荐于静脉输注对造成感染的微生物敏感的抗生素至少 6 周（如果培养为阴性且有明显的感染，则可以使用覆盖大部分可能导致感染的微生物的抗生素）。如果此方法无效，则需要取出假体。

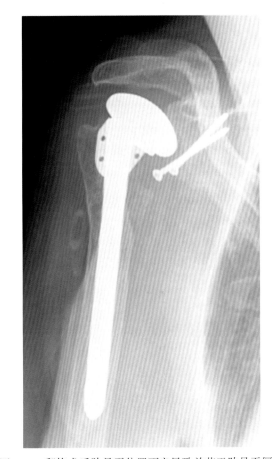

图 42.9　翻修术后肱骨干位置不良导致关节盂肱骨干僵硬

迟发性感染需要移除假体内植物，安放抗生素骨水泥旷置物，并静脉输注抗生素。接下来实施肩关节翻修术还是肩关节切除成形术由患者选择。

肩峰骨折

正如初次反式肩关节置换术一样，反式肩关节翻修术也有一定概率发生肩峰的应力性骨折。这类骨折是由于三角肌的张力作用于骨量减少的骨质上产生的。这类骨折经常术前就会存在，是慢性上移的肱骨头与肩峰持续相关节的结果（图42.10）。术后，三角肌的张力可能导致骨折块向下倾斜。

在一项连续的报道中肩峰骨折的发生率高达3%，比预想中要高[5]。我们在术后2~3个月会观察到肩峰骨折，而报告显示肩峰骨折在术后平均8个月左右发生[5]。肩峰应力性骨折表现为触诊时肩峰出现压痛，并且有时会在影像学结果上显示。肩峰骨折的诊断和治疗在第25章有详细的描述。肩峰应力性骨折实施反式肩关节置换术可以明显减轻疼痛及改善功能，但这些患者肩关节的活动度降低且与控制力相关的功能也变差了[5]。

肩胛骨体部和肩胛冈骨折

正如初次反式肩关节置换术一样，有时在反式肩关节翻修术后会出现肩胛骨体部和肩胛冈骨折（图42.11）。反式肩关节置换术后肩胛骨

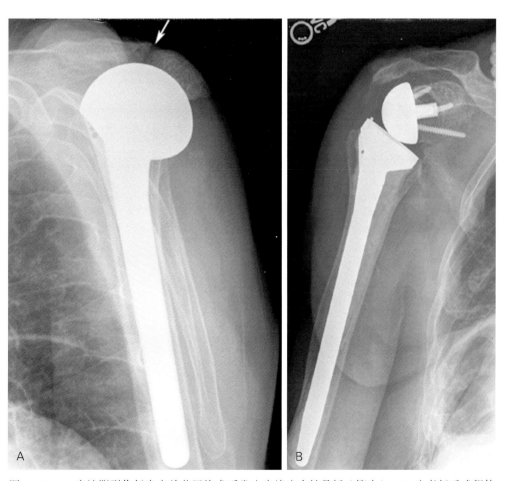

图42.10　A.肩袖撕裂伤行半肩关节置换术后发生肩峰应力性骨折（箭头）。B.患者行反式假体翻修术，应力性骨折无须额外治疗措施

体部和肩胛冈骨折并不常见。一项连续的报道显示，反式肩关节置换术后出现肩胛冈骨折的概率为 1%（分类为 III 型骨折）[6]。与肩峰应力性骨折相似，肩胛骨骨折被认为继发于骨质疏松和三角肌的张力作用，并且有可能由肩盂假体底座上方的固定螺钉引起。底座上方的螺钉被认为为肩胛骨骨折的进展提供应力，一些观点认为如果条件允许可以尽量避免植入上方螺钉[6]。肩胛骨体部和肩胛冈骨折的诊断及治疗见第 25 章的详细描述。

肩胛盂切迹

虽然肩胛盂切迹是不是术后并发症还存在争论，但无论是初次置换术还是翻修手术，有一半的患者在术后 2 年发生了肩胛盂切迹（图42.12）。这种影像学上的发现往往是肱骨假体

的内侧和肩盂下方外侧面的肩胛骨发生机械性撞击产生的。当患者内旋肩关节时，撞击更加剧烈。当肩胛盂切迹加深时，患者的内旋功能似乎变得更好了，暗示着假体必须在肩胛骨上切割出一部分来使得术后的内旋范围最大化，这些成为机械撞击理论的有力支持证据。另一个肩胛盂切迹的形成理论将其归因于聚乙烯磨损造成的骨溶解，但其相对于机械撞击理论来说支持证据较少。

肩胛盂切迹通常在切迹内侧伴发肩胛盂骨赘。肩胛盂切迹根据严重程度进行分级[7]。避免肩胛盂切迹的最好方法是将肩盂假体放置在肩胛盂上时更靠近下方，并在打磨肩胛盂时轻微地向下倾斜。但在一项前瞻性随机对照试验中，我们没有发现中立位打磨与向下倾斜 10° 打磨对肩胛盂切迹的发生有明显影响[8]。

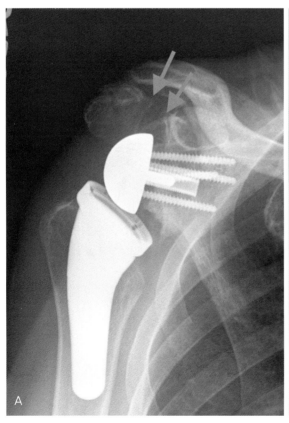
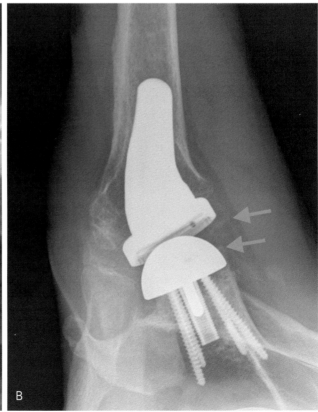

图 42.11　影像学资料示患者行反式假体翻修术 6 个月后发生肩胛冈应力性骨折（箭头）

尽管肩胛盂切迹的外形令人担忧，但其临床意义并不明确，大多数证据表明其没有不良反应。只要肩盂假体稳定，无症状的肩胛盂切迹不需要治疗。

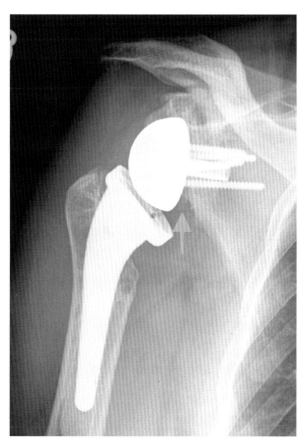

图 42.12 反式假体翻修术后肩胛骨可见切迹（箭头）

（向明 杨金松 译）

参考文献

1. Constant CR, Murley AH: A clinical method of functional assessment of the shoulder, Clin Orthop Relat Res 214: 160–164, 1987.

2. Constant CR: Assessment of shoulder function. In Gazielly D, Gleyze P, Thomas T, editors: The cuff, New York, 1997, Elsevier, pp 39–44.

3. Kumar S, Sperling JW, Haidukewych GH, et al: Periprosthetic humeral fractures after shoulder arthroplasty, J Bone Joint Surg Am 86: 680–689, 2004.

4. Morris BJ, O' Connor DP, Torres D, et al: Risk factors for periprosthetic infection after reverse shoulder arthroplasty, J Shoulder Elbow Surg 24: 161–166, 2015.

5. Teusink MJ, Otto RJ, Cottrell BJ, et al: What is the effect of postoperative scapular fracture on outcomes of reverse shoulder arthroplasty?, J Shoulder Elbow Surg 23: 782–790, 2014.

6. Crosby LA, Hamilton A, Twiss T: Scapula fractures after reverse total shoulder arthroplasty: classification and treatment, Clin Orthop Relat Res 469: 2544–2549, 2011.

7. Valenti P, Boutens D, Nerot C: Delta 3 reversed prosthesis for osteoarthritis with massive rotator cuff tear: long term results(> 5 years). In Walch G, Boileau P, Molé D, editors: 2000 Prosthèses d' Epaule… Recul de 2 à 10 Ans, Paris, 2001, Sauramps Medical, pp 253–259.

8. Edwards TB, Trappey GJ, Riley C, et al: Inferior tilt of the glenoid component does not decrease scapular notching in reverse shoulder arthroplasty: results of a prospective randomized study, J Shoulder Elbow Surg 21(5): 641–646, 2012.

第七篇

术后康复

VII

第 *43* 章　肩关节置换术后康复

肩关节成形术后康复的目的是及时恢复肩关节功能，但肩关节活动度的恢复受到生物学因素的限制。组织学方面，肩关节成形术后，肩关节的胶原结缔组织（肌腱、韧带、关节囊）挛缩，这些结缔组织具有胶原蛋白的生物力学特性和限制，包括可塑性、拉伸性和温度敏感性等。其可塑性使结缔组织能够适应生理和病理状态，而康复旨在最大限度地提高这种适应性，并恢复肩关节术后活动功能。为恢复肩关节的活动能力，我们采用了一种基于水疗的康复方案进行术后康复[1]。

水疗的原理

在温水泳池中进行康复治疗有助于肩关节成形术后恢复关节活动度。将肩关节全部或部分浸入温水中进行康复具有"失重"的环境，这种"失重"使手臂能够完成特定运动的最佳路径。此外，温水环境可增加舒适度并改善本体感觉，同时最大限度地减轻痛苦。加热至 34℃（93.2 ℉）的水具有热中性，而 35℃（95 ℉）的水温可提高皮肤舒适度，同时使体温升高小于 1℃，从而减小发生热致炎症反应的危险。

康复方案

康复首先要选择术后矫形器的类型和其使用时限，主要取决于所行关节置换术的类型（非限制性、骨折、反式）和相关手术操作（后方关节囊缝合术），表 43.1 总结了基于不同术式所用

矫形器的类型及其使用周期。术后第一天，指导所有患者进行手、腕关节和肘关节活动度练习及肩胛骨运动练习，进行非限制性肩关节成形术而未行后方关节囊缝合术的慢性疾病患者，也应在指导下于术后第一天开始钟摆运动。此类练习每天进行 3~5 次，每次约 15 分钟，贯穿整个康复计划。开始水疗的时间取决于所行肩关节成形术的类型，表 43.2 总结了根据所行术式进行水疗的时间。

表 43.1　术后矫形器使用类型和使用时间

术型	矫形器类型	持续时间（周）
非限制性肩关节成形术	简单吊带	1~2
非限制性肩关节成形术加后方关节囊缝合术	中立旋转吊索	4
骨折假体（非限制性或反式）	中立旋转吊索	4~6
反式假体	中立旋转吊索	3~4

表 43.2　开始水疗的时间

术型	开始水疗时间（术后周数）
非限制性肩关节成形术	1
非限制性肩关节成形术加后方关节囊缝合术	1
骨折假体（非限制性或反式）	4~6
反式假体	3~4

水疗在温暖的（35℃，95 ℉）康复池中进行，最深处约为 1.3 米。康复池中配有支撑架，可以适配康复过程中所用的固定带和安全索具。手术切口覆盖防水、透气的低变应原性黏合剂敷料。在水疗期间，根据需要患者还需佩戴面罩与通气管。

水疗每天进行 1 次（每周 5~7 天，具体取决于患者情况），每次 30~45 分钟，结束后进行简短的平地验证，以确定在池中对活动度的改善情况。练习包括抬高、外展、水平内收、内旋和外旋等（图 43.1~43.4），每组重复 10 次，健侧肢体用于辅助患肢运动。用安全索具对患者进行支撑，将肩关节浸入水中，手掌水平放置（以避免手掌阻力）进行缓慢、轻柔的蛙泳动作，使患者进行自主活动（图 43.5）。在行非限制性肩关节成形术的患者中，原发性骨关节炎或骨坏死患者术后 4 周内不得进行中立位外旋，而软组织损伤的患者（炎症性关节病、翻修手术）则应在术后 6 周内进行外旋以利于肩胛下肌恢复。对于进行了后方关节囊缝合术的患者，术后 4 周内应避免内旋和水平内收。除此之外，不对其他动作进行限制。

虽然建议所有患者都进行全身浸入式的运动训练，但这取决于患者自身。对于有意进行此类训练的患者会佩戴一条加重带，并指导他们跪坐或仰卧在泳池底部时屏住呼吸（图 43.6）。之后，在更加保暖的水下环境中进行相同的运动训练。该技术对加快活动度恢复具有良好的作用。

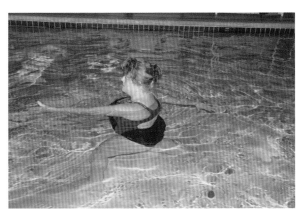

图 43.1 肩关节屈伸练习

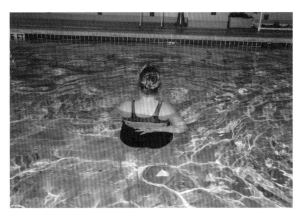

图 43.2 内旋练习

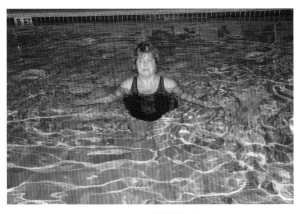

图 43.3 外旋练习

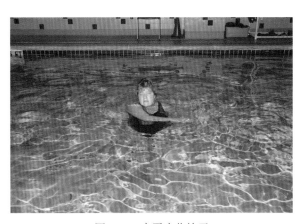

图 43.4 水平内收练习

当患者呈 140° 仰角时，可以在"午睡"位将手紧握于头部后方（图 43.7），在该位置可以对前方关节囊（图 43.8）和后方关节囊（图 43.9）进行额外的拉伸运动。从该位置向前运动到"三重锁定"位可对下方关节进行拉伸（图 43.10）。"午睡"位和"三重锁定"位被广泛应用于结束正规康复出院后的自行康复计划中。

水疗训练结束后会进行简短的平地验证，以

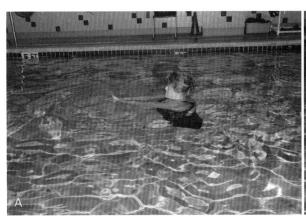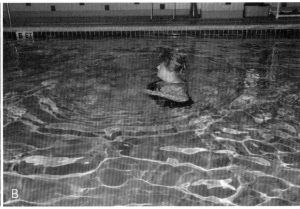

图 43.5　蛙泳练习

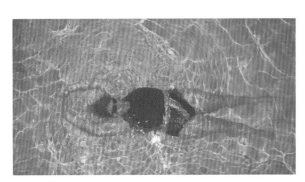

图 43.6　全身沉浸练习

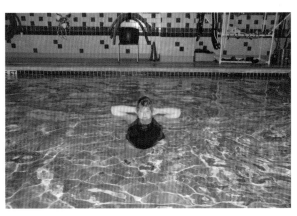

图 43.7　"午睡"位

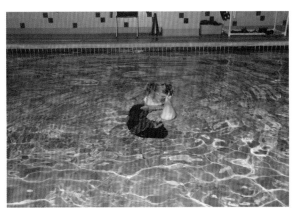

图 43.8　"午睡"位拉伸前方关节囊

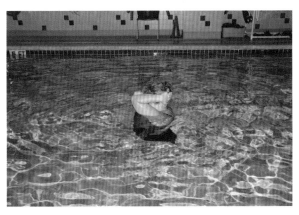

图 43.9　"午睡"位拉伸后方关节囊

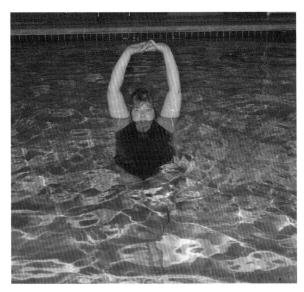

图 43.10 "三重锁定"位

确认池中训练对患者活动度的改善情况，同时也会进行与之前相同的康复训练，但重复的次数较少。根据需求可使用多模态治疗（如冷冻疗法）。患者术后 6 周内需服用镇痛药以减轻手术及术后康复所带来的不适。

所有患者均需进行至少 5 周的水疗，之后对其进行重新评估，若达到预期主动活动能力，则停止水疗，并逐步转变为平地自行康复计划，辅以不限次数的"午睡"位和"三重锁定"位拉伸。若评估确定患者仍需继续进行水疗，则再进行 6 周的水疗。大多数患者能够在术后 3 个月内停止水疗，并逐步完成自行康复计划。一些患者，尤其是生活在贫困地区的患者，无法获得物理治疗师的指导及康复池。这种情况下，患者可向较发达地区的治疗师学习该疗法，并在当地任何公共或私人泳池中自行完成训练。此外，任何能够熟练在水疗过程中进行康复训练的患者，都可以在理疗师的定期监测下独立完成该训练。

我们很少遇到非常恐惧水的患者，尽管不会游泳并不是水疗康复的禁忌证，但对水中康复的焦虑或恐惧却是。对于此类患者，我们设计了平地康复计划，其中也包括了与康复池中相同的练习。平地计划通常可以有效地达到与水疗相似的最终效果，但大多需要更长的时间才能达到该结果，同时，患者的康复过程会更加痛苦。

恢复活动

通过该方案，患者预期会在 3 个月内恢复正常生活水平。除进行肩胛部的强化练习外，该方案中没有任何特殊的强化练习，逐步恢复力量即可恢复正常活动度，患者风险很小。

我们允许患者在肩关节成形术后进行大多数的活动与体育锻炼，但仅限于非接触式运动。大多数爱好运动的患者都会参与高尔夫和网球运动，而限制这两种运动是为了确保肩胛下肌得以恢复。通常术后 6 周内，当患者可以忍受时即可进行推杆；术后 3 个月，可以在发球台上使用 7 号铁头球杆进行半挥杆；之后逐步增加直至术后 4~5 个月，患者能够使用发球台上所有球杆进行全挥杆；术后 6 个月不再限制患者打高尔夫。对于打网球的患者，术后 3 个月可以开始轻柔的地面击球；术后 4~5 个月，击球力度逐渐增加；术后 6 个月可不受限制地进行包括发球和过顶大力击球在内的网球运动。

尽管不建议在康复计划中加入任何特殊的强化训练，但一些年轻患者仍将举重作为训练方案的一部分。术后 6 个月可进行上肢举重，鼓励患者仅通过举重恢复肌肉，但不进行任何形式的力量训练。在关节置换术后 6 个月，我们还让患者参与了飞碟射击、滑冰、滑雪和登山等运动。

（王金武　柳毅浩　译）

参考文献

1. Liotard JP, Edwards TB, Padey A, et al: Hydrotherapy rehabilitation after shoulder surgery, Tech Shoulder Elbow Surg 4: 44–49, 2003.

第八篇

展望

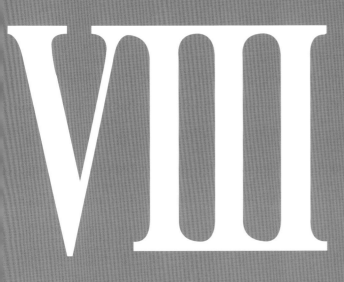

第*44*章　未来肩关节置换的发展方向

自从 Péan 在 1893 年完成第一台肩关节置换术，肩关节置换术取得巨大的进展[1]。假体的设计与材料都在不断发展和完善。2004 年以来，反式肩关节假体在美国已得到广泛使用并得到不断的完善，多家公司都设计推出这种半限制性的反式肩关节假体。

我们对肩关节置换未来发展的关注在于个性化的虚拟手术准备，以及肩胛骨在肩关节置换术中的动力学作用。

患者个性化虚拟手术准备及个性化手术器械

术前计划软件使外科医生可以提前模拟手术计划，包括肱骨和关节盂假体的植入。基于非关节造影的 CT 扫描，该软件能够创建三维影像以评估关节盂形态，包括后倾角度和肩关节半脱位程度（图 44.1）。外科医生通过在软件上模拟植入关节盂假体，确定假体型号、曲率半径、最佳的植入位置，进而获得适当的后倾角度、位置、磨挫的深度，以减小关节盂磨穿的概率，在最大保留骨量下解剖重建肩关节（图 44.2，44.3）。个性化导板可以完全复制术前计划中固定关节盂导向器螺钉的位置（图 44.3）。许多术前计划软件和个性化导板被证明可以提高关节盂导向器螺钉放置位置的可重复性[2-4]。但我们还需要更多的临床数据来证实个性化导板在假体的生存率及患者功能的恢复方面是否具有优势。未来的发展将通过虚拟手术和个性化器械为每名患者确定假体型号及植入的位置从而优化个体的手术治疗效果。

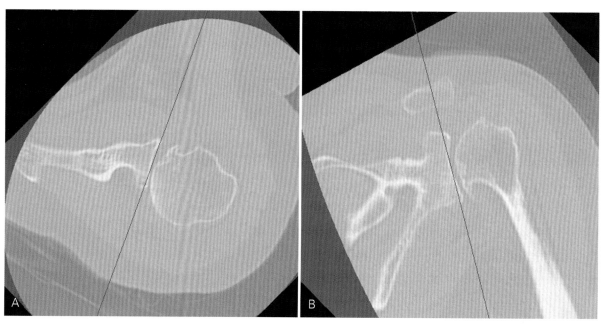

图 44.1　术前计划软件，以计算机断层扫描确定后倾（18°，A）和外展（12°，B）角度

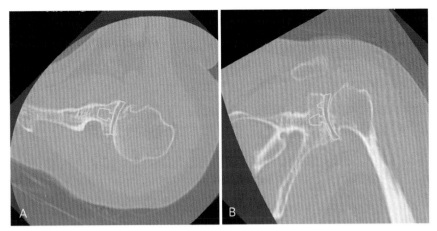

图 44.2　术前计划软件，使用 CT 扫描模拟水平位（A）和冠状位（B）中关节盂假体的位置。绿色高亮表示没有磨穿关节盂，任何由关节盂部件中的钉状或龙骨状突起导致的关节盂穿孔都会显示为红色

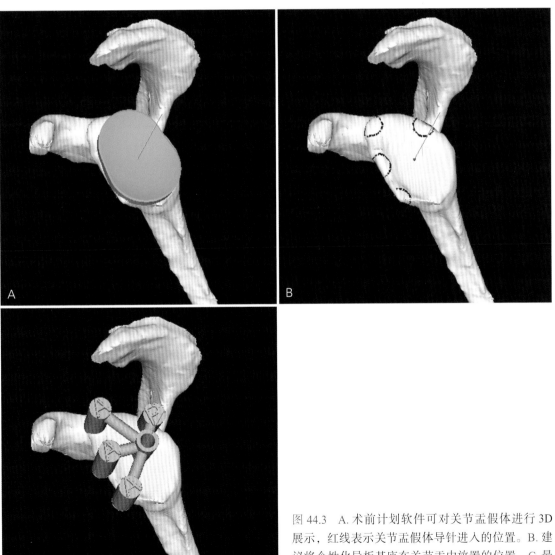

图 44.3　A. 术前计划软件可对关节盂假体进行 3D 展示，红线表示关节盂假体导针进入的位置。B. 建议将个性化导板基座在关节盂中放置的位置。C. 最终基座放置位置的 3D 展示，3 个前侧放置（标记 A），1 个后侧放置（标记 P）

认识肩胛骨在肩关节置换术中的动力学作用

更好地理解和利用肩胛骨在肩关节置换术中的动态作用可以提高手术效果并延长假体的使用寿命。肩胛骨运动模式改变或"肩胛骨异常运动"被认为是正常肩胛骨运动功能受损的表现，是患者肩关节痛的原因之一[5]。尽管肩胛骨异常运动和肩关节炎的报道很少，但我们知道肩关节损伤的患者中，多达 67%~100% 存在肩胛骨异常运动的问题[6-8]。我们注意到，几乎所有肩关节置换患者在术前都存在肩胛骨异常运动的症状。肩胛骨异常运动与肩胛骨外展及后倾角减小有关[9]。肩胛骨外展及肩关节后方半脱位可能会加速后关节盂的磨损。对于肩关节置换患者术前及术后肩胛骨异常运动的发生率及意义还有许多工作需要去做。

新一代假体及更丰富的手术经验可提升手术效果，降低反式肩关节置换不稳定的发生率。但是肩峰和肩胛骨体部的骨折却不断出现。我们推测肩胛骨运动不良可能会导致肩峰应力性骨折及肩胛冈骨折。反式肩关节置换术后患者表现出肩胸活动的增加及盂肱关节活动的减少，肩肱节律性较正常肩关节明显降低[10]。有针对性地在术前及术后进行肩胛骨训练从而优化肩胛骨功能可提升假体使用寿命并改善患者功能。研究需要进一步阐明肩胛骨的运动模式，其可能是了解和预防反式肩关节置换术后肩峰和肩胛冈骨折的一个潜在关键因素。

此外，目前在术前计划软件和虚拟手术中，肩胛骨被当作是一个静态的结构。但肩胛骨其实是动态的结构，是肩袖功能和肩关节运动的基础。肩部抬高时的肩胛骨运动包括平均向上旋转 50°，后倾 30°，外旋 24°[11]。通过术前计划和模拟手术来确定关节盂的自然形态十分重要，同时也必须考虑肩部运动中肩胛骨的运动模式存在广泛的变异。未来的术前计划将利用动态肩胛骨模型进行假体位置的设计。应用肩胛骨原则进行术前计划和术后康复、利用动态肩胛骨模型优化假体放置将改善肩关节置换的手术效果。

可选择的摩擦界面

全肩关节置换术后的长期临床结果优于半肩置换术后的结果，可能是由于半肩关节置换术后继发关节盂磨损导致疼痛加剧。但是，部分人群，尤其是年轻患者，他们担心全肩关节置换术后假体的使用时间有限及未来可能需要的翻修手术。此外，对于各年龄层的患者来说，关节盂部分仍是全肩关节置换术后假体长期使用的薄弱环节。通过耐磨的生物相容性材料进行半肩关节置换可产生最小的关节盂磨损，是理想的肱骨头假体，采用这种材料制作的肱骨头假体可能会减少关节盂置换的需求。

一种推荐的摩擦表面替代材料是热解炭。热解炭是一种耐用的生物相容性材料，几乎不产生磨损，可显著延长假体使用寿命[12]。热解炭已被用作肩关节置换中的植入物[12]。假体由含热解炭涂层的石墨球构成。新近研究显示，对 67 例平均年龄为 49 岁的患者进行至少 2 年的随访[12]，7 例患者（10.4%）进行了翻修手术。总体上，在 55 例数据完整的患者中，6 例患者（10.3%）出现了关节盂磨损，3 例患者（5.5%）出现了粗隆部变薄，9 例患者出现了并发症。该研究的作者承认了热解炭作为植入式肩关节假体材料的不确定性并提到"直到长期应用结果出现前，这种新型材料仅应在几个肩关节专科中心进行测试"[12]。需要指出的是，这里的结果是基于植入型热解炭关节置换假体的，而不是传统意义上的热解炭半肩置换。热解炭在传统的半肩置换中是否能提供更好的耐磨表面还有待观察，目前美国正在进行此方面的研究。

全肩关节置换术的发展现状：关节盂设计和转换

长期以来关节盂被认为是解剖型肩关节置换的限制因素。含金属背面的关节盂假体近来再次被使用，其目标是允许骨长入并应用于反式肩关节置换。一些新出现的关节盂假体具有完整的金属背面，而其他假体则仅有一个金属的中央柱。历史上金属背面的关节盂假体饱受聚乙烯磨损和骨溶解的困扰，长期随访发现可导致关节盂假体松动及高翻修率（33%~40%）[13, 14]。新的金属背面或复合材料假体能否提供良好的长期效果尚待观察。

此外，后部增强的全聚乙烯假体现已有多种尺寸和各种规格可供选择（图 44.4）。后部增强全聚乙烯假体已被建议用于关节盂后方磨损的关节盂（B2 或 B2 型）或先天性关节盂后倾而无后部磨损的关节盂（C 型）。目前尚不清楚后部增强关节盂假体是否能使假体长期使用。目前仍缺乏后部增强全聚乙烯假体的长期及短期随访数据。

反式肩关节置换术的未来

在反式肩关节置换技术方面已有许多工作正在进展。无柄反式肩关节假体已经应用于初次反式肩关节置换，未来可能使无柄顺肩关节置换转为无柄反肩关节置换。目前关于无柄反式肩关节置换仅有非常早期的数据，仍需要更多数据和随访资料。

肩关节置换病例增加导致对于处理翻修中骨缺损的巨大需求。自体骨移植或同种异体骨移植一直是长期以来的唯一选择，但是，金属垫块的出现为反肩置换中解决关节盂缺损提供了新的技术。在治疗骨丢失时，可组合各种金属垫块的金属底板关节盂假体提供了除骨移植之外的选择（图 44.5）。通过术前计划软件现在可以确定骨缺损程度，以选择适当的金属垫块处理骨缺损（图 44.6）。

确定最佳的颈干角和肱骨头的位置还需要更多研究。相对于最初 Grammont 的设计，一些假体适当外移。对每个患者而言，要取得最佳的

图 44.4 后部增强全聚乙烯关节盂假体

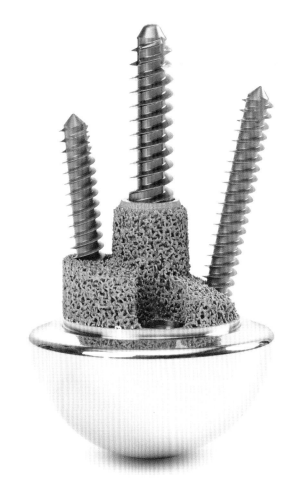

图 44.5 具有楔形金属加强块底板的反式关节盂假体

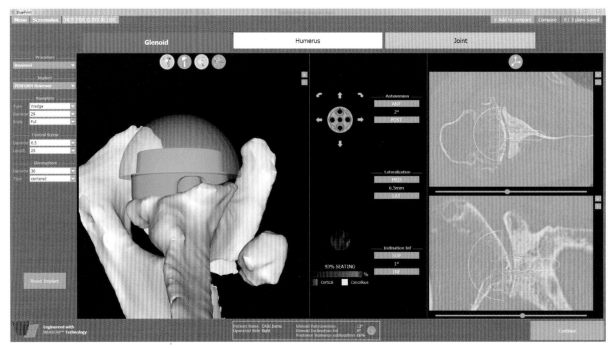

图 44.6　针对关节盂后方骨缺损的患者进行术前设计，假体有楔形金属垫块

术后功能及获得最长的假体寿命，可能要找到个体化的最佳肱骨颈干角和肱骨头的位置。目前有学者提出了一些外移假体设计相比于传统Grammont型假体的优点，然而尚无确实的证据表明哪种设计更优。未来，术前模型可能帮每例患者设计最佳的假体组合以获得最佳的手术结果和最长的假体寿命。

（尹宗生　王彩萍　译）

参考文献

1. Lugli T: Artificial shoulder joint by Péan(1893). The facts of an exceptional intervention and the prosthetic method, Clin Orthop 133: 215–218, 1978.

2. Hendel MD, Bryan JA, Barsoum WK, et al: Comparison of patient-specific instruments with standard surgical instruments in determining glenoid component position: a randomized prospective clinical trial, J Bone Joint Surg Am 94: 2167–2175, 2012.

3. Throckmorton TW, Gulotta LV, Bonnarens FO, et al: Patient-specific targeting guides compared with traditional instrumentation for glenoid component placement in shoulder arthroplasty: a multi-surgeon study in 70 arthritic cadaver specimens, J Shoulder Elbow Surg 24(6): 965–971, 2015, doi:10.1016/j.jse.2014.10.013. [Epub 2014 Dec 19].

4. Walch G, Vezeridis PS, Boileau P, et al: Three-dimensional planning and use of patient-specific guides improve glenoid component position: an in vitro study, J Shoulder Elbow Surg 24: 302–309, 2015.

5. Kibler WB, McMullen J: Scapular dyskinesis and its relation to shoulder pain, J Am Acad Orthop Surg 11: 142–151, 2003.

6. Warner JJP, Micheli LJ, Arslanian LE, et al: Scapulothoracic motion in normal shoulders and shoulders with glenohumeral instability and impingement syndrome, Clin Orthop Relat Res 285(191): 199, 1992.

7. Gumina S, Carbone S, Postacchini F: Scapular dyskinesis and SICK scapula syndrome in patients with chronic type III acromioclavicular dislocation, Arthroscopy 25(1): 40–45, 2009.

8. Paletta GA, Warner JJP, Warren RF, et al: Shoulder kinematics with two-plane x-ray evaluation in patients with anterior instability or rotator cuff tears, J Shoulder

Elbow Surg 6: 516–527, 1997.

9. Kibler WB, Sciascia A, Wilkes T: Scapular dyskinesis and its relation to shoulder injury, J Am Acad Orthop Surg 20(6): 364–372, 2012.

10. Walker D, Matsuki K, Struk AM, et al: Scapulohumeral rhythm in shoulders with reverse shoulder arthroplasty, J Shoulder Elbow Surg 24: 1129–1134, 2015.

11. McClure PW, Michener LA, Sennett BJ, et al: Direct 3-dimensional measurement of scapular kinematics during dynamic movements in vivo, J Shoulder Elbow Surg 10: 269–277, 2001.

12. Garret J, Godeneche A, Boileau P, et al: Pyrocarbon interposition shoulder arthroplasty: preliminary results from a prospective multicenter study at 2 years of follow-up, J Shoulder Elbow Surg 2017 ; article in press. http://dx.doi.org/10.1016/j.jse.2017.01.002.

13. Boileau P, Moineau G, Morin-Salvo N, et al: Metal-backed glenoid implant with polyethylene insert is not a viable long-term therapeutic option, J Shoulder Elbow Surg 24: 1534–1543, 2015.

14. Fox TJ, Cil A, Sperling JW, et al: Survival of the glenoid component in shoulder arthroplasty, J Shoulder Elbow Surg 18: 859–863, 2009. http://dx.doi.org/10.1016/j.jse.2008.11.020.

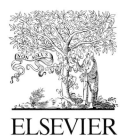

Elsevier (Singapore) Pte Ltd.

3 Killiney Road, #08-01 Winsland House I, Singapore 239519

Tel: (65) 6349-0200; Fax: (65) 6733-1817

The translation of Shoulder Arthroplasty, Second Edition by T. Bradley Edwards, Brent J. Morris was undertaken by Shandong Science and Technology Press Co., Ltd. and is published by arrangement with Elsevier (Singapore) Pte Ltd.

Shoulder Arthroplasty, Second Edition by T. Bradley Edwards, Brent J. Morris 由山东科学技术出版社有限公司进行翻译，并根据山东科学技术出版社有限公司与爱思唯尔（新加坡）私人有限公司的协议约定出版。

肩关节置换外科手术学（第2版）（王金武　赵金忠　主译）

ISBN: 978-7-5723-0766-9

图字 15-2019-187